中國近代中醫藥期刊彙編

第一輯

5

醫學報

上海辭書出版社

目録

（第一板）　每張售大洋

第七十四期　大清郵政局特准掛號認爲新聞紙

光緒三十三年七月望日第七十四期

醫學報

每月兩期

上海平街中書代發

本館開設上海西門內孔家弄底周雪樵醫寓內

七十三期後價目表　凡定七十三期至八十四期者連郵費在內列表於下

本埠	一份以上	每份小洋二角
	十份以上	每份小洋一角四分
外埠	一份	大洋三角二分
	二份以上	每份大洋二角六分
	十份以上	每份大洋二角
補報	一至三十六	本埠八角　外埠一元
	三十七至四十八	本埠一角　外埠二角
	四十九至七十二	本埠四角　外埠四角

滿銀一元請寄郵局洋票其不滿一元者可以郵票代之

本報代派處　本埠胡家宅小花園西上海醫會　西門內穿心河橋東首大街大登堂藥店　西門外八仙
三馬路石路口榮泰烟店　英大馬路五雲日昇樓對面志大茶葉店　三洋涇橋北萬勝烟店

分五厘外埠另定價目

書店

外埠 紹興寶珠橋何廉臣先生 又紹興派報處周德鈞先生 杭州清泰門內許衙巷張半農先

街謝旦初先生 湖州所前街傅稚雲先生 又長興東魚巷朱子愍先生 又淘沙弄徐紫瀫先生

客民保甲局沈莘農先生 揚州古旗亭東立達小學校 寶應縣城內縣橋西配記香棧姚慕梁先

環乍畏街濟生堂藥店 松江縣南翔鎮石皮街張爾梅先生 又張堰鎮何獻臣先生 張堰西鄉

蘇州吉由巷醫學公會林先耕先生 南翔安徽全椒圖書館 常熟南門外石遜步橋丁樸存先生 姜

墨滙先生 江陰北門外大街光孝坊口達昌恒廣貨號李子樸先生 又布政巷醫學研究會 秦

殿公報社 太倉醫學會 東台小海塲祥記鹽局袁境官先生 徽州歙縣水南柘林程鳴原先生

街毛弁生先生 金陵白酒坊濮鳳笙先生 台州府太平縣侚書坊金惠卿先生

本報招登告白啓

本報近來愈推愈廣特招登告白以關於醫藥及書籍爲限定價

兩期開支復省有願登者請與本館接洽可也

本館廣告

本報於七十二期起招登告白以一面印報一面印告白計報八頁較前

價仍舊本届現已期滿如有續定七十三至八十四期者請即行寄費前

截止以前尚有零欠亦請即行寄來爲盼 醫報現缺第一期又缺十一期至十七期其十八期後所存

七月後再行補印但其價不貲不能一時俱補也閱者諒之凡補印之報悉照今式

衛生世界

本雜誌係生命刊行專門學者理出於淺易解而講不病其慮簡潔抉擇

事也月刊一册首號已出目錄如下●發刊辭●軍隊衛生概論●育兒之模範◎傳染病之豫防法●

注意●人體之寄生虫●酒之研究●飲水之標準及清淨法◎通俗簡易療法●中外記事 衛生叢

第二號將次出板

售例每册大洋二角一時購三十份以上照價八折五十份以上六

總發行所上海西門外寗康里健行公學 醫學報館亦有寄售

醫學報館啓

中英大藥房登有本報告白之藥本館可以代辦凡本埠

館代辦者照價八折往來寄費均自給

通俗報館啓

第二期已出報以後於每月初五二十兩日各出一期 本館股

但本館原意以股東愈多愈妙乎股東中有佔一二十股者如有

入股贊成仍可與股多之人相商讓出 凡外埠入股者該處售報事宜即歸伊經理

太醫局程文　有宋以醫科取士法醫學極精此其時太醫局所選取士之程文也論理透徹實爲要醫林

志清　中鎮　港上　先生　周施　上眞　鎮東　每月　頁售　期滿　擬至　民衛　述均　深之　人人　者亦　節之　其係　腦之　七本　託　集一　士足

大醫[illegible]　中當家置一編全書五本售大洋五角由本館代售

首創獨出　諧筆出版預告

本雜誌係英尊社全人編輯首重圖畫次重小說用意詼諧堪笑堪泣警醒全胞爲我目的美富十分茲姑不述册凡百頁期逢朔出定價三角不扣不折若欲代銷另有利益特此佈告伏希亮詧

如欲廣告者祈移玉面議

上洋棋盤街英尊社啟

全昌

金鋼鑽批發格外克已製造
改良金銀首飾翡翠彈簧金
圈每對拾元起碼紅藍翠寶
金鑲戒指每只八元半起碼

本號自向外洋轉運金鋼鑽其價自三四千元至數十元不等專售珍珠寶石翡翠玉器等金挖耳每支三元本號首飾並非洋金均用足赤煉就金銀包退同換製造洋鑲首飾鑲嵌珠寶紅藍翡翠珍珠鑽石洋鑲彈簧螺絲耳圈彈弓手鐲圈巾針心口針鈕扣帽花壓髮表鍊表作金邊眼鏡小照亮烟匣獎賞銀牌精刻中外字樣工細雕刻外國發藍拷花盤花雷鍍金銀花色頗多不及細詳特別改良鑲嵌格外新巧克已定貨限期不悞庶不致悞貴客賜顧認明本號招牌二馬路口跑馬廳全昌鑽石號啓

周雪樵醫例

一門診自九點鐘起十二點鐘止分特別尋常二種特別號每號取銀一元尋常號每號取銀三角貧乏不計過午不候

二出診亦分特別尋常二種尋常號西半城及西門外左近取銀一元東半城英租法界取銀兩元南市美租界取銀三元英界過遠須同美界特別號照此加倍早診晚診加倍以上診資統於掛號時先惠出診時附診照資減半

三號金門診三十文出診六十文

四輿金凡馬路可通之處均坐包車每家取銀照診資收取兩成城內用肩輿每家取銀照診資收取四成

五膏丸方不論門診出診概取銀兩元資須先惠訂期取方

六遠道診加在十里廿里外及數日程者另有細章至時面議

特別號解釋（凡富商顯宦危險證疑難症久遠症均爲特別類）

（特別號利益）（門診者但須醫在家中隨時可診不拘午前出診提早先赴隨帶要藥不取藥費）

代售江陰醫會求本戒烟丸

戒癮易戒有病之癮難市上戒烟丸絕少計及此者茲江陰醫會創製特別求本戒烟丸係會友馮織若君主治其集諸名醫朝夕研究而成分十種仿葛氏十藥神書之例以十干定名各就體質立方按症用藥統持者甲字丸虧者用乙字丸陽虛者用丙字丸遺精滑泄者用丁字丸咳血咯血者用戊字丸淋濁者用己字丸痞滿腹痛者用字丸便血痔漏者用辛字丸脾泄腎泄者用壬字丸休息久痢者用癸字丸此與一方通治者大不相同所有成癮因癮來現象凡與烟癮最相密切者無不該括於十種之中而確無馬非烟灰等攙雜刻已歷戒者多人卓著功效丸吸烟一樣起居動作飲食溲便一切如常毫無流弊所有詳細情形另有章程一册仿單一紙取閱便知有志戒者即請函告本館可以代購甲字丸定價大洋五角其餘乙丙等丸九種皆定價大洋一元藥丸貴賤不同以分兩重分之有癖一錢者購藥一服癮多加購

廣智書局出版新書目錄

中國教育倫理學　四角
中國之武士道　三角五分
中學文法教科書　七角
中國文明小史　四角
學校衛生學　二角
實驗小學管理術　二角五分
樂典教科書　一元
最近衛生學　二角
處女衛生論　三角五分
中西偉人傳　三角
意大利三傑傳　二角五分
新地理　二角
華英二十世紀讀本第一編　七角五分
華英合璧訓蒙編第一冊　一角五分
華英合璧訓蒙編第二冊　二角
華英學生會話　二角
華英商賈會話　二角
初級英文範　五角
青年鏡　三角五分
妖塔奇談　三角五分
極樂世界　二角五分
電術奇談　五角
怪現狀第一卷　四角
中國偵探案　[illegible]角

世界近世史
世界進化史
英吉利史
俄羅斯史
政治學
政治汎論
政治原論
英國憲法論
英國憲法史
國憲汎論
教育學史
教育問答
鐵路指南
萬國商務志
工商理財要術
家政學第一種
家政學第二種
歐洲財政史、
中國財政紀畧
福澤諭吉談叢
加藤弘之天則百話
公德講話
人羣進化論
修學篇

文明書局圖書廣告

棋盤街中市

角　角　角　角　五元　五分　角　一角　元　角　五分　元　五分　七分　五分　角　角　角　五分　角　五分　角　五分

●幼稚園用書

- ◎幼稚字課讀本　四角

●初等小學堂用書

- ●新編初等小學修身書卷一　七分
- ●新編初等小學國文讀本卷一　一角
- ◎新編初等小學算術書
- ◎學部審定初等小學讀本陳懋治編　四角五分
- ●蒙學讀本全書　一至三　四角五分　四至七　七角五分　一元二角
- ●學部審定蒙學經訓修身教科書　一角五分
- ◎蒙學文法教科書　二角
- ●學部審定蒙學中國地理教科書　二角
- ●學部審定蒙學簡明中國地圖　三角
- ◎學定審定蒙學簡明世界地圖　二角五分
- ◎蒙學衛生教科書　一角
- ●新編初等小學修身教授書卷一　七
- ●新編初等小學國文教授書
- ◎新編初等小學算術教授書
- ◎初小學讀本丁福保編　六
- ●學部審定蒙學初級修身教科書　附修身書　三
- ◎蒙學修身教科書　二
- ●學部審定蒙學中國歷史教科書　三
- ◎蒙學東洋歷史教科書　二角五
- ◎學部審定蒙學外國地理教科書　二
- ◎蒙學生理教科書　一
- ●蒙學植物教科書　二

設北京 漢口 南京 廣州 奉天

有形減盡

代美新印柤
印速法書界

◉蒙學動物教科書
◉蒙學天文教科書
●蒙學地質教科書
●蒙學化學教科書
●蒙學心算教科書
●學部審定蒙學珠算教科書
☯學部審定蒙學毛筆畫教授法
☯學部審定蒙學毛筆新習畫帖
☯蒙學體操教科
☯學部審定初等博物教科書
☯初等小學算術教科書
☯初等小學毛筆畫教授書

二角五分　二角　二角　一角五分　一角　二角五分　二角　五角　二角五分　三角　八角　五角

○高等小學堂用書

☯學部審定國民讀本
☯皇朝掌故讀本
○學部採擇宣用講書普通新智識讀本
◎高等小學國文新讀本朱樹人編
◎高等小學理科教授法
○學定審部蒙學西洋歷史教科書
☯高等小學西洋歷史教科書
○高等小小經濟教科書
○高等小學生理衛生教科書
◎學部審定高等小學遊戲法
○學部審定高等小學筆算新法教科書
△高等毛筆習畫帖
▲小學中國歷史畫教本第一集十二張
▲適用附說明書一本
▲學部審定小學分類畫簡單

三角五分　四角五分　四角五分　八角　一元二角　三角　四角　二角　三角　三角　八角　四角五分　二角五分　三角五分

●蒙學礦物教科書
●蒙學地文教科書
●蒙學格致教科書
●蒙學理科教科書
●蒙學筆算教才書
●蒙學算學畫
☯學部審定蒙學毛筆習畫帖
☯學部審定蒙學鉛筆新習畫帖
☯學部審定初等地理教科
☯學部審定初等小學生理衛生教科
☯初等小學毛筆畫

二　二　二角五　六　二角五　一角五　四　四　三　八

☯國民新讀本
○學部採擇宣講用書世界讀本
○學部審定高等小學鼎本丁福保編
▲學部審定高等小學理科教科書洋裝本
◎學部審定高等小學中國歷史教科書
高等小學國史教科書附有沿革精圖
○高等小學地理
○高等小學教物科教書
◎高等小學衛生科教書
▲學部審定高等小學幾何畫教科書
▲學部審定高等小學鉛筆習畫帖
▲小學修身教科書
小學簡明中國地圖　說明書一本
▲適用　本　描格紙十張

二角八　一　九　一元二　八　四　二元五　三　三　三　六　四角五　二　二角五

中國醫學會簡章

一　命名　中國醫學會曰中國者言不限於一隅也

二　會所　暫以醫學報館爲本會事務所

三　緣起　本會之設有二因焉其一以醫家診事較忙不能尅期至會從容研究特爲此會羣其心而不羣其身交換其智識而不淚擲其光陰凡內地各州各府千里萬里皆可入會　其二因年來各地醫會漸多但皆限於一隅故欲聯絡各會成一醫界大團體

四　區域　凡衛生學生理學全體學病理學診斷學方藥學及一切格致物理汽化動植物學之有關醫學者皆爲會員所應研究之事

五　宗旨　改良醫學博採東西國醫理發明新理新治法收集思廣益之效

六　會費　本會延書記一人專司會內一切事務凡入會者每人每年捐銀一元以作會費有能多捐者尤佳第一次會費於入會時先繳以後收繳會費隨時登報

七　會友資格　一凡有志醫學不論已未行醫均可入會　二婦科產科兒科內科外科傷科藥學針灸學及理化等各專一學或兼通數門　三願入會者請將姓氏年歲職業住址宗旨及會費郵寄即行登報爲入會之憑倘有遷徙宜告知事務所俟本會成立後當公舉會長一人評議員若干人

八　會友義務　一宜力任改良醫學事　二會友有疑問各就所知以答　三如有心得及秘方驗方等宣之於衆　三會友議論儘可辦難務求愜理但不得任意抨擊肆口讓罵致傷團體　四醫報爲會友交通之輪電公共之產業若會友學識優長者宜助以著作俾得精湛家資富裕者宜助以財力俾可廓充交游宏廣者宜任以勸閱俾能推廣

九　會友權利　一會友互相通問苦於不知住址者可由事務所代爲轉寄　二會友有疑問可爲登報徵醫林之偉論　三報中另闢會友心得錄專載會友之著作札記醫案等若會外有來稿須儘會友先登　四會友須購東西醫器具及新出醫書等事務所可以代勞　五會友有刊印醫書本館可以寄售　六會友有[illegible]之[illegible]本館[illegible]

人力能爲之者皆可應命

十章程此章程係一人所擬必經全體會員公決方爲定章如有意見各異或有應改應增應删各條均可隨時辨論更改以期盡善若不加辨論者即爲允許須各遵守

會友題名錄以入會先後爲序曾續交過會費者加圈於名下爲誌

名	字	籍	職銜	通信處
周維翰	雪樵	常州陽湖縣	廪貢生	上海西門內孔家弄
朱恩華○	雅南	甯國府旌德縣		秀水縣署
孫吉熊○	夢蘭	紹興	廪	王衙弄口孫瑞生彩蛋坊
魏壽彭	天柱	紹興會稽	監	斗門鎮
周服聖	伏生	紹興山陰	附生	安昌鎮葆豫堂藥店
曹昌○	錫疇	廣州新安		香港登龍洲託上環乍畏街濟生堂轉交
沈寶栩	莘農	鎮江溧陽	雜職	湖州和平鎮客民
褚召蕿	頤庵	蘇州元和	附縣丞	上海蘇杭昌善局保甲局
袁章和	堯官	揚州興化	附貢	泰屬丁溪併場小海本街祥記鹽旗內
韓澄○	靖盦	杭州仁和		杭州寶善橋青龍街
錢祖繩○	杏蓀	松江婁縣	雲騎尉	金山縣呂巷鎮
李惟藩	嘯雲	湖州南潯	附生	嘉興北門外塘灣吳源盛茶葉店
朱繖延○	讓卿	嘉興海鹽	附生	心橋堍
高汝賢	德生	紹興會稽		東鄉樊川學堂
謝光昱	旦初	紹興蕭山	价	杭州忠清大街
林大夔	先耕	蘇州元和	附生	吉由巷醫學公社
蔣光煦	桂棻	嘉興石門		
俞本立○	道生	松江金山	直州同	干巷鎮

銘	箴若	常州江陰	歲貢生訓導	布政坊巷醫學研究會
乾照	韻濤	泗州		寶應小南門內
歧	鎬京	紹興蕭山		臨浦鎮
兀吉	文生	紹興蕭山	監	
承禧	端如	太倉崇明	附生	海門滿洋沙聚星鎮東南禮安堂
福基	第花	湖州烏程	附貢	蘇州婁門內傳芳巷
正祥	瑞雲	揚州泰州	監	北門外清化橋河西北首
奎堂	永璣	紹興山陰	監	上海大東門外老太平弄元成藥材行
馮恩	大來	揚州東台	監	何梁衖柿軒巷
達理	洞天	安慶懷寧		平望九華寺
祖善	厚傳	蘇州吳縣		閶邱坊巷
嚴	穉雲	湖州		所前街
霑振	彩軒	徽州婺源		崇明
雨宗	鑫耕	徽州婺源	附貢	
福鱗	玉卿	徽州婺源	職員師範生	
鷺	振飛	松江金山	附生	松隱鎮
衛生	根孚	松江華亭		亭林鎮
栄光	詢芳	常州江陰	訓導	
京華	士翹	蘇州新陽		常熟南門外君子居
養和	桐軒	揚州甘泉		儀徵十二圩淮鹽總棧署西
韜	惠卿	台州太平	增生	尚書坊
水賢	錦榮	寧波慈北		上海虹口吳淞路猛將堂弄
時梧	檀蓀	廣州順德	監貢知縣	香港崇辨活人廬

〇〇

性懷○ 念萱 蘇州洞庭山 儀徵十二圩淮鹽總棧東

景培○ 植卿 廣信玉山 新塍郎中埭

鼎元 銘清 嘉興秀水 廩 新塍

垣 紫藩 嘉興秀水 廩貢 鐵市巷圖書館

內鈞 友梅 常州武進

復旦戒煙丸誓無嗎啡真憑真據普告各省官局暨分銷處

敝公司戒烟丸經美阈考授內醫博華 廷試 …… 二月朔日給證書為憑又常鎮道榮定購二千瓶陸續運總四月初丸日裝附瑞和輪船與各家戒烟藥同被洋關扣留送到工局管理衛生事務處西醫官提驗有嗎啡者充公無則發還念四日當蒙新關稅務司傳領此又毫無嗎啡之確非第林氏不敢隳壞家聲立重誓登各報倘有嗎啡及別毒願遭火災雷殛屍拔舌且言及日後若漸漸攙入定折子孫減其名措語沈痛可驚風雨而泣鬼神為此招信四方宜乎外埠函購者紛至沓來交易甫月辱荷分銷已十處嗣後有願代銷者仍請速示當將章程仿單併藥丸奉復批價破格加廉至各省官辦戒烟丸即就本公司預備所委員專臨商購敬設招待所候 光復旦經理人謹佈上海英大馬路虹廟對過四百五十八號三層洋房

中西醫學羣書

此書蒐集唐宋元明及本朝名醫所著凡八種裝訂十二本皆極精要而復無單行本者每部大洋乙元二角由本報代售

本館代售醫書

素問氣運淺說一角●全體闡微洋一元●肺病問答洋三角●名醫萬方類編洋四元●人體解剖生理圖洋一元四角●舌鑑辨正三角●三黃寶蠟丸大丸每粒二角小丸每粒一角

中國江海險要圖志

此係英國海軍署所著於中國沿海各省之風沙礁石島嶼燈塔形勢防禦等織悉無遺由陳繹如孝廉譯出共書十本圖五本裝訂兩套蒙前學務大臣孫中堂榮張兩尚書鑒定作為地理學參考之書給予板權通飭各屬購閱此書價值不俟煩言現託棋盤街印書[illegible]代發行本館亦有寄售每部價洋四元躉購另議

山陰醫士余月庭寓後馬路中旺弄樂安坊間壁

(第四板) ● (丁未七月十五日

新出 治紅痧要藥

新出 立除臭虫藥

新出 救呑生

中國圖書公司 最新出版書籍

幼兒保育法

◉根據幼稚園保育法之原理酌量社會之程度適於女學校及家庭之用所例事項雖鄉曲亦易實行◉文義淺顯句讀分明識字之女子即能通解家有幼兒而地方無幼稚園者閱之可改良家庭教育◉業經婚配之男女宜預爲研究◉每册二角五分

新譯小學劣等生救濟法

◉首揭原理次揭救濟之方法爲小學教師極宜意之書從◉生理及心理之關係定適宜之方法◉熟此法可使劣等之生徒進爲優等◉生徒之父熟觀之可改良家庭教育并可將生徒之缺點報於教師以期補救◉每册三角

新譯幾何學教科書

◉據日本樺正董譯美此大學校教授Andrew Phillips氏及Irving Fisher二博士之本爲中等教育極有價值之書時以作圖法插入於定理之間使習者能自繪圖證明詳譯趣◉遠他書之拘泥成格◉於此例而積論極限法至爲精且加入計算問題尤得應用之效力◉平面每册定價銀八立體每册定價銀六角

總發行所上海四馬路東首辰字十八號

滅臭聖藥

西國所出加波厥克酸等非不可辟臭然特亂之耳彼臭雖已此臭依然猶暴易暴也惟此淨身粉則能使一切臭穢均無臭其力最大不可思議粉出於香港凡西國男婦皆喜用之每年銷數不下數十萬罐雖奇臭如阿魏猫溺等亦能使其臭立刻消滅凡有臭（俗名猪狗臭）者但用一次即可一月無氣息不用至二三次即可斷根有不信者用以淨脚立以鼻嗅之即可知之非僞眞中國前所未有之奇藥也凡婦女香閨斷不可少文明人愛潔亦不可少家有病人不可少地方汚穢及狐腋臭者尤不可少用法但以粉二三厘入清水少許研化之搽擦臭穢處立刻便止每人每罐可用半年每罐取銀三角有願購者可函告本館注明住址附郵票六分爲定即當專人送到躉購四瓶收洋乙元

醫學報館啓

粉　藥　丸　片　片

此藥最靈外搽陰癬發於皮膚之外名目甚多由濕而生人人有之或茶酒飲食俱能生濕食後切不可殺最易生濕若不速治蔓延到處痛癢交作日夜不安大失體態皆此藥速搽二三次即愈

此藥正本清源之象血爲一身之本源周而復始晝夜不息如沾染一點毒邪或中風受暑或傳染于花柳必致病致瘡患疽成癰若不從速醫治日久不堪收拾耳當于未發勁之前急用此藥服之法無後患也

此藥清理爲補藥性和平如大便閉塞小便赤色乃宿食不化內火生炬速用此丸服後限四點鐘見效通瀉內火宿食鎔化頃刻清爽然後進食爲補也

此藥名爲四時清快乃家用常佩之良藥四季俱宜或在家或行旅常佩於左右偶有感冒風邪等症頭昏目眩胸悶腹痛或外膚疹踵等症均可服之搽之立見其效豈不爲清快哉

此善戒洋煙之第一良藥之名曰乃安戒烟藥片乃安者即華人習西醫考取博士之官民虔製此藥實心求是以濟當務之急非圖漁利並無嗎啡烟質攙入其中恐難他人見信故將自己博士之名爲戒烟藥號然市上所售之藥只能代癮未能戒烟每見各報所登辯別誰是誰非誣言亂道種種圖利之惡習想明眼人看得穿識得破倘望有志諸君宜速就戒況我中國力與未艾願四萬萬同胞共圖振刷

尙

醫家官紳士商賜顧以備方便

中英大藥房改良戒煙精水以及桂花參片

本藥房前製戒烟精水參片暢銷烟界久爲海內所深信詎知利之所在弊即叢生其靈效特著者無非摻雜嗎啡故拔與今日市上最有盛名之戒烟藥品同出一轍喪良漁利負疚殊深茲本藥房精心研究純用化學工夫特製 **改良戒煙精水** 一種液品性善克烟功能補虧名曰 **以及桂花參片** 經西醫博士唐乃安君鑒察認可廉價出售一以補曩日之愆尤二以救同胞之沉淪三以挽嗎啡之奇劫從前所製之精水等一概付諸東流不再禍人區區此心海內同胞幸垂察焉 **此藥功用** 掃蕩烟毒滋補元氣健腦養血 又凡由鴉片所受之損傷均能療治并兼解嗎啡癮其質清潔其味和平最易下咽 附贈化驗嗎啡藥凡含有嗎啡之藥水藥丸如將此化驗藥滴入立現綠色倘無嗎啡並不改變服法價值另詳仿單 **外埠本**

分鋪各大藥房均有發售

中英大藥房所售之乃安戒煙藥片

此善戒洋烟第一良藥也名曰乃安藥片乃安者係西醫博士唐君之官名也曾經考驗遐邇馳名服法另詳仿單此啓 藥片每盒大洋二元五角 小盒一元二角五分

學務大臣審定咨行新書

周雪樵先生所箸之西史綱目及陳譯如孝廉所譯之中國江海險要圖誌上[illegible]書業[illegible]總理學務大臣孫中

藥 新出 喉症保命藥

和生號廣告

本號開設英租界三茅閣橋北首朝門面開張交易專運外國名廠各式紙料西書籍儀器精刻象皮圖章監製外國帳簿以外洋雜貨體操汽槍等西學應用之件均皆[illegible]向蒙各主顧讚揚價廉物美現在新到學應用儀器文件等類價目特別公道如蒙外埠學界諸君賜顧請至本號購取爲盼

日華新報館告白

報爲日本留學界唯一之機關內容共分○日要聞○東京留學界紀事 ○清國公使紀事 ○清國留學生總會館紀事 ○各同鄉會紀事 ○清國留學生各學校紀事 ○游歷官紳行蹤記 ○學界預聞等類每三文月收大洋三角如蒙內地定閱請即函日本神戶元町三丁目百三十五番地日華報發行所自當寄呈倘有信件務必寄至日東京下谷區上根岸町百二十番木田方日新報編輯所收爲要

堂[illegible]張榮兩備書撥准給予版權并咨行各省督撫飭屬一體購閱

今將批示及咨行各督撫文恭錄於左

學務大臣批西史苦無善本初等從事譯編若披叢莽若理棼絲每憾難於記憶近時譯述西人通史各種類皆備學堂課本之用大都割裂龐雜倉猝成編於原書精意所在全未體會以此作教科書貽誤後生實非淺鮮據呈江蘇廩貢生周維翰所著西史綱目一書以中史體裁挈西史綱要政教種族開卷燦然蒐采宏富足備學堂參考之資福建舉人陳壽彭所譯中國江海險要圖誌原書爲英國海圖局所集成於光緒二十年較製造局王譯海道圖說原書成於同治元年者後出三十餘年故詳於王本不啻倍之譯者又能補輯雷瓊廉一帶尤爲完善可貴應與海道圖說等同爲各學堂教習參考之本以上兩書皆窮年矻矻苦心孤詣之迴作非草率成書意在牟利可比應准存案給予版權以勵有志如有坊買翻印漁利仰即稟由地方官就近懲辦可也所請通行各省一體購閱之處并候照辦此繳

總理學務大臣爲咨行事據職員胡之楨稟稱經世文社石印書局印有江蘇常州廩貢生周維翰所箸西史綱目及福建候官舉人陳壽彭所譯江海險要圖誌兩書西史綱目原書一百二十卷起自上古下迄近年係輯合數百種新譯新箸而成宗旨純正體例謹嚴以供課吏造士之需在今日尤爲合度惟卷帙浩繁僅出初二函三十五卷紙分期續出中國江海險要圖誌共二十七卷二百零八圖係英國海軍海圖局中將伯特利於光緒二十年採輯英國水師將弁測繪之本并訪諸商人游客之記載口說面成於中國七省沿海及長江大河之形勢險要給圖立說頗爲詳備方今考求地勢整飭水師而江海要害圖繪闕如非此殆不足以供肄習敬請驗其苦志給予版權並懇札飭各省高等學校中小學校一體購閱作爲教授課本及參考之書等情據此除批示外所有通飭購閱及禁止翻印之處相應咨行轉飭所屬查照辦理可也須至者

西史綱目初函實銀二元五角二函實銀二元中國江海險要圖誌實銀四元

西史綱目現歸文明書局發行中國江海險要圖志現歸商務書館發行

會友題名錄

胡本烈字德馨徽州歙縣人年三十二歲有州同職銜幼隨家嚴侍診於前年赴東魯充青州臨朐縣礦務幫辦著有醫學金針待刊通信處可寄西門內和泰茶葉店轉交

林孝策字劍冶年四十二歲福州侯官人世業內科以各取中西所長力主和平保存國粹爲宗旨現爲仁和縣署官醫生兼書啓懸牌於杭州藩台大門內東邊關帝廟隔壁三山林公館

續交會費姓氏錄

蔣桂棻

論說

論宜獎勵譯書

中醫之宜於改良也。夫人知之矣。然頑固之士。必樂此而不疲。強聒而不聽者。亦有道焉。西醫雖精。然非識和德文入醫學校。則不能知其源流。得其精蘊。姑思其次而求之於譯書。則又不完不備。且爲數十年前之舊籍。而中醫之書則汗牛充棟無美不臻。舍中而求西。是不啻舍高堂廣廈而赴茅簷陋巷也。考從前所譯之醫書。以製造局之體例爲最佳。惜其書已舊。如近譯之婦科。則又與婦科精蘊圖說複。至產科等書。又不合中醫之用。其缺點也。次則粵東醫院之所譯。其種類頗多。然多蕪雜之病。甚有一藥而前後異名者。此外所譯。如德貞氏之全體通考。栁爲良之全體闡微。

均爲佳本。然皆十餘年前之書。比年以來。譯業頗盛。然醫書則絕少。雖譯和文書。較易西文。而和醫書則竟無譯者。惟生理學等書。藉學堂之課程而傳焉。此何故乎。曰譯之綦難。而購者極少耳。蓋不精西醫者不能言其精理。不精華醫者亦不能述其精理。而西醫華醫俱精者。使以懸壺問世。其利必十倍於譯書。此譯業之所以衰也。然中國之大。非無熱心之士。欲以東西醫餉祖國者。無如出版之後。其銷路復滯。不但無利。且難免於折閱焉。故上海格致書室經售之新書。以醫書之銷數爲最少。即如從前製造局所譯。聽人翻印。而從無翻印及醫書者。其銷數之少。從可知矣。治此之法。一宜請各省官書局。聘西醫華醫各一人。從事譯書。二宜請各省各醫會。多爲購書會。苟購譯書者日多。則從事譯書者亦必輩出。此會辦法。宜聯絡各醫會會友。各出洋二三元。專爲購閱新書之用。凡有能譯醫書者。由該處醫會爲出預約劵。即由各處醫會。以會費代購。之俟出書後取書。則譯者之利可操劵矣。但此項之會。頗不易成立。如有志在譯書者。可函知本館。當竭本館綿力。爲傳播焉。

生殖器新書　子宮腫脹症　續七十二期稿

治法　有以衞生法治之者。凡體弱者宜補之。衣服重壓者宜減之。病人宜靜息。中午宜睡一次。行經之時。更不宜行動。若子宮頸疼痛者。宜靜臥勿起。宜往空曠處吸受清氣。食物以清淡爲宜。血薄者以鐵劑補之。凡消腫之藥以了葛爲最佳。亦可用放血之法如蜞吮針刺等洗射之法亦可行之最妙者以筆毛蘸碘酒擦入子宮上口若內皮炎則擦其子宮頸更以甘油入子宮頸潤其肌肉其大畧不過如此如中醫之治法則多以爲蓄血症如嗽水不欲嚥者則犀地湯燥渴譫語者則桃仁承氣湯大便黑發狂善忘者則抵當湯而通治之方則復元活血湯今將其方列下

復元活血湯　柴胡　當歸　花粉　甲片　桃仁　紅花　大黃　甘草

按西醫治此其辨症法甚繁似不如中醫活血通腸之法較爲簡捷也　又按此症與大便之結其關係頗密硝黃之瀉亦消腫之一法也

子頸生瘀點症

此症患處專在子宮頸之下端口爲婦人常見之症有病之久而本人不覺者有一起而身即不安者

病原　一體弱　二血薄　三瘰癧等症　四祖父或本身有疔毒　五子宮不正　六子宮內皮炎　七子頸產時裂爛　八子宮本體腫脹　九房事過度　十流白帶

病狀　若惟子宮頸一處受患者一多紅白帶二則行房後疼痛流血三則經難或經痛　四則行動時覺痛五則腰腹疼痛六則血氣薄弱七則神經異常子宮神經有抽痛等事

判症　此症定可無害惟兼有他症者則須俟兼症愈後方免復發　其人壯健者

可不治而愈如瘀處流膿不止最能累及血質致成衰弱等症

治法　西醫治此於兼有他症者其法甚繁中醫不能用也次則爲洗射之法又有以炭匱酸和棉花之法頗言其效考肉桂之中含有炭匱酸少許則肉桂一味爲治之此妙藥其洗射藥中有用青礬明礬者今仿其意列方於下

桂附湯　肉桂　附子　知母　黃柏　此治虛寒之症其帶濁腥臭異常者

白芷丸　白芷　單瓣紅蜀葵花根　白芍　枯礬　丸服　此治膿水腥穢臍腹冷痛者

固陰煎　地　山茱　五味子　山藥　遠志　甘草　菟絲餅　此治帶濁而行房出血者

調肝散　半夏　肉桂　木瓜　當歸　川芎　牛膝　細辛　菖蒲　棗仁　甘草　此治腰肋如帶束引痛帶脉爲病者以辛散之以甘緩之

通瘀煎　歸尾　山查　香附　青皮　紅花　烏藥　木香　澤瀉　或加桃仁　延胡索　牛膝

腦病新論　情思病　續上期

三曰憂悲。憂與悲較異。憂主未來。悲主已往。然其爲病則一也。故內經皆以爲屬肺。惟較有虛實之異。內經言悲則氣消。是虛也。靈樞言悲憂者。氣閉塞而不行。則實矣。凡患此者。其飲食必不甘。此脾爲肺母之說也。故經言愁憂不解則傷意。意爲脾神也。其原理皆如是。以生理學考之。則患憂悲者。其面色必慘白。可以知血之上行者少矣。腦血衣之血少。則腦溼衣之水必多。故易於涕淚。而不知渴。竊謂人之愁笑。既皆有肌司之。則七情之症。亦必有神經以分司其事。惟其上行之血少也。每不足養腦。而亦不能用腦。使過而不節。則有怔忡恍惚。喜怒不常。虛煩少睡之症。其治法。莫善於使之喜。姑思其次。爲選二方於下。

養心丹 茯苓 茯神 當歸 生地 黃耆 遠志 川芎 柏子仁 棗仁 半夏 人參 甘草 肉桂 五味子

靜神丹 歸身 二地 遠志 茯神 菖蒲 黃連 辰砂 牛黃 金箔 猪心血

四曰思。人必有血以養腦。而後能思慮。故相思之症。其人死後而色不變。又用腦過度者。每多吐血之症。深夜讀書。每易眩暈。不知身之在何處。甚有因之而成中風症者。皆血行入腦之據也。惟內經則以爲屬於脾。又言思則氣結。氣結之論。亦閱歷之談。蓋氣不結。則不能使血上行也。治此之法。以五志相勝之理。當使之怒。

嘗有一女許婚後。夫經商二年不歸。其女不欲食。困臥如痴。喜向裡而坐。延醫治之。醫曰。此思想氣結也。得喜可解。不然令其怒。往激之。婦大怒而哭。至三時許。令其父母解之。與藥一劑。婦即求食。醫曰。病雖愈。必得喜方已。乃紿以夫回。既然而果然。病不復作。

又有一婦善妒而夫死。哀思不釋。而成病。其弟與以一畫。則其夫與某妓相狎之圖也。婦怒而病愈。

診斷學　續前

視診觸診及一二之其餘檢查法

呼吸系

呼。吸。度數在健康之大人、一分時間、十六乃至二十至、在婦人則比此稍多、（十八乃至二十二至）若初生之小兒、平均四十四至、五歲之小兒二十六至、

一呼吸間之脉搏數、為平均四至或六至、

呼吸度數、依左之四因為影響、

（一）呼吸面膨大之狀態、呼吸面廣大之時、則呼吸數減少、呼吸面狹小之時、則呼吸數增多、

（二）血液之熱性度

（三）精神的感應

（四）疼痛

呼吸數之增加見於發揚症、神經症、炭酸中毒、呼吸器病（肋膜炎、肺炎、氣管枝加苔兒）心臟疾患等、皆由血行障害、或身體勞動、或腹部膨大、或發熱所致

呼吸數之減少見於氣管及氣管枝之狹窄、或腦疾患（昏睡）

呼吸運動在男子、由橫隔膜之收縮、謂之腹式呼吸在女子、由肋間筋之作用、謂之肋式呼吸

喉痧論　續七十一期　唐乃安

發炎之喉痧、發起未幾熱度便達極點精神肌骨疲困異常脈沈而微杏仁核小舌十分腫脹在十二至四十八小時內假膜已佈滿口部喉部旋卽腐敗陷入聲管氣管頸項諸核俱脹吸呼困難溲含蛋白質到此地步只數小時間氣閉而絕矣劇烈之喉痧發見時並無特別之凶象乃未幾精神疲乏面作灰白色全體現灰黃色熱度雖不甚高而肌膚反覺十分焦灼脈數而弱苔黃而燥唇裂發狂假膜腐爛頸項浮腫呼出臭氣令人難堪是爲重候更有甚者初只平平旋頭痛發狂雖喉

部諸証尚未發達然已不可救藥矣

輕淺之喉痧　喉部略痛假膜不厚雖有厚者亦無甚困難牙床角核稍脹洩無蛋白質則勿藥亦愈然變而加厲病勢陡增者亦有之其他微發寒熱鼻流臭涕或緣假膜陷入而堵塞有時假膜自淚管上佈於眼白眼廉膜或毒液被脣脣膜破壞然象雖覺腐敗實亦易治之症也

非喉痧　討克新有時不發於喉際而盤踞他部肛門耳孔生殖器假大發生一如喉際又有發於表皮者色灰白四周壅而圍以紅圈先作細水泡後化作紅片

新發明之抵制品　千八百九十年德京柏林微生物科博士佩琳發明一種血汁名愛笛討克新（愛笛剿滅也）以管針（俗名空心針）射膚中輸入血液活人不少逐漸改良閱四年始完備歐美醫界莫不歡迎蓋此物功用能使血液中之討克新如小醜之遇大兵倏忽之間東奔西竄卒歸烏有耳血分業既廓清諸證自然解散亦近世藥物中新發明之一要品也

採取愛笛討克新及用法　收拾黴菌置瑠璃瓶瓶有稠汁藉以滋養俾便蕃殖十日或兩星期後將此稠汁濾淨以管針射入馬體初祇射十至十五滴每日增加至四

月或六月。能射一鎊至兩鎊。而馬亦不稍困疲。如此分量。已達極點。不必再射。越十日流馬血。血冷而凝。旋有黃水自血膠中分泌而出。此水即愛箇訃克新也。復灌入抽淨空氣之瓅管。封固其口。安置陰處。倘存放十個月以外。功用失却矣。所用管針並非普通。乃專爲射此血汁而製者。將用及用後。均宜熏以消毒藥品。平常喉痧射入分量爲二千至五千游那次。（每一百游那次合英權十五厘）閱兩日亦可覆射。曾有人能經射八萬五千游那次者。若爲防染起見。五百足矣。

看護及防避法。病人居室宜通風而煖。以此症不宜受寒也。無病人苟非萬不得已。勿與有密切之觸接。欲防傳染。亦宜射愛箇訃克新。幼稚斷不可入病室。平日陰溝壁脚。尤當收拾清淨。時灑消毒藥水。思患預防。我同胞其愼諸。

疫喉論

任漢佩

病理。予嘗謂兒輩曰。天下最難講求者惟理。最不可不講求者亦惟理。舍理而論事論物。雖說得五花八門。一經識者看破。便分文不值。即不識者試之無效。亦必譏其誕妄。此不耐久者也。事物如是。醫學何獨不然。况事物之理。未經目擊。尚可虛揣。

既經目擊。便可實求。卽揣之不合。求之不得。或無所損益。設有損益。究於人生性命無關。若夫病理以一病言。此輕而彼重。以一人言。早輕而暮重。揣之過慮。未免捕風捉影。求之過實。未免求劍刻舟。醫者一病到手。旣未可輕於嘗試。又不能終日躊躇。非於平時學問閱歷中。精心考究。融會貫通。一旦臨疑似危急之症。心神忙亂。手足無措。語言龐雜。病未得治於醫。而醫已將死於病矣。縱或勉强可以塞責。究之衾影能不懷慚。甚矣。欲言醫理。則不得不先明病理。有如是夫。疫喉一症。揣理之虛者。則曰寒溫燥濕之不時。求理之實者。則曰居處服食之不潔。其論病非不詳盡。而理於則予尚有說。如謂寒溫燥濕之不時。何所感異。而時不時竟無稍異。謂居處飲食之不潔。何所病同。而潔不潔未必盡同。從而問之。彼必曰是染之也。夫旣曰染之。其非燥濕寒溫居處服食之醞釀而成。可不言喻矣。旣非此數者醞釀而成。致病之理。又將何以言之。予得一言以蔽之。曰氣爲之也。以氣論中理則有清濁之分。西理則有養炭之別。一從虛悟而得。一從實驗而得。會而通之。其實名異而理無或異。卽此一端已。足知殊途同歸之梗概。蓋清氣卽養氣。皆天地之正氣。所日賴以生長者卽此。炭氣卽濁氣。皆人生之慓氣。所易蓄而成病者卽此。是疫之行也。初起者不過一二人。此一二人。平時積炭濁氣必多。得清養氣必少。即不病此。恐他病亦未必能免。何則炭濁之氣積而愈深。淸養之氣得不償失。如然香納瓶烟消則滅。即不遽滅。而終不能不滅。以其炭濁阻塞空氣故也。如謂不然。同居一室一宅之中。何此起而彼不起。此染而彼不染。其理愈可想見。凡患是症者。慓氣壅塞於中。九竅毛孔。其毒時有所泌泄。診是症時。初入其室。初掀其帳。聞有腥臊之氣者。即是慓盛者一觸即染。正盛者雖觸能禦。嘗見患此之家。同居一室而不染。宅隔兩院而即傳者。可見氣之感與不感。各於炭濁之多寡以爲斷。而無須以不時不潔拘也。雖然於染不染而決其炭寡則可。於炭濁之多寡。而試其染不染則不可。設閉一正盛者於數病人之室。其不濁之多敵也。亦理所必然者矣。

映溪草堂筆記

滲被捲法

西醫於大熱症。每用佛蘭絨單被浸冷水內取出絞乾捲病人身上。俟其乾則再浸再絞再捲。言能退熱。幷能引皮膚中熱毒外出。凡痧痳斑疹之不能出及內陷者皆能使外達并言連經名醫研究頗爲有利無弊云僕嘗與同道諸君研究其理一人曰苟如是逼熱入內將奈何余曰凡人夏間泡有熱茶者每以冷水貯面盆內而坐茶壺於其中久之茶熱漸減而盆水頓溫可以盥洗非引熱外出之據乎假令水能逼熱則冬天之置茶壺不必裹以絮也浸之冷水中可矣又嘗夏時苦熱以井水浸手巾而絞乾之搭於背覺甚爲涼快然其後手巾搭處其痦亦較多此痧痲斑疹所以能外出之理也聞者無以難特再質之醫林

宜下之症

一女年十八患溫病體厥脈厥內熱外寒痞滿燥實譫語狂亂罵詈不避親疏煩燥渴飲不食不寐惡人與火晝夜無寧刻一名醫治之用解毒承氣湯一方以雪水煮石膏初服自五月至七月始識人約下三百餘次皆黑白稠黏等物愈下愈多眞奇症也又有一人年十五亦患溫症脈沈伏妄見妄言如醉如痴渴飲無度以涼膈散下之至一月而始減復有患溫病者初病卽煩滿囊縮登高棄衣渴飲不食日吐血數十口間服瀉心承氣湯七劑諸症退而飲食進越五日小便不通脹疼欲死其脈仍沈其臍間按之勁疼蓋土實氣閉因而小水不通也用大承氣下黑血塊數枚而病始愈可見宜下之症貴有定力也

單方照錄

會友陳銘淸來稿

一近有友告毒蛇咬過神識昏蒙非梅花點舌丹可解毒只須用臭虫七個生呑卽可神淸內地捉蛇丐者恒以菜油浸臭虫繫於身畔急則吮之此得之捕蛇者友人曾親試之

一方小兒遺尿舊方如桑螵蛸皆不應須用猪勢醬油燒稍用香料服二三個卽止

雪樵醫案

凡久嗽之症由於肺體之發炎歷久不愈有變肺癰者有變肺癆者則難於施治矣推其原大抵因吸受風寒而起必得表散其風邪而後其炎乃可愈余近遇久嗽症甚多皆以麻黃根治愈其功力殊偉一婦平素虛弱患久嗽至一年許肌肉瘦削後則吐痰多白沫每至中宵則嘔吐必吐出痰涎甚多而後已平時噫心嘈雜吞酸吐酸飲食皆無味其脉沈細其苔淡白延余診之會欲赴蘇余爲處加味三拗湯方用麻黃根三分爲之君佐以生甘草蘇子帶皮杏仁二陳五味子佩蘭腹皮等幷爲注明加減之法其婦服後得汗而咳減再服而大汗三服而汗出透體咳愈十之八又去麻黃服二三劑咳竟全愈前後止五六劑也尤奇者傷寒論言血家不可服麻黃

湯而此婦至蘇後曾吐血二次頭目皆暈然服此方後咳愈而血亦未復吐

又有陳君者在南市商團會習體操其來診也着操衣而至自言咳已一年許但飲食如常余亦以此方治之用麻黃根四分三劑而復診則咳減十之六然無汗也此外以麻黃根治久咳者無不愈而有汗與否則人各不同由此觀之可以見人之體質耐於研究而古人云麻黃根止汗如神語亦未可盡信也又前婦未經余診前曾赴婦孺醫院求診盧女醫以筒聽之曰肺葉已壞治已遲矣與藥水令飲一星期該婦服後覺燥熱不堪因停服由此觀之肺葉已壞而麻黃根猶能愈之論其功力蓋勝於西藥矣

西門外樹興里有汪君者忽中邪眼目昏花時見婦人小兒與之調笑遂讝語淫亂低聲自語忽忽如失延余診之曰此腦病也其平日必有所思故病時乃有所見與夢理大畧相同以中醫而論爲腎氣水邪其人正氣虛復生邪念於是邪乃乘之而入蓋正氣虛則邪火旺邪火旺則邪氣生法宜補腎經正氣則邪氣自愈而治腎邪之法宜攻其胃以胃爲腎關也方用黨參苦參茯苓白朮山藥苡仁白芥子澤瀉半夏知母厚朴等三劑而病愈

氣　氣塞則壅行氣破氣則滯自下

枳殼破氣行痰消痞脹寬腸胃　木香泄肺氣實大腸治瀉痢後重　橘皮理氣燥溼下氣消痰　檳榔瀉氣行痰攻堅去脹治大便氣秘

腸虛補之　大腸多氣少血不足則虛故用補下分五法

風　風爲陽氣風氣入腸則爲腸鳴瀉泄諸症故只舉皂莢一味以其能入腸搜風也

皂莢辛溫性燥入肺大腸搜風除溼

燥　燥屬血氣金被火傷則血液枯燥養血所以潤燥也

桃仁行血潤燥通大腸氣秘　麻仁潤燥滑腸　杏仁潤燥消積通大腸氣秘　地黃瀉丙火清燥金補陰涼血　乳香消氣活血通十二經　松子治大便虛秘　當歸補血潤燥滑大腸　肉蓯蓉補精血滑大腸

溼　土爲金母脾虛溼勝則水穀不分下滲於大腸而爲瀉泄燥脾中之溼所以補母也

白朮補脾燥溼　蒼朮燥胃強脾除溼散鬱　半夏和胃健脾除溼化痰　硫黃大熱純陽而疏利大腸治老人虛秘

陷　清氣在下則生飧泄胃中清陽之氣陷入下焦升而舉之如補中益氣升

陽除濕之法是也

升麻（升陽氣於至陰引甘溫藥上行）葛根（輕揚升發能鼓胃氣上行）

脫　下陷不已至於滑脫濇以止之所以收歛正氣也

龍骨（濇腸固精）白堊（濇腸止利）訶子（收脫止瀉濇腸歛肺）粟殼（歛肺濇腸）烏梅（歛肺濇腸）白礬（性濇而收燥溼止血）赤石脂（收溼止血）

（固大小腸）禹餘糧（重濇固下）石榴皮（濇腸止利泄）

本熱寒之　大腸屬金惡火肺火下移大腸每多無形之熱故宜寒之

清熱　實熱則瀉虛熱則清前言其實此言其虛省文也

秦艽（燥溼散風去腸胃熱）槐角（苦寒純陰涼大腸）地黃（瀉火清金涼血止血）黃芩（寒勝熱瀉肺火）

本寒溫之　金寒水冷每多下利清穀故用溫

溫裡　溫裡亦所以補虛前補虛條中未之及亦省文也

乾薑（去臟腑沈寒錮冷）附子（大熱純陽通十二經絡治一切沈寒）肉果（溫大腸止冷瀉虛瀉）

標熱散之　不言標寒者邪入陽明已變爲熱且手陽明經脉在上非寒邪所干

解肌　陽明主肌肉已非在表不可發汗第用解肌之法

(第一板)　每張售大洋

第七十五期　大清郵政局特准掛號認爲新聞紙類

光緒三十三年九月望日第七十五期

醫學報

月兩期

上平中代

本館開設上海西門內孔家弄底

七十三期後價目表　凡定七十三期至八十四期者連郵費在內列表於下

本埠
一份以上　每份小洋二角
十份以上　每份小洋一角四分

外埠
一份　大洋三角二分
二份以上　每份大洋二角六分
十份以上　每份大洋二角

補報
一至三十六
三十七至四十八
四十九至七十二

本埠八　外埠元　本埠角　外埠二　本埠四　外埠四

滿銀一元請寄郵局洋票其不滿一元者可以郵票代之

本報代派處　本埠胡家宅小花園西上海醫會　西門內穿心河橋東首大街大全堂藥店　西門

一分五釐外埠另定價目

三馬路石路口榮泰烟店　英大馬路五雲日昇樓對面志大茶葉店　□□陸橋北萬興烟店

昌帘店

外埠　紹興寶珠橋何廉臣先生　又紹興派報處周德鈞先生　杭州淸泰門內許衙巷張芊農

街謝旦初先生　湖州所前街傅稚雲先生　又長興東魚巷朱子愚先生　又淘沙弄徐紫瓛先

客民保甲局沈莘農先生　揚州古旗亭東立達小學校　寶應縣城內縣橋西配記香棧姚慕梁

環乍畏街濟生堂藥店　松江廚南翔鎭石皮街張爾梅先生　又張堰鎭何獻臣先生　張堰西

蘇州吉由巷醫學公會林先耕先生　安徽岙椒圖書館　常熟南門外石遥步橋丁樸存先生

鹽池先生　江陰北門外大街光孝坊口達昌恒廣貨號李子樸先生　又布政巷醫學研究會

殿公報社　太倉醫學會　東台小海場祥記鹽局袁墝官先生　徽州歙縣水南柘林程嗚原先

街毛弁生先生　金陵白酒坊濮鳳笙先生　台州府太平縣衙書坊金惠卿先生

本報招登告白啓

本報近來愈推愈廣特招登告白以關於醫藥及書籍爲限定兩期開支復省有願登者請與本　接洽可也

本館廣告

本報於七十二期起招登告白以一面印報一面印告白計報八頁較價仍舊本館現已期滿如有續定七十三至八十四期者請即行寄費截止以前倘有零欠亦請即行寄來爲盼　醫報現缺第一期又缺十一期至十七期共十八期後所

周雪樵廣告

僕現應山西省城上馬街醫學館正教習之聘業已到館之期信約八九日可到遠近賜書請寄該館如有定報及請直寄上海孔家弄本館自有司此之人銀錢等均可無慮即由僕担保可也爲會友交通機關僕因閱報諸君對此頗厚故願任義務依舊發行由晉寄稿但折耗如多則力恐不逮務請爲之吹噓使仍能推廣現在醫學急須改良改多編醫學課本爲要義僕前曾竭力勸導第因俗事甚忙未能自編以爲海內教習之便日編講義教授諸生擬於下期先將衛生學講義源源登報另爲頁以學堂及高等學堂教科書之用兼可爲中學以下之教授法未知閱者之意勞一症中醫西醫均無必效之治法然此症甚多最爲社會之鉅害敬請海內此症治愈將方案惠寄以公諸世此醫林之公德亦社會之幸福也如重危時法則初期治療良方俾免加重者亦請惠示　以後之報不能剋期故每月分而不列朔望日請閱者鑒之

代售天然戒烟丸啓

此丸能絕一切老癮大癮及因病之癮并能之病癮無形之心癮能令氣血復元精神倍服法俱詳仿單每瓶洋一元每打洋十元凡購一元可減癮四錢

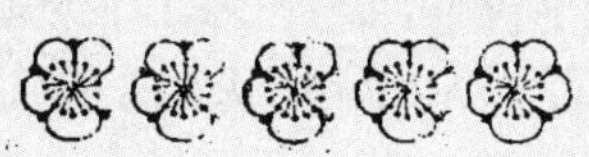

周浦張陳氏女醫來滬

余向在周浦鎮懸壺專治小兒一切雜症推拿驚風兼治男女眼科兼中西法合用以上各症甚長研究尋常小症應手輒效今歲中元屢次勸余來滬今特從命暫在小東門內大生茅新造房子內開診凡有[illegible]一日起送診一月醫例[illegible]一門診自九點起十二點止月內門診出診只取號金二角[illegible]銀三角[illegible]病不計過午不候出診[illegible]一概內者取銀五角在一進[illegible]知[illegible]取銀壹元[illegible]外[illegible]界取銀壹元美租取銀弍元以[illegible]診資統於掛號時先[illegible]出診[illegible]四[illegible]金門診三十出診[illegible]五與金路近者走路遠者凡[illegible]照診資收取二成城路遠用肩輿診照資收取兩成　張陳氏[illegible]

中西醫學羣書

此書蒐集歷來[illegible]明及[illegible]名醫所著凡八種裝訂十二本皆極精要而有[illegible]本者每部大洋乙元二角由本報代售[illegible]

本館代售醫書

素問[illegible]遊淺說一角◉全體闡微洋一元◉肺病問答洋一角◉名醫萬方類編洋四元◉人體解剖生理圖洋二元◉舌鑑辨正三角◉三黃寶蠟丸大丸每粒二角小丸每粒一角

學部

初學小學讀本　四角五分
蒙學初級修身教科書　三角
蒙學繹訓修身教科書　一角五分
蒙學中國歷史教科書　三角
蒙學中國地理教科書　二角
蒙學簡明中國地圖　三角
蒙學[illegible]地理教科書　二角

劉氏讀本　三角五分
高等小學國文讀本　七角
高等小學理科教科書　一元二角
高等小學中國歷史教科書　四角
高等小學[illegible]歷史教科書　三角
高等小學算術新教科書　八角
高等小學[illegible]習畫帖　四角五分

文明書

上海棋盤

忠清 平鎮 港上 先生 局施 上眞 鎮

每月

一頁售 期滿

主晉 等仍 報 售 基以 幸得 爲醫 何虛 曾將 有治 二期

有形 減盡

審定

[illegible]

初學博物教科書

初等生理衞生教科書

蒙學毛筆習畫帖

蒙學毛筆新習畫帖

蒙學鉛筆新習畫帖

蒙學珠算教科書

初等地理教科書

三角 八分 四角 五角 四角 二角五分 三角

高等小學[illegible]法教科書

小學各[illegible]教授法

小學統合教學法

單級小學教授管理法

最新學校管理法

小學分部簡[illegible]

[illegible]學教授規則

三[illegible] 四角 三角五分 四角 二角 三角五分 二角

[illegible]局出版

[illegible]總發行所

代售江陰醫會求本戒烟丸

戒癮易戒有病之癮難市上戒煙丸絕少計及此者茲江陰醫會創製特別求本戒烟丸係曾友馮箴若君主治其事集諸名醫朝夕研究而成分十種仿葛氏十藥神書之例以十干定名各就體質立方按症用藥統持者[illegible]字丸陰虧者用乙字丸陽虛者用丙字丸遺精滑泄者用丁字丸咳血咯血者用戊字丸濕滿者用己字丸痞滿脹痛者用庚字丸便血痔漏者用辛字丸脾泄腎泄者用壬字丸休息久痢者用癸字丸此與一方通治者大不相同所有成癮原因癮來現象凡與烟癮最相嚮切者無不該括於十種之中近礁無嗎啡[illegible]灰等攙雜刻已歷[illegible]者多人卓著功效服丸吸煙一樣起居動作飲食便一切如常毫無流弊所有詳細情[illegible]另有章程一册仿單一紙取閱便知有志戒烟者即請函告本館可以代購甲字丸定價大洋五角其餘乙丙等丸九種皆定價大洋一元藥丸貲賤不同以分兩輕重分之有癖一錢者購藥一服癮多加購

中國江海險要圖志

此係英國海軍署所著於中國沿海各省之風沙礁石島嶼塔燈形勢防禦等纖悉無遺由陳繹如孝廉譯出共書十本圖五本裝訂兩套蒙前學務大臣孫中堂榮張兩尚書鑒定作爲地理學參考之書給予板權通飭各處購閱此書價值不佞煩言現託棋盤街商務印書館代發行本館亦有寄售每部價洋四元躉購另議

商業銀行學彙編

本[illegible]此[illegible]以[illegible]六册先出銀行理論[illegible]

銀行爲商業之母欲振興商業者先宜振興銀行故留學

（第二板）（丁未九月十五日）

文明書局圖書廣告

● 幼稚園用書

○幼稚字課讀本　四角

○初等小學堂用書

◎新編初等小學修身書卷一　七分
●新編初等小學國文讀本卷一　一角
○新編初等小學算術書
◎學部審定初等小學讀本陳懋治編　四角五分
一至三　四角五分
四至七　七角五分
●蒙學讀本全書　一元二角
◎學部審定蒙學經訓修身教科書　一角五分
○蒙學文法教科書　二角
⊖學部審定蒙學中國地理教科書　二角
○學部審定蒙學簡明中國地圖　三角
◎學部審定蒙學簡明世界地圖　二角五分
●蒙學衛生教科書　一角
◎蒙學動物教科書　二角五分
●蒙學天文教科書　二角
●蒙學地質教科書　二角
●蒙學化學教科書　一角五分
●蒙學心算教科書　一角
○學部審定蒙學珠算教科書　二角五分
▲蒙學毛筆畫教授法　二角
學部審定蒙學毛筆新習畫帖　五角
蒙學體操教科　二角五分
▲學部審定初等博物教科書　三角
○初等小學算術教科書　八角
○初等小學毛筆畫教授書　五角

◎新編初等小學堂修身教授書卷一
◉新編初等小學國文教授書
▲新編初等小學算術教授書
▲初等小學讀本丁福保編
▲學部審定讀學初級修身教科書　附修身書
蒙學修身教科書
▲學部審定蒙學中國歷史教科書
△蒙學東洋歷史教科書
▲學部審定蒙學外國地理教科書
▲蒙學生理教科書
▲蒙學植物教科書
▲蒙學礦物教科書
◎蒙學地文教科書
●蒙學格致教科書
蒙學理科教科書
▲蒙學筆算教科書
蒙學算學書
▲學部審定蒙學毛筆習畫帖
▲學部審定蒙學鉛筆新習畫帖
○學部審定初等地理教科
▲學部審定初等小學生理衛生教科
○初等小學毛筆畫

高等小學堂用書

- 學部審定國民讀本　三角五分
- 皇朝掌故讀本　四角五分
- 學部採擇官用講書普通新智識讀本　四角五分
- 高等小學國文新讀本　朱樹人編　八角
- 高等小學理科教授法　一元二角
- 學部審定蒙學西洋歷史教科書　三角
- 高等小學西洋歷史教科書　四角
- 高等小學經濟教科書　二角
- 高等小學生理衛生教科書　三角
- 學部審定高等小學遊戲法　三角
- 學部審定高等小學筆算新教科書　八角
- 高等毛筆習畫帖　四角五分
- 小學適用中國歷史教本　第一集十二張　附說明書一本　二角五分
- 學部審定小學分類書簡牘　三角五分

- 國民新讀本
- 學部採擇宜講用書世界讀本
- 學部審定高等小學讀本　丁福保編
- 學部審定高等小學理科教科書　洋裝本
- 學部審定高等小學中國歷史教科書
- 高等小學國史教科書　附有沿革精圖
- 高等小學地理
- 高等小學教物科教書
- 高等小學衛生科教書
- 學部審定高等小學幾何畫教科書
- 學部審定高等小學鉛筆習畫帖
- 小學修身教科書
- 小學適用簡明中國地圖科本　說明書一本　描格紙十二張

時中書局發行

(通州翰墨林出版書)

- 中國地理課本　六角
- 中國地理講義　二角
- 中國地理問答　二角五分
- 中學算術教科書　六角
- 中等算術教科書　八角
- 論語講義　一角
- 孝經講義　一角
- 日本[illegible]議史一至八　二元六角
- 通州實業章程　七角
- 通州大生分廠章程　一角五分
- 憲法古義　一角五分
- 英國國會史　一元二角
- 漢陽鐵廠調查本末　二角
- 日本共進會章程　一角五分
- 教育教科書　四角五分
- 柔軟體操圖　一角
- 白文論語　一角二分

- 白文孟子
- 白文孝經
- 聖嘆秘書
- 定盦詩集
- 女子家庭教養法
- 黑國文文法
- 板畫教科書
- 日本文法書
- 小學毛筆
- 初等算術
- 農學淺說
- 初等水產
- 算術原學
- 國民數理

[illegible]街時中書局

五五 五 五

角 分角角角分分角分角角角角角分角分角角角 角 角 分

廣智書局出版新書目錄

中國教育倫理學	四角
中國之武士道	三角五分
中學文法教科書	七角
中國文明小史	四角
學校衛生學	二角
實驗小學管理術	二角五分
樂典教科書	一元
最近衛生學	二角
處女衛生論	三角五分
中西偉人傳	三分
意大利三傑傳	二角五分
新地理	二角
華英二十世紀讀本第一編	七角五分
華英合璧訓蒙編第一冊	一角五分
華英合璧訓蒙編第二冊	二角
華英學生會話	二角
華英商賈會話	二角
初級英文範	五角
青年鏡	三角
妖塔奇談	三角五分
極樂世界	二角五分
電術奇談	五角五分
怪現狀	四角
中國偵探案第一卷	二角

世界近世史	九
世界進化史	八
英吉利史	七
俄羅斯史	八
政治學	一元五
政治汎論	二
政治原論	七角五
英國憲法論	六
英國憲法史	一元二
國憲汎論	一
教育學史	八
教育問答	二角五
鐵路指南	一
萬國商務志	六角五
工商理財要術	四角[illegible]
家政學第一種	三角五
家政學第二種	三
歐洲財政史	三
中國財政紀略	二
福澤諭吉談叢	三角五
加藤弘之天則百話	四
公德講話	二角五
人羣進化論	五
修學篇	二角五

中國醫學會簡章

一命名　中國醫學會曰中國者言不限於一隅也

二會所　暫以醫學報館爲本會事務所

三緣起　本會之設有二因焉其一以醫家診事較忙不能尅期至會從容研究特爲此會藉其心而不藉其身交換其智識而不浪擲其光陰凡内地各州各府千里萬里皆可入會其二因年來各地醫會漸多但皆限於一隅故欲聯絡各會成一醫界大團體

四區域　凡衛生學生理學全體學病理學診斷學方藥學及一切格致物理汽化動植物學之有關醫學者皆爲會員所應研究之事

五宗旨　改良醫學　博採東西國醫理　發明新理新治法　收集思廣益之效

六會費　本會延書記一人專司會内一切事務凡入會者每人每年捐銀一元以作會費有能多捐者尤佳第一次會費於入會時先繳以後收繳會費隨時登報

七會友資格　一凡有志醫學不論已未行醫均可入會　二婦科產科兒科内科外科傷科藥學針灸理化等宜各專一學或兼通數門　三願入會者請將姓氏年歲職業住址宗旨及會費郵寄即行登報爲入會之憑倘有遷徙宜告知事務所俟本會成立後當公舉會長一人評議員若干人

會友義務　一有力任改良醫學事者　二會友有疑問各就所知以答　三如有心得

及秘方驗方等宜之於衆　三會友議論儘可辨難務求愜理但不得任意攻擊肆口罵致傷口體　四醫報爲會友交通之輪電公共之產業若會友學識優長者宜助以著作俾得精湛家資富裕者宜助以財力俾可廓充交游宏廣者宜任以勸閱俾能推廣

九會友權利　一會友互相通問苦於不知住址者可由事務所代爲轉寄　二會友有疑問可爲登報徵醫林之偉論　三報中另闢會友心得錄專載會友之著作札記醫案等若會外有來稿須儘會友先登　四會友須購東西醫器具及新出醫書等事務所可以代勞　五會友有刊印之書本館可以寄售　六會友有委託之件本館及同人力能爲之者皆可應命

十章程　此章程係一人所擬必經全體會員公決方爲定章如有意見各異或有應改應增應刪各條均可隨時辨論更改以期盡善若不加辨論者即爲允許須各遵守

會友題名錄　以入會先後爲序　會續交過會費者加圈於名下爲誌

名	字	籍	職銜	通信處
周維翰	雪樵	常州陽湖縣	廩貢生	上海西門內孔家弄
朱恩華○	雅南	寧國府旌德縣		秀水縣署
孫吉熊○	夢蘭	紹興	廩	王衙弄口孫瑞生彩蛋坊
魏壽彭	天柱	紹興會	監	斗門鎮
周服堃	伏生	紹興山陰	附生	安昌鎮葆豫藥店
曹昌○	錫疇	廣州新安		香港笠龍洲託上環乍畏街濟生堂轉交

費栩　莘農　鎮江溧陽　縣職　湖州和平鎮答民
召棠　頤庵　蘇州元和　附縣　上海杭昌善局保甲局
章和　堯官　揚州興化　附貢　泰隆丁號餅場小海本街　祥□號旗內
潤○　靖盦　杭州仁和　杭州寶善橋青龍街
祖○　谷蓀　松江婁縣　雲騎尉　金山縣呂巷鎮
惟濬　曦　湖州□潯　附生　□興北門外塘灣　□□隆泰號
歡廷○　叔聊　嘉興海鹽　附生　心□坡□□
汝□　德生　紹興會稽　東鎮□川學堂
光昱　且初　紹興蕭山　佾　杭州忠濟大街
大夔　先耕　蘇州元和　附生　吉由巷醫學公社
光煦　桂●　嘉興石門
本立○　道生　松江金山　直州同　干巷鎮
銘○　箴若　常州江陰　歲貢生訓導　布政坊巷醫學研究會
乾照○　韻濤　泗州　寶應小南門內
歧　鎬京　紹興蕭山　臨浦鎮
吉　之生　紹興蕭山　監
承禧　端如　太倉崇明　附生　□門滿□沙漿□　鎮東□□安堂
福慈　第花　湖州烏程　附貢　湖州□門內傳芳巷

正祥◯	瑞雲	揚州泰州	監	北門外清化橋河西北首
奎堂	永璣	紹興山陰	監	上海大東門外老太平弄元茂藥材行
鴻恩	大來	揚州東台	監	何垛場柿軒巷
達理	洞六	安慶懷寧		平望九華寺
祖善	厚傳	蘇州吳縣		閶邱坊巷
巖	穉雲	湖州		所前街
鶴振	彩軒	徽州婺源		崇明
開宗	鑫耕	徽州婺源	附貢	
福麟	玉卿	徽州婺源	師員師範生	
鸞	振飛	松江金山	附生	松隱鎮
生	根孚	松江華亭		亭林鎮
榮光	詢芳	常州江陰	訓導	
景華	士翹	蘇州新陽		常熟南門外君子居
養和	桐軒	揚州甘泉		儀徵十二圩淮鹽總棧署西
韜	惠卿	台州太平	增生	尚書坊
永賢	錦榮	寧波慈北		上海虹口吳淞路猛將堂弄
澍◯	檀蓀	廣州順德	監貢知縣	香港崇辦活人處
恒懷	念萱	蘇州洞庭山		
景墀◉	植卿	廣信玉山		儀徵十二圩淮鹽總棧東
鼎元◯	銘清	嘉興秀水	廩	新塍郎中埭
丙垣	紫藩	嘉興秀水	廩貢	新塍
鈞	次梅	常州武進		鐵市巷圖書館

器精刻象皮圖章監製外國帳簿以及外之儀器文　等類價目特別公道如蒙外埠本

例事項歸總出亦易實行◎文義淺顯有[illegible]教育◎案經婚配之男女均宜預爲研究請之書從◎生理及心理之關係定適宜之[illegible]兄熟觀之可改良家庭教育并可將生徒才

Irving Fisher 二博士之本爲中等教[illegible]遠他書之拘泥成格◎於此例面積論極定價[illegible]八角立體每冊定價銀六角

來首辰字十八號

粉藥丸

此藥最靈外擦陰癬發於皮膚之外名目甚多由濕而生人人有之或茶酒飲食俱能生濕食後切不可輕最易生濕若不速治蔓延到處痛癢多作日夜不安大失體態皆此藥速振二三次即愈

此藥正本清源之象血爲一身之本源腐而復始晝夜不息如清染一點毒邪或中風受暑或傳熱于花柳必致病致瘡患疽成癬若不從速醫治日久不堪收拾耳當于未發動之前急用此藥即之法無後患也

此藥清理爲補藥性和平如大便閉塞小便赤色乃宿食不在內火生炬速用此丸服後限四點鐘見效通瀉內火宿食鎔化頃刻清爽然後進食爲補也

此藥名爲四時清快乃家用常佩之良藥四季俱宜或在家或行旅常佩於存

中英大藥房改良戒煙精水以及桂花參片

本藥房前製戒烟精水參片暢銷烟界久爲海內所深信詎知利之所在弊即叢生[illegible]靈效特著者無非[illegible]雜嗎啡故技與今日[illegible]上故有盛名之戒[illegible]藥品同出一轍淺良漁利貽[illegible]殊深茲本藥房精心研究純用[illegible]夫[illegible]製改良戒煙精水一種液品性[illegible]烟功能補虧名曰以及桂花參片經西醫專士[illegible]乃安君[illegible]察認可靡價出售一以補往日之愆尤二以救同胞毒沉淪[illegible]以挽嗎啡之害均從前所製之精水等一概解諸東流不[illegible]禍人區區此心海內同胞幸垂察焉

此藥功用

治掃蕩烟之遺[illegible]補[illegible]氣健腦養血　凡由鴉片所受之損傷均能療治并兼付嗎啡癮其質清潔其味和平最易下咽　附贈化驗嗎啡藥凡含有嗎啡之藥水藥丸如將此化驗藥滴入立現綠色倘無嗎啡並不改變服法價值另詳仿單

外埠本分鋪各大藥房均有發售

中英大藥房所售之乃安戒煙藥片

此藥戒洋烟第一良藥也名曰乃安藥片乃安者係西醫博士君之官名也曾經考驗遐邇馳名服法另詳仿單此啓　藥片盒大洋二元五角　小盒一元二角五分

學務大臣審定咨行新書

片

片

右偶有感冒風[illegible]等症頭昏目眩胸悶腹痛或外感痧[illegible]等症均可服之搽之立見其效豈不為清快哉

此善戒洋煙之第一良藥之名曰乃安戒烟藥片乃安者即華人習西醫者取博士之官民處製此藥實心求是以濟當[illegible]之急非圖漁利並無[illegible]質[illegible]人其中恐難他人見信故將自已博十之名為[illegible]烟藥號然市上所售之藥只能代癮未能戒烟有見各[illegible]所發辯別誰是誰非誣言亂道種種圖利之惡物想明眼人看得穿識得破尚[illegible]有志誤君宜速就戒況我中國力興未艾願叩萬萬同胞共[illegible]振刷

[illegible]蒙官紳士商賜顧以備方便

藥

新出 喉症保命藥

[illegible]暴也惟此淨身粉則能使一切臭穢均變無臭十萬滿雖奇臭如阿魏猶溺等亦能使其[illegible]之即可知言之非偽真中國前所未有之[illegible]三厘入清水少許研化之搽擦臭穢處立[illegible]收洋乙元 醫學報館啓

報章股單表册仿帖零件撮印迅法石刻圖畫銅版五彩花圖鋟[illegible]所[illegible]克已以廣招徠而圖久遠此佈

[illegible]樵先生所著之西史綱目及陳[illegible]如孝廉所著之中國江海險要圖誌二書業蒙總理學務大臣孫中堂 張榮兩尚書批准給予版權并咨行各省督撫飭屬一體購閱今將批示及咨行各督撫文恭錄於

左

學務大臣批西[illegible]苦無善本初等從事譯編若拔叢辨若理紛絲紱憾類於記憶近此譯[illegible]西人通史各種譯者備學堂課本之用大都剿裂蕪雜倉猝成編[illegible]書精意所在[illegible]未[illegible]曾以此作教[illegible]書貽誤後生實非淺鮮議呈江蘇廩貢生周維翰所著西史綱目一書以中史體裁[illegible]西史綱要政教[illegible]於際[illegible]燦然[illegible]是備學堂參考之資福建舉人陳壽彭所譯中國江海險要圖誌[illegible]書為英國海[illegible]局所[illegible]成於光緒二十年較製造局王[illegible]海道[illegible]書原書成於[illegible]局者[illegible]年才後出三十餘年故詳於王本不管倍之譯者文能補輯書瑣[illegible]一帶才為完善可貴應與海道[illegible]之學[illegible]為各學堂教[illegible]參考之本以上兩書者窮年於[illegible]心孤詣[illegible]作[illegible]章牽成書意在牟利可比應准存[illegible]給予版權以勵有志如有[illegible]買[illegible]印漁利仰即稟由地方官就近懲辦可也所請通行各省一體[illegible]之處并候[illegible]辦此繳

總理學務大臣[illegible]咨行事據[illegible][illegible]胡之權[illegible]稱經世文[illegible]不印書局印有江蘇常州廩貢生周緯翰所著西史綱目及福建侯官舉人陳壽彭所譯江海險要圖誌[illegible]書[illegible]史綱目原書一百二十[illegible]自上古下迄近年保輯合數百[illegible]新著而成宗旨純正[illegible]例三十以供課吏[illegible]上之[illegible]在今日尤為合誌惟卷帙浩繁僅出初二[illegible]卷五卷紙分則綱出中國江海險要[illegible]二十小卷二百[illegible]八[illegible]兩有軍海圖[illegible]中將[illegible]特利於光[illegible]年採[illegible]英國水師將弁測繪之本外站諸商人游客之記[illegible]日說正成於中[illegible]七省形[illegible]上[illegible]及河流之險要[illegible]立設頗為詳[illegible]方今考求地勢[illegible]水師而江海要害[illegible]繪關如非此殆不是以供[illegible]醫[illegible]論[illegible]其著志給予版權並懸[illegible]各省高等學校中小學及[illegible]購閱作為教授[illegible]本及[illegible]考之書等情錄此除批示外所有通[illegible]購閱及禁止翻印[illegible]處[illegible]咨行轉飭所購者照辦理可也須至者

之史綱目初[illegible]實銀二元五角二函實銀二元中國江海險要圖誌實

錄四元 西史綱目現歸文明書局發行中國江海險要圖志現歸[illegible]局

務齋 發行

會友題名錄

此係本館所創之中國醫學會與上海醫會有別請閱報者勿誤認也　以下會費一元均各收訖　祖君驗方請寄太原上馬街醫學館周收尤爲切盼

胡泗溪字濬卿安徽寧國府涇縣籍現住湖北荆門州屬之后港

祖樹和字平軒安徽巢縣烔煬人年五十秘傳損傷接骨法於和五世矣和接診嗜讀並宗洗寃錄及中西書部凡兪穴筋絡考大小銅人圖解剖圖十二經脉以及內外諸書百餘部無不悉心研究至于血疾內外因尤加考察遠近鬥毆傷劇者輒延治投門肆業亦不乏人經手驗方總其名曰杏林紀畧待梓子席儒亦宗其傳

錢變和　即錢變臣號理卿年五十二歲浙江海鹽縣人江蘇候補知縣現住新街門後身北浙江路稍知中西醫法愧未入門願求學也

藍厚德　字月恒三十八歲揚州江都縣人五品頂戴靖江醫學會會長住靖江西門內大街鳳鳴橋東本醫寓　　會費尙未寄來

蔣逢春　字雨塘號虞廣年肆拾捌歲直隸順天府通州籍靖江縣醫學訓科住縣署南街

蒙陳通甫先生捐助本館洋二元特此鳴謝

敬告會友及閱報諸君

僕今者去滬適晉忝任太原醫學館正教習事矣屢接會友來書頗以僕之此役爲惶惑且加惋惜焉深蒙摯愛且感且慚謹將適晉之宗旨爲諸君言之僕之居滬謬竊虛名以一人之身兼主筆教習懸壺之三事每日忙碌幾少暇晷而長安居不易歲入既多少不一而歲出則撙節難期酬應之餘絕少居積深懼前途或多危險若就館他省則可量入爲出且一經訂約則約至何時其歲入即可指定至何時而歲出復可以節省苟無意外出款可期贏餘爲經濟計其故一也僕於去年曾就理化專修科任生理一門於生理之學平添進步撫躬自問雖數年之內湏得虛名而學業基礎容未鞏固今就醫學館事則教學相長既編講義復須參考兼以醫科等器具藥科憑其試驗較理化專修科之任生理一門者其獲益更鉅爲學問計其故二也僕居滬懸壺處車路不達交通不便道路蕪穢深碍衛生遠道就診者均稱不便比年以來屢思遷徙而有牽連之事未之能也故乘此出游使將來還滬即可遷居城外次則丈夫志在四方而僕之踪跡未出江浙一步借此游歷數省未始非計且僕於此事進退裕如故决計出游無復眷戀計自前初七晚登輪後於十二日至津訪友一日頗有一二人邀其襄助者以有約故辭之至十四日附京漢火車至正定

之石家莊十五日附正大火車至楡次中秋圓月於北、旅邸之中玩之況味凄涼蓋有生第一次也十六日復僱騾車至省計六十六里傍晚至館此館爲晉撫恩公所創由提學使錫公總辦而爲之、調者則、伯雄州駕也朱君精於醫、性情伉爽能切實辦事歷爲上游所契重談次甚歡、垣中法政農林高等中學等學校林立而醫學館則其間近又開辦幼稚舍局由堂皇亦朱君之所經畫省城新闢馬路且於海子邊池（沼之大者土人曰海子）築造公園爲游人憩息之所旁置陳列所動植園爲全城勝景地具見官場之規畫僕之至此本擬謝絕酬應藉以韜晦乃錫學使丁廉訪則枉駕先施恩中丞復謂提調有此君肯來好好供應詰以一就館之措入而垂詢至此晉省大吏程度之高從可知矣館中房屋均係新築有生六十人分中西兩班教授僕之所任西醫班也甫至之日諸生知僕兼能中醫開會相議言中西醫宜求通貫請每星期加課中醫三節以其合僕素志也許之現每星期上課計十八點鐘除編課參考外可以游思較之在滬心神殊逸矣館中諸生質樸好學與僕之感情日益近又招新班六十人預備科僕之舊令尹爲秦、周君教授本年生理已竟現在從講衛生兼事生理之解剖但堂中規模草創儀器模型書籍未能全備尙須逐漸添置耳僕之聘約至明年底至期之後或回滬或留晉且至時再看情形也醫學報事首尾四年乘以諸君之雅愛不忍中止仍擬由晉寄稿由滬付印尚乞諸君不吝吹噓爲之推廣苟折耗無多僕亦樂此義務爲諸君子交通機關也由滬至晉郵函約八九日可達尚希愛我者勿以道遠而疏音問焉

映溪草堂筆記

恭記今上之近病

七八月間皇上有恙致詔各大吏保舉名醫入宮請脉茲因僕至津與京友晤談知其源委特詳紀之以告薄海先是皇上身體本不甚康健有遺精之病今將皇上手諭病情恭錄於下

遺精之病將二十年前數年每月必發十數次近數年每月不過二三次且有無夢不舉即自遺泄之時冬天較甚而近數年遺泄較少者並非漸愈乃係腎經虧損太甚無力發洩之故且前數年所遺者較稠近則愈泄愈稀下部久已虛冷痿弱遺精初起之故由晝間鑼聲即覺心動而泄後則夢寐亦然近來氣體漸虧晝間雖聞鑼聲亦不能動夜間則仍不能 以致腿膝足踝永遠發涼自去年來甚覺畏風少感風涼則必頭疼體痠夜間蓋被須極嚴密若微露肩臂即覺受風次日便覺不爽由於表虛腠理不密風寒易侵之故其耳鳴腦響亦將近十年前數年每月尚有十數日

見輕之時近則每月不過三四日稍覺輕鬆其耳鳴之聲如風雨金鼓雜遝之音有時覺遠有時覺近且近年來耳竅不靈聽話總不真切蓋亦由下元虛弱以致虛熱時常上溢也腰腿肩背痠沈每日須令人按捺二三小時稍覺舒暢過一時仍復如舊此病亦有十二三年矣自去年服藥以來食物少而消化甚慢必須每日晚間臥時腹中腸鳴數次其食物方逐漸下行且大便近來總覺結滯不似前數年之通暢小便遍數雖勤而不甚多且便畢有餘瀝語言稍多輒覺氣短少腹及下部俱作抽搐咳嗽亦然夜間睡臥常有氣沖欲暈或徧身作抖又有睡時不能閉口醒後即覺口舌喉嗓乾燥近來眼皮時發青赤眼珠亦微有黃赤之色天氣稍寒則四支俱涼而手尤甚手指時作空脹行路之時步履欠實若稍一旁視或手中持物輒覺足下欹側蕩搖總論以上諸症似非峻補不可然稟賦本係上實下虛素有浮熱多服補劑惟恐上焦虛火更盛而下部之虛弱並不能愈用藥總宜於補益劑中稍佐以養陰瀉火之品俾虛熱漸漸下引兼實下焦始為合宜

先是　皇上之病近多召力鈞入內請脉此次之病兼有外感力君製方用肉桂二三分附子七八分佐以參耆等補品數劑後病勢少愈而太醫院院使莊氏上摺言　皇上聖體向不受補此次雖能暫愈而秋涼必至復發云云力君聞之惶懼

自陳才疏學淺不敢膺此調護　聖躬之任請召內外各醫相商治法於是有令各大吏保送名醫之舉湖北江蘇保舉陳君蓮舫曹君滄洲業已就道云　按以病情而論力君治法不可謂非本係宿病愈而復發亦意中事而院使忽上摺宜力氏之引避也

今　上聖躬受病之所在及現今最適宜之治法與藥物　長洲徐尚志謹擬

我　皇上天縱聖明法　祖孝　親愛民柔遠旰食宵衣勵精圖治為三代下不可多得之令主屬有弗豫且聞甚篤凡我臣民宜如何惴惴恐懼求得一當以報累世食毛踐土之恩況在尚志以醫為業天職所在雖有一二前輩時流恭應　詔命業已抵京入宮請　脉而一得愚忠小子亦何敢多讓謹就管窺所及將　聖躬受病所在逐症分疏且為擬治處方於後或於膺茲調護　聖躬之重任者不無土壤涓流之少助乎

謹案　皇上聖躬所見各症雖不下十餘種之多似病源頗為複雜然可一言以蔽之曰虛而已矣初起遺精由於晝聞鑼聲卽覺心動而泄者是心血虧虛陰不濟陽心陽浮動不能下交於腎也無夢不舉亦能自泄者是滑泄已久腎虛而精竅不固也前數年所遺較稠近則愈泄愈稀下部痿冷腿膝足踝永遠發凉者是泄多且久生長不及陰虛不能養陽陽亦日就蕭索也耳鳴腦響聽話不聽腰腿肩背時常

沉步履欠實稍一旁視或手中持物輒覺足下欹側蕩搖者是腎傷及督督傷及腦根蔕不固而百脉皆空虛也去年以來食物少而消化甚慢必每晚臥時腸鳴數次食物方漸下行者是下焦火虛不能生土因而脾胃俱弱也大便結滯不能通暢者是胃納太少腎泄過多水穀之精不足以濡潤腸胃也語言稍多輒覺氣短少腹及下部俱作抽搐咳嗽亦然夜間睡臥常有氣冲欲暈或遍身作抖小便數少且有餘瀝者是肺腎脾胃上中下三焦之氣皆虛砥柱無權根荄欲拔也睡時不能閉口醒後即覺口舌喉嗓乾燥者是氣不歸根則不能化精津液不足則不能上潮也眼皮發青赤眼珠亦微有黃赤之色者是腎水大虛水虛則風動欲作內障也自去年來甚覺惡風少感風凉則必頭疼體痠夜間蓋被須極嚴密微露肩臂即能受風次日便覺不爽者是臟腑中之陽氣已虛而衛外之陽氣亦不能固也總而論之病起於心先傳腎督及腦而後傳於肺脾腸胃以致陰陽水火氣血精髓津液無一不虛無虛不極不用峻補固爲大謬單補一面亦屬徒勞內經曰形不足者温之以氣精不足者補之以味秦越人曰損其心者調其營衛損其脾者調其飲食適其寒温損其肺者益其氣損其腎者益其精丹溪曰氣有餘便是火張石頑曰氣不足便是寒丹溪又曰實火可瀉知柏之屬虛火可補參蓍之屬喻嘉言曰虛損病久樞紐欲脫治

之之法當從陰引陽從陽引陰非補以攝之厚味以塡之介類以潛之酸以斂之澁以固之大封大鎭不爲功葉天士又謂草木無情血肉有情以無情補有情不如以有情補有情凡所論列皆於畢躬此病適合無間足以采用謹依其法擬方如下至大聖人受命於天春秋方盛疾雖甚篤當可轉危爲安不日卽占勿藥也

頂大天生吉林參一錢（移山種出者不用）　白毛霍石斛三錢　蜜炙綿黃耆三錢

蜜炙大粉甘草五分　太莧麥冬三錢　大生白芍一錢五分　柏子霜二錢

人乳拌白雲茯神二錢　炒奎棗仁一錢　淮小麥二錢　白川貝母三錢

眞白龍骨二錢　生左牡蠣四錢　夏草冬虫三錢（草虫各半用多化爲虫可設法取之）

大紅甘枸杞三錢　厚川杜仲三錢（勿炒）　大懷生地三錢　山萸肉一錢

引　上白官燕三錢（去盡毛）　龍眼肉五枚　紅棗肉三枚　新會陳皮一錢

甜井華水新白泥罐文火煨一百沸分早晚兩服

頂大天生吉林參一兩　頂上血片關鹿茸五錢　新鮮頭男胎淨河車一具

肥壯黃牛胃一具（不見水去盡垢膩）　大黃魚鰾三兩　蛤蚧尾五錢　桑螵蛸一兩

頂上交趾肉桂二錢（選香辣味甜能止沸者）　九製大懷熟地五兩　紫衣胡桃肉三兩

上白香秔米煮出飯油取油糊丸如綠豆大卽以前藥之汁過服三錢

血肉有情之品多有氣味往往難入煎劑茲易以丸庶幾易於下咽

又案此病凡一切破氣行血淸火燥濕利大小便升提重墜之藥皆一味不可犯卽偶感寒氣祗可以 桂枝 製附 人參 炙草 生姜 大棗 小劑暫去其寒卽偶感風邪祗可以 防風 蘇葉 人參 綿蓍 炙草 小劑暫去其風不可多用不可久任致傷正氣

簡便方 錢理卿來稿

核桃仁不拘多少治呃並隨便嚼食極効

醫學概論上

醫學館新編講義之一

東西各國大學之類四法文理醫是也顧法文理三科凡我國民均知其重要矣若醫學者囿於習慣幾疑其價值不足與三者比而不知醫之重要固尤駕三者而上之也

各國業醫必普通學卒業而後可故醫學生之資格與今日各省高等學校生徒等然高等醫學猶不過大學之預備也必大學卒業後而始可以稱醫師

胡爲乎必先普通也普通學中與醫學有密切之關係者三

一曰博物學其目三曰鑛物曰動物曰植物考求其種類而研究其形性於以知所以能治病之原理此藥學之基礎也

一曰物理學其目五曰力學可以知筋肉之妙用曰聲學可以知耳官之妙用曰光學可以知眼官之妙用曰熱學可以知體温之眞源曰磁電學可以知運行及治療之精理故明乎氣體液體固體與夫物性物質而生理病理思過半焉

一曰化學於醫有生理及病理之化學於藥則有衛生化學裁判化學衛生化學者衛生上飲食物之鑑定也裁判化學者裁判上毒物之檢索也外此有分析化學証明未知之物由混合物質而分析之有製藥化學配合既知之物由天生物質而製成之

三者之外如算學則爲分劑所必知如體操則爲健康所必要如音樂則爲必精神之所愉此普通學之所有而豫備科之要義也至於醫之專科則其類尤繁

一曰生理學言人物所以能生活之理而附屬之者復有細胞學組織學凡細胞之點綴纖微之縱橫目之所不能見者皆屬於生理範圍之內

一曰病理學言社會所以病老之因與夫病死時臟腑之現象蓋外科之病理易知而內科之病理難見此學也蓋內科之重要者故生理者言其常病理者言其變知生理者知生知病理者知死

一曰衛生不但却病幷可延年小則强其身大之强其國推而廣之幷可以强其種族不但上工治未病已也故有個人之衛生公衆之衛生醫家之權實操地方行政之半

一曰解剖學不但臟腑位置筋骨生成血管流行神經分布之罔不顯也合千萬人千百年條分縷析分門別類之解剖而生理於以精病理於以顯故解剖之學爲醫家之極則

一曰診斷學檢查其體質詢問其職業加之以望聞問切益之以檢查之器械而確定其治療之方法罔非此學不爲功

一曰藥物學鑛物植物以及臟器新劑罔不搜羅生理之作用病變之療法罔不具載疾病之不假手術者惟藥物是賴　醫學日精有所謂內臟外科者以手術治之其功力每偉於藥物然內部全體貴重如腦髓等往往有手術難施而惟藥物足以愈之者故藥物爲內科中最重要之科學

一曰手術解剖者手術之一也然解剖實不足以賅手術中國之針刺推拿按摩皆在此範圍之內

一曰臨床講義醫家之臨床猶軍士之臨陣也故此講義有內科外科之分包診斷治療各法先事研究則臨事庶不致張皇

一曰黴菌學黴菌非數百倍至千餘倍之顯微鏡不可見人身各體所在有之疾病之原因幾無不由於此而尤爲傳染症之媒介故前人有人與微生物爭戰之論研究之撲滅之黴菌學之事也

以上九者爲普通醫學所應研究之科學然醫學中分科事尚多以一人兼之精力處有所不足是當分而言之

一曰內科學內科外科其病理本一特以目力之能見不能見爲斷而內科之學舍藥物而外別無治療之方法故凡以藥物奏效者則屬之內科

一曰外科學外科於藥物外兼多手術近數十年中此學發達極爲迅速其外科領域直侵入內科學範圍必兼精解剖生理病理黴菌裹紮等學而後可

一曰軍醫學此學與外科若同惟跌打兵刃鎗炮等傷在外科範圍之外且於戰爭域內有特別治療之義務中國傷科實此學之附屬物

一曰兒科學小兒生理與成人不同病變亦異內科學不足以掩之故中日與歐洲各國均另爲一科

一曰婦科學此科範圍專言婦女生殖器之生理病理其見症之所以異於內外科者特經帶等耳若專言胎兒之生產與夫產前產後之療治則曰產科有附屬於此者有別豎一幟者

一曰法律醫學言醫學之關於法律者者如人死之檢驗毒物之調查凡中國仵作之事屬於此學

一曰精神病學此類之學惟心而不惟物專言心理而不言生理世所共知者催眠術也雖泛用於各科而居精神上療治法之主位

一曰眼科學本光學之生理爲藥物與手術之治療茲事雖細而學理精深其疾病足以影響於社會

若夫癬疥之疾爲患全體梅瘡之毒遺及子孫則有皮膚病學花柳病學耳學足重而耳醫不足重鼻學足重而鼻醫不足重齒學足重而牙醫不足重茲數者外科學得以掩之

雖然西醫之心殊未已也復爲醫學會合千百人心思才力而研究之猶以爲未

足復爲醫學報以羣五洲之心思才力覈治一症夕徧全球今日發明一新理明日卽喧傳於各國其學之精進良有以也

醫學概論下

醫學之難既如上所言矣故東西各國皆以醫藥行政爲當務之急其効力之保證有諸種法規以部勒之於是醫藥營業無在不受國家干涉而醫之對於國家負特別之義務亦享特別之權利焉

義務維何曰對於公家有人口調查之義務對於本職有各病生死調查之義務對於瘟疫有防禦之義務對於地方有衛生之義務對於軍士有檢查體格之義務對於寃獄有檢驗屍骸之義務對於軍陣有紅十字治療之義務

義務之重要如此故對於社會對於國家亦有特別權利以爲報酬之具焉一學識優者爲國家所公認而爲之担保二醫家身分受社會之尊敬對於國家有公法上之權能三醫之報酬非如工庸以勞力爲比例四醫之命令施之病家不啻專制之君主五藥肆與棺匠須受醫家之約束六醫師養成爲國家之任務

故近數十年文化發展醫之學問事業與之俱進有國家醫學之稱焉不獨衛生學法醫學已也國民之幸福不惟一部而及乎全體不獨一方而至乎全國甚至文野

之進退之提携之理論而實行之皆醫家乎是賴

至於輓近則國家醫學之領土復日闢百里德國於一八八三年宣疾病保險之制又於一八八七年宣災害保險之制次於一八九九年宣養老保險之制所謂社會政策也於是醫家之任務變而爲國家之鑑定者人民之裁判者而國家醫學乃進而爲社會醫學

而社會醫學之領域不僅如是已也常密接於下流社會焉其痛楚呻吟者芟除而紓緩之勞動者之職業居所生活方法凡所以誘發疾病與障害者務改良之如鉛業燐業水銀業有毒瓦斯業婦孺之不適時間之支配制限俱判之醫學之知識而與國民經濟學周旋者也又如酒毒烟草毒有害於國民之健康則以醫學之根據明示其爲害而與國民經濟公衆衛生關涉者也至如肺結核不可必治之疾心臟神經病貧血痛風等慢性久延之病爲先事之豫防爲初期之治療以救疾苦以延生命從而國民之生產力以增是醫學於社會上爲看護者也社會看護如家宅之建方營養業之鑒定牛乳之消毒乳兒之授哺凡關於此等條件至於輓近別爲一科曰社會衛生學

醫家之任務既大擴張於法令之實施法官之解釋關於醫事之權利及義務既重

而且專則有與權利義務偕來者困難及危險也於是業醫者不可不兼知法律學不可不通知醫業地位之制度尤當於醫師公會及醫師名譽裁判所之組織一一詳知非醫者流以多歧之方法爲欺世之手段影響醫界有害衛生醫可以意懲罰之故醫學之教育既增加若干之新任務醫學之智識與國家密接而關聯之則社會醫學問題之解决確乎其不可拔

而醫之能力更有不可思議者西人有言曰治文化未開之國不可不自醫事方面爲第一着手法故百年以來歐力東漸以基督教士爲之先導也而教士侵畧之手段必以醫院爲前鋒凡福音堂之側必鳩工庀材延醫師施藥餌而於施醫前宣講福音爲故基督教之所以蔓延者醫爲之也卽歐人商貨與兵力所以能宰制全球者亦醫爲之也近如日本以同仁醫藥輸入中國自彼曰同仁必自我曰同化讀賓報之文曰以醫術統治南滿洲後藤南滿洲鐵道總裁近亦以治臺灣者治南滿由衛生方面入手已於關東都督府設附屬大病院南滿一帶衛生機關之統一計其經費以歲需百二十萬要求內閣然則醫學與國家興衰之關係從可知矣國其國人其人使人心悅而誠服其對於未同化國民之能力有如此者然則研究醫學近之可以救亡遠之足以強種豈徒區區治療疾病而已哉

（第一板）每張售大洋

第七十六期
大清郵政局特准掛號認爲新聞紙類

光緒三十三年十月朔日第七十六期

醫學報

每月兩期

上海平街中書代發

本館開設上海西門內孔家弄底

七十三期後價目表　凡定七十三期至八十四期者連郵費在內列表於下

本埠	一份以上	每份小洋二角
	十份以上	每份小洋一角四分
外埠	一份	大洋三角二分
	二份以上	每份大洋二角六分
	十份以上	每份大洋二角
補報	一至三十六	本埠八角　外埠元二
	三十七至四十八	本埠角五　外埠二角
	四十九至七十二	本埠四角　外埠四角

滿銀一元請寄郵局洋票其不滿一元者可以郵票代之

本報代派處　本埠胡家宅小花園西上海醫會　西門內穿心河橋東首大街大全堂藥店　西門外八仙

三馬路石路口榮泰烟店　英大馬路五雲日昇樓對面志大茶葉店　三洋涇橋北萬壽烟店

分五釐外埠另定價目

外埠紹興寶珠橋何廉臣先生　又紹興澗報處周德鈞先生　．杭州淸泰門內許衙巷張半農先
街謝旦初先生　湖州所前街傅稺雲先生　又長興東魚巷朱子愚先生　又淘沙弄徐紫欸先生
客民保甲局沈莘農先生　揚州古旗亭東立達小學校　寶應縣城內縣橋西配記香棧姚慕蓮先
環乍畏街濟生堂藥店　松江屬南翔鎮石皮街張爾梅先生　又張堰鎮何獻臣先生　張堰西鄉
蘇州吉由巷醫學公會林先耕先生　安徽全椒圖書館　常熟南門外石遜步橋丁樸存先生
墨池先生　江陰北門外大街光孝坊口遠昌恆廣貨號李子樸先生　又布政巷醫學研究會　泰
殿公報社　太倉醫學會　東台小海塲祥記鹽局袁境官先生　徽州歙縣水南柘林程鳴原先生
街毛弁生先生　金陵白酒坊濮鳳笙先生　台州府太平縣尙書坊金惠卿先生

本館敬啓

本期內容以衛生學講義排成七頁此類講義可作中之教科書中學以下之教授法平人閱之可留意於衛少疾病故專排此項另附臟腑藥式一頁下期如有精彩之件則將講義減少不講義充數

本報招登告白啓

本報近來愈推愈廣特招登告白以關於醫藥及書籍爲限定價兩期開支復省有願登者請與本　接洽可也

本館廣告

本報於七十二期起招登告白以一面印報一面印告白計報八頁較前價仍舊本届現已期滿如有續定七十三至八十四期者請即行寄費前截止以前尙有零欠亦請即行寄來爲盼

醫報現缺第一期又缺十一期至十七期其十八期後所存

周雪樵廣告

僕現應山西省城上馬街醫學[illegible]教習之聘業已到館自之與信約八九日可到遠近賜書請寄該館如有定報及購請直寄上海孔家弄本館自有司此之人銀錢等均可無慮即由僕担保可也爲會友交通機關僕因閱報諸君對此頗厚故願任義務依舊發行由晉寄稿至但折耗如多則力恐不逮務請爲之吹噓使仍能推廣現在醫學急須改良改良多編醫學課本爲要義僕前曾竭力勸導第因俗事甚忙未能自編以爲海內倡教習之便日編講義教授諸生擬於下期先將衛生學講義源源登報另爲頁次學堂及高等學堂教科書之用兼可爲中學以下之教授法未知閱者之意以爲勞一症中醫西醫均無必效之治法然此症甚多最爲社會之鉅害敬請海內同此症治愈將方案惠寄以公諸世此醫林之公德亦社會之幸福也如重危時不法則初期治療良方俾免加重者亦請惠示

以後之報不能尅期故每月分上

而不列朔望日請閱者鑒之

周浦張陳氏女醫來滬

余向在周浦鎭懸壺專治小兒一切雜症推拿急慢驚風兼治男女眼科並中西法合用以上各症長於研究尋常小症應手輙效今歲中友屢次勸余來滬今特從命暫在小東門內大生弄中新造房子內開診九月廿一日起送診一月

醫例

一門診自九點鐘起十二點止一月內門診出診只取號金

二門診送診期滿每號取銀三角貧病不計過午不候

三出診城內在一里內者取銀五角在一里外知取銀壹元城外英租界取銀壹元美租界取銀式元以上

四號金門診三十文出診六十文

五興金路近者走路遠者凡馬路可通之處坐車照診資收取二成城內路遠用肩輿診照資收取四成

診資統於掛號時先惠出診時附診照診資加半

張陳氏啓

中西醫學羣書

此書蒐集唐宋元明及本朝名醫所著凡八種裝訂十二本皆極精要而復無單行本者每部大洋乙元二角由本報代售

本館代售醫書

素問氣運淺說一角●全體闡微洋一元●肺病問答洋三角●名醫萬方類編洋四元●人體解剖生理圖洋二元四角●舌鑑辨正三角●三黃寶蠟丸大丸每粒二角小丸每粒一角

學部

初學小學讀本	四角五分
蒙學初級修身教科書	三角
蒙學經訓修身教科書	一角五分
蒙學中國歷史教科書	三角
蒙學中國地理教科書	二角
蒙學簡明中國地圖	三角
蒙學外國地理教科書	二角
蒙學簡明外國地圖	二角五分
初學博物教科書	三角

國民讀本	三角五分
高等小學國文讀本	七角
高等小學理科教科書	一元二角
高等小學中國歷史教科書	四角
高等小學西洋歷史教科書	三角
高等小學筆算新教科書	八角
高等小學鉛筆習畫帖	四角五分
高等小學幾何畫教[illegible]書	六角
高等小學遊戲法教科書	三角

文明書局

上海棋盤街

設 北京 漢口 南京

清鎮上生施眞　堂可以　月　售藻　醫仿報售以得醫處將治期

文明書局圖書廣告

時中書局發行

（通州翰墨林出版書）

中國地理課本　六角
中國地理講義　二角
中國地理問答　二角五分
中學算術教科書　六角
中等算術教科書　八角
論語講義　一角
孝經講義　一角
日本會講史一至八　二元六角
通州實業章程　七角
通州大生分廠章程　一角五分
憲法古義　一角五分
英國國會史　一元二角
漢陽鐵廠調查本末　二角
日本共進會章程　一角五分
教育教科書　四角五分
柔軟體操圖　一角
白文論語　一角二分

皇朝掌故讀本　四角五分
學部採擇宜用講書普通新智識讀本　四角五分
高等小學國文新讀本朱樹人編　八角
高等小學理科教授法　一元二角
學部審定蒙學西洋歷史教科書　三角
高等小學西洋歷史教科書　四角
高等小學經濟教科書　二角
高等小學生理衛生教科書　三角
學部審定高等小學遊戲法　三角
學部審定高等小學筆算新法教科書　八角
高等毛筆習畫帖　四角五分
小學適用中國歷史畫教本第一集十二張附說明書一本　二角五分
學部審定小學分類畫簡單　三角五分

學部採擇宜講用書世界讀本
學部審定高等小學讀本丁福保編
學部審定高等小學理科教科書洋裝本
學部審定高等小學中國歷史教科書
高等小學國史教科書附有沿革精圖
高等小學地理
高等小學教物科教書
高等小學衛生科教書
學部審定高等小學幾何畫教科書
學部審定高等小學鉛筆習畫帖
小學修身教科書
小學適用簡明中國地圖科本說明書一本描格紙十張

九　八四二三三三六四二　二

白文孟子
白文孝經
聖嘆秘書
定盦詩集
女子家庭教養法
黑國文文法
板畫教科書
日本文法書
小學毛筆
初等算術
農學淺說
初等水產
算術原學
國民教理

望平街時中書局發

所　角分角角分角分角分角角角分角角角

上海時中書局發行所

（研究音樂唱歌書注意）

學校唱歌初二集
強國唱歌
文明唱歌
國學唱歌
學生唱歌
東亞唱歌
教育唱歌集
國民唱歌集
唱歌教科書粉草
風琴習練法
樂典大意
唱歌教授法
又
簡易進行曲　卷春　卷夏
單音樂歌
五線音譜
五線簿
張宮保唱歌集

二角　二角　二角　二角五分　二角五分　二角　四角二分　三角　二角五分　八角　二角五分　二角五分　二角五分　一角　五分　一角　一分　五角　一角　二角五分　五分

（研究輿地教科書注意）

改良中外全圖	八元
改良五洲總圖	一元二角
改良皇朝直省圖	三元
改良五洲列國圖	五元四角
五洲暗射圖	一角六分
直省暗射圖	五元
列國暗射圖	一元
皇朝全圖	一元五角
改良大地平方圖	一元七角
大地暗射圖	一元五角
支那疆域沿革圖說　附	二元
亞洲北段圖	十元
東洋歷史圖	五角
西藏全圖	八角
改良最新皇朝分省圖	一元二角
湖北分府圖	一元
五洲全圖	七角
教科適用直省地圖	一角
中國電線圖	三角
東西兩半球圖	二角五分
松江府屬水道全圖	三角

上海棋盤街中市廣智書局

熱心可感

本館出版以來蒙熱心志士謬加許可或任勸導或事購送半月以來銷數日增今將份數較多者登報鳴謝　一揚州朱立哉君經售至三百份以上一閔行朱理卿君籌欵購送每期已一百十份并力任推廣之事一寶應居冠春君勸導各學堂已至一百份以上一常州吳葆生君獨購六十份分投送閱其餘五十份以內尙有數十人熱心公德社會幸甚本館幸甚

中國醫學會簡章

一命名　中國醫學會曰中國者言不限於一隅也

二會所　暫以醫學報館爲本會事務所

三緣起　本會之設有二因焉其一以醫家診事較忙不能尅期至會從容研究特爲此會羣其心而不羣其身交換其智識而不浪擲其光陰凡內地各州各府千里萬里皆可入會其二因年來各地醫會漸多但皆限於一隅故欲聯絡各會成一醫界大團體

四區域　凡衛生學生理學全體學病理學診斷學方藥學及一切格致物理汽化動植物學之有關醫學者皆爲會員所應研究之事

五宗旨　改良醫學　博採東西國醫理　發明新理新治法　收集思廣益之效

六會費　本會延書記一人專司會內一切事務凡入會者每人每年捐銀一元以作會費有能多捐者尤佳第一次會費於入會時先繳以後收繳會費隨時登報

七會友資格　一凡有志醫學不論已未行醫均可入會　二婦科產科兒科內科外科傷科藥學針灸理化等宜各專一學或兼通數門　三願入會者請將姓氏年歲職業住址宗旨及會費郵寄即行登報爲入會之憑倘有遷徙宜告知事務所俟本會成立後當公舉會長一人評議員若干人

八會友義務　一宜力任改良醫學事　二會友有疑問各就所知以答　三如有心得

報秘方驗方等宜公於衆　三會友議論儘可辨難務求愜理但不得任意譁肆口罵致傷團體　四醫報爲會友交通之輪電公共之產業若會友學識優長者宜助以著作俾得精湛家資富裕者宜助以財力俾可廓充交游宏廣者宜任以勸闢俾能推廣

九會友權利　一會友互相通問苦於不知住址者可由事務所代爲轉寄　二會友有疑問可爲登報徵醫林之偉論　三報中另闢會友心得錄專載會友之著作札記醫案等若會外有來稿須儘會友先登　四會友須購東西醫器具及新出醫書等事務所可以代勞　五會友有刊印報書本館可以寄售　六會友有委託之件本館及同人力能爲之者皆可應命

十章程　此章程係一人所擬必經全體會員公决方爲定章如有意見各異或有應改應增應删各條均可隨時辨論更改以期盡善若不加辨論者即爲允許須各遵守

會友題名錄　以入會先後爲序　曾續交過會費者加圈於名下爲誌

名	字	籍	職銜	通信處
周維翰	雪樵	常州陽湖縣	廩貢生	上海西門內孔家弄
朱恩華〇	雅南	寧國府旌德縣		秀水縣署
孫吉熊〇	夢蘭	紹興	廩	王衙弄口孫瑞生彩蛋坊
魏壽彭	天柱	紹興會稽	監	斗門鎮
周服聖	伏生	紹興山陰	附生	安昌鎮葆豫堂藥店
曹昌〇	錫疇	廣州新安		香港登龍洲託上環乍畏街濟生堂轉交

姓名	字	籍貫	出身	住址
耕	莘農	鎮江溧陽	雜職	湖州和平鎮客民
蕿	頤庵	蘇州元和	附縣丞	上海杭昌善局保甲局
和	堯官	揚州興化	附貢	泰壓丁溪併場小海本街祥記鹽旗內
滃○	靖盦	杭州仁和		杭州寶善橋青龍街
繩○	杏蓀	松江婁縣	雲騎尉	金山縣呂巷鎮
潘	嘯	湖州南潯	附生	嘉興北門外塘灣吳源盛茶葉店
廷○	讓卿	嘉興海鹽	附生	心橋埮
賢	德生	紹興會稽		東鄉槳川學堂
昱	旦初	紹興蕭山	佾	杭州忠清大街
夔	先耕	蘇州元和	附生	吉由巷醫學公社
煦	桂生	嘉興石門		
立○	道生	松江金山	直州同	干巷鎮
銘○	筱若	常州江陰	歲貢生訓導	布政坊巷醫學研究會
照○	韻濤	泗州		寶應小南門內
岐	鎬京	紹興蕭山		臨浦鎮
吉	文生	紹興蕭山	監	
禧	端如	太倉崇明	附生	海門滿洋沙聚星鎮東南禮安堂
基	第花	湖州烏程	附貢	蘇州婁門內傳芳巷
祥○	瑞雲	揚州泰州	監	北門外清化橋河西北首
堂	永璣	紹興山陰	監	上海大東門外老太平弄元成藥材行
恩	大淶	揚州東台	監	何垛場柿軒巷

名	字	籍貫	出身	住址
理	洞天	安慶懷寧		平望九華寺
善	厚傳	蘇州吳縣		閶邱坊巷
嚴	稺雲	湖州		所前街
振	彩軒	徽州婺源		崇明
宗	鑫耕	徽州婺源	附貢	
鱗	玉卿	徽州婺源	職員師範生	
鷺	振飛	松江金山	附生	松隱鎮
生	根孚	松江華亭		亭林鎮
光	詢芳	常州江陰	訓導	
華	士翘	蘇州新陽		常熟南門外君子居
和	桐軒	揚州甘某		儀徵十二圩淮鹽總棧署西
韜	惪卿	台州太平	增生	尙書坊
賫	錦榮	寧波慈北		上海虹口吳淞路猛將堂弄
○	檀蓀	廣州順德	監貢知縣	香港崇辨活人盧
懷	佥萱	蘇州洞庭山		
培○	植卿	廣信玉山		儀徵十二圩淮鹽總棧東
元○	銘清	嘉興秀水	廩	新塍郎中埭
垣	紫藩	嘉興秀水	廩貢	新塍
鑄	友梅	常州武進		鐵市巷圖書館

國江海險要圖志

此係英國海軍署所著於中國沿海各省之風沙礁石島嶼塔燈形勢防禦等纖悉無遺由陳繹如孝廉譯出書十本圖五本裝訂兩套蒙前學務大臣孫中堂榮張兩尙書鑒定作爲地理學參考曾給予板權通飭各屬購閱此書價值不俟煩言現託棋盤街商務印書館代發行本外有寄售每部價洋四元躉購另議

刻象皮圖章監製外國帳簿以及外之
文件等類價目特別公道如蒙外埠太

項雖鄉曲亦易實行㊀文義淺顯何
㊀業經婚配之男女均宜預為研究請
從㊀生理及心理之關係定適宜之洋
觀之可改良家庭教育并可將生徒方
他書之拘泥成格㊀於比例面積論極
ng Fisher 二傳士之本為中等教育
銀八角立體每冊定價銀六角

辰字十八號

此藥最靈外搽陰癬發於皮膚之外名目甚多由濕而生人人有之或茶酒飲食俱能生濕食後切不可寢最易生濕若不速治蔓延到處痳瘆變作日夜不大失體態皆此藥速搽二三次即愈此藥正本清源之象血為一身之本源而復始晝夜不息如沾染一點毒邪或中風受暑或傳染于花柳必致病致瘡患疽成癰若不從速醫治日久不堪收拾耳當于未發動之前急用此藥限之法無後患也

藥清理為補藥性和平如大便閉塞便赤色乃宿食不化內火生炬速用丸服後限四點鐘見效通瀉內火宿鎔化頃刻清爽然後進食為補也藥名為四時清快乃家用常佩之良四季俱宜或在家或行旅常佩於左偶有感冒風邪等症頭昏目眩胸悶之痛或外膚疼踵等症均可服之搽之

中英大藥房改良戒煙精水以及桂花參片

本藥房前製戒烟精水參片暢銷烟界久為海內所深信詎知利之所在弊即叢生冒其靈效特著者無非嗎啡故技與今日市上最有盛名之戒烟藥品同出一轍喪良漁利負疚殊深茲本藥房精心研究純用化學工夫特製一種液品性善克烟功能補虧名曰

改良戒煙精水以及桂花參片

經西醫博士唐乃安君醫察認可廉價出售一以補曩日之愆尤二以救同胞毒沉淪三以挽嗎啡之奇劫從前所製之精水等一概解諸東流不再禍人區區此心海內同胞幸垂察焉

此藥功用

擂盪烟之滋補元氣健腦養血　凡由鴉片所受之損傷均能療治并兼付嗎啡癮其質清潔其味和平最易下咽

附贈化驗嗎啡藥凡含有嗎啡之藥水藥丸如將此化驗藥滴入立現綠色倘無嗎啡並不改變服法價值另詳仿單

外埠本分鋪各大藥房均有發售

中英大藥房所售之乃安戒煙藥片

此善戒洋烟第一良藥也名曰乃安藥片乃安者係西醫博士君之官名也曾經考驗遐邇馳名服法另詳仿單此啓

藥片盒大洋二元五角　小盒一元二角五分

學務大臣審定咨行新書

周雪樵先生所著之西史綱目及陳譯如孝廉所譯之中國江海險要圖誌二書業蒙總理學務大臣孫中堂　張榮兩尚書批准給予版權

見其效豈不爲淸快哉

善戒洋煙之第一良藥之名曰乃安烟藥片乃安者即華人習西醫考取士之官民慶製此藥實心求是以濟務之急非圖漁利並無嗎啡烟質攙其中恐難他人見信故將自己博士名爲戒烟藥號然市上所售之藥只代癮未能戒烟每見各報所登辯別是誰非誣言亂道種種圖利之惡習明眼人看得穿識得破倘望有志諸宜速就戒況我中國力興未艾願四萬萬同胞共勸振刷

家官紳士商賜顧以備方便

新出

喉症保命藥

此淨身粉則能使一切臭穢均變無雖奇臭如阿魏貓溺等亦能使其臭知言之非僞眞中國前所未有之奇淸水少許研化之搽擦臭穢處立刻

元　醫學報館啓

股單表册仿帖零件攏印迅刻圖書銅版五彩花圖錢票以廣招徠而圖久遠此佈聞

判咨行各省督撫飭屬一體遵照今將批示及咨行各督撫文恭錄於左

學務大臣批西史苦無善本初等從事譯編若披叢莽若理棼絲征械艱於記憶近時譯述西人通史各種類皆備學堂課本之用大都割裂龐雜倉猝成編於原書精意所在全未體會以此作敎科書貽誤後生實非淺鮮據呈江蘇廩貢生周維翰所著西史綱目一書以中史體裁挈西史綱要政教種族開卷燦然蒐采宏富足備學堂參考之資福建舉人陳壽彭所譯中國江海險要圖誌原書爲英國海圖局所集成於光緒二十年較製造局王譯海道圖說原書成於同治元年者後出三十餘年故詳於王本不啻倍之譯者又能補輯當瓊廉一帶尤爲完善可貲應興海道圖說等同爲各學堂敎習參考之本以上兩書皆窮年矻矻苦心孤詣之迺作非草率成書意在牟利可比應准存案給予版權以勵有志如有坊賈翻印漁利仰即稟由地方官就近懲辦可也所請通行各省一體購閱之處幷候聚辦此繳

總理學務大臣爲咨行事據職員胡之稽稟稱經世文社石印書局印有江蘇常州廩貢生周維翰所著西史綱目及福建候官舉人陳壽彭所譯江海險要圖誌兩書西史綱目原書一百二十卷起自上古下迄近年係輯合數百稱新譯新箸而成宗旨純正體例謹嚴以供課吏造士之需在今日尤爲合度惟卷帙浩繁僅出初二函三十五卷紙分期續出中國江海險要圖誌共二十七卷二百冪八圖係英國海軍海圖局中將伯特利於光緒二十年採輯英國水師將弁測繪之本幷訪諸商人游客之記載口說而成於中國七省形勢沿長江及河海之險要給圖立說頗爲詳備方今考求地勢整飭水師而江海要害圖繪闕如非此殆不足以供肄習敬請鑒其苦志給予版權並懇札飭各省高等學校中小學校一體購閱作爲敎授課本及參考之書等情據此除批示外所有通飭購閱及禁止翻印兩處相應咨行轉飭所屬查照辦理可也須至者

之史綱目初函實銀二元五角二函實銀二元中國江海險要圖誌實銀四元

西史綱目現歸文明書局發行中國江海險要圖志現歸商務書館發行

衛生學講義

雪樵編

衛生一　總論

素問曰。聖人不治已病。治未病。不治已亂。治未亂。衛生之謂也。西哲有言。健康之精神。寓於健康之身體。今復申言之。則健康之家國。寄於健康之國民。國何以富。兵何以強。必得多數健康之國民。而後能生財敵愾。則衛生之學。顧不重歟。

衛生學者。發於生理之動機。就生存競爭。自然淘汰之理。加以人爲淘汰之力。使享身體健全之佳境也。

古代衛生。吾國畧載一二於醫籍。歐西則含孕於宗教中。可名之曰祈念之衛生。故歐洲衛生之文義。取義於女神之保護。

自世進文明。科學發達。由祈念而臻於實驗。由個人而進於公家。故歐美先進國。無不鞅掌於衛生事業。英吉利衛生公債億餘萬磅。衛生工事費。占內政之大部焉。今之殖民法。亦漸減武斷政畧之分子。而增加衛生政略。而萬國衛生會議。廣行於國際間。其重可知矣。

故衛生者。人間萬機之要素。一國之休戚。一家之盛衰。所由繫也。觀衛生之程度。則興替之兆。文野之判。奚待筮卜哉。

彼歐美國民。於衛生諸義。家喻戶曉。爲節約疾病之損失。而改良衣食住焉。爲掃盪都民之身神迫害。而竭力於都市衛生設備焉。爲求貿易之旺通。而除海港危害焉。爲維助戰鬥力。而研設救衛事業焉。凡夫國中食物之檢查。時間之支配。無不受醫生之干涉。而衛生行政。尤以醫司之。其強其盛。誠有以矣。

竊觀吾中國。氣水汚惡。野蠻自由。不潔之名譽。遍傳各國。慢急傳染症。猖狂於全土。無辜生靈之遭傷滅者。何可勝數。則衛生之學。不誠當務之急哉。若長此腐敗。則孳生雖繁。亦何足恃。

況今者交通頻繁。勞身神之事業。日以發達。生理之原素。不能無變化。則病患亦日以增加。而公家衛生之計畫。尙寂然無聞。夫衛生之進步。固賴乎國家社會。亦必賴少數國民爲之先導。歐洲衛生。以英國最爲完善。以其國民。富於自治力也。西諺有言。汝欲爲神聖之事業。莫善乎與人以健康。是則編此講義之意也夫。

衛生二　日光（附光色）（人爲採光法）

日之光線。爲萬物生長之原。故日近則葱蘢。日遠則枯落。日之能力。不但能蒸發動植物已也。一能使物之垢膩。漂之淨盡。二能使體之黴菌。殺之無餘。三能激射植物。使吸炭吐養。四使空氣溫漲。去故生新。五能去霉毒之氣。而使之乾燥清潔。故一切動物植物。無不賴之以生育。惟人亦然。熱帶之人多高大。寒帶之人多矮小。得日光多者。其人強而壽。得日光少者。其人弱而夭。農工之家。早起早眠。其得日也全。故其色紅紫而強韌。其心亦向善。城市之人。晚起晚眠。其得日也半。故其色白淨而脆弱。其心亦易淫。不但此也。凡癆瘵與憂思之症。且隨以生焉。則採光之法。不可不知也。光色宜白。白則各色平均。光來宜左。左則光無阻障。光不可不足。不足則勞目。光不可過濃。過濃則傷目。光又不可以動搖。動搖則能使目近視。光與壁色宜相配。鼠色爲最。碧色次之。黃褐又次之。黑與白均非所宜也。居室之窗宜高而大。則光線足矣。而又必設碧色窗幃。以調節其強弱之度。

世界各色。均由於日光。物體善吸收何色。則何色顯矣。此諸色中。以紅黃藍爲本色。

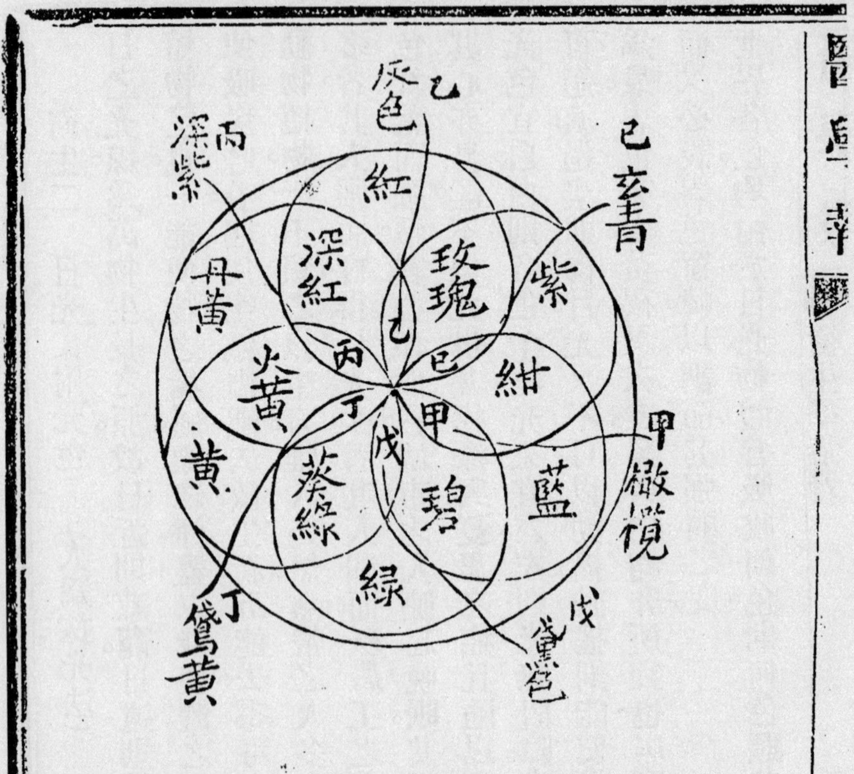

次則爲間色。又次則爲間間色。各色滅則爲黑。各色勻則爲白。人遇白色。則其心樂。遇黑色。則其心憂。遇紅色多者易怒。遇綠色多者神怡。而各色並用。尤以相對者爲宜。不但室內各色也。卽衣服文繡繪畫。均當於此加意焉。蓋色之相對者。合之均可成白色。黑之爲色。雖與衞生無益。然以之間各色。則又無不相稱者。白色亦然。試觀植物之花葉。從可悟其理矣。

夕陽西落。夜黑無光。不得不焚膏以繼晷。則燈光宜研究也。從前之瓦燈。其燄紅。其光暗。燈下逼視。神經易疲。且易近視。燭光較佳。然能令人鬱悶。且烟窠易生炭氣。煤氣燈亦然。但其管一破裂。即易肇事。煤油較佳。而炭氣亦烈。惟電燈之色。最爲上乘。惟經濟頗費。若有泄漏。更有性命之虞。家居者不可不知也。

衛生三　空氣

人之生育於空氣、猶魚之棲息於水中也。地面空氣。約一百五十里。近地則稠、遠地則薄。每平方寸。其壓力爲十五磅。吾人生存。實賴空氣之呼吸。而後能去故生新。但吸入之氣。其性質成分。較之呼出者。確有相異之點。則炭養氣之變化是也。

化分空氣元質之多者有四。一曰窒素（前名淡氣）其量最多。居百分之七十九。永無加減。所以爲調和酸素之用者也。二曰酸素（前名養氣）居空氣百分之二十一。動物之生活。燈燭之光明。均由乎此。過濃則動物不能容。過淡則呼吸困難。量少則死。故其中數爲百之二十一。全球重量爲一千萬萬噸。三曰炭酸。其氣最毒。其量殊少。居空氣萬分之四。其發生之源。由於然燒。與動物之呼息。及有機體之腐敗。其量雖日可加增。然爲植物所吸取。故空氣中亦僅含此數。如空氣含此之量至千分之十與四十。其氣卽惡濁。若至千分之三百。則能殺人。其毒人也。先則頭痛而暈。繼則知覺全失。而至於死。由此觀之。燃燒之時。通氣爲最要。煤爐之旁。必置清水。炭酸溫度高於酸素。故其性上升。然重量亦多於酸素。遇冷則又易下沉。枯井廢垣古宅。及修鐵道之山洞。與夫藏酒之地窖。每能殺人者。以此故也。

人之吸息。多爲淨養氣。周行全身。與食物化合。則生體溫。而炭酸亦廁雜其中。故呼息時。其氣爲炭養氣。今列表於下。

	養氣	炭養氣		養氣	炭養氣
吸氣	二〇、六八二	〇、〇〇四或〇、〇〇五	動脈血	三、九	二、八
呼氣	一六、〇三	四、三八	靜脈血	二、九	五、四三

以右表而言。假如吸入之氣爲養氣二萬〇六百八十二分。呼出之時。止有養氣一萬六千〇三十分。吸入之氣。炭氣止一萬之四十分。或五十分。呼出之時。則增至四千三百八十分矣。動脈之血。含養氣三千九百分。炭氣二千八百分。靜脈之血。含養

氣止二千九百含炭氣至五千四百三十分矣。故呼出之氣含炭養氣甚多。其氣濁而毒。若重行吸入。則體中炭氣量益益加多。而人有昏暈困憊等狀矣。故換氣之法。不可不知也。 一空氣宜使流通。吾人一分時。吸入酸素量爲二萬一千五百立方仙迷。(一仙迷合三分三釐許)所呼出炭酸量。不下一萬九千立方仙迷。若門窗密閉。不但酸素漸少。而炭酸與水蒸氣。(詳後)亦因是漸增。必致呼吸困難。況多人聚會。更用火鉢時乎。故室中之氣宜常與室外清氣流通。寢室病室。尤宜注意。 二空氣過陰過溼者。易起氣管聲帶等症。不宜吸入。若自煖室驟移於冷溼之處。尤爲危險。 三植物枝葉。能於日間取炭酸而吐酸素。宜於屋外多植之。但寢室則不相宜。寢室之花。尤爲禁忌。 四呼吸之時。身體宜正。吸氣之時。其口宜閉。蓋寒冷空氣經鼻腔而已溫。么麼塵埃附鼻毛而不入。口腔呼吸。誠不若鼻腔呼吸也。

三氣之外。復有水蒸氣。雨雲露霧。皆此氣爲之。其量無定。以含之多少。爲空氣之溼潤焉。大約空氣百分中。以此氣七十爲中數。多則爲溼。中人而重著焉。少則爲燥。戟刺夫粘膜焉。故居宅病室。最宜調節此氣。其氣易溼者。可以石灰炭屑等收之。其氣苦燥者。可洒以水。或沸以湯。使發水蒸氣。

欲試炭養氣。可以玻璃瓶盛石灰水。能收其氣而生白皮。是爲鈣養炭養二。欲試水蒸氣。可於熱時。以瓶置冰水。則瓶外有水點如露。是卽水蒸氣遇冷所成也。

養氣經日光電氣。能變其形性。爲臭養氣。能與空氣內惡氣化合。又能與泥土內數種質化合。比養氣之功用爲尤佳。植物食之。最得其益。兼有漂白之性。如金銀銅之面溼則能收此氣而成鏽。冬多於夏。海多於陸。大風雨後。多於久無風雨時。　若夫雷電之後。能令空氣內之淡養二氣化合。而成硝强水之微質。但無定數。凡下雨時。雨味稍酸者。含此質故也。露亦含之。植物得此。甚受其益。蓋雨露二者。能洗去空氣中害人之物也。　他如動植物腐爛。能發臭氣。低溼處日光薰蒸。則有穢氣。能發瘧疾。糞溺所發。有淡輕三氣。陰溝穢積。有輕硫氣。工藝所成。有惡臭氣。大山所發。有硫黃氣。此等星氣質。幾莫窮其種類。升騰而上。俱爲空氣所收。此等濁氣。宜以法辟除之。

氣質之外。其寄生於空氣中者。復有二物。一曰塵埃。爲煤烟花粉土石粉末。及動植物之纖維等化合而成。其方形圓形者易沉。長而薄者。一經乾燥則飛散於空中。室中光線內最易見之。至小者須至大顯微鏡。易混吸氣入肺。使成灰色。其積多者易病肺。故洒掃道路。使塵不揚。亦衛生法之最要也。

二曰微生物。凡動植物內。無不有之。而空氣中尤多。凡飛塵一粒。亦有蟲卵無數。納之酵中。蟲卽出卵。其體奇小。凡三千五百蟲。首尾相連。僅長一分。其孳生之繁。不可思議。凡菜蔬魚肉。隔宿味敗者。皆微生物與養氣爲之也。凡黑暗潮溼之屋。無風無日者。卽爲微生物最多之處。蓋微生物一遇日光。卽斃命也。故步行日光中。爲辟除微生物之善法。但吸氣一次。所入微蟲數約六百。能食人身津血。令人無力而病。所遺穢物。能令血質變毒。其易見者。爲虱與癩蟲蛔蟲之類。其難見者。或居肺。或居腸。或居牙縫。或居膚外脫下之鱗內。凡此種種。皆終日與人相戰。血輪強則微蟲敗。血輪弱則微蟲勝。微蟲敗則身安。微蟲勝則人死。惟身體常浴。被褥常晒。勤刷牙。愼飲食。則亦可減少其數。惟瘟疫癆瘵傷寒霍亂瘧疾瘡疥白濁痢疾等蟲。最爲頑劣。更易傳染。故傳染病室內。以不往爲宜。

故其他空氣惡劣。多工廠等處者。必遷換水土。或居鄉曲。或遷海濱。往往因此而愈病。但汗管漲大時。冷風襲之。亦易於致病。所謂傷風是也。免此之法。一房屋中不宜過暖。二身熱有汗時。不宜易衣。三嗜飲之人。肺中毛細管。漲而不縮。四沐浴喜熱水使汗管漲大。當隨在防之。

換氣之法。有天然人爲之分。屬天然者有三。一曰温度。室內外温度愈差。則換氣量愈大。二曰風力。風力愈强。則換氣量亦愈大。三曰氣體之交流作用。較之前二項甚爲微弱。但性狀大相懸隔時。則交流作用。亦益强盛。有此三者。而後內外之空氣。或由窗戶之孔隙。或由牆壁之罅隙。流輪自由。不假人力。惟由牆隙者。純視壁質。大約以砂壁爲最便。至於門窗。以紙障爲易。冬期則宜玻璃。以綿簾爲劣。至於人爲換氣法。亦有數種。一暑熱時。爲風扇以推盪之。二天寒時。焚爐於室內。使之逼散。或多開戶牖。使氣易往來。而又有氣窗法。於室之上下各開一孔。使室內濁氣。因輕熱而自上孔出。室外清氣。因壓力而自下孔入。往復更換。最爲良法。

衛生四　熱度

人身熱度常爲九十八度半。夏時然。冬令亦然。熱帶人然。寒帶人亦然。此類熱度。遠因於日近因於食物與養氣之化合。然空氣熱度高低不一。若其度高於身熱則賴汗氣以疏洩之若熱度低落則藉衣服之保護夏時衣服以白爲佳。黑色者易於傳染。紅色者更不相宜。冬時衣服。宜佛蘭絨。宜羊狐皮。宜居煖室。方足以保其身熱。而不爲外界空氣所吸取暖室溫度以攝氏表十五至二十度爲良。凡火盆脚爐等。每發多量炭酸。易於中毒最善者地爐與洋鐵鑪也。

居室溫度表	攝氏溫度	居室溫度表	攝氏溫度
住室	十七至十九度	寢室	十四至十六度
學校教室	十七至十九度	病室	十六至二十度
小兒居室	十八至二十度	體操場	十三至十六度

衛生五　運動

運動者何使精神活潑。身體康強之謂也。蓋運動之時。能多吸養氣。助血內鉄質。運出所積之廢料。能使弱者變壯。壯者愈强。其法甚易。其效最大。故宜於清爽空氣中爲適宜之運動。不觀兒童乎。奔跑跳舞。乃天然練力之法。故西人於職業外。每日必分一二時。爲行路運動之工。則更能運腦矣。

運動種類。其名甚多。曰體操。曰競走。曰漕艇。曰游泳。曰擊劍。曰射術。曰乘馬。曰唱歌。曰野外散步。曰野外游戲。外此尙多。難枚舉也。體操者。使全身平均運動。得佳良之發育也。競走漕艇游泳擊劍。雖不若體操之有規則。然能發達筋骨。使之强盛。在練習適宜耳。射術乘馬等。能擴張胸壁。而深長其呼吸。唱歌一科。能使精神愉爽。胸部廓張。肺動强健。惟咽喉氣管。與聲音變化時。與疾病初愈。似宜中止。野外散步。尤爲衛生之良法。能使精神身體。愉快異常。苟風景雅麗。平原廣博。天然感覺。其效自優。虛人與病後。最爲適宜。野外游戲。其效相同。尤適於婦人稚子。

故運動一科。於全體功用。均有益焉。一爲有益於骨骼。夫骨骼因鍛鍊而益堅。故鍛鍊過少則羸弱。然鍛鍊過劇。亦易損傷。惟體操角力柔術等。最爲適宜。且能使關節之部。連絡鞏固。惟老人之骨。脆薄是折。不宜劇動耳。二爲有益於筋肉。蓋動則筋肉收縮。而血管膨大。於是多量血液。得以循環。而營養之供結。廢料之排出。亦愈以多。反是以觀。則不運動之人。雖有新鮮空氣。善良食物。其筋肉亦不能發達也。三爲有益於呼吸器。運動之時。能攝取多量之空氣。空氣多則酸素足。酸素足則營養富。而身强康强矣。故宴安之人。一經行走。呼吸易喘促。可見運動一事。影響於呼吸器矣。運〃善者。宜日於淸良空氣中行走。以漸而速。終於疾驅。可免非常苦痛。及中途卒倒諸患。四爲有益於循環器。疾走。登山。游泳。體操等。不但鼓舞心臟也。且因筋肉之收縮。而變化血管之壓力。使血行更速。而循環作用之效力。益顯著。新陳代謝之機能。益活潑也。（運動過劇。則抑壓血管。暴注多量之靜脉血於心。而誤其調節之宜。（五爲有益於消化器。食後少息。隨以運動。能元進消化作用。因以佳良其營養。今試以勞力者。與逸居者。比其飲食之孰多孰少。不問可知矣。

惟是運動之事。亦有流弊。又不可不加以注意也。一始終宜漸。劇動之時。不可卒然而止。休息之時。亦不可卒然劇動。二休息之時。宜有一定。每一晝夜。以八時操作。八時行樂。八時眠睡。最爲相宜。蓋勞力之人。宜取精神之樂。勞心之人。宜取身體之樂。

故學校修業。亦不宜過多。三行路不宜過遠。且速。否則心跳疾而運血入肺。肺血旣多。流行自不能合法。若積之愈多。則血管破裂。而有吐咯血症矣。四適度則筋肉呈濃紅色。次第發育而强健。不可過激。激則所消耗者。將過於供給者。而筋肉反消耗矣。亦不可急行。急則血行之速。侵心臟矣。五平素安逸者。如欲爲劇烈運動。宜以漸練習。若憑一時意氣爲之。則呼吸迫促。脈轉頻數。甚至嘔吐。爲致病之原因。惟小兒無害。六宜注意其人之體質與年齡職業。而擇運動之種類。如小兒運動。宜野外游戲或集合唱歌。少年之運動。宜體操競走擊劍柔術之類也。

雖然。人之老幼不一。强弱不一。執業又不一。故運動之事。殊難定一定時期。是當因人而定。持以漸。守以恆。不可作輟。亦不可怠惰。久久行之。而其效乃可見。大約每人運動。宜有一定時期。劇動之事。不宜甫食。不宜酒醉。不宜飢渴時。不宜困難課業之前後。虛弱之人。不可在朝食前。最宜於午前後各一時內。惟冬令食後之運動。可較早於平時。雌伏之人。每日亦宜以一時有力之運動。能每日步行二里許。游行郊野者尤佳。若勞動之人。食後宜半時休息。而後就職。至於風寒冰雪與炎熱之時。若不

石膏（體重瀉火氣清解肌）白芷（散風除溼通竅表汗爲陽明主藥）升麻（表散風邪亦入手陽明）葛根（開腠發汗解肌退熱）

胃屬土主容受爲水穀之海

本病　噎膈反胃（有火則噎膈無火爲反胃）中滿腫脹嘔吐（聲物俱出胃寒熱俱然）瀉痢（溼熱下行於腸）霍亂腹痛（脾胃俱病）

消中善飢不消食（脾不爲胃用）傷飲食（胃病累脾）胃管當心痛支兩脇（木剋土兼少陽病也）

標病　發熱蒸蒸身前熱身後寒發狂譫語（必兼登高棄衣諸證身熱四支實故屬標病）咽痺（咽胃系也）上齒痛（脈入齒）

口眼喎邪（脈挾口且過睛明穴也）鼻痛鼽衄赤瘡（脈起交頞）

胃實瀉之　胃主容受然太實則中焦阻塞上下不通故用瀉下分二法

溼熱　熱盛則溼者化而爲燥故用下法

大黃（蕩滌腸胃下燥結去瘀熱）芒硝（潤燥軟堅蕩滌腸胃）

飲食　重者用下輕者用消

巴豆（去臟腑沉寒下冷積）神麯（化水穀消積滯）山查（消食磨積化油膩滯）阿魏（入脾胃消肉積）磠硝（消食破瘀治肉積）鬱金（下氣破血）

三稜（破血消積）輕粉（劫痰涎消積滯）

胃虛補之　土喜冲和或熱或暑皆傷正氣耗津液故用補下分二法

溼熱　氣虛溼熱溼勝熱生去溼卽所以去熱熱去而正氣自生

蒼朮燥胃除溼　白朮燥溼和中　半夏除溼化痰　茯苓滲溼行水　橘皮導滯消痰　生薑調中暢胃開痰下食

寒熱　脾中陽氣不足則胃中津液不行補陽乃以健脾亦以燥胃故寒去而溼除乃能上輸津液灌溉周身

乾薑逐寒邪燥脾溼除胃冷　附子補眞陽逐寒溼　草果健脾煖胃燥溼祛寒　官桂補命門火抑肝扶脾　丁香溫胃補腎　肉果理脾煖胃逐冷祛痰

人參補陽氣扶脾土　黃耆補中益氣壯脾强胃

本熱寒之　不言本寒者治寒溼之法已見上條也

降火　土生於火火太過則土焦降心火乃以清胃熱

石膏足陽明經大寒之藥　地黃苦寒入心瀉丙火　犀角瀉心火清胃熱　黃連瀉心火厚腸胃

標熱解之　邪入陽明則病在肌肉寒變爲熱故不言標寒

解肌　陽明主肌肉邪及肌肉已不在表故用解不用發

升麻表散風寒足陽明引經藥　葛根入陽明經開腠發汗　豆豉發汗解肌調中下氣

脾藏志屬土爲萬物之母主營衛主味主肌肉主四肢

本病　諸溼腫脹痞滿即經中腹脹得後與氣則快不能臥食不下諸症　噫氣　大小便閉即水閉　黃疸　痰飲脾不爲胃行津液　吐瀉霍亂脾胃同病　心腹痛　飲食不化脾不健運

（第一板）　每張售大洋一分

光緒三十三年十月望日第七十七期

醫學報

每月兩期

上海望平街時中書局代發行

本館開設上海西門內孔家弄底

七十三期後價目表　凡定七十三期至八十四期者連郵費在內列表於下

本埠

一份以上	每份小洋二角
十份以上	每份小洋一角四分

外埠

一份	大洋三角二分
二份以上	每份大洋二角六分
十份以上	每份大洋二角

補報

期數	本埠	外埠
一至三十六	八角五分	元
三十七至四十八	角五分	二角
四十九至七十二	四角	四角八分

滿銀十元請寄郵局洋票其不滿一元者可以郵票代之

本報代派處　本埠胡家宅小花園西上海醫會　西門內穿心河橋東首大街大仝堂藥店　西門外乾昌和[illegible]

三馬路石路口萊泰烟店　英大馬路五雲日昇樓對面志大茶葉店三泶閣橋北萬勝烟店　八仙橋西首[illegible]

昌帋店

外埠　紹興寶綠橋何廉臣先生　又紹興派報處周德鈞先生　杭州清泰門內許衙巷張半農先生　又中[illegible]

街謝旦初先生　湖州所前街傅穉雲先生　又長興東魚巷朱子愚先生　又淘沙弄徐紫瓛先生　又和平[illegible]

客民保甲局沈萃農先生　揚州古旗亭東立達小學校　寶應縣城內縣橋西配記香棧姚慕粱先生　又香港[illegible]

環乍畏街濟生堂藥店　松江鬪南翔鎮石皮街張爾梅先生　又張堰鎮何獻臣先生　張偃西郎[illegible]

[illegible]

五釐外埠另定價目

墨池先生　江陰北門外大街光孝坊口達昌恒廣貨號李子樸先生　又布政巷醫學研究會　泰州北門
殿[illegible]　太倉醫學會　東台小海場祥記鹽局袁境官先生　徽州歙縣水南柘林程鳴[illegible]先生　邵伯鎮上
街王[illegible]先生　金陵白酒坊濮鳳笙先生　台州府太平縣倘書坊金惠卿先生

本館敬啓

本期內容以衛生學講義排成七頁此類講義可作中高等學之教科書中學以下之教授法平人閱之可留意於衛生事宜少疾病故專排此項另附臟腑藥式一頁下期如有精警之件則將講義減少否則仍講義充數

本報招登告白啓

本報近來愈推愈廣特招登告白以關於醫藥及書籍爲恨定價頗廉而每兩期開支復省有願登者請與本[illegible]接洽可也

本館廣告

本報於七十二期起招登告白以一面印報一面印告白計報八頁較前多出一頁價仍舊本屆現已期滿如有續定七十三至八十四期者請即行寄費前來否則一期截止以前倘有零欠亦請即行寄來爲盼　醫報現缺第一期又缺十一期至十七期其十八期後所存亦無多

周雪樵廣告

僕現應山西省城上馬街醫學館正教習之聘業已到館自滬至之郵信約八九日可到遠近賜書請寄該館如有定報及購物等請直寄上海孔家弄本館自有司此之人銀錢等均可無慮即由僕担保可也　醫學爲會友交通機關僕因閱報諸君對此頗厚故願任義務依舊發行由晉寄稿至滬印但折耗如多則力恐不逮務請爲之吹噓使仍能推廣現在醫學急須改良改良之基多編醫學課本爲要義僕前曾竭力勸導第因俗事甚忙未能自編以爲海內倡今幸教習之便日編講義敎授諸生擬於下期先將衛生學講義源源登報另爲頁次可爲學堂及高等學堂教科書之用兼可爲中學以下之教授法未知閱者之意以爲如何勞一症中醫西醫均無必效之治法然此症甚多最爲社會之鉅害敬請海內同志曾此症治愈將方案惠寄以公諸世此醫林之公德亦社會之幸福也如重危時不能有法則初期治療良方俾免加重者亦請惠示　以後之報不能尅期故每月分上下二期而不列朔望日請閱者鑒之

定……

蒙學珠算教科書　二角五分
初等地理教科書　三角
小學分類簡單畫　三角五分
畫學教授規則　二角

版　所　奉天

山陰醫士余月庭寓後馬路中旺弄樂安坊間壁

代售江陰醫會求本戒烟丸

戒癮易戒有病之癮難市上戒煙丸絶少計及此者玆江陰醫會創製特別求本戒烟丸係會友馮箴若君主治其事集諸名醫朝夕研究而成分十種仿葛氏十藥神書之例以十干定名各就體質立方按症用藥統持者甲字丸陰虧者用乙字丸陽虚者用丙字丸遺精滑泄者用丁字丸咳血咯血者用戊字丸淋濁者用已字丸痞滿脹痛者用庚字丸便血痔漏者用辛字丸脾泄腎泄者用壬字丸休息久痢者用癸字丸此與一方通治者大不相同所有成癮原因癮來現象凡與烟癮最相密切者無不該括於十種之中而確無嗎啡烟灰等攙雜刻已歷戒者多人卓著功效服丸一吸煙一樣起居動作飲食溲便一切如常毫無流弊所有詳細情形另有章程一册仿單一紙取閲便知有志戒烟者卽請函告本館可以代購甲字丸定價大洋五角其餘乙丙等丸九種皆定價大洋一元藥丸貴賤不同以分兩輕重分之有癖一錢者購藥一服癮多加購

商業銀行學彙編

銀行爲商業之母欲振興商業者先宜振興銀行故留學日本諸生首譯此書以餉祖國原書六册先出銀行理論銀行簿學銀行經濟學三册洋裝三本價洋三元以上兩書託時中書局及通俗報館代記售

代售天然戒烟丸啓

此丸能絶一切老癮大癮及因病之癮并能戒通體有形之病癮無形之心癮能令氣血復元精神倍長念天減盡服法俱詳仿單每瓶洋一元每打洋十元凡購一元可戒癮四錢

●幼稚園用書

○幼稚字課讀本

○初等小學堂用書

◎新編初等小學修身書卷一
●新編初等小學國文讀本卷一
○新編初等小學算術書
◎學部審定初等小學讀本陳懋治編
◉蒙學讀本全書　一至三 四角五分　四至七 七角五分
◎學部審定蒙學經訓修身教科書
○蒙學文法教科書
◉學部審定蒙學中國地理教科書
○學部審定蒙學簡明中國地圖
◎學部審定蒙學簡明世界地圖
●蒙學衛生教科書
◎蒙學動物教科書
●蒙學天文教科書
●蒙學地質教科書
●蒙學化學教科書
●蒙學心算教科書
○學部審定蒙學珠算教科書
▲蒙學毛筆畫教授法
☯學部審定蒙學毛筆畫新習畫帖
☯蒙學體操教科
▲學部審定初等博物教科書
○初等小學算術教科書
○初等小學毛筆畫教授書

四角　七分　一角　四角五分　一元二角　一角五分　二角　二角　三角　二角五分　一角　二角五分　二角　二角　一角五分　一角　二角五分　二角　五角　二角五分　三角　八角　五角

○高等小學堂用書

◉新編初等小學堂修身教授書卷一
◉新編初等小學國文教授書
▲新編初等小學算術教授書
▲初等小學讀本丁福保編
▲學部審定蒙學初級修身教科書 附修身書
☯蒙學修身教科書
▲學部審定蒙學中國歷史教科書
△蒙學東洋歷史教科書
▲學部審定蒙學外國地理教科書
▲蒙學生理教科書
▲蒙學植物教科書
▲蒙學礦物教科書
○蒙學地文教科書
●蒙學格致教科書
☯蒙學理科教科書
▲蒙學筆算教科書
☯蒙學算學書
▲學部審定蒙學毛筆新習畫帖
▲學部審定蒙學鉛筆新習畫帖
○學部審定初等小學地理教科書
▲學部審定初等小學生理衛生教科
○初等小學毛筆畫

七分　六角　三角　二角　三角　二角五分　二角　一角　二角　二角　二角　二角　二角五分　六角　二角五分　一角五分　四角　四角　三角　八分

◎學部審定國民讀本　三角五分
◎皇朝掌故讀本　四角五分
◎學部採擇宣用講書普通新智識讀本　四角五分
○高等小學國文新讀本朱樹人編　八角
▲高等小學理科教授法　一元二角
▲學部審定蒙學西洋歷史教科書　三角
◎高等小學西洋歷史教科書　四角
◎高等小學經濟教科書　二角
◉高等小學生理衛生教科書　三角
△學部審定高等小學遊戲法　三角
▲學部審定高等小學筆算新法教科書　八角
▲高等毛筆習畫帖　四角五分
▲小學適用中國歷史畫教本第一集十二張附說明書一本　二角五分
▲學部審定小學分類畫簡單　三角五分

▲國民新讀本　二角
▲學部採擇宣講用書世界讀本　一角八分
▲學部審定高等小學讀本丁福保編　九角
◎學部審定高等小學理科教科書洋裝　一元二角
本　八角
▲學部審定高等小學中國歷史教科書　四角
○高等小學國史教科書附有沿革精圖　二元五角
▲高等小學地理科教書　三角
○高等小學物理科教書　三角
▲高等小學衛生科教書　三角
▲學部審定高等小學幾何畫教科書　六分
▲學部審定高等小學鉛筆習畫帖　四角五分
◎小學修身教科書　二角
◉小學適用簡明中國地圖科本說明書一本描格紙十一張　二角五分

時中書局發行

（通州翰墨林出版書）

中國地理課本　六角
中國地理講義　二角
中國地理問答　二角五分
中學算術教科書　六角
中等算術教科書　八角
論語講義　一角
孝經講義　一角
日本會議史一至八　二元六角
通州實業章程　七角
通州大生分廠章程　一角五分
憲法古義　一角五分
英國國會史　一元二角
漢陽鐵廠調查本末　二角
日本共進會章程　一角五分
教育教科書　四角五分
柔軟體操圖　一角
白文論語　一角二分

白文孟子　二角
白文孝經　三分
聖嘆秘書　二角
定盦詩集　三角
女子家庭教養法　一角五分
黑國文文法　四角
板畫教科書　一角五分
日本文法書　九角
小學毛筆　四角
初等算術　一角
農學淺說　一角五分
初等水產　四角
算術原學　四角
國民教理　四角

望平街時中書局發行所

廣智書局出版新書目錄

中國之武士道	三角五分
中學文法教科書	七角
中國文明小史	四角
學校衛生學	二角
實驗小學管理術	二角五
樂典教科書	一分
最近衛生學	二元
處女衛生論	三角五角
中西偉人傳	三分
意大利三傑傳	二角五分
新地理	二角
華英二十世紀讀本第一編	七角五分
華英合璧訓蒙編第一冊	一角五分
華英合璧訓蒙編第二冊	二角
華英學生會話	二角
華英商賈會話	二角
初級英文範	五角
青年鏡	三角
妖塔奇談	三角五分
極樂世界	二角五分
電術奇談	五角五分
怪現狀第一卷	四角
中國偵探案	二角

世界進化史	八角
英吉利史	七角
俄羅斯史	八角
政治學	一元五角
政治汎論	二元
政治原論	七角五分
英國憲法論	六角
英國憲法史	一元二角
國憲汎論	一元
教育學史	八角
教育學問答	二角五分
鐵路指南	一元
萬國商務志	六角五分
工商理財要術	四角七分
家政學第一種	三角五分
家政學第二種	三角
歐洲財政史	三角
中國財政紀畧	二角
福澤諭吉談叢	三角五分
加藤弘之天則百話	四角
公德講話	二角五分
人羣進化論	五角
修學篇	二角五分

上海棋盤街中市廣智書局

學校目次　初集　二角

改良中外全圖　八元

研究音樂唱歌書注意（

（首列殘缺）
强國唱歌
文明唱歌
國學唱歌
學生唱歌
東亞唱歌
教育唱歌
國民唱歌集
唱歌教科書 總草
風琴習練法
樂典大意
唱歌教授法
簡易進行曲　春卷　夏卷
又
單音樂歌
五線音譜
五線簿
張宮保唱歌集

（價目）二角　二角　二角五分　二角五分　二角　四角二分　三角　二角五分　八角　二角五分　二角五分　二角五分　一角　五分　一角　一分　五角　一角　二角五分　五分

研究輿地教科書注意（

改良五洲總圖
改良皇朝直省圖
改良五洲列國圖
五洲暗射圖
直省暗射圖
列國暗射圖
皇朝全圖
改良大地平方圖
大地暗射圖
支那疆域沿革圖說 附
亞洲北段圖
東洋歷史圖
西藏全圖
改良最新皇朝分省圖
湖北分府圖
五洲全圖
數科適用直省地圖
中國電線圖·
東西兩半球圖
松江府屬水道全圖

（價目）一元二角　三元　五元四角　一角六分　五元　一元　一元五角　一元七角　一元五角　二元　十元　五角　八角　一元二角　一元　七角　一角　三角　二角五分　三角

心可感

本館出版以來蒙熱心志士謬加許可或任勸導或事購送半月以來銷數日增今將份數較多者登報鳴謝　一揚州朱立哉君經售至三百份工一閱行外理卿君籌款購送每期已一百十份并力任推廣之事一寶應居冠春勸導各學堂已至一百份以上　一常州吳葆生君獨購六十份分投送閱其餘五十以內尙有數十人熱心公德社會幸甚本館幸甚

中國醫學會簡章

一命名　中國醫學會曰中國者言不限於一隅也

二會所　暫以醫學報館爲本會事務所

三緣起　本會之設有二因焉其一以醫家診事較忙不能尅期至會從容研究特設會羣其心而不羣其身交換其智識而不浪擲其光陰凡內地各州各府千里萬里可入會其二因年來各地醫會漸多但皆限於一隅故欲聯絡各會成一醫界大團

四區域　凡衛生學生理學全體學病理學診斷學方藥學及一切格致物理汽化動物學之有關醫學者皆爲會員所應研究之事

五宗旨　改良醫學　博採東西國醫理　發明新理新治法　收集思廣益之效

六會費　本會延書記一人專司會內一切事務凡入會者每人每年捐銀一元以作費有能多捐者尤佳第一次會費於入會時先繳以後收繳會費隨時登報

七會友資格　一凡有志醫學不論已未行醫均可入會　二婦科產科兒科內科外傷科藥學針灸理化等宜各專一學或兼通數門　三願入會者請將姓氏年歲職住址宗旨及會費郵寄即行登報爲入會之憑倘有遷徙宜告知事務所俟本會成後當公舉會長一人評議員若干人

八會友義務　一宜力任改良醫學事　二會友有疑問各就所知以答　三如有心及秘方驗方等宣之於衆　三會友議論儘可辨難務求愜理但不得任意擊肆罵致傷團體　四醫報爲會友交通之輪電公共之產業若會友學識優長者宜以著作俾得精湛家貲富裕者宜助以財力俾可廓充交游宏廣者宜任以勸閱俾

（醫學告白）　（禮拜三）

罵致傷團體　四醫報爲會友交通之輪電公共之產業若會友學識優長者宜以著作俾得精湛家資富裕者宜助以財力俾可廓充交游宏廣者宜任以勸閱俾推廣

九會友權利　一會友互相通問苦於不知住址者可由事務所代爲轉寄　二會友疑問可爲登報徵醫林之偉論　三報中另闢會友心得錄專載會友之著作札記案等若會外有來稿須儘會友先登　四會友須購東西醫器具及新出醫書等事所可以代勞　五會友有刊印報書本館可以寄售　六會友有委託之件本館及人力能爲之者皆可應命

十章程　此章程係一人所擬必經全體會員公决方爲定章如有意見各異或有應應增應删各條均可隨時辨論更改以期盡善若不加辨論者卽爲允許須各遵守

會友題名錄　以入會先後爲序　曾繳交過會費者加圈於名下爲誌

名	字	籍	職銜	通信處
周維翰	雪樵	常州陽湖縣	廩貢生	上海西門内孔家弄
朱恩華〇	雅南	寧國府旌德縣		秀水縣署
孫吉熊〇	夢蘭	紹興	廩	王衙弄口孫瑞生彩蛋坊
魏壽彭	天柱	紹興會稽	監	斗門鎮
周服聖	伏生	紹興山陰	附生	安昌鎮葆豫堂藥店
曹昌〇	錫疇	廣州新安		香港登龍洲託上環乍畏街濟生堂轉交

沈寶枬	莘農	鎭江漂陽	雜職	湖州和平鎭客民	
褚召蓑	頤庵	蘇州元和	附縣丞	上海蘇杭昌善局保甲局	
袁章和	堯官	揚州興化	附貢	泰屬丁溪併場小海本街祥記鹽旗內	
韓澄	靖盦	杭州仁和		杭州寶善橋靑龍街	○
錢祖繩	杏蓀	松江婁縣	雲騎尉	金山縣呂巷鎭	○
李惟藩	嘯	湖州南潯	附生	嘉興北門外塘灣吳源盛茶葉店	
朱歗廷	讓卿	嘉興海鹽	附生	心橋堍	○
高汝賢	德生	紹興會稽		東鄉樊川學堂	
謝光昱	旦初	紹興蕭山	佾生	杭州忠清大街	
林大燮	先耕	蘇州元和	附生	吉由巷醫學公社	
謝光煦	桂	嘉興石門			
兪本立	道生	松江金山	直州同	干巷鎭	○
馮銘	箴若	常州江陰	歲貢生訓導	布政坊巷醫學研究會	○
沈乾照	韻濤	泗州		寶應小南門內	○
黃歧	鎬京	紹興蕭山		臨浦鎭	
黃元吉	文生	紹興蕭山	監		
黃承禧	端如	太倉崇明	附生	海門滿洋沙聚星鎭東南禮安堂	
秦福基	第花	湖州烏程	附貢	蘇州婁門內傳芳巷	
薛正祥	瑞雲	揚州泰州	監	北門外淸化橋河西北首	○
陳奎堂	永璣	紹興山陰	監	上海大東門外老太平弄元成藥材行	
詹鴻恩	大來	揚州東台	監	何埭塲柿軒巷	
曾達理	洞天	安慶懷寧		平望九華寺	
繆祖善	厚傳	蘇州吳縣		閶邱坊巷	
[illegible]	[illegible]	湖州		[illegible]街	

傅嚴 余鷺振 汪開宗 江福鱗 陳鷺 戚衛生 錢榮光 王景華 任養和 金韜 徐永賢 邱澍○ 殷恒懷 賴彔培 陳鼎元○○ 許丙垣 屠鈞

稺雲 彩軒 鑫耕 玉卿 藝鑾 杓斗 詢芳 士翹 桐軒 惠卿 錦榮 檀蓀 念萱 植卿 銘清 紫藩 友梅

湖州婺源 徽州婺源 徽州婺源 松江金山 松江華亭 常州江陰 蘇州新陽 揚州甘某 台州太平 寧波慈北 廣州順德 蘇州洞庭山 廣信玉山 嘉興秀水 嘉興秀水 常州武進

附貢 職員師範生 附生 訓導 增生 監貢知縣 廩 廩貢

所前街 崇明 松隱鎮 亭林鎮 常熟南門外君子居 儀徵十二圩淮鹽總棧署西 尙書坊 上海虹口吳淞路猛將堂弄 香港崇辨活人廬 儀徵十二圩淮鹽總棧東 新塍郎中埭 新塍 鐵市巷圖書館

中國圖書公司

最新書籍出版

幼兒保育法　◉根據幼稚園保育法之原理酌量社會之程度適於女學校及家庭之分明識字之女子即能通解◉家有幼兒而地方無幼稚園者閱之可改　每冊二角五分

新譯小學劣等生救濟法　◉首揭原理次揭救濟之方法爲小學教師極宜法◉熟此法可使劣等之生徒進爲優等◉生徒缺點報告於教師以期補救◉每冊三角

新譯幾何學教科書　◉據日本樺正董譯美此大學校教授 Andrew Phillip 時以作圖法插入於定理之間使習者能自繪圖證明尋限法至爲精確且加入計算問題尤得應用之効力◉平

總發行所上海四馬路

埠學界諸君賜顧請至本號購收爲盼

中英大藥房

新出唐製家

養身培元補腦藥　此藥爲世界第一之補品不論年高年輕孩稚婦女文人武夫無不相宜腦爲一身之主腦健者延年益壽長學問增智識非尋常補品所可比也四季均宜最爲和平

補血葡萄酒　此酒補血之妙品以葡萄爲主酒乃發令通行週身之血脉和以補衷之要藥爲男女適用功効極速凡婦女血虧爲最或病後之本元未復連服半月至一月恢復原本較前尤勝

止咳補肺麥液精　麥液乃補肺之要藥中外一體肺爲一身之華蓋斷不能傷既傷則不能不脩補恐日久成癆凡我華人體質與西人不同飲食起居不常烟酒色慾過度即傷肺之明證肺傷則咳多咳多則痰生麥液精調和臟腑之藥以補之初起則一二服能見効年深者常服有益

平肝安胃聖藥　此藥平肝胃氣痛應驗如神肝屬木胃屬土胃中宿食不化則生氣感動肝木而生火所以胸中作痛服後立見和平多服一二次即愈

平喘除痰藥　此藥平喘消痰爲最靈初起者傷風受寒日久則氣喘氣喘則傷肺生痰先須除痰連平其喘爲要義

凡婦女以血爲主經乃血之餘經血不調週身

治陰癬

清血解

清理補

四時清

(藥房)

(良藥用)

婦女調經藥

不遂日久者自诈得百病叢生服藥無效宜速調經爲要經調者血分充足生育可期不得不從速佈置

急救痧症良藥

此藥不拘何種痧症可治如吊脚螺諸痧一切霍亂時疫水瀉中暑受寒腹痛吐瀉交作紅白痢疾皆起于邪由口鼻而入於臟腑散佈週身血脈以致頃刻發動從速治之否則難醫夏秋之際爲尤甚因天時蒸蒸地氣惡濁入於人身則毒俗呼爲痧急用此藥立見奇功凡我同人常備爲要方便一人功德無量矣

以上各種良藥虔誠配製有心濟世功用服法周詳仿單加以圖說按其名者認明本藥房鐘鷹爲記庶不致悞

新出 治紅痧要藥　新出 立除臭虫藥　新出 救呑生[illegible]

外埠本分鋪各大藥◎均有發售

乃戒煙藥

安

滅臭聖藥

西國所出加波臘克酸等非不可辟臭然特亂之耳彼臭雖已此臭依然臭其力量之大不可思議此粉出於香港凡西國男婦皆喜用之每年銷[illegible]立刻消滅凡有狐臭(俗名猪狗臭)者但用一次即可一月無氣息用至二三次即可斷根有不信者用以淨[illegible]藥也凡婦女香閨斷不可少文明人愛潔亦不可少家有病人不可少地方汚穢及有狐腋臭者尤不可少用[illegible]便止每人每罇可用半年每罇取小銀三角有願購者可函告本館注明住址附郵票六分爲定即當專人送到[illegible]

[illegible]以[illegible]　數不以下　立以以臭　法但以粉　到[illegible]購四

公益印刷所廣告

敬者本印刷所自備大小機器各種鉛字精美速訂價約日無誤並售銅模鉛字花[邊]運售各種印書器具等物倘蒙仕商光[顧]

代印書　邊鉛版　無不格

設上海英界廣西路寶安里第四百九十五號

所例事項雖鄉曲亦易實行◉文義淺顯句◉
庭教育◉業經婚配之男女均宜預爲研究請
[illegible]之書從◉生理及心理之關係定適宜之洋
兄熟觀之可改良家庭教育并可將生徒方
及Irving Fisher 二傳士之本爲中等教育
◉遠他書之拘泥成格◉於此例面積論極
定價銀八角立體每冊定價銀六角

首辰字十八號

此藥最靈外搽陰癬發於皮膚之外名
日甚多由濕而生人人有之或茶酒飲
食[illegible]俱能生濕食後切不可寢最易生濕
若[illegible]不速治蔓延到處痛癢交作日夜不[illegible]
安大[illegible]體態皆此藥連搽二三次即愈
此藥[illegible]正大[illegible]清源之象血爲一身之本源
周而[illegible]復始[illegible]夜不良如沾染一點毒邪
或中[illegible]受暑[illegible]致傳染于花柳必致病致
瘡患[illegible]成癱若[illegible]不從速醫治日久不堪
收拾耳當于未發[illegible]之前急用此藥服

粉 藥

之法無[illegible]後患也
此藥清[illegible]理爲補藥性和平如大便閉塞
小便赤[illegible]乃宿食不化內火生炸速用
此丸服後[illegible]限四點鐘見效涌瀉內火宿
食鎔化頭[illegible]刻清爽然後進食爲補也
此藥名爲[illegible]四時清快乃家用常佩之良
藥四季俱[illegible]或在家或行旅常佩於左
右偶有感[illegible]胃風邪等症頭昏目眩胸悶
腹痛或外[illegible]膚冷躔等疴均可服之搽之
立見其效[illegible]豈不爲清快哉
[illegible]

[illegible]

參片 本藥房前製戒烟精水參片暢銷烟界久爲海內所深信証
知利之所在弊即叢生其靈效特著者無非屠雜嗎啡故技
與今日市上最有盛名之戒烟藥品同出一轍喪良漁利負疚殊深茲
本藥房精心研究純用化學工夫特製
一種液品性善克烟功能補虧名曰 改良戒煙精水
以及桂花參片 經西醫博士唐乃安君驗察認可廉價
出售一以補曩日之愆尤二以救同胞
毒沉淪三以挽嗎啡之奇劫從前所製之精水等一概
解諸東流不再禍人區區此心海內同胞幸垂察焉 此藥功
用 掃盪烟之滋補元氣健腦養血舉凡由鴉片所受之損傷均能療
治并兼付嗎啡燃其質清潔其味和平最易下咽 附贈化驗嗎
啡藥凡含有嗎啡之藥水藥丸如將此化驗藥滴入
立現綠色倘無嗎啡並不改變服法價值另詳仿單 外埠本
分鋪各大藥房均有發售

中英大藥房所售之乃安戒煙藥片

此善戒洋烟第一良藥也名曰乃安藥片乃安者係西醫博士
君之官名也曾經考驗遐遠馳名服法另詳仿單此啓 藥片
盒大洋二元五角 小盒一元二角五分

學務大臣審定咨行新書

周雪樵先生所箸之西史綱目及陳譯 如孝廉所譯之中國江海險要
圖誌二書業蒙總理學務大臣孫中堂 張榮兩尚書批准給予版權
并咨行各省督撫飭屬一體購閱今將批示及咨行各督撫文恭錄於
左

戒烟藥……即華人習西醫考取
博士之……此藥實心求是以濟
當務之……利並無嗎啡質攙
入其中……見信故將自己博士
之名爲……然市上所售之藥只
能代……煙藥號 每見各報所登辯別
誰是……未能戒烟 種種圖利之惡習
想明……非誣言亂 待破除尙望有志諸
君宜……人看得穿識 國力興未艾願四
萬萬……迷服就戒况我中
同胞共圖振刷

藥

新出

喉症保命藥

官紳士商賜顧以備方便

此淨身粉則能使一切臭穢均無雖奇臭如阿魏貓溺等亦能使其臭知言之非僞眞中國前所未有之奇清水少許研化之搽擦臭穢處立刻

元 醫學報館啓

……版單表册仿帖零件攏印迅……圖畫銅版五彩花圖鈔票……廣招徠而圖久遠此佈

學務大臣批：西史苦無善本，初等從事譯編，若披叢莽，若理棼絲，每憾顯於記憶。近時譯述西人通史各種類皆備學堂課本之用，大都割裂驪雜倉猝成編，於原書精意所在全未體會，以此作敎科書，貽誤後生寶非淺鮮。據呈江蘇麋貢生周維翰所箸西史綱目一書，以中史體裁挈西史綱要，政敎種族，開卷燦然，蒐采宏富，足備學堂參考之資。福建舉人陳壽彭所譯中國江海險要圖誌，原書爲英國海圖局所集，成於光緒二十年，較製造局王譯海道圖說原書成於同治元年者，後出三十餘年，故詳於王本，不曾倍之。譯圖又能補輯瓊廉一帶，尤爲完善，可貲應與海道圖說等同爲各學者敎習參考之本。以上兩書皆窮年矻矻，苦心孤詣之，迥非草率成書意在牟利者比，應准存案，給予版權，以獎有志。如有坊賈翻印漁利，仰即由地方官就近懲辦可也。所請通行各省一體購閱之處，并候綴辦。此繳。

總理學務大臣爲咨行事：據職員胡之槓稟稱，經世文社石印書局印有江蘇常州麋貢生周維翰所箸西史綱目及福建候官舉人陳壽彭所譯江海險要圖誌兩書。西史綱目原書一百二十卷，起自上古，下迄近年，係輯合數百種新譯新著而成，宗旨純正，體例謹嚴，以供課吏造士之需，在今日尤爲合度，惟卷帙浩繁，僅出初二函三十五卷，紙分期續出。中國江海險要圖誌共二十七卷二百零八圖，係英國海軍海圖局中將伯特利於光緒二十年採輯英國水師將弁測繪之本，并訪譜商人濟客之紀載口說，彙成於中國七省形勢，沿長江及河海之險要，繪圖立說，頗爲詳備。方今著求地勢，整飭水師，而江海要害圖繪閱如，非此殆不足以供肆習。敬請鑒其苦志，給予版權，並懇札飭各省高竿學校、中小學校一體購置，作爲敎授課本及參考之書等情。禀此，除批示外，所有通飭購閱及禁止翻印各處，相應咨行，轉飭所屬，查照辦理可也。須至者。

之史綱目初函實銀二元五角，二函實銀二元；中國江海險要圖誌實銀四元。

西史綱目現歸文明書局發行；中國江海險要圖誌現歸商務書館發行。

避忌。則易釀感冒中暑腦病呼吸器病及縷麻質斯等症之患。不可不知。又運動之後。宜以時體息。若行之過久。亦有害也

雖然尚有當注意者數事焉。一全部諸筋宜使平均。不然運動之部得所養。不運動之部失所養。必致有偏勝之弊。鍛工之右腕異常壯大者職此故也。二身體位置宜屢更變。如久於其位。則某部血液囿循環無間。然他部則缺乏焉。易釀積血與貧血之症。故其人久坐者往往下部貧血而上部積血。三運動之時。宜使其精神愉快。愉快則效驗多。痛苦則效驗少。故兒童之體操及游戲法等。皆宜聽其自然。而不可使畏怖。四運動之地。宜於空氣清潔及日光所照處。蓋酸素於筋肉中變化。大有關係。而太陽光線。又為一切生活作用之刺戟物也。五運動之後。宜安靜休息。不可遽進飲食。休息之後。身體即熱。亦不可解衣。六婦女運動。宜輕妙優美。不宜跳躍。亦不可僅在閨閫經行之時。尤宜靜謐。妊婦行動。尤忌鹵莽。勿高舉其手。勿强屈其身。必知此而後運動之時。乃有利而無弊。

衛生六　眠睡

運動久則筋肉勞。思想多則精神倦。故必以眠睡休息之。蓋知覺運動時。其物質多消耗。消耗久則一切老廢物。盡堆積於腦脊髓組織中。而人疲倦矣。故人眠睡時。全體血液。能洗去老廢物。以恢復其虛耗。

睡眠運動。蓋兩相反對者也。運動所以耗體質之量。而眠睡則所以補消費之缺。不可不及也。不及則勞而又不可過睡。過睡則嬾。每日以八時爲率。小兒則視其年而遞加之。老人則較短。若勞力者。其睡宜酣。否則起種種神經病。而陷於弱。而睡眠之時。宜夜不宜晝。若俾晝作夜。而秉燭通宵。則不受日光。憔悴而疾病矣。更宜早不宜遲。蓋眠早則醒亦早。可以多得日光也。

而眠睡之時。更有衛生法焉。眠之前不可飽食。亦不宜勞神也。眠睡位置。左右不宜偏重也。眠時溫度。必當力保。寢戶宜閉。不可使受寒也。衾褥不可堅寒。又不可溫厚也。寢室燈光宜熄。否則炭酸瓦斯易入吸氣也。

夫眠睡之時。居一晝夜三之一。論其時間。尤多於一切。苟注意焉。其利益非淺鮮也。

衛生七　沐浴

人身廢料。以汗孔排出爲多數。但所排之汗。其流質散而爲汽。其油質汗質。及變老之鱗皮與外來之灰塵。共凝固而成垢。且因脂油等之分解。不但易發臭氣。且各種廢料。必將從細迴血管收入。運於身內。幷能令汗管爲穢汗閉塞。而不能放廢料。此膚病之原因也。我國下流社會。瘡疥蔓滋。虱蚤蝟集。膿血臭惡。不可嚮邇。於是廢料之排泄。乃專由腎經一途。而腎亦易病矣。

且不但此也。凡風寒等感冒之症。如惡寒發熱。頭痛胸悶等。皆由腠理閒。不能排泄。故醫家汗之表之而病愈。惟以時沐浴。可免其患。大約暑熱時。每日一次。春秋時四五日一次。冬令則十日一次。最爲適宜。惟浴之種類頗多。如溫水浴。有清潔全身之用。如冷水浴。有鞏固皮膚之益。如海水浴。有強健身體之功。如礦泉浴。有醫療疾病之效。然不得其法。則非徒無益。且有害也。今試言普通浴法。

一先宜溫浴。漸次冷浴。練習既熟。可入海水。

二浴前二點鐘。不宜飽食。此時之血。方助胃消化食物。浴則引血外行。消化之力將減。

三浴前不可致醉。醉者神經本亂。浴之力。復足以助之。將有昏暈等患。

四浴時約二十分鐘。少覺寒冷。卽宜止浴。

五不可數人同浴。恐病毒之傳染也。

六石鹹有去垢之力。然多用亦有害皮膚。

七浴後宜爲適宜運動。

八頭頸手腕等處。更宜日日行之。

若夫溫水浴之效。能使皮膚清潔。血液輪流。勞倦恢復。營養增進。防制感冒。故以時浴者。可免風溼等症。然亦當注意焉。一浴水溫度。以攝氏三十八度至四十五度爲宜。能與體溫等尤善。若過熱者。將有眩暈疲勞等症。且汗孔漲翕。易召外感。二入浴時刻。雖因溫度高低而有異。然以十分至二十分時爲中數。若溫度既高。浴時復久。氣機易喘逆。甚有卒倒之患。三感冒之候。發熱之時。外傷之際。甫食之後。月經種痘之中。皆當禁忌。四浴時耳內。勿令浴水入之。若誤入者。宜以棉布拭盡。五老幼虛弱之人。最宜溫浴。如平素不甚勞動之人。更宜多浴。一經勞動後。亦宜卽浴。可爽健其精神。　六浴後宜揩拭乾燥立時着衣。

凡冷水浴者。能催進皮膚機能。不但使之緻密。勿致感冒。且能强健體質。凡健康者。虛弱者。無不宜之。初雖困苦。然後則皮膚潮紅。反覺爽快。蓋皮膚血液。遇急劇之寒冷。悉驅入內部。而刺戟心臟。使亢盛其搏動。亢盛之後。血液還流於皮膚。則全身復溫煖。此冷水浴之反應也。但浴時亦宜注意。（一）宜於早起時。蓋此時身體溫暖。且皮膚弛縱。可以此緊縮之。神經因眠睡而少痲鈍。亦可以此刺戟之。（二）其溫度。以攝氏三十度爲中數。習慣者可以稍低。（三）浴時約五分鐘。（四）浴法以雨注爲最上。灌注全身。後以粗糙巾摩擦之。（五）浴後而不反應者。將有惡寒戰慄之病。宜速爲適宜之運動。（六）虛弱及未慣者。可先以微溫水浴之。漸加冷水至豫定之溫度而止。（七）浴後宜用力摩擦全身。使感溫熱而乾燥。用巾拂拭。隨着衣服。（八）着衣之後。宜嚴避寒氣。安靜身體。俟溫暖後。再爲適宜運動。

另有冷水摩擦法者。簡便過于浴。其法起床後。以手巾浸冷水摩擦全身。反復上下。俟皮膚潮紅。身發溫煖。然後以巾拂拭。始着衣服。着衣後之注意。與冷浴同。凡虛弱之人。青年學士。皆不可不常爲之。其摩擦以五分至十五分爲度。至海水浴之主義。則與上大異。（一）海水含鹽。能戟刺皮膚。（二）海波搖動。能震盪全體。（三）海氣善良。能便利呼吸。且也遨游海濱。眺望風景。俯仰自如。心胸皆豁。去神氣之鬱。闢精神之樂。食慾自進。營養以增。功效之大。不獨淸潔已也。今試一一述之。

（甲）海水浴之效力。　入浴之時。皮膚寒冷。作蒼白色。血液多集於內部。浴後則反動以起。血液還流。皮膚潮紅。全身温煖。食量旺盛。身體活潑。神志愉快。循環增進。盛皮膚之蒸發。防感冒之侵襲。以及新陳代謝之亢盛。皆海水浴之效也。

（乙）海氣。　海氣比陸氣。溼潤新鮮。濃密淸潔。細菌減殺。毒氣輕淡。酸素之量恒多。炭酸之量恒少。而復溫度平均。無晝夜變化之患。水氣衆多。無乾燥過甚之虞。呼吸適宜。卓著功效。凡肺結核、喘息、慢性氣管枝炎、及百日咳等病。無不宜之。蓋酸素温潤之力。能免氣道黏膜之乾燥。故嗽少而痰除也。乘以微風拂衣。其效與摩擦無異。惟純全海氣。必在航海時。或大洋孤島中。若沿岸處。多與陸氣混合。凡至海濱療養。日夜呼吸海氣者。謂之海氣浴。亦謂之海濱療養。

(丙)波動。海波搖動。能搏擊身體。成筋肉之運動。兼有奮興神經之力。

(丁)浴所之選定。浴所位置。爲最要之事。宜於大洋中孤島。而無北風者。若在海濱。則宜在高山之南。然人烟過密。波動過强。則又非宜。

(戊)海水浴之時期。(一)以六七八月至九月初。爲最時。海水溫度。自攝氏十五至十七八度。方之吾人體溫。殆差二十餘度。然浴所之構造完備。如有溫浴及微溫浴所。則六月前亦可行之。(二)浴期長短。當因病症而斟酌之。大概四五星期爲普通例。(三)初浴時。每日止可一次。每次以五分至十分。決不可久。(四)婦人小兒及虛弱者。宜午後四時至六時。强壯者。宜午前八時至十一時。但食後不可浴。須一時後行之。

(己)浴所之構造。宜於港灣內構一池。導海水入之。若離海遠者。可於水中加鹽。以百之二三爲度。其效亦相同。

(庚)海水浴時之注意。(一)浴前宜備脂棉。塡塞耳孔。蓋海水浸入。易眩暈也。

（二）浴畢。以棉布揩擦周身。隨着衣服。（三）日暮則生溼霧。宜遠而避之。（四）午前午後。可至海濱遨遊。若炎熱太甚。宜冠戴。（五）宜戴有色眼鏡。以防白砂日光之反射。（六）九時宜寢。六時宜起。苟非異常疲乏。不可午眠。（七）婦女小兒初浴時。宜以漸沈入水內。謂之漸浸法。若一時沈入水內者。曰頓浸法。强壯者宜之。（八）體質虛弱。易罹感冒與神經衰弱。氣力衰微。與學生之圖康强者。宜浴此。惟內臟有病。及婦人子宮病。與月經中。則宜禁忌。凡欲浴此者。可先與醫師商之。

（辛）浴時之食物。　每晨七點鐘。宜食單純滋養物。如米飯、麪包、牛乳、半熟卵等。浴後散步。午餐宜午正。晚餐宜六七時。凡難於消化之物。如豆類、蔬菜、肥肉、熟卵等。均非所宜。飲料以牛乳、加非、及佛國精製之和水葡萄酒、爲佳。若酒、與茶。宜禁。

（壬）海水浴之用法。　其法有冷温之別。凡滋養不足、神經衰弱、及纖䌷質。私有感冒之習癖者。皆宜冷浴。溫浴之法。與下文鹽類泉同。

此外有礦泉浴者。種類頗多。亦能治病。惟不可過度。健康者日可二三次。若虛弱者。每日止可一次。入浴時刻。以午前八時至一時爲宜。今將礦泉之主成分及效用。列之於左。

(甲)單純泉。　此泉含成分甚微。淸潔明澈。效與普通溫水浴同。能愉精神。辟寒暑。

(乙)酸性泉。　此泉含游離之酸類。最宜於皮膚病、梅毒、沾液漏、神經病、貧血症等。

(丙)炭酸泉。　含有炭酸、鹽酸類、及炭酸瓦斯。宜於慢性胃腸病、及肺勞、脚氣之初期。

(丁)鹽類泉。　含有芒硝、食鹽、及炭酸、鹽類。宜於腦脊髓病、腸胃病、子宮病、等。

(戊)硫黃泉。　含有硫化水素、硫化鹽類等。最宜於慢性皮膚病。漫性縷廱、貧私、梅毒、潰瘍、腺病等。

衛生八　衣服

人之皮膚。雖能調節體溫。然外界之寒煖特甚。則其能力。有時而窮。故必賴衣服助之。衣服之用。保體溫禦外熱。在寒時寒地。則禦寒。兼防外氣之乾溼。而宜厚。在熱時熱地。則防雨露。不使吸太陽之光熱。而宜薄。貴因時因地。擇其善者而用之。

衣服材料。雖各不同。然不外植物動物之纖維品。以植物纖維品言。如棉布麻布絹布之類是也。之三者。棉布用最廣。其質軟。其保溫之力最大。若麻布。則多傳導之力。能使內外宣洩。故宜夏而不宜冬。絹布能導溫。而不能保溫。但其材輕而軟。宜老人小兒。然不宜於襯衣也。大抵植物纖維品。其優點有三。（一）不易吸收瓦斯及臭氣。（二）不易攝取汚垢及黴菌。（三）則不刺戟皮膚。其劣點亦有五。（一）保溫力弱。（二）透氣性弱。（三）濡之則彈力減。若着皮膚。能奪體溫。能閉汗孔。有妨皮膚之蒸發。（四）吸水性弱。（五）水分之吸收蒸發。皆甚迅速。

動物纖維品。爲毛織物。其傳導體溫之力甚少。故宜於冬。較之植物品。其優點五。（一）善保體溫。（二）善通空氣。（三）善吸水分。（四）水分之吸收蒸散皆徐緩。（五）濡之不失其彈力。故不附着於皮膚。其劣點有三。（一）瓦斯臭氣之吸

中國方藥學源流說（此篇所述、皆局於方藥一方面、故方藥之外、不能詳也、）

太古之治病也。尚鍼灸符籙而已。藥學之起。始於神農本草經。分上中下三品。計三百六十五種。其時文字無多。奚能有此。或言師學相傳者。然經中所載有後漢地名。則漢人之書也。帝王世紀言黃帝使歧伯嘗味草木。定本草經。則本草之始。在軒轅時。其時有歧伯雷公俞跗、少俞巫彭桐君伯高氏馬師皇鬼臾區等。皆以醫名。其興盛可知也。雷公有藥對之書。桐君有采藥之錄。則與歧伯三人同為藥學之祖矣。至商伊尹明寒熱溫涼之性。酸苦辛甘鹹淡之味。輕重清濁陰陽升降走十二經絡表裏之宜。而著湯液本草。為後世方家之祖。降及周初有巫彭者。為周醫官。以五穀五藥養病。五聲五色視生。視之以九竅之變。參之以五臟之動。療之以藥。而攻之以五毒。則療治法略備矣。次有醫和醫緩醫竘等。但以醫名而不以藥名。史記稱長桑君以禁方授扁鵲。囑其毋泄。知其時方較多矣。至於扁鵲淹貫諸科。神於診治。又不獨以藥名。蓋醫師之聖也。然其方其術。除難經外。絕少傳之後世者。其徒有子陽、子豹、子容、子明、子越、子儀等。能繼其業。他如鳳綱、沈羲。雖見神仙傳。而荒誕不經。惟呂氏春秋言文摯以怒愈齊閔王疾。則較有精理。及漢之初。有淳于意者。受業於公孫光、公乘陽慶。盡得其古傳方藥論禁方。遂以醫名於時。所治皆神效。於是有火齊湯、苦參湯、剛柔藥等方。然未傳其藥也。所知者嘗用芫花出蟯。莨碭通乳耳。其徒有宋邑、高期、王禹、杜信、唐安等。各得其一體。而傳其方藥者。爲馮信。同時有秦信、王遂者。皆好經方。知其時必有傳抄本。而樓護誦醫經本草方術。至數十萬言。則西漢醫學之發達。概可知矣。又有元俗者。賣藥餌巴豆。嘗下河間王瘕病。得蛇數十頭而愈。李少君雖以方士名。然嘗以成藥二劑。愈董仲舒痼疾。此皆西漢之醫也。至於後漢。韓康以賣藥名。郭玉以診治名。張伯祖以療治十全名。皆仲景之先河也。而伯祖復爲仲景師。則其學可知。及張仲景出。著傷寒金匱二書。蓋集周秦漢之大成者。而方與藥始傳於世。世以聖稱之。其徒有杜度、衛沈等。自是厥後。有專言藥者。有專言方者。有兼言方藥者。華陀善方術。兼以解剖名。皇甫謐著甲乙經。范汪撰方書百餘卷。宮秦製三物散。鄞邵製五石散礬石散。而葛洪肘後方。多至百卷。此晉時方書也。深公方三十餘卷。爲僧深所作。鬼遺方十卷。爲劉涓子作。此南宋方書也。北朝名醫。如徐謇、王顯、崔彧、馬嗣明、等皆擅勝場。而徐之才發明十法。尤有功於後世。遞及唐室。名醫輩出。方書益多。有王燾之外臺秘要。張文仲之隨身備急方。孟詵之補養必效方。崔行功之纂要方。許孝宗之篋中方。韋宙之獨行方。李絳之兵部手集方。崔元亮之海上集驗方等。無慮數十種。而以孫思邈之千金方。最爲神妙。雖言得之龍宮。實則唐以前集大成之作也。故中多扁鵲、華陀、徐之才等名醫之議論。至於宋朝。傳世者尤多。許叔微則有本事方。朱無求則有活人書。錢仲陽則有小兒方。楊登父則有直指方。陳無擇則有三因方。沈存中則有靈苑方。而太醫所撰之聖惠方、聖濟總錄。俱有精理而不傳者。尤居多數焉。但其時醫風皆盛於北。故中葉而後。北地淪陷。而金元名醫於焉輩出。金之時。劉守眞起於河間。著素問元機原病式二書。發明君火相火。好用涼劑。而方學一變。張子和起於睢州。著有儒門事親及六門二法。發明汗吐下三法。而治術以備。元之時。李東垣師事張潔古。發明脾胃之治法。故十書之中。偏重中氣之升提。今之升陽益氣湯、補中益氣湯、清暑益氣湯、等皆所製也。朱丹溪生於義烏。師事羅子敬。發明陰虛之說。而以補陰瀉火爲宗旨。今之大補陰丸。卽其製也。

之四人者。世稱金元四大家云。此外如項昕、羅天益、王好古等。皆師事東垣。推闡其遺緒。項有脾胃後論。羅有衛生寶鑑。王著醫壘元戎、醫家大法、斑疹論、標本論等。皆有傳本。他如王隱君以滾痰丸名。危亦林以得效方名。沈好問以痘疹科名。則皆支節事矣。前明三百年。醫學極盛。其可傳可師者。不下千百人。論其最著者。如十藥神書。葛可久之作也。百病鈎元。王安道之作也。經驗良方。鄒魯濟之作也。婦人良方。熊道軒之作也。醫學集成。虞天民之作也。醫學入門。李挺之作也。萬病回春。龔信之作也。雖無傑出之才。而普通之程度。則較前朝爲進步。越至我　朝之初。海內名流。如方中行、喻嘉言、程郊倩、柯韻伯、張隱庵、舒馳遠諸家。皆專志於傷寒論。述而不作。方書之發明殊少。及康熙中。始有以傷寒之藥。明溫病之理。改爲治溫病之藥者。如秦皇士、楊素中、楊栗山諸君。皆溫病之先河也。及周禹載、葉天士、陳伯平、薛生白諸君出。於是傷寒溫病之治法。始判若天淵。分爲南北。後則吳坤安、邵步青、吳鞠通、章虛谷、王孟英、雷少逸諸君。又起而發明之。於是溫病治法。乃推闡而詳盡。此外有專論溫疫者。其於溫病以傳染與否爲斷。吳又可創於前。熊松園、戴麟郊、劉松峯、余師愚、顧雁庭、陳繼宣、等衍其緒。溫病得此。其治乃全。他若普通治法。則金元以來。尙少偏執。自明季薛立齋好用溫補。而張介賓、趙養葵等繼之。至於我　朝。呂晚村、高鼓峯、等亦附和其說。而溫補之風更烈。及葉天士起自吳中。以輕靈平穩爲主。徐靈胎矯之於前。王孟英懲之於後。魏玉橫、俞東扶、程觀泉、林佩琴、諸君出。見道精深。立方純細。於寒熱俱不之偏。雖不力闢溫補。而溫補之害絕矣。他若女科之蕭愼齋、沈堯封。幼科之陳兆霞、程鳳雛。瘍科之王洪緒、高錦庭、等。皆別樹一幟者也。本　朝醫林更多類書之作。竟委窮源。分門別類。而集前人之成。如張路玉之醫通。徐靈胎之蘭臺軌範。林佩琴之類症治裁。王肯堂之六科準繩。及朝鮮人許浚之東醫寶鑑等。皆剪裁適當。斟酌盡善。而以醫宗金鑑爲最精。圖書集成之醫部爲最博。方書至此。歎觀止矣。外有理瀹駢文者。爲錢塘吳師機所輯。凡內科各症。俱可以治外科者治之。蓋千古醫林中。別開生面者也。及王清任生於道光中。從事實驗。作醫林改錯一書。而中醫之生理學。始有熹微之曙光。所製通竅活血血府逐瘀等方。注重血瘀。尤有卓識。唐容川起。更從而推闡之。於是醫林中風氣爲之一變。今東西醫侵入。譯書自多而診治各書。枘鑿不入。生今之世。則旁求貫通。匪異人任也。若夫藥學。則以本草經爲基。及曹魏時吳普、李當之俱有發明。陶宏業起於梁。復增漢魏以來名醫所用藥三百六十五種。謂之名醫別錄。及隋之唐甄權著藥性本草。而君臣佐使。始有軌度。唐高宗時。命李勣、長孫無忌、蘇恭等。增修本草。又加一百十四種。於是本草學大興。計三百年中。同州刺史孟銑撰食療本草。張鼎補之。凡八十九種。共加二百二十七條。三原衛尉陳藏器著本草拾遺。時珍稱其爲自有本草以來之一人。其精審可知。肅宗代宗時。有李珣者。復著海藥本草。雜記南方藥物之產地功用。頗爲詳明。惜少倫次。又有日華子之諸家本草。凡二十卷。言功用甚悉。他如蕭炳之四聲本草。雷斅之砲炙論。楊損之之删繁本草。李含光之本草音義。杜善方之本草性事類。陳士良之食性本草。則因人成事。等諸鄶下可也。蜀主孟昶。命韓保昇等。參校唐本。頗有增補。宋太祖開寶中。命劉翰、馬志等纂修。又增一百三十三種。是爲開寶本草。仁宗嘉祐中。詔掌禹錫、林億等重修。計新補八十二。新定一十七。凡二十卷。是爲嘉祐補註本草。別命蘇頌撰圖經本草。皆能因丘陵而爲高。因川澤而爲下。他如元祐中陳承

第一板（每張售天

第七十八期

大清郵政局特准掛號認爲新聞紙類

光緒三十三年十一月朔日第七十八期

醫學報

每月兩期

上海望平街時中書局代發行

本館開設上海西門內孔家弄底

七十三期後價目表　凡定七十三期至八十四期者連郵費在內列表於下

本埠	
一份以上	每份小洋二角
十份以上	每份小洋一角四分

外埠	
一份	大洋三角二分
二份以上	每份大洋二角六分
十份以上	每份大洋二角

補報		
一至三十六	本埠八角五分	外埠元
三十七至四十八	本埠角五分	外埠二角
四十九至七十二	本埠四角	外埠四角八分

滿銀一元請寄郵局洋票其不滿一元者可以郵票代之

本報代派處　本埠胡家宅小花園西上海醫會　西門內穿心河橋東首大街大全堂藥店　西門外乾昌和[illegible]

一分五釐外埠另定價目

[illegible]馬路[illegible]煙店　英大馬路五雲日昇樓對面志大茶葉店　三[illegible]園[illegible]煙店　[illegible]昌帝店

外埠　紹興寶豫橋何廉臣先生　又紹興派報處周德鈞先生　杭州清泰門內許衙巷張半農先生　又忠清街謝旦初先生　湖州所前街傅稚雲先生　又長興東魚巷朱子恩先生　又淘沙弄徐紫敷先生　又和平鎮客民保甲局沈莘農先生　揚州古旗亭東立達小學校　寶應縣城內縣橋西配記香棧姚慕梁先生　香港上環乍畏街濟生堂藥店　松江廟南翔鎮石皮街張爾梅先生　又張堰鎮何獻臣先生　張堰西鄉何望達先生　蘇州吉由巷醫學公會林先耕先生　安徽全椒圖書館　常熟南門外石遜步橋丁樸存先生　姜堰郵政局　墨池先生　江陰北門外大街光孝坊口逵旹恒廣貨號李子樸先生　又布政巷醫學研究會　泰州北門上　殿[illegible]　太倉醫學會　東台小海塲祥記鹽局袁境官先生　徽州歙縣水南柘林程鳴服先生　邵伯鎮　街手[illegible]先生　金陵白酒坊濮鳳笙先生　台州府太平縣尙書坊金惠卿先生

本館敬啓

本期內容以衛生學講義排成七頁此類講義可作中高等學堂之教科書中學以下之教授法平人閱之可留意於衛生事宜可以少疾病故專排此項另附臟腑藥式一頁下期如有精彀之件則將講義減少否則仍以講義充數

本報招登告白啓

本報近來愈推愈廣特招登告白以關於醫藥及書籍爲限定價頗廉而每兩期開支復省有願登者請與本　接洽可也

本館廣告

本報於七十二期起招登告白以一面印報一面印告白計報八頁較前多出一頁價仍舊本屆現已期滿如有續定七十三至八十四期者請即行寄費前來否則一期截止以前衛有零欠亦請即行寄來爲盼‖醫報現缺第一期又缺十一期至十七期其十八期後所存亦無多

周雪樵廣告

僕現應山西省城上馬街醫學館正教習之聘業已到館自滬至晉之無信約八九日可到遠近賜書請寄該館如有定報及購物等請直寄上海孔家弄本館自有司此之人銀錢等均可無慮即由僕擔保可也爲會友交通機關僕因閱報諸君對此頗厚故願任義務依舊發行由晉寄稿至滬印但折耗如多則力恐不逮務請爲之吹噓使仍能推廣現在醫學急須改良改良之基多編醫學課本爲要義僕前曾竭力勸導第因俗事甚忙未能自編以爲海內倡今幸教習之便日編講義教授諸生擬於下期先將衛生學講義源源登報另爲頁次可爲學堂及高等學堂教科書之用兼可爲中學以下之教授法未知閱者之意以爲如何勞一症中醫西醫均無必效之治法然此症甚多最爲社會之鉅害敬請海內同志曾此症治愈將方案惠寄以公諸世此醫林之公德亦社會之幸福也如重危時不能有法則初期治療良方鼎苑加僅者亦請惠示以後之報不能[illegible]期故每月分上下二[illegible]

文明書局圖書廣告

● 幼稚園用書

○幼稚字課讀本　四角

○ 初等小學堂用書

◎新編初等小學修身書卷一　七分
●新編初等小學國文讀本卷一　一角
○新編初等小學算術書
◎學部審定初等小學讀本陳懋治編　一至三四角五分　四至七七角五分　四角五分
●蒙學讀本全書　一元二角
◎學部審定蒙學經訓修身教科書　一角五分
○蒙學文法教科書　二角
●學部審定蒙學中國地理教科書　二角
○學部審定蒙學簡易中國地圖　三角
◎學部審定蒙學簡明世界地圖　二角五分
●蒙學衛生教科書　一角
◎蒙學動物教科書　二角五分
●蒙學天文教科書　二角
●蒙學地質教科書　二角
●蒙學化學教科書　一角五分
●蒙學心算教科書　一角
○學部審定蒙學珠算教科書　二角五分
▲蒙學毛筆畫教授法　二角
☯學部審定蒙學毛筆新習畫帖　五角
☯蒙學體操教科書　二角五分
▲學部審定初等博物教科書　三角
○初等小學算術教科書　八角
○初等小學毛筆畫教授書　五角

高等小學堂用書

◎新編初等小學堂修身教授書卷一　七分
◎新編初等小學國文教授書
▲新編初等小學算術教授書
▲初等小學讀本丁福保編　六角
▲學部審定蒙學初級修身教科書附修身書　三角
☯蒙學修身教科書　二角
▲學部審定蒙學中國歷史教科書　三角
△蒙學東洋歷史教科書　二角五分
▲學部審定蒙學外國地理教科書　二角
▲蒙學生理教科書　一角
▲蒙學植物教科書　二角
▲蒙學礦物教科書　二角
○蒙學地文教科書　二角
●蒙學格致教科書　二角五分
☯蒙學理科教科書　六角
▲蒙學筆算教科書　二角五分
☯蒙學算學畫　一角五分
▲學部審定蒙學毛筆習畫帖　四角
▲學部審定蒙學鉛筆新習畫帖　四角
○學部審定初等地理教科　三角
▲學部審定初等小學生理衛生教科　八分
○初等小學毛筆畫

時中書局發行

(通州翰墨林出版書)

中國地理課本 六角
中國地理講義 二角
中國全理問答 二角五分
中學算術教科書 六角
中等算術教科書 八角
論語講義 一角
孝經講義 一角
日本會議史一至八 二元六角
通州實業章程 七角
通州大生分廠章程 一角五分
楚詞古韻 一角五分
英國國會史 一元二角
潯陽錢廠調查本末 二角
日本共進會章程 一角五分
教育教科書 四角五分
柔軟體操[illegible] 一角
白文論語 一角二分

白文孟子 二
白文孝經 三
聖嘆秘書 二
定盦詩集 三
女子家庭教養法 一角五
黑國文文法 四
板書教科書 一角五
日本文法書 九
小學毛筆 四
初等算術 一
農學淺說 一角五
初等水產 四
算術原學 四
國民教理 四

寧平街時中書局發行

▲學部審定國民讀本 三角五分
◎皇朝掌故讀本 四角五分
◎學部採擇宣用講書普通新智識讀本 四角五分
○高等小學國文新讀本朱樹人編 八角
▲高等小學理科教授法 一元二角
▲學部審定最學西洋歷史教科書 三角
◎高等小學西洋歷史教科書 四角
◎高等小學經濟教科書 二角
◎高等小學生理衛生教科書 三角
△學部審定高等小學遊戲法 三角
▲學部審定高等小學筆算新教科書 八角
▲高等毛筆習畫帖 四角五分
▲小學中國歷史畫教本第一集十二張 二角五分
適用附說明書一本
▲學部審定小學分類畫簡單 三角五分

▲國民新讀本 二[illegible]
▲學部採擇宣講用書世界讀本 一角八分
▲學部審定高等小學讀本丁福保編 九角
◎學部高等小學理科教科書洋裝 一元二角
審定本 八角
▲學部審定高等小學中國歷史教科書 四角
○高等小學國史教科書附有沿革精圖 二元五角
▲高等小學地理 三角
○高等小學教物科教書 三角
▲高等小學衛生科教書 三角
▲學部審定高等小學幾何畫教科書 六分
▲學部審定高等小學鉛筆習畫帖 四角五分
◎小學修身教科書 二角
◎小學簡明中國地圖科本說明書一本 適用掛格紙十張 二角五分

廣智書局出版新書目錄

中國教育倫理學	四角
中國之武士道	三角五分
中學文法教科書	七角
中國文明小史	四角
學校衛生學	二角
實驗小學管理術	二角五
樂典教科書	一分
最近衛生學	二元
處女衛生論	三角五角
中西偉人傳	三分
意大利三傑傳	二角五分
新地理	二角
華英二十世紀讀本第一編	七角五分
華英合璧訓蒙編第一冊	一角五分
華英合璧訓蒙編第二冊	二角
華英學生會話	二角
華英商賈會話	二角
初級英文範	五角
青年鏡	三角
妖塔奇談	三角五分
極樂世界	二角五分
電術奇談	五角五分
怪現狀第	四角
中國偵探案一卷	二角

世界近世史	九角
世界進化史	八角
英吉利史	七角
俄羅斯史	八角
政治學	一元五角
政治汎論	二元
政治原論	七角五分
英國憲法論	六角
英國憲法史	一元二角
國憲汎論	一元
教育學史	八角
教育學問答	二角五分
鐵路指南	一元
萬國商務志	六角五分
工商理財要術	四角七分
家政學第一種	三角五分
家政學第二種	三角
歐洲財政史	三角
中國財政紀畧	二角
福澤諭吉談叢	三角五分
加藤弘之天則百話	四角
公德講話	二角五分
人羣進化論	五角
修學篇	二角五分

上海棋盤街中市廣智書局

上海時中書局發行所

（研究音樂唱歌書注意）

學校唱歌 初集 二集

強國唱歌

文明唱歌

國學唱歌

學生唱歌

東亞唱歌

教育唱歌集

國民唱歌集

唱歌教科書 粉草

風琴習練法

樂典大意

唱歌教授法

簡易進行曲 春卷 夏卷

又

單音樂歌

五線音譜

五線簿

張宮保唱歌集

二角 二角 二角 二角五分 二角五分 二角 四角二分 三角 二角五分 八角 二角五分 二角五分 二角五分 一角 五分 一角 一分 五角 一角 二角五分 五分

（研究輿地教科書注意）

改良中外全圖	八元
改良五洲總圖	一元二角
改良皇朝直省圖	三元
改良五洲列國圖	五元四角
五洲暗射圖	一角六分
直省暗射圖	五元
列國暗射圖	一元
皇朝全圖	一元五角
改良大地平方圖	一元七角
大地暗射圖	一元五角
支那疆域沿革圖說 附	二元
亞洲北段圖	十元
東洋歷史圖	五角
西藏全圖	八角
改良最新皇朝分省圖	一元二角
湖北分府圖	一元
五洲全圖	七角
教科適用直省地圖	一、角
中國電線圖	三角
東西兩半球圖	二角五分
松江府屬水道全圖	三角

熱心可感

本館出版以來蒙熱心志士謬加許可或任勸導或專購送半月以來銷數日增今將份數較多者登報鳴謝 一揚州朱立哉君經售至三百份以上 一閔行朱理卿君籌欵購送每期已一百十份并力任推廣之事 一寶應居冠春君勸導各學堂已至一百份以上 一常州吳葆生君獨購六十份分投送閱其餘五十份以內尚有數十人熱心公德社會幸甚本館幸甚

中國醫學會簡章

一命名　中國醫學會曰中國者言不限於一隅也

二會所　暫以醫學報館爲本會事務所

三緣起　本會之設有二因焉其一以醫家診事較忙不能尅期至會從容研究特爲會羣其心而不羣其身交換其智識而不浪擲其光陰凡內地各州各府千里萬里可入會其二因年來各地醫會漸多但皆限於一隅故欲聯絡各會成一醫界大團

四區域　凡衛生學生理學全體學病理學診斷學方藥學及一切格致物理汽化動物學之有關醫學者皆爲會員所應研究之事

五宗旨　改良醫學　博採東西國醫理　發明新理新治法　收集思廣益之效

六會費　本會延書記一人專司會內一切事務凡入會者每人每年捐銀一元以作費有能多捐者尤佳第一次會費於入會時先繳以後收繳會費隨時登報

七會友資格　一凡有志醫學不論已未行醫均可入會　二婦科產科兒科內科外傷科藥學針灸理化等宜各專一學或兼通數門　三願入會者請將姓氏年歲職住址宗旨及會費郵寄即行登報爲入會之憑倘有遷徙宜告知事務所俟本會成後當公舉會長一人評議員若干人

八會友義務　一宜力任改良醫學事　二會友有疑問各就所知以答　三如有心

及秘方驗方等宣之於衆　三會友議論儘可辨難務求惬理但不得任意擊肆罵致傷團體　四醫報爲會友交通之輪電公共之產業若會友學識優長者宜以著作俾得精湛家資富裕者宜助以財力俾可廓充交游宏廣者宜任以勸閱俾推廣

九會友權利　一會友互相通問苦於不知住址者可由事務所代爲轉寄　二會友疑問可爲登報徵醫林之偉論　三報中另闢會友心得錄專載會友之著作札記案等若會外有來稿須儘會友先登　四會友須購東西醫器具及新出醫書等事所可以代勞　五會友有刊印報書本館可以寄售　六會友有委託之件本館及人力能爲之者皆可應命

十章程　此章程係一人所擬必經全體會員公決方爲定章如有意見各異或有應應增應刪各條均可隨時辨論更改以期盡善若不加辨論者即爲允許須各遵守

會友題名錄　以入會先後爲序　曾續交過會費者加圈於名下爲誌

名	字	籍	職銜	通信處
周維翰	雪樵	常州陽湖縣	廩貢生	上海西門內孔家弄
朱恩華〇	雅南	寧國府旌德縣		秀水縣署
孫吉熊〇	夢蘭	紹興	廩	王衙弄口孫瑞生彩蛋坊
魏壽彭	天柱	紹興會稽	監	斗門鎮
周服聖	伏生	紹興山陰	附生	安昌鎮葆豫堂藥店
曹　昌〇	錫疇	廣州新安		香港登龍洲托上環乍畏街濟生堂轉交

姓名	字	籍貫	出身	住址
沈寶枬	莘農	鎮江溧陽	雜職	湖州和平鎮客民
褚召棱	頤庵	蘇州元和	附縣丞	上海蘇杭昌善局保甲局
袁章和	堯官	揚州興化	附貢	泰州丁溪併場小海本街祥記鹽旗內
韓澄○	靖龕	杭州仁和		杭州寶善橋青龍街
錢祖繩○	杏蓀	松江婁縣	雲騎尉	金山縣呂巷鎮
李惟藩	嘯	湖州南潯	附生	嘉興北門外塘灣吳源盛茶葉店
朱獻廷○	讓卿	嘉興海鹽	附生	心橋埮
高汝賢	德生	紹興會稽		東鄉樊川學堂
謝光昱	旦初	紹興蕭山	佾	杭州忠清大街
林大夔	先耕	蘇州元和	附生	吉由巷醫學公社
謝光煦	桂	嘉興石門		
俞本立○	道生	松江金山	直州同	干巷鎮
馮銘○	箴若	常州江陰	歲貢生訓導	布政坊巷醫學研究會
沈乾照○	韻濤	泗州		寶應小南門內
黃岐	鎬京	紹興蕭山		臨浦鎮
黃元吉	文生	紹興蕭山	監	
黃承禧	端如	太倉崇明	附生	海門滿洋沙聚星鎮東南禮安堂
秦福基	第花	湖州烏程	附貢	蘇州婁門內傳芳巷
薛正祥○	瑞雲	揚州泰州	監	北門外清化橋河西北首
陳奎堂	永璣	紹興山陰	監	上海大東門外老太平弄元成藥材行
曾鴻恩	大來	揚州東台	監	河梁[illegible]巷

僧達理	洞天	安慶懷寧		平望九華寺
繆祖善	厚傳	蘇州吳縣		閶邱坊巷
傅嚴	穉雲	湖州		所前街
余鷺振	彩軒	徽州婺源		崇明
汪開宗	鑫耕	徽州婺源	附貢	
江福鱗	玉卿	徽州婺源	職員師範生	
陳鷺	[illegible]	松江金山	附生	松隱鎮
戚衛生	杓斗	松江華亭		亭林鎮
錢榮光	詢芳	常州江陰	訓導	
王景華	士翹	蘇州新陽		常熟南門外君子居
任養和	桐軒	揚州甘某		儀徵十二圩淮鹽總棧署西
金韜	惠卿	台州太平	增生	尙書坊
徐永賢	錦榮	寧波慈北		上海虹口吳淞路猛將堂弄
邸澍○	檀蓀	廣州順德	監貢知縣	香港崇辨活人盧
殷恒懷	念萱	蘇州洞庭山		
賴景培○	植卿	廣信玉山		儀徵十二圩淮鹽總棧東
陳鼎元○	銘清	嘉興秀水	廩	新塍郎中埭
許丙垣	紫藩	嘉興秀水	廩貢	新塍
屠錡	友梅	常州武進		鐵市巷圖書館

立見其效豈不爲清快哉

片

此善戒洋煙之第一良藥之名曰乃安戒烟藥片乃安者即華人習西醫者取博士之官民虔製此藥實心求是以濟當務之急非圖漁利並無嗎啡烌質攙入其中恐雜他人見信故將自己博士之名爲戒烟藥號然市上所售之藥只能代癮未能戒烟每見各報所登辯別誰是誰非誣言亂道種種圖利之惡習想明眼人看得穿識得破尚望有志諸君宜速就戒况我中國力興未艾願四萬萬同胞共圖振刷

倘蒙官紳士商賜顧以備方便

烟藥

新出 喉症保命藥

易暴也惟此淨身粉則能使一切臭穢均變無數十萬錙雖奇臭如阿魏猶溺等亦能使其臭嗅之即可知言之非僞眞中國前所未有之奇二三釐入清水少許研化之搽擦臭穢處立刻祗收洋乙元

降學報館啓

精報章股單表册仿帖零件攝印迅新法精刻圖畫銅版五彩花圖錢票外克已以廣招徠而圖久遠此佈開

并咨行各省督撫飭屬一體購閱今將批示及咨行各督撫文恭錄於左

學務大臣批西史若無善本初等從事譯編若披叢莽若理棼絲每械鄭於記憶近時譯迯西人通史各稱類者備學堂課本之用大都割裂屬雜倉猝成編於原書精意所在全未體會以此作教科書貽誤後生實非淺鮮據呈江蘇廉貢生周維翰所箸西史綱目一書以中史體裁挈西史綱要政教種族開卷燦然蒐采宏富足備學堂參考之資福建舉人陳壽彭所譯中國江海險要圖誌原書爲英國海圖局所集成於光緒二十年較製造局王譯海道圖說原書成於同治元年者後出三十餘年故詳於王本不管倍之譯者又能補輯雷瓊廉一帶尤爲完善可貫應與海道圖說等同爲各學堂教習參考之本以上兩書皆窮年矻矻苦心孤詣之迴作非草率成書意在牟利可比應准存案給予版權以勵有志如有坊買翻印漁利仰即稟由地方官就近懲辦可也所請通行各省一體購閱之處并候覈辦此繳

總理學務大臣爲咨行事據職員胡之櫝稟稱經世文社石印書局印有江蘇常州廉貢生周維翰所箸西史綱目及福建候官舉人陳壽彭所譯江海險要圖誌兩書西史綱目原書一百二十卷起自上古下迄近年係輯合數百種新譯新箸而成宗旨純正體例謹嚴以供課吏造士之需在今日尤爲合度惟卷帙浩繁僅出初二函三十五卷紙分期續出中國江海險要圖誌共二十七卷二百零八圖係英國海軍海圖局中將伯特利於光緒二十年採輯英國水師將并測繪之本并訪諸商人游客之記載口說面成於中國七省形勢沿長江及河海之險要繪圖立說頗爲詳備方今考求地勢整飭水師而江海要害圖繪闕如非此殆不足以供肄習敬請鑒其苦志給予版權並懇札飭各省高等學校中小學校一體購閱作爲教授課本及參考之書等情據此除批示外所有通飭購閱及禁止翻印西處相應咨行轉飭所屬查照辦理可也須至者

之史綱目初函實銀二元五角二函實銀二元中國江海險要圖誌實銀四元

西史綱目現歸文明書局發行中國江海險要圖志現歸商務書館發行

收量甚大。（一）易收攝黴菌及空氣　（三）頗刺戟皮膚
故衣之原料宜擇取焉　（一）宜求其不善於導熱　（二）宜含溼氣少　（三）宜氣孔多易於蒸發汗液　（四）宜質輕鬆含多量之空氣　（五）不宜刺戟皮膚　（六）不宜含黴菌及汚垢物

而衣服之中襯衣尤宜注意宜取其軟而溫者以毛布棉布爲良其色宜白宜頻頻瀚洗之惟佛蘭絨所製。則寒暑皆宜。

其更宜注意者則寢具是也其色亦宜白。白則垢涴易發見。其料宜毛布。其被須厚於日間之衣服。其枕不可堅。否則血行阻鬱而頭痛。或刺傷神經而痲木。雖不能時加瀚濯。亦宜時曝於烈日中。夏季裸臥時。宜擁護腹部。不可受寒。

至於普通衣服有急宜研究者。白色能反射熱氣。宜於夏。黑色能吸入熱氣。宜於冬。淡色則四時皆宜。惟不宜紅綠色耳。天寒之時。衣宜重襲。老人小兒及虛人尤宜注意。寢時更不可忽。　衣之汚者。速浣洗之。更宜加以熨斗。使其質緻密。凡溼潤者。宜晒之使燥而後可服。　衣不可薄亦不宜厚。當就天時以酌之。早晚亦然。而尤不宜

狹小。冬令出入衣服之增減。須防感冒。袖之長者。妨於運動。帶之緊者。碍於呼吸。曳裾者步履艱難。均宜酌改。發汗之後。其襯衣宜易。冒雨之後。其外衣當去。雨具油衣有碍蒸發。非可常服也。嚴冬之時。宜增衣食。勤運動。而不可多眠、飲酒、與生火。否則末稍之部。易罹凍傷。

而最爲人身之害者。則衣履之壓迫是也。(一)爲有害於骨骼。履端尖則諸趾重疊。鞋底窄則足式穹窿。凡爪病、與鷄眼等症。均由於此。而婦女之纏足。害更鉅也。(二)爲有害於呼吸器。壓及胸背。則肋骨撓屈。而胸廓小矣。壓及頸項。則氣息失調。而呼吸困矣。不但衣不可緊也。帶亦宜寬。(三)爲有害於循環器。一部受壓迫。則血之出入於心臟者遲。若迴血有阻滯。易釀積血之病。試以綿紮一指。其情形從可知矣。

衣服之外。又有帽焉。能避日光之射。而護腦髓。尤爲最要之具。不可重壓。不可過溫。否則易致頭部積血症。至於夏令。尤不可脫冠而出。使頭部向日。而腦膜炎。惟在舟車及室中。則脫之無妨。冠必有簷。則可以望遠。吾國人忽之。所以易於下視也。

衛生九　居室

中國居室。多惑於風水謬說。方向既亂。復穢濁不潔。窗小如竇。下等人民。居卑溼之地者。復汚濁不堪。濁疾叢起。故死病傳染。隨在皆是。欲改良社會。宜注意焉。

(甲)居室之地最宜選定。(一)基必高燥。若低濕者。多脚氣、溼熱、風濕等症。至崖谷之低陷者。尤爲不宜。而灰堆墓地。更不宜近。(二)居室地質。以細砂所成者爲佳。以其少濕氣也。可先掘井以查之。(三)都市之地。人烟稠密。空氣不潔。黴菌亦多。傳染尤易。而食物復陳宿。故鄉間之清潔。恒過於都市。

(乙)欲居室之良。不可不知透氣性、導溫力、透溫性、三者。居室材料。以土、水、石、三者爲多。中國居室。喜用磚瓦。不然多濕氣。惟石無之。惜價值高。不能普及也。次則以土壁爲宜。而木之乾燥柔粗者次之。磚瓦與堅實之導溫。較石爲弱。故能溫煖。造居蓋者。以藁葺爲最良。惜多火險。次則瓦。木。而不宜金屬。　次則建築之方位。亦不可不知。南向爲上。東西向次之。北向爲下。早起居室宜東向。常居之處宜南向。至於街市。宜於東西之通衢。日本東京。現擬街道式。形如乂字。或由東南而至西北。或由東北而至西南。無大熱大凉之弊。亦良法也。若建有樓屋者不可過三層而室下之層尤多不潔之空氣。而穴居者從可知矣。修築房屋最善者爲回字式而目字呂字式。皆非所宜。

(丙)居室以高燥爲佳。而不可多溼氣。然濕氣然濕氣之所由生。有四端焉。有發自地基者其無地板者無論矣有地板而緊接土壤四周嚴密。亦不相宜。欲免此患。其基礎宜高使地板之下中空而通光氣有來自室壁者以新築屋爲多蓋構造之時。不能不用水故也。有由室內發生者。人之皮膚、肺臟、所發散之水蒸氣。每混入空氣中。觸冷壁而濕潤焉。凡狹室中。人多而換氣法少者。最多此弊。惟自外來之溼氣。如久雨生霉。久雪生潮。則更無禦之之法。

(丁)居室周圍與居人大有關係。如周圍不潔。則居室居人。豈能獨潔。故周圍宜有空地。而清潔之。宜多植花木。而又不可過多。否則陰鬱太甚。日光難入。地上雜草。必須薙盡。使土地暴露而得陽光。更宜時時洒清水。以防塵埃之飛起。

換氣法。採光流。暖室法。均見前。

（戊）故人之居處宜注意於以下各項焉　（一）新築之屋。必待各壁乾燥後。方可遷入。（二）晝夜所換之氣。每人約四百立方尺。如窗幃密閉。每人應有七尺立方地。故所居人數宜就室之廣狹而定。（三）室中居人愈多。則病者愈衆。故羣居之時。宜洞開門窗。使新鮮氣流通。凡學校、工場、旅店、火車、汽輪、寄宿舍等。尤宜留意。（四）終日困居。易於厭倦。有公園散步。則心胸開朗。精神爽健。故公園亦必不可少。（五）室內宜勤爲掃除。凡腐敗之物。宜速輸之。（六）室內溫度宜使一定。（七）寢室與居室有別。（八）室內不可有惡臭。（九）不可居暗室及潮溼之處。（十）置牀宜高。下宜深掘。埋以礫石。或塗漆。或以石灰、細砂、木炭之類散布之。則溼氣去矣。（十一）久廢之屋。溼氣最多。冬春二季。不可移居。惟夏時溫氣昇騰。蒸氣散失。居之無害。（十三）室壁之土。必新良清潔。便用之水。不宜汚濁。海水含鹽。不宜取用。（十二）凡煖爐及廚灶之烟。宜導之屋外。不可入室。燃料之多燻烟者。亦不宜用。（十四）地板下宜疏通水流、不可使有潴蓄。（十五）臥室之內。呼吸、汗污、溲溺、燈火、衣服、被褥、等臭味。皆可令空氣變壞。晨起宜大開門窗。以洩一夜所積之濁氣。如有虛弱之人。此時宜避居別室。或加多衣服。俟濁氣洩後。始復入室。（十六）陰溝之內。宜置不漏水之鐵管。使穢臭物盡能流出。兼以清水衝滌之。庶不致有穢物阻塞。污水留貯溝內。污泥亦不可曝之道旁。（十七）猪圈牛馬欄。及不流通之水。皆有惡氣。不可與居室相連。井廚宜遠便所污穢處。尤不可近。

（己）便所位置。宜於風廊下。而與居室相連。然亦不可切近也。以二丈爲恰好處。去井泉庖廚。更宜在三丈以外。便所中光綫更宜充足。空氣亦必流通。踏板宜塗漆。便池以陶缸爲之。其周圍須擁石灰漿。庶污物不侵滲土內。 小便所以陶器、或石料、及玻璃爲之。上盖盖宜漏。庶臭氣不至外出。

（庚）遷居而療病。亦衛生之至要也。有山地海濱地之分焉。 近山之地。其空氣乾燥清涼。地質亦佳。能亢進身體諸機能。而爲戟刺作用。平人夏季避暑。最爲相宜。而肺癆、久嗽、痰喘、脚氣、及衰弱之人居之。甚能獲益。 其濱海者。空氣清潔淫潤而富於鹽分。且氣候溫和。能增進新陳代謝機。而爲安靜之作用。故肺勞初期。腺病。神經病。及皮膚症等無不宜之。

衛生十　水

地球之面積。水居十之七。動植物之體積。水亦居十之七。惟人亦然。全體百分。水居七十。若重量減十之一。則渴。減十之二。則死。故飲料之水。關於人之生活者甚大。其益有四。（一）能溶解滋養原質。以輸送之於全身。（二）能溶解排泄物。以排之於體外。（三）血質含此不致濃而乾。（四）病而無汗者。能助津液而發汗。凡循環排泄新陳代謝之功用。皆水之媒介爲之。但每日排出量若干。必如其量以飲之。否則病。故絕食之後。有清潔之水爲之飲。則其死也可緩十餘日。不但於飲需之也。即食物亦須之。則水之研究。不可緩也。

水爲輕養二氣之所成。以電氣化之。可使溶解。淨水之內。凡養八輕一。但其原質與空氣之性不同。空氣之淡養氣。乃蝸和者。而水中之輕養氣。則化合者。故輕養成水後。其形性絕異。物得輕養者易燃。而置之水。則立熄。

而水之性情。有三欵焉。一爲無臭味。蓋有臭有味者。久則生厭。惟水無之。故官骸臟腑。無不宜之。卽與極徵細之神經。遇亦能暢遂。二爲有涼性。凡乾燥時。能吸收皮膚與肺之水。而散之。方其散時。覺神情清爽。熱燥全消。而飲水與入浴後。情亦相類。何以故。水能收身之餘熱也。且水之受熱。較別質爲更多。故出汗則皮膚涼。呼氣則肺腑涼。故入體則收熱。化汽則散熱。皆涼性爲之也。三爲融化各物。如火酒強水。則融化令淡。糖、鹽、冰糖。則融化能消。但油與汞則不相投耳。惟一切水內。常有雜質含其中。故水多不能淨。此水之缺點也。故選擇飲水。最爲要事。請取各水而一一評論之。

一曰海水。海水百分。含定質三三分。而此定質中。以食鹽爲最多。另有元明粉質、鎂硫養三。令水有苦味。此外之雜質尚多。今分列於下。假如海水一百分。計有定質三分一厘半。內食鹽二分四六三二。鉀綠〇、〇三〇七。鈣綠〇、〇四三九。鎂綠〇、二五六四。鎂溴〇、〇〇一四七。鈣美硫養三〇、一〇九七、(卽石膏)鎂養硫養三〇二一四六、鈣養炭二、〇〇一七六。(卽白石紛)鎂養炭養二〇〇七八〇。故海水有鹹性。不宜於飲。渴者飲之則更渴。并能令人泄瀉嘔吐。除可洗浴外。并不可以洗衣。

二曰泉水。含炭酸甚多。鹽類質則多寡不等。其味頗美。然酸素甚少。故動物不能棲息於其中。

三曰井水。所含之質。與泉水相同。惟過淺者。則其味苦鹹。殊爲不潔。如近地有陰溝、坑厠、穢積等。則易爲雨水所衝入。卽惡濁不可問。若其地有墳墓。則尤爲不宜。惟鑿之極深。而左近復潔淨者。則甘而可飲。

四曰河水。此水永觸於空氣。放炭酸甚多。故其味不若泉水。若其色清澈而深者。含雜質尚少。如色渾濁而淺者。則不可用。若行經多鐵質處。則其色紅。行經白泥或高嶺泥等處。則其色白。行經幽陰卑溼處。則其色黴。行經植物腐爛之土泥處。則其色黑。另有色黃色灰色綠者。行經城市。含有各種污物。更爲疾病之最大原因。

五曰湖水。湖之小者。其水多劣。大者頗佳。但其性靜而不動。中有多虫生焉。但能食去廢料。而有自淨之作用。故飲之無妨。

普通水內。除雜質外。必含動物。大者可見。小者不可見。以微鏡窺之、有如蟮、如蛇、如牛角、如螺絲、如樹枝花朶等形。而以止水爲最多。故擇其可飲者殊難。

六曰雨水。爲天然之蒸水。雖含有少量之炭酸、安母尼亞硝酸等。然純料者多。較之地上各水。其優多矣。惟久晴初雨者。不可用。久貯之後。亦多生物與雜質。

七沸騰水。水中生物。至沸則死。水中雜質。至沸則沉。故飲沸騰水者。其害鮮。且水至沸度。能放出有害瓦斯。及樸滅有機物。中國穢水。甲於全球。而人種所以保存者以此。

八曰沙漏水。法以本桶或陶器。開孔於其底側。先盛碎石。上置木炭。上置粗沙。更上置細沙而注水滿之。水由孔出。則雜質生物。皆爲沙炭所隔。而水淨矣。但與水化合物。則仍不能濾去也。

九曰蒸汽水。以蒸水器蒸水。使氣上騰。積之而流於一處。謂之蒸水。其水中雜質。均遺於甑底。故其水最淨。

人之筋肉神經。皆賴數種原質化合而成。每一思想。每一運動。則原質所成之成分。必以漸分解。變爲不可再用之廢物。以排泄於體外。可以知筋肉動作。則筋肉之成分消耗。神經動作。則神經之成分消耗。若無補其消耗者。則筋肉神經。必不能永其作用。故必賴隨時充補之。充補之品。厥惟飲食。非飲食之能充補也。實賴飲食中種種滋養分。滋養分者。發育身體。及滋生體溫之原質也。故食物之有益於人者三。一令身體長大。一補身內所耗之各質。一增全體之溫度。

是果具何能力乎。蓋養身之物。能與養氣化合者。莫要於淡氣輕氣與炭質。食物中含炭者。皆居多數。壯健之人。每日食物中。必有炭十兩。與養氣化合則生熱。若含淡氣之質。與養氣化合。則成肉。含輕氣之質。與養氣化合。則成熱與水。中更雜有淡氣者。則爲津液。而食物中亦有略具養氣者。滋養之物。以類別之。凡有五。一曰蛋白質。含淡氣最多。爲滋養物中最重要之質。凡動物性食品中。幾無不有之。而鷄卵、筋肉、牛乳、乾酪、麩素等。則含此尤多。其大成消化於胃入腸者。僅少數耳。二曰脂肪。成於炭、輕、養三質。而養氣居多。而與養氣化合。較之他質。其熱度獨少。凡油類質均屬之。胡桃蜂蠟。亦多此質。但不易溶解。必經脺臟之液。而後能發酵。以滲入腸壁。三曰小粉質含炭與輕養氣。必先變爲糖而後能消化。故在口津化分少許。而經脺臟之液。乃全行消化。　四曰含水炭素。小粉者。亦含水炭素之一也。其種類尚多。但以小粉爲最重要耳。小粉之外。次爲糖質。其質與小粉相同。但較小粉爲易化。有葡萄糖蔗澱等。而動物質內。有乳糖、肝糖、等。此外有糊精、橡皮質。但其數無多。數者之外。尚有不消化之植物細胞素。凡有機性物中皆含之。不易消化。亦不爲腸壁所吸收。蓋成糞之原料也。以上皆有機性之食料也。

又有無機性之養料。其重要者。如水、如食鹽、如鉀、鈣、鎂、如燐養鹽、硫養鹽、等。皆含蓄於日用飲食中。即不然。亦將其成分中之原素。於體內構成此質。惟水與食鹽。則不在此例。體中之水。約需二分之一。而養料之所含蓄者。不敷其所給。此所以另行取飲也。

生熟之類。與成肉之類。以含有炭質淡氣之質。爲最要。食物中有僅含一質者。有兼含數質者。即如小粉。含炭與輕氣養氣。每人每日所需之炭。可從小粉二十兩至二

社友朱雅南來書照錄

虛勞一症。已成斷難挽救。千金方五勞六極諸方。列於五臟六腑虛實門內、概可見矣。西醫指爲肺病。誠是。日本肺病問答一書。及醫藥學報肺結核云云。解說頗佳。華見江浙所云虛勞。大都吐血發熱咳嗽無痰者。本非虛勞。醫士不知疏通經濟調理肺胃同道。及病家喜用補膩之劑。阻遏氣機。關門捉賊。必致成虛勞而後已。然亦有傳染者。初發甚微。繼則百藥不效。速則百日。緩則年餘。華親見常州莊鴻笙企徵之兩女。紹興魯越舲秉禮之兩男。病情相似。均相繼而殂。舉華所知者如此。不知者不知凡幾。殆黴菌之生殖歟。抑遺傳而然耶。惜無千餘倍顯微鏡以攷驗之。言之慘然。七月小女患秋邪。始發熱、牙疼鼻衄三日。服銀翹散、加茅草花、酒炒條芩、黑小梔兩帖而熱退、鼻衄亦止。月事忽至。覺腋下及胸背間漉漉有聲。如水下行。血來甚湧。人困憊。聲低幾不能語。脈沈細。苔根白厚。舌底紅。大便秘、小溲少。服膠艾湯去艾加蓮蓬殼灰五錢、丹皮炭三錢、兩味研極細末。仝煎兩帖。血止而心中嘈雜。脈愈沈弱。初用歸脾湯加大生地五錢。一劑安睡食增而痊。緣春間發熱胸悶。醫謂停滯挾痰。於表劑中。疊加山查、只殼、厚朴、尅食之品。紅疹周身。熱仍未退。而月經驟至如崩。遂昏暈三日不省人事。幸在壯年。然亦危矣。從此身虛食少夜不能寐。雖已半年未克復原。故此次一病卽見危象也。表證未罷。中氣虛弱者。伐胃之藥均當忌之。

醫藥學報內容豐富。內地知之者少。銷場不暢。難免中止。先生於醫學報中代爲贊揚。登高一呼。遠近咸應。俾閱報諸君。知有此物。彼會中人。雖不感情。此報能不間斷。醫界受益不淺。我國中言西醫者。繙譯成說。抄襲傳聞。雖有學堂標本模型儀器未備。斷不如在日本諸君。耳濡目染。有新見解。輸入祖國。功德無量。如肯提倡。使此報源源而來。同道中均感大德。與貴報七十四期。宜獎勵譯書論之旨脗合。故敢妄言。

錄孟河費繩甫先生醫案一則

傷寒熱入胃中。與糟粕相結。則爲口渴引飲。讝語無倫。熱入血室。則爲晝則明了。暮則讝語如見鬼狀。溫熱濕溫。陽明散漫之熱。熏蒸心包。則爲口渴引飲。讝語無倫。神識乍清乍昏。是凡見以上諸症。無不由於熱者也。溫熱濕溫。固爲熱邪。卽係傷寒。亦必在寒邪已化熱之後。歷古至今。幾若印板文字矣。而自余診廣東郭映堂少君之症竟有不然者郭君住南市楊家渡其少君鑑益年十三歲今年七月廿六日發熱頭痛大便泄瀉八九日不退馴至口渴引飲神識乍清乍昏讝語無倫入夜尤甚始求治於余診其脉僅浮絃並不洪數苔白滑潤滿佈至尖舌並不絳且病逾一候尙點汗未得斷爲外感風寒失於溫散所至然風寒着人人身中溫煖之陽氣本有化邪爲熱之能力且已發熱至八九日乃外顯熱象而內實未化者必前手誤用梔豉銀翹溫熱治法遏抑其邪邪不得越凡寒邪不到之地皆陽氣不到之所陽氣不得行於營衛之間而但迴旋進退於臟腑之中則是陰反在外陽反在內人身之有陽氣猶天之有日光陽爲陰掩猶之日爲雲遮其光不顯故神識乍清乍昏也讝語無倫入夜尤甚者夜則營衛行陰陰盛則陽愈受梏不與陰和反與陰爭也渴而引飲者凉藥助其痰濕痰濕礙其運行濁飲不去則津液不生也病因於寒邪但用辛溫之劑使遏抑之風寒外達內停之痰濕漸消則一切假熱之症皆能自退處方以防風二錢荆芥錢半蘇梗二錢蒼朮一錢厚朴一錢半夏錢半廣皮一錢茯苓二錢甘草五分另以葱白二錢爲引兩劑而泄瀉卽止頭痛口渴神昏讝語皆減惟汗出不

暢熱退未清耳卽前方加桂枝一錢羌活一錢生姜三片又兩劑而得暢汗熱退盡神識清讝語止白苔化風寒痰濕一律肅清改用生津益氣善後而痊此病開手本當卽用桂姜則凉藥遏抑之寒邪易於外解以神昏讝語且兼口渴引飲舉世莫不以爲熱雖用藥者獨具眞知灼見自信不疑能保病家之不疑而他圖乎惟工先用輕淡之品使稍見功效而後加重則病家之心安而吾輩救人之志遂矣粗工不察以爲熱症治以寒凉轉遏轉深轉深轉鬱殆鬱久化熱則弄假成眞逼入心包溫之則刦陰凉之則增遏卽用開達亦多不及矣余故嘗曰治病必先辨症辨症須辨兼症徐洄溪謂有一症不具卽須審愼固難爲見病治病知常不知變者道也

按時邪之症或辛溫或辛凉以表邪之有無爲斷失之毫釐謬千里矣此症口渴引飲最易致誤但下作泄瀉者往往渴飲蓋淋已系下注故也而脉紘苔潤則非溫熱之渴飲可知此症看法治法具有軌度

第一板（每張售大洋

第七十九期

大清郵政局特准掛號認爲新聞紙類

光緒三十三年十一月望日第七十九期

醫學報

每月兩期

上海望平街時中書局代發行

本館開設上海西門內孔家弄底

七十三期後價目表　凡定七十三期至八十四期者連郵費在內列表於下

本埠
一份以上　每份小洋二角
十份以上　每份小洋一角四分

外埠
一份　大洋三角二分
二份以上　每份大洋二角六分
十份以上　每份大洋二角

補報
一至三十六　本埠八角五分　外埠元
三十七至四十八　本埠角五分　外埠二角
四十九至七十二　本埠四角　外埠四角八分

滿銀一元請寄郵局洋票其不滿一元者可以郵票代之

本報代派處　本埠胡家宅小花園西上海醫會　西門內穿心河橋東首大街大全堂藥店　西門外乾昌和醬
三馬路石路口榮泰烟店　英大馬路五雲日昇樓對面志大茶葉店　三洋涇橋北萬勝烟店　八仙橋西首方

昌帋店
外埠紹興寶珠橋何廉臣先生　又紹興派報處周德鈞先生　杭州清泰門內許衙巷張半農先生　又忠
街謝日初先生　湖州所前街傅稚雲先生　又長興東魚巷朱子愚先生　又淘沙弄徐紫璥先生　又和巫
客民保甲局沈莘農先生　揚州古旗亭東立逵小學校　資應縣城內縣橋西配記香棧姚慕梁先生　香港
環乍畏街濟生堂藥店　松江城南翔鎮石皮街張爾梅先生　又張堰鎮何獻臣先生　張堰西鄉何望達先
蘇州吉由巷醫學公會林先耕先生　安徽全椒閣書館　常熟南門外石遜步橋丁樸存先生　姜堰鄭政局
罌池先生　江陰北門外大街光孝坊口逵昌全恒廣貨號李子樸先生　又布政巷醫學研究會　泰州北門上
殿公醫會　太倉醫學會　東台小海場祥記鹽局袁境官先生　徽州歙縣水南柘林程鶴麟先生　邵伯鎮
街王壽彭先生　金陵白酒坊濮鳳笙先生　台州府太平縣衙書坊金惠卿先生

一分五釐外埠另定價目

本館敬啓

本期內容以衛生學講義排成八頁此類講義可作中高等學之教科書中學以下之教授法平人閱之可留意於衛生事宜少疾病故專排此項下期如有精警之件則將講義減少否則仍以講義充數

本報招登告白啓

本報近來愈推愈廣特招登告白以關於醫藥及書籍為限定價頗廉而每兩期開支復省有願登者請與本 接洽可也

本館廣告

本報於七十二期起招登告白以一面印報一面印告白計報八頁較前多出一頁價仍舊本屆現已期滿如有續定七十三至八十四期者請即行寄費前來否則一期截止以前尚有零欠亦請即行寄來為盼

醫報現缺第一期又缺十一期至十七期其十八期後所存亦無多

周雪樵廣告

僕現應山西省城上馬街醫學館正教習之聘業已到館自滬至之晉信約八九日可到遠近賜書請寄該館如有定報及購物等請直寄上海孔家弄本館自有司此之人銀錢等均可無慮即由僕担保可也　醫學為會友交通機關僕因閱報諸君對此頗厚故願任義務依舊發行由晉寄稿至滬印但折耗如多則力恐不逮務請為之吹噓使仍能推廣現在醫學急須改良改良之基多編醫學課本為要義僕前曾竭力勸導第因俗事甚忙未能自編以為海內倡今幸教習之便日編講義教授諸生擬於下期先將衛生學講義源源登報另為頁次可為學堂及高等學堂教科書之用兼可為中學以下之教授法未知閱者之意以為如何勞一症中醫西醫均無必效之治法然此症甚多最為社會之鉅害敬請海內同志曾此症治愈將方案惠寄以公諸世此醫林之公德亦社會之幸福也如重危時不能有法則初期治療良方俾免加重者亦請惠示　以後之報不能尅期故每月分上下二而不列朔望日請閱者鑒之

周雪樵啟

僕創辦醫報於今四年蒙醫林中同志不棄力爲噓植致日漸發達無奈今年作三晉之游而滬上醫林復無接辦之人并無可託之人不得不由晉遙領此事但館中課程及勢墨酬應等甚繁致僕之精神不能專注於報上甚爲抱憾以致連月折耗不貲并有棘手之事相逼而來勢難持久十二月中擬暫行停止一月於明年元宵續出務請社友及閱報諸君爲本報熟籌辦法能否有維持之策僕約十二中月旬可以回滬度歲俟多數意見以爲從違謹爲頓以待有惠閱者仍請寄交上海可也

中西醫學羣書

此書蒐集唐宋元明及本朝名醫所著凡八種裝訂十二本皆極精要而復無單行本者每部大洋乙元二角由本報代售

本館代售醫書

素問氣運淺說一角●全體闡微洋一元●肺病問答洋三角●名醫萬方類編洋四元●人體解剖生理圖洋二元四角●舌鑑辨正三角●三黃寶蠟丸大丸每粒二角小丸每粒一角

學部審定

初學小學讀本	四角五分
蒙學初級修身教科書	三角
蒙學經訓修身教科書	一角五分
蒙學中國歷史教科書	三角
蒙學中國地理教科書	二角
蒙學簡明中國地圖	三角
蒙學外國地理教科書	二角
蒙學簡明外國地圖	二角五分
初學博物教科書	三角
初等生理衛生教科書	八角
蒙學毛筆習畫帖	四角
蒙學毛筆新習畫帖	五角
蒙學鉛筆新習畫帖	四角
蒙學珠算教科書	二角五分
初等地理教科書	三角

國民讀本	三角五分
高等小學國文讀本	七角
高等小學理[illegible]教科書	一元二角
高等小學中國歷史教科書	四角
高等小學西洋歷史教科書	三角
高等小學筆算新教科書	八角
高等小學鉛筆習畫帖	四角五分
高等小學幾何畫教科書	六角
高等小學遊戲法教科書	三角
小學各科教授法	四角
小學統合新教授法	三角五分
單紙小學教授管理法	四角
最新學校管理法	二角
小學分類簡單畫	三角
[illegible]學[illegible]授規則	二角五分

文明書局出版

上海棋盤街總發行所

設北京漢口南京廣州奉

文明書局圖書廣告

◉幼稚園用書

○幼稚字課讀本　四角

○初等小學堂用書

◎新編初等小學修身書卷一　七分
◉新編初等小學國文讀本卷一　一角
○新編初等小學算術書
◎學部審定初等小學讀本陳懋治編　四角五分
◉蒙學讀本全書　一至三四角五分　四至七七角五分　一元二角
◎學部審定蒙學經訓修身教科書　一角五分
○蒙學文法教科書　二角
◉學部審定蒙學中國地理教科書　二角
○學部審定蒙學簡明中國地圖　三角
◎學部審定蒙學簡明世界地圖　二角五分
◉蒙學衛生教科書　一角
◎蒙學動物教科書　二角五分
◉蒙學天文教科書　二角
◉蒙學地質教科書　二角
◉蒙學化學教科書　一角五分
◉蒙學心算教科書　一角
○學部審定蒙學珠算教科書　二角五分
▲蒙學毛筆畫教授法　二角
◎學部審定蒙學毛筆新習畫帖　五角
◎蒙學體操教科書　二角五分
▲學部審定初等博物教科書　三角
○初等小學算術教科書　八角
○初等小學毛筆畫教授書　五角

○高等小學堂用書

◎學部審定國民讀本　三角五分
◎皇朝掌故讀本　四角五分
◎學部採擇宣講用書普通新智識讀本　四角五分

◉新編初等小學堂修身教授書卷一　七
◉新編初等小學國文教授書
▲新編初等小學算術教授書
▲初等小學讀本丁福保編　六
▲學部審定蒙學初級修身教科書　附修身書　三
◎蒙學修身教科書　二
▲學部審定蒙學中國歷史教科書　三
△蒙學東洋歷史教科書　二角五
▲學部審定蒙學外國地理教科書　二
▲蒙學生理教科書　一
▲蒙學植物教科書　二
▲蒙學礦物教科書　二
▲蒙學地文教科書　二
○蒙學格致教科書　二角五
◉蒙學理科教科書　六
◎蒙學筆算教科書　二角五
▲蒙學算學畫　一角五
◎學部審定蒙學毛筆習畫帖　四
▲學部審定蒙學鉛筆新習畫帖　四
▲學部審定初等地理教科　三
○學部審定初等小學生理衛生教科　八
▲初等小學毛筆畫
◎

▲國民新讀本　二
▲學部採擇宣講用書世界讀本　一角八
▲學部審定高等小學讀本丁福保編　九

上海時中書局發行所

（研究音樂唱歌書注意）

學校唱歌 初集 二集
强國唱歌
文明唱歌
國學唱歌
學生唱歌
東亞唱歌
教育唱歌集
國民唱歌集
唱歌教科書 總草
鳳琴習練法
樂典大意
唱歌教授法
簡易進行曲 卷春 卷夏
又
單音樂歌
五線音譜
五線簿
張宮保唱歌集

二角 二角 二角 二角五分 二角五分 二角 四角二分 三角 二角五分 八角 二角五分 二角五分 二角五分 一角 五分 一角 一分 五角 一角 二角五分 五分

（研究輿地教科書注意）

改良中外全圖
改良五洲總圖
改良皇朝直省圖
改良五洲列國圖
五洲暗射圖
直省暗射圖
列國暗射圖
皇朝全圖
改良大地平方圖
大地暗射圖
支那疆域沿革圖說 附
亞洲北段圖
東洋歷史圖
西藏全圖
改良最新皇朝分省圖
湖北分府圖
五洲全圖
教科適用直省地圖
中國電線圖
東西兩半球圖
松江府屬水道全圖

八元 一元二角 三元 五元四角 一角六分 五元 一元 一元五角 一元七角 一元五角 二元 十元 五角 八角 一元二角 一元 七角 一角 三角 二角五分 三角

熱心可感

本館出版以來蒙熱心志士謬加許可或任勸導或專購送半月以來銷數日增今將份數較多者登報鳴謝 一揚州朱立哉君經售至三百份以上 一閔行糸理卿君籌款購送每期已一百十份幷力任推廣之事 一寶應居冠春君勸導各學堂已至一百份以上 一常州吳葆生君獨購六十份分投送閱其餘五十份以內尚有數十人熱心公德社會幸甚本館幸甚

中國醫學會簡章

一命名　中國醫學會曰中國者言不限於一隅也

二會所　暫以醫學報館爲本會事務所

三緣起　本會之設有二因焉其一以醫家診事較忙不能尅期至會從容研究特爲此會羣其心而不羣其身交換其智識而不浪擲其光陰凡內地各州各府千里萬里皆可入會其二因年來各地醫會漸多但皆限於一隅故欲聯絡各會成一醫界大團體

四區域　凡衛生學生理學全體學病理學診斷學方藥學及一切格致物理汽化動植物學之有關醫學者皆爲會員所應研究之事

五宗旨　改良醫學　博採東西國醫理　發明新理新治法　收集思廣益之效

六會費　本會延書記一人專司會內一切事務凡入會者每人每年捐銀一元以作會費有能多捐者尤佳第一次會費於入會時先繳以後收繳會費隨時登報

七會友資格　一凡有志醫學不論已未行醫均可入會　二婦科產科兒科內科外科傷科藥學針灸理化等宜各專一學或兼通數門　三願入會者請將姓氏年歲職業住址宗旨及會費郵寄即行登報爲入會之憑倘有遷徙宜告知事務所俟本會成立後當公舉會長一人評議員若干人

八會友義務　一宜力任改良醫學事　二會友有疑問各就所知以答　三如有心得及秘方驗方等宜公之於衆　三會友議論儘可辯難務求愜理但不得任意　擊肆口罵致傷團體　四醫報爲會友交通之輪電公共之產業若會友學識優長者宜助以著作俾得精湛家資寬裕者宜助以財力俾可廓充交游宏廣者宜任以勸閱俾能

推廣

九會友權利 一會友互相通問苦於不知住址者可由事務所代爲轉寄 二會友有疑問可爲登報徵醫林之偉論 三報中另闢會友心得錄專載會友之著作札記醫案等若會外有來稿須儘會友先登 四會友須購東西醫器具及新出醫書等事務所可以代勞 五會友有刊印報書本館可以寄售 六會友有委託之件本館及同人力能爲之者皆可應命

十章程 此章程係一人所擬必經全體會員公決方爲定章如有意見各異或有應改應增應删各條均可隨時辨論更改以期盡善若不加辨論者卽爲允許須各遵守

會友題名錄 以入會先後爲序 曾繳交過會費者加圈於名下爲誌

名	字	籍	職銜	通信處
周維翰	雪樵	常州陽湖縣	廩貢生	上海西門內孔家弄
朱恩華○	雅南	寧國府旌德縣		秀水縣署
孫吉熊○	夢蘭	紹興	廩	王衙弄口孫瑞生彩蛋坊
魏壽彭	天柱	紹興會稽	監	斗門鎮
周服聖	伏生	紹興山陰	附生	安昌鎮葆豫藥店
曹昌○	錫疇	廣州新安		香港登龍洲託上環乍畏街濟生堂轉交

召稜	頤庵	蘇州元和	附縣丞	上海蘇杭昌善局保甲局
章和	堯官	揚州興化	附貢	泰屬丁溪丼場小海本街祥記鹽旗內
澄○	靖盦	杭州仁和		杭州寶善橋青龍街
祖綳○	杏蓀	松江婁縣	雲騎尉	金山縣呂巷鎮
惟藩	嘯	湖州南潯	附生	嘉興北門外塘灣吳源盛茶葉店
歟廷○	讓卿	嘉興海鹽	附生	心橋堍
汝賢	德生	紹興會稽		東鄉樊川學堂
光昱	旦初	紹興蕭山	佾	杭州忠清大街
大夔	先耕	蘇州元和	附生	吉由巷醫學公社
光煦	桂	嘉興石門		
本立○	道生	松江金山	直州同	干巷鎮
銘○	箴若	常州江陰	歲貢生訓導	布政坊巷醫學研究會
乾照○	韻濤	泗州		寶應小南門內
岐	鎬京	紹興蕭山		臨浦鎮
元吉	文生	紹興蕭山	監	
承禧	端如	太倉崇明	附生	海門蒲洋沙聚星鎮東南禮安堂
福基	第花	湖州烏程	附貢	蘇州婁門內傳芳巷
正祥○	瑞雲	揚州泰州	監	北門外清化橋河西北首
奎堂	永璣	紹興山陰	監	上海大東門外老太平弄元成藥材行
鴻恩	大來	揚州東台	監	何埭場柿軒巷

名	字	籍貫	出身	住址
達理	洞天	安慶懷寧		平望九華寺
祖善	厚傳	蘇州吳縣		闐邱坊巷
嚴	穉雲	湖州		所前街
鷲振	彩軒	徽州婺源		崇明
開宗	鎏耕	徽州婺源	附貢	
福鱗	玉卿	徽州婺源	職員師範生	
鷲	振虞	松江金山	附生	松隱鎮
衛生	根孚	松江華亭		亭林鎮
榮光	詢芳	常州江陰	訓導	
景華	士翘	蘇州新陽		常熟南門外君子居
養和	桐軒	揚州甘某		儀徵十二圩淮鹽總棧署西
韜	惠卿	台州太平	增生	尚書坊
永賢	錦榮	寧波慈北		上海虹口吳淞路猛將堂弄
澍○	檀蓀	廣州順德	監貢知縣	香港崇辨活人盧
恒懷	念萱	蘇州洞庭山		
景培○	植卿	廣信玉山		儀徵十二圩淮鹽總棧東
鼎元〇	銘清	嘉興秀水	廩	新塍郎中埭
丙垣	紫藩	嘉興秀水	廩貢	新塍
錡	友梅	常州武進		鐵市巷圖書館

藥房（…）

用良藥（…）

婦女調經藥

凡婦女以血為主經乃血之餘經血不調遇身
不遂日久者白赤帶下百病叢生服藥無效宜
速調經為要經調者血分充足生育可期不得
不從速備置

急救痧症良藥

此藥不拘何種痧症可治如吊脚瘟螺諸痧一切霍亂時疫水瀉中暑受寒腹痛吐瀉交作紅白痢疾皆起于邪由口鼻而入於臟腑散佈週身血脈以致頃刻發動從速治之否則難醫夏秋之際為尤甚因天時蒸蒸地氣惡濁入於人身則毒俗呼為痧急用此藥立見奇功凡我同人常備為要方便一人功德無量矣

乃戒煙安

以上各種良藥處誠配製有心濟世功用服法周詳仿單加以圖說按其
者認明本藥房鐘鷹為記庶不致悞

新出 治紅痧要藥　新出 立除臭虫藥　新出 救吞生

外埠本分鋪各大藥●均有發售

滅臭聖藥

西國所出加波匿克酸等非不可辟臭然特亂之耳彼臭雖已此臭依然猶以
臭其力量之大不可思議此粉出於香港凡西國男婦皆喜用之每年銷數不
立刻消滅凡有狐臭（俗名猪狗臭）者但用一一次即可一月無氣息用至二三次即可斷根有不信者用以淨脚立
藥也凡婦女香閨斷不可少文明人愛潔亦不可少家有病人不可少地方污穢及有狐腋臭者尤不可少用法但
便止每人每罐可用半年每罐取小銀三角有願購者可函告本館注明住址附郵票六分為定即當專人送到藍

公益印刷所廣告

啟者本印刷所自備大小機器各種鉛字代印
精美速訂價約日無誤並售銅模鉛字花邊鉛
運售各種印書器具等物倘蒙仕商光顧無不
設上海英界廣西路寶安里第四百九十五號

精刻象皮匾章監製外國帳簿以及外之
器文件等類價目特別公道如蒙外埠本

事項雖鄉曲亦易實行◎文義淺顯句◎
育◎業經婚配之男女均宜預爲研究讀
書從◎生理及心理之關係定適宜之洋
熟觀之可改良家庭教育并可將生徒方

ving Fisher 二傳士之本爲中等教育
還他書之拘泥成格◎於比例面積論極
價銀八角立體每冊定價銀六角

首長字十八號

此藥最靈外搽陰癬發於皮膚之外名目甚多由濕而生人人有之或茶酒飲食俱能生濕食後切不可寢最易生濕若不速治蔓延到處痛癢交作日夜不安大失體態皆此藥連擦二三次即愈

此藥正本清源之象血爲一身之本源周而復始晝夜不息如沾染一點毒邪或中風受暑或傳染于花柳必致病致瘡患疽成癰若不從速醫治日久不堪收拾耳當于未發動之前急用此藥服之法無後患也

此藥清理爲補藥性和平如大便閉塞小便赤色乃宿食不化內火生炬速用此丸服後限四點鐘見效通瀉內火宿食鎔化頃刻清爽然後進食爲補也

此藥名爲四時清快乃家用常佩之良藥四季俱宜或在家或行旅常佩於左右偶有感冒風邪等症頭昏目眩胸悶腹痛或外膚疼踵等症均可服之搽之立見其效豈不爲清快哉

中英大藥房改良戒煙精水以及桂花參片

本藥房前製戒烟精水參片暢銷烟界久爲海內所深信諒知利之所在弊即叢生其靈效特著者無非攙雜嗎啡故技與今日市上最有盛名之戒烟藥品同出一轍喪良漁利負疚殊深茲本藥房精心研究純用化學工夫特製一種液品性善克烟功能補虧名曰

改良戒煙精水以及桂花參片

經西醫博士唐乃安君鑒察認可廉價出售一以補救日之愆尤二以救同胞毒沉淪三以挽嗎啡之奇劫從前所製之精水等一概解諸東流不再禍人區區此心海內同胞幸垂察焉

此藥功用

掃盪烟之滋補元氣健腦養血戒凡由鴉片所受之損傷均能療治并兼付嗎啡戀其質清潔其味和平最易下咽

附贈化驗嗎啡藥凡含有嗎啡之藥水藥丸如將此化驗藥滴入立現綠色倘無嗎啡並不改變服法價值另詳仿單

外埠本分鋪各大藥房均有發售

中英大藥房所售之乃安戒煙藥片

此善戒洋烟第一良藥也名曰乃安藥片乃安者係西醫博士君之官名也曾經考驗遐邇馳名服法另詳仿單此啓　藥片

盒大洋二元五角　小盒一元二角五分

學務大臣審定咨行新書

周雪樵先生所著之西史綱目及陳譯　如孝廉所譯之中國江海險要圖誌二書業蒙總理學務大臣孫中堂　張榮兩尚書批准給予版權并咨行各省督撫飭屬一體購閱今將批示及咨行各督撫文恭錄於

此善戒洋煙之第一良藥之名曰乃安戒烟藥片乃安者即華人習西醫者取博士之官民度製此藥實心求是以濟當務之急非圖漁利並無嗎啡雜質搀入其中恐難他人見信故將自己博士之名為戒烟藥號然市上所售之藥只能代癮未能戒烟每見各報所登辯別誰是誰非誣言亂道種種圖利之惡習想明眼人看得穿識得破倘望有志諸君宜速就戒況我中國力與未艾願四萬萬同胞共圖振刷

蒙官紳士商賜顧以備方便

藥

新出

喉症保命藥

也惟此淨身粉則能使一切臭穢均變無萬擔雖奇臭如阿魏貓溺等亦能使其臭即可知言之非偽真中國前所未有之奇壓入清水少許研化之搽搽臭穢處立刻

洋乙元　醫學報館啓

報章股單表冊仿帖零件擺印迅法精刻圖畫銅版五彩花圖錢票完已以廣招徠而圖久遠此佈開

左

學務大臣批西史苦無善本初等從事譯編若披叢莽若理棼絲徵槭艱於記憶近時譯述西人通史各種類皆備學堂課本之用大都割裂殽雜倉猝成編於原書精意所在全未體會以此作教科書貽誤後生實非淺鮮謹呈江蘇廩貢生周維翰所箸西史綱目一書以中史體裁挈西史綱要政教種族開卷燦然兼采宏富足備學堂參考之資福建舉人陳壽彭所譯中國江海險要圖誌原書為英國海圖局所集成於光緒二十年較製造局王譯之譯論說原書成於同治元年者後出三十餘年故詳於王本不曾倍海道者又能補輯雷瓊廉一帶尤為完善可貲應與海道圖說等同為各學堂教習參考之本以上兩書皆窮年矻矻苦心孤詣之迴作非草率成書意在牟利可比應准存案給予版權以勵有志如有坊買翻印漁利仰即稟由地方官就近懲辦可也所請通行各省一體購閱之處并候聚辦此繳

總理學務大臣為咨行事據職員胡之楨稟稱經世文社石印書局印有江蘇當州廩貢生周維翰所箸西史綱目及福建候官舉人陳壽彭所譯江海險要圖誌兩書西史綱目原書一百二十卷起自上古下迄近年係輯合數百標新譯新箸而成宗旨純正體例謹嚴以供課吏造士之需在今日尤為合度惟卷帙浩繁僅出初二函三十五卷紙分期績出中國江海險要圖誌共二十七卷二百零八圖係英國海軍海圖局中將伯特利於光緒二十年採輯英國水師將弁測繪之本并訪諸商人游客之記載口說面成於中國七省形勢沿長江及河海之險要繪圖立說頗為詳備方今考求地勢整飭水師而江海要害圖繪閱如非此殆不足以供肄習敬請鑒其苦志給予版權並懇札飭各省高等學校中小學校一體購閱作為教授課本及參考之書等情據此除批示外所有通飭購閱及禁止翻印各處相應咨行轉飭所屬查照辦理可也須至者

之史綱目初函實銀二元五角二函實銀二元中國江海險要圖誌實銀四元

西史綱目現歸文明書局發行中國江海險要圖志現歸商務書館發行

十五兩內得之油質百分含炭五十、輕四十五養五其炭輕二質。較小粉爲尤多。如油輕氣一分。與原有養氣化合而成水。則尚有輕氣四十四分。可與外化來之養氣化合。成水而生熱。故油內除炭質外。尚有輕氣四十四分。爲生熱之用。故油之生熱。較兩倍半於小粉。故寒帶之人。最喜食油也。人至飢時。則用己身之油。補全體所需之料。油盡而用肉。故其人立瘦。

凡不含淡氣之物。能成油不能成肉。成肉之質。每百分中。炭五十四、輕七、養二十三、淡十五六分。四質化合又成三物。曰非布里尼。曰蛋白質曰加西衣尼。三質之分別。因含極微之硫與燐故也。既成三者然後爲成肉之用。此外又有一質曰直辣的尼。即膠類也。皮骨與筋皆含此質。故食此者能補皮骨與筋。魚肚膠含此頗多且淨。肉湯亦有之。故冷則凝結。

食物種類。可分爲二。曰營養品。曰嗜好品。而營養品中。又分動物類植物類。而植物類又有五種。曰水果類。曰穀類。曰豆類。曰菜蔬類。曰根塊類。動物亦分三種。曰乳汁類。曰鳥卵類。曰肉類。當分別言之。

甲　穀類　米麥粟黍等之總稱也。其主成分爲小粉。而蛋白質鹽類佐之。貴要之食品也。中國南方之人多食米。軟者較良。比粟麥爲易化。煮爲粥。老人及弱者更宜之。糯米消化較難於米。然滋養分頗大。當適宜用之。北方之人。喜食麥。其營養分較多於米。然糞中固形物蛋白質亦較多於米。知麥之吸收消化非若米之易也。故嗜麥者糞量必多。且有便秘之患。小麥所製麵包湯麵等。尚易消化。如以大麥與米合煮之。消化較善。尤宜於脚氣之人。今列穀類分析表以見營養之價值。

穀名	水分	蛋白質	脂肪	含水炭素	纖維	灰分
白米	二〇、一三	六、八二	〇、二九	七一、九五	〇、四四	〇、三七
米飯	六四、三三	三、一六	〇、〇五	三二、二七	〇、二七	〇、一七
糯米	一四、三〇	八、五〇	三、二〇	七二、一〇	一、〇〇	〇、九〇
大麥	一四、三〇	一〇、〇〇	二、五〇	六三、九〇	七、一〇	二、三〇
小麥	一四、四〇	一四、〇〇	一、五〇	六六、四〇	三、〇〇	一、七〇
麵包	三七、八〇	七、〇〇	一、二〇	五三、七〇	一、三〇	一、〇〇

湯麪	六八、三〇	四、九〇	〇、一〇	二六、〇〇	〇、三〇	〇五〇
生麪	七一、五〇	一三、三〇	〇、二〇	一四、五〇	〇、二〇	〇四〇
黍	一三、六〇	一〇、四〇	三、六〇	六九、七〇	〇、九〇	一八〇
玉蜀黍	一四、五〇	九、〇〇	五、〇〇	六四、五〇	五、〇〇	二〇〇
粟	一三、三〇	一一、六〇	五、六〇	六五、五〇	一、六〇	二五〇
薏苡	一二、〇〇	一七、六〇	五、八〇	六二、六〇	〇、九〇	一一〇
蕎麥	一四、〇〇	九、〇〇	一、五〇	五八、七〇	一五、〇〇	一八〇
蕎麥粉	一二、九〇	一三、一〇	二、七〇	六八、六〇	一、一〇	一四〇

乙　豆類、豆類消化、較難於穀、然多滋養成分。所含蛋白質之量。爲植物性食品之冠。去外皮則易消化其所製品曰豆腐者純爲植物性之蛋白質消化旣易滋養亦多。惟夏季易腐敗。宜注意耳。

豆類分析表

豆名	水分	蛋白質	脂肪	含水炭素	纖維	灰分

黃豆	一〇〇〇・	三三四〇	一七六〇	二九二〇	四八〇	五〇〇
醬	五〇四〇	一三九〇	五五〇	一三六〇	二五〇、	一三〇〇
醬油	六三三〇	八三〇	一三〇	糖類三八〇	苹離酸〇七〇	一九五〇
豆腐	八八八〇	六〇〇	二九〇	一〇〇		〇六〇
腐皮	二三九〇	五一六〇	一五六〇	六六〇	〇五〇	二八〇
赤小豆	一二二〇	一八三〇	一四〇	五九六〇	六〇〇	二六〇
豌豆	一四三〇	二二四〇	二〇〇	五二五〇	六四〇	二四〇
蠶豆	一五八〇	二八九〇	一三〇	四九七〇	一二〇	三一〇
菜豆	一七五〇	二〇三〇	一〇〇	五三二〇	四五〇	三五〇
豈角	一五二〇	二一八〇	三二〇	五七三〇	一二〇	一四〇
黑豆	一一〇九	四〇二五	一八二六	〇〇〇		四五五
刀豆	八八九六	二三九	〇一四	〇〇〇		五三一
花生無皮	七五〇	二四五〇	五〇五〇	一一七〇	四〇〇	一八〇

花生有皮	六三〇	二八二〇	四一三〇	七二〇	一三九〇	三二

丙　根塊類。此類含小粉質最多而脂肪蛋白質則殊少。亦食品中貴重者也。列分析表於下。

名	水分	蛋白質	脂肪	含水炭素	纖維	灰分
萊菔	九三九〇	〇九〇	〇一〇	三七〇	〇八〇	〇六〇
白藷	六四二〇	一五〇	一一〇	三一八〇	〇九〇	〇六〇
赤藷	六五六〇	一八〇	〇四〇	二八〇〇	〇二〇	〇八〇
青芋	八五二〇	一四〇	〇一〇	一一七〇	〇六〇	〇九〇
慈姑	六九二八	四二七	〇二〇	二四三六	〇四五	〇四四
馬鈴薯	七六八〇	一四九	〇一〇			一〇三
胡蘿蔔	八九一〇	一三〇	〇四〇	七四〇	一一〇	〇七〇
藕	八五四〇	一七〇	〇一〇	一〇九〇	〇八〇	一一〇
百合	六九六〇	三三〇	〇一〇	二四二〇	一四〇	一四〇

丁 蔬菜類。其滋養分殊少。然亦不可缺之食品也。水分甚多。而蛋白質、小粉糖酸類、俱少。并有不消化之植物纖微。故宜去其外皮。煮之極熟。而後食之。若生者、與鹽漬者。均爲不消化物。是當注意也。

名	水分	蛋白質	脂肪	含水炭素	纖維	灰分
葱	二九六○	一五○	○一○	四三○	一一○	○四○
韭	八七七○	二七○	○三○	七四○	一一○	○九○
筍	九○二○	三三○	○一○	四四○	○九○	一○○
芹	九三六○	二○○	○一○	三二○		一○○
菠菜	九三九○	二三○	○三○	一七○	○六○	一四○
茄子	九四○○	一○○	○一○	三一○	一四○	○四○
黃瓜	九六六○	○八○	○一○	一九○		四一○
西瓜	九四八○	○二○		四八○	○一○	○二○
南瓜	九○二○	○六○	○一○	六一○	二三○	○八○

冬瓜	九七四〇	〇三〇	一七〇	〇四〇	〇二〇
紫菜（上）	一四四〇	二六一〇	非蛋白質 四四五〇	一五五〇	九五〇
紫菜（中）	一二六〇	一八一〇	五六八〇	五七〇	六八〇
紫菜（下）	一九四〇	四五〇	五七七〇	七七〇	一一九〇
海帶	二八八〇	七八〇	三三六〇	九三〇	二三五〇
白菜	九五〇五	一七四	〇二一		一九九〇
冬菇	一四五〇	一一九〇	一七〇	非蛋白質 六七五〇	四四〇
木耳（松上新鮮者）				一二七〇	一〇〇

戊　果實類。一切果實。皆富糖分鹽類及酸類。弱於營養而有清爽之美味。如食之適度則能加消化力。流通鬱滯。但未熟之果實則爲不消化物。食多者亦能障害消化且間有中毒之事。食少之人可僅食其汁。間有可去外皮而煮食者。桃梅杏等核不可食。誤吞者易中毒也。

名	水分	糖分	游離酸	蛋白質	其他無窒毒物	灰分	仁皮等不溶解之物

葡萄	八四九〇	一〇六〇	〇八〇	〇六〇	〇二〇	〇四〇	二五〇
苹菓	八二〇〇	六八〇	〇八〇	〇五〇	六五〇	〇四〇	三〇〇
桃	八四九〇	一六〇	〇六〇	〇五〇	六三〇	〇四〇	五六〇
梅	八〇八〇	二九〇	〇九〇	〇五〇	〇五〇	〇三〇	三九〇
杏	八二一〇	一五〇	〇八〇	〇四〇	九三〇	〇七〇	五二〇
梨	八三九〇	七〇〇	〇一〇	〇三〇	三三〇	〇三〇	五二〇
桑葚	八四〇〇	九二〇	一九〇	〇四〇	二〇〇	〇六〇	一三〇
枇杷	八四〇〇	六四〇	一五〇		〇二〇	〇六〇	六七〇
柑	八九〇一	四五九	二四四	〇七三	〇九五	〇四九	一七九
名	水分	蛋白質	脂肪	含水炭素		纖維	灰分
栗	五七九〇	二九〇	〇四〇	三六五〇		一一〇	二二〇
銀杏	五〇〇〇	三九〇	二二〇	四一七〇		〇四〇	一九〇
胡桃	四七〇	二八九〇	五九二〇	三三〇		一五〇	二九〇
乾柿	三一五〇	一五〇	〇一〇	六五二〇			一七〇

己

乳汁。凡哺乳動物之乳。皆適合於飲料。然人之嗜之者。以牛乳爲多數。含有蛋白質脂肪及糖等最要成分。故爲發育身體最完全之滋養品。其狀帶靑白色。脂肪多者。略帶黃色。爲不透明之液體。有甘味及固有臭氣。亦有含毒菌者。故所用牛乳。必無病而健全。且飼養適當而後可。榨出之後。宜沸而飲之。蓋往往有各種黴菌混入其中故也。經時多。易於腐敗凝固而有酸味。夏季之腐敗尤速。故有異常臭味及變色等事。決不可用。其飲法。初宜小量。以漸增加。煮之之時。宜常拌攪毋使生皮。如已生成。亦不可棄。蓋蛋白質之所凝結也。大人之胃。每次消化可五勺許。不可太過。宜食後一時飲之。凡有疾之獸。及取之不潔者。皆有大害。

乳名	水分	蛋白質	脂肪	糖分	灰分
人乳	八七七三	一五三	二九七	七六一	〇一六
牛乳	八六三三	三六〇	四五六	四七二	〇七二
羊乳	八三二三	六九七	五一三	三九四	〇七一
馬乳	九一三五	一九五	〇八〇	五五〇	〇四〇

水牛乳	八一七二	三九九	九〇〇	四五〇	〇七七
象乳	六七九九	三九五	二〇八九	七三三	〇六五

庚 鳥卵。含有多量有功成分。凡鷄卵一枚。其力與牛肉一兩牛乳七勺等。利於經濟。富於衛生。最完全之滋養品。最便利之動物食也。卵白與黃。營養分較少。而消化之易過之。小兒有胃腸病者。可以溫湯調卵白加砂糖飼之。所食之卵。以生者、及半熟者爲佳。於病人尤宜。不可煮。尤不可油煎。致便硬結而難於消化。然健康者尙屬無妨。惟有惡臭者不可食。破殼之際。卵黃崩而流動者。不可食。

	水分	蛋白質	脂肪	灰分	合計
全體(去殼)	七四、〇	一四、〇	一〇、五	一、五	一〇〇、〇
卵白	七八、〇	二〇、四	〇、〇	一、六	一〇〇、〇
卵黃	五二、〇	一六、〇	三〇、七	一、三	一〇〇、〇

辛 肉類。獸肉鳥肉魚肉及貝類之屬。多富於蛋白質及脂肪。誠善良之滋養品也。然因動物之種類、年齡、牝牡、雌雄、肥瘠。及其調理法之如何。而有良否之關係。

大概少脂之肉、於牝、雌、幼動物之肉。柔軟而易消化。牛豚、及他野獸、赤色之肉。則消化較難。肉羹汁者。滋養之效雖少。然有奮興之作用。至於貯肉法。宜蒸至百度以上而封固之。可以耐久。凡屠宰後經多時則柔軟。爲最適當可食之時機。然夏時易腐敗。當選新鮮者。炙肉過熟。則肉質硬固。難於消化。當以肉投熱水。減其火力煮沸片時。或爲蒸肉者最佳。魚類之組織柔軟。多水分少脂肪。故適於病者之胃。肉羹汁之營養。異於牛乳鷄卵。純以鹽類之力。刺戟神經。催促消化。使心臟神經之力。蒸於強盛。疾病初愈。及衰弱期最宜之。惟神經過敏。或病勢方強者。則有害。貝類除牡蠣外。皆爲不消化性之物。且往往有毒。病人尤忌。以生肉切薄片。洸入醬油及酒。浸之而食。魚肉尤佳。最善消化。而有滋養。暑中生肉。易爲絛蟲等寄生。慎不可食。

名	水分	蛋白質	脂肪	灰分
牛肉	六〇八〇	一八〇〇	一六〇〇	五二〇
牛脂肪肉	五一〇〇	一四八〇	二九八〇	四四〇

豚肉	五五三〇	一四〇〇	一八一〇	二六〇
豚脂肪肉	四七四〇	一四五四	一三八〇	四四〇
羊肉	七二〇〇	一八三〇	四九〇	四八〇
羊脂肪肉	五七三〇	一四五〇	一三八〇	四四〇
馬肉	七三六二	二四四九	〇七二	一一七
鹿肉	七五七六	一九七七	一九一	一四二
兎肉	七三一七	一〇九一	三一五	〇〇〇
肥鷄肉	七〇〇六	二〇九八	九二四	〇九一
瘦鷄肉	七六二二	一八四九	一四二	一三七
鴨肉	七〇八二	一九七二	三一一	一〇九
鳩肉	七五一〇	二三一四	一〇〇	〇〇〇
諸禽平均量	七四〇〇	二一〇〇	三八〇	一二〇
魚肉	七八〇〇	一七六五	三〇七	一三八
烏賊	七八九一	一九一二	〇五六	一四一
鮑	七三〇〇	二四五八	〇四四	一九八

蜊	八四〇七	一三二〇	〇七七	一九六
田螺	七五七七	一九一〇	〇五五	四五九
龍蝦	七六二九	二一五二	〇四二	一七七
青蝦	七八四九	一八九八	一〇二	一五一

壬　嗜好品。分調和品、衝動劑、及痲醉劑、三種。雖少滋養之效。然用之適當。則衝動神經。能催食物之消化。與血液之循環。以鼓舞一切之機能。亦可食物品也。但多食與妄用。皆爲疾病之原因。

凡調和之品。能調和食物。以增其美味。如食鹽、醬油、醋、等。皆日常調和中所不可缺之要品也。而食鹽尤爲全體之重要成分。醋則易於消化。幷能殺菌。

若衝動之劑。能刺戟消化器。以助其作用。如茶及香辛類是也。過量則有害。　茶與加非。用之適度。則衝動神經。有運動活潑之效。然苟多用。則茶素加非素之作用。能奮興精神。而不能眠。甚至害心臟之動作。　辛香料者。如胡椒、花椒、芥末、生姜、茴香、等。雖不能滋養。然能催進食慾。不但刺戟消化器。亢進其機能。且使血行

旺盛。故在冬令。可以禦寒。如過度則神經痲痺。必致害及消化器。起消化不良及胃痛等患。痲醉之劑。另篇詳之

凡食之入口也。咀嚼之以齒。混和之以液。則化其小粉爲蒲萄糖。又使粉碎之物。成一扁形食塊。由舌而送之於咽頭腔。於是咽頭周圍之筋肉收縮。而送入食管。食道壁質。亦伸縮蠕動。以送之於胃。胃乃膨大。胃壁之筋肉復蠕動。且緊閉幽門之括約筋。於是食物及往復循環。成輪迴之運動。與胃液相蝸。變其蛋白質而爲別布敦。斯時也。食物如粥狀。惟小粉脂肪則如故。約五時內外。則幽門之括約筋弛緩。於是胃中食物。遂自幽門而至十二指腸。有胆汁與膵液入焉。復因腸壁之蠕動。以消化食物。而腸亦自有液。合而化之。於是胃粥成白色乳狀。曰乳縻。能使腸壁一路吸收。至大腸中下迴。而成硬固之糞塊。以排泄於肛門。其滋養料則由乳縻管吸收。而送之於脉管。遂成血液。運輸全身。凡各部所缺之組織料。則以類收吸之。而各部之廢料。則亦付之於血液。以排泄於體外。是謂新陳代謝。若代謝之量平均。則身體之重量如故。否則爲肥爲瘦矣。少兒少年。所得逾於所失。故日

長中年之後。所失逾於所得。故日衰。是皆由飲食爲之樞也。雖然人身所需之種種滋養分。一食物中。未必能悉具也。故選擇食物。必攝取其恰合於吾人之滋養分而後可。每日中之必要量。大約需蛋白質二十五錢。含水炭素百二十錢。脂肪五錢。水與鹽類則適宜用之。凡適宜之食物。有三例焉。

第一例。牛乳一合。醬豉之類五錢。野菜之中。或葱、胡蘿蔔、藕、萊菔、笋之類二十錢。或甘藷、里芋、長芋、慈姑、佛手薯之類二十錢。或黃瓜、白瓜之類十五錢。牛肉、鷄、羊、豚之類六十錢。白米四合。由上而論。計有蛋白質二十五錢四分。脂肪七錢四分。含水炭素一百二十錢有奇。

第二例。卵二個。醬豉類五錢。野菜中。或菠菜、芹、水菜、鶯菜、小松菜之類二十錢。或土當歸、蘿蔔、藕、筍之類十錢。或百合、慈姑、長芋之類二十錢。魚類中。或大頭魚、鰡、鰤、鯰、馬鮫魚三十錢。或萎魚、鱸、青花魚、梅魚、鮪、鰌三十五錢。白米四合。由上而論。計有蛋白質二十六錢八分。脂肪五錢一分。含水炭素百十八錢八分。

第三例。豆腐三十五錢。莢、萊豆莢、豌豆、鵲豆之類十五錢。豆腐皮、或燒麩三錢。比目魚、鷄魚、鯉、鱔魚、鯽、鱗虎魚之類二十五錢。胡麻油、猪油、牛酪之類一錢。鷄、牛、豚、肉之類三十錢。醬豉類十錢。白米四合。由上而論。計蛋白質二十七錢。脂肪五錢二分許。含水炭素百十五錢六分許。

雖然。食物不合法。則恆爲病原。如專食動物品久。則有便秘、煩渴、多血等患。專食魚類久。有貧血、食積、膚病等患。專食植物品久。則有食少、腹滿、下利、衰弱、貧血、等患。故以動植物互食爲宜。若其物腐敗而食之。易於嘔吐、食積。甚則有霍亂、瀉、痢等症。魚類中青魚科類。頗有毒。蝦、蟹、等更甚。因其易於腐敗。若夫何豚。則有毒混入血液。足以殺人。而以春時生殖期爲尤甚。赤目者尤不可食。貝類之毒。夏季爲多。病獸之肉與乳汁。亦爲病原。牛之有結核菌者。每自乳汁中傳染。肉質中每含有寄生虫之胞子。多食豚鹿。則有鉤絛虫寄生矣。多食牛肉。則無鉤絛虫寄生矣。多食鱒鮭。則裂鉤絛虫寄生矣。他如旋毛虫、肉寄生吸虫、其害尤大。必有六七十度之溫熱烹沸之而後可。至植物性食品。每多毒菌。而芋類亦有毒。酒之酸敗者。易生腸病。均宜注意。

（第一板）每張售大洋一

第八十期

大清郵政局特准掛號認爲新聞紙類

光緒三十四年貳月朔日第八十期

醫學報

每月兩期

上海醫學會
中書局
代發行

本館開設上海英大馬路西首德仁里一衖王問樵醫寓內

七十三期後價目表　凡定七十三期至八十四期者連郵費在內列表於下

本埠
一份以上　每份小洋二角
十份以上　每份小洋一角四分

外埠
一份　大洋三角二分
二份以上　每份大洋二角六分
十份以上　每份大洋二角

補報
一至三十六　本埠八角五分　外埠一元
三十七至四十八　本埠二角五分　外埠二角
四十九至七十二　本埠四角　外埠四角八分

滿銀一元請寄郵局洋票其不滿一元者可以郵票代之

本報代派處　本埠胡家宅小花園西上海醫會　西門內穿心河橋東首大街大全堂藥店　西門外乾昌紙店　三馬路石路口榮泰齋店　英大馬路五雲日升樓對面志大茶葉店　三茅閣橋北萬勝烟店　八仙橋

分五釐外埠另定價目

外埠
紹興寶硃橋何廉臣先生　又紹興派報處周德鈞先生　杭州淸泰門內許衙巷張半農先生
街謝且初先生　湖州所前街傅稺雲先生　又長興東魚巷朱子恩先生　又淘沙弄徐紫墩先生
客民保甲局沈莘農先生　揚州古旗亭東立達小學校　寶應縣城內縣橋西配記香棧姚嘉梁先生
環乍畏街濟生堂藥店　松江闕南翔鎭石皮街張爾梅先生　又張堰鎭何獻臣先生　張堰西鄉何
蘇州吉由巷醫學公會林先耕先生　安徽全椒圖書館　常熟南門外石遜步橋丁樸存先生　姜堰
墅池先生　江陰北門外大街光孝坊口遂昌恒廣貨號李子樸先生　又布政巷醫學研究會　泰州
殿丞醫盧　太倉醫學會　東台小海場祥記醫局袁墝官先生　徽州歙縣水南栢林程鳴[illegible]先生
街王[illegible]先生　金陵白酒坊濮鳳笙先生　台州府太平縣尙書坊金惠卿先生

本館敬啓

本報內容以醫界精醫之件排成八頁每期蟬聯而下俾閱者彙可爲醫學之新書荷精醫之件無多則以衛生學講義充數此類作中高等學堂之教科書中學以下之教授法平人閱之可留意於衛生事宜可亦改良醫學之一端也閱者注意

新定告白刊例

本報近來愈推愈廣以一面印報一面印告白告白以關及書籍爲限定價第一期每字五釐第二至第六期每字七期起每字二釐半長短均以一百字起碼多則以十字遞加木戳照算如登當四期者刊費另議

敬請醫藥兩界諸君子均鑒

本報取名醫學以探討藥原講求進旨醫藥兩界各有應盡之義務本不報此例也計周君雪樵創辦此報迄今已逾四載因經費困難幾成中輟之勢不爲醫界一分子故不辭譾陋擬代籌推廣辦法爲特久之計惟經費一項不得醫藥兩界如諸君子有願月助經費洋兩元者即爲本報之贊助員若蒙慨助[illegible]爲本報之名譽贊助員以後擬逐將贊助諸君之事蹟功名詳細編登本報俟後經費稍裕即當將本報改爲每月六期延訂訪員專訪醫林軼事選登各報紙以餉後學或每期分送外界數千張不取報資藉溥公益進步之遲速即爲紐衡之與日效願可期亦皆諸君贊助之力也且令名盛德當與本報同垂報第二版列表以待熱心諸君子當亦願共表同情焉不勝馨香禱祝以俟

本報贊助諸員題名錄

李平書君　陳蓮舫君　黃春圃君　丁甘仁君　唐乃安君　席裕麒君　王問樵君

汪惕予君　蔡小香君　余伯陶君　徐馥蓀君　萬楚九君　周雪樵君　彭泮漁君

茲因按辦伊始諸未就緒所有贊助諸員除先錄登姓氏外其職籍住址一時未及訪統俟下屆彙齊後再行補刊以符定例

本報招登醫界一覽表啟

滬上醫家鱗次櫛比指請者祇聞其名未見其每多有誤投之弊更有不知其寓所尋訪終日卒不獲一覿請者其貽誤病家良非淺鮮爲本報有鑒於此特於下屆第八十一期起創列醫界一覽表調査本埠各醫生姓名住址暨專治何科所定門出診規例一一詳登表內病家按圖而索不再致誤投之弊每人每月應助刊資洋四角藉充本報經費本報第二刊有表格凡願列登此表者請將該表格裁下照上開各節逐細塡寫表內即蓋印章名記飭人寄交本館下期即照登不誤列表後本館按期飭送本報一份俾資考證不再取費

本報創立中西各藥[illegible]表啟

滬上藥肆林立所製各藥大都皆[illegible]

榮釗　淸鎭上生施眞　病可册　念第藥　宗他忝於當巽堂之本

本報創[illegible]中西名藥調查表啓

品終鮮實效即有一二奇藥謂能克奏功者又每爲黠者所倣冒名是而藥非購者最易誤會殊非所以愼重生命也本館於下第八十一期起特創列中西各藥調查表愼選良藥若干種列諸表內俾病家知所擇從再蹈誤購之患亦聊盡本報之天職也中西各藥房如確有著名經驗之良藥無論其爲家所信服爲醫界所習知者請將該藥名價目及主治何病由何處發行共計若干種詳塡寫於本報第二板所刊之表格內加蓋尊號圖記飭人寄交本館俟本館探明屬實即照登計該表每行四十五字每期每行暫取刊費洋兩角聊資津貼俟本報經費稍裕亦律蠲免以盡義務惟列表依先後爲序與尋常告白不同倘或意涉舖張語多泛指者本概不錄登以昭核實

本報緊要廣告

本報自周君雪樵赴晉後因經理乏人遂多困難之事本擬停止閱報諸君及中國醫學會會友先後貽書令籌善法願衆擎以舉以不中止爲期而尤以社友寗應沈君韻濤之言爲最摯但一時無經理之人久之未決幸遇江灣名醫蔡小香茂才決議續辦尤具熱心更蒙代籌辦法三條爲持久之計又得高弟王君問樵概盡義務願接辦本報事務并任推廣一切所有筆墨等事仍由周君雲在晉遙領自二月朔出板後一切仍照舊章以後閱報諸君如有宏編鉅製論說譯件及於報務之函緘請寄上海英大馬路德仁里一弄王問樵醫寓內如有專交周君雲樵之或由王君處轉寄或寄逕太原上馬街醫學館內均可惟有望於閱報諸君及會友者數○一原議樂於贊助者請量力月助若干以舒其困○二請高才大雅助以大著譯稿醫之精醫者亦當選登○三請各會友常年會費仍行續繳○四請閱報諸君輾轉勸閱俾數日廣○能如是則本報可期久遠庶能爲社會盡義務也熱心君子當能表同情焉

王問樵啓事

敬啓者周君雪樵創辦醫報於今四年矣不脛而走早爲醫界所歡茲周君已應太原醫學館正教習之聘因乏人經理自願將醫報一事宜悉推歸鄙人接辦故於二月朔起除周君仍按期寄[illegible]外更延會友彭泮漁君同司[illegible]鄭端甫君襄理報務以資熟練俾集籌推廣辦法以後閱報諸君子如有惠件請寄上英大馬路[illegible]

[illegible]收受[illegible]也凡有關於該報之事統請移玉至館與鄙人接洽爲盼專此佈聞伏希公鑒

江灣蔡小香門人王問樵女科遷移廣告

鄙人向在英大馬路壽里行醫有年茲承周雪君委辦醫學報事宜因原址不敷辦公特於二月朔起將本醫寓暨該報館一併遷至東德仁里一弄第三家離原寓不遠醫例仍照舊章門診概以三點鐘爲限恐病家未及週

特此廣告

中西醫學羣書

此書蒐集唐宋元明及本朝名醫所著凡八種裝訂十二本皆極精要而復無覓本者每部大洋乙元二角由本報代售

本館代售醫書

素問氣運淺說一角●全體闡微洋一元●肺病問答洋二角●名醫萬方類編洋四元●人體解剖生理圖洋二元四角●舌鑑辨正三角●三黃寶蠟丸大丸每粒一角小丸每粒一角

上海時中書

（研究音樂唱

學校唱歌初集	二角
强國唱歌	二角
文明唱歌	二角
國學唱歌	二角五分
學生唱歌	二角五分
東亞唱歌	二角
教育唱歌集	四角二分
國民唱歌集	三角
唱歌教科書案草	二角五分
風琴習練	八角

（研究輿地教

改良中外全圖	八元
改良五洲總圖	一元二角
改良皇朝直省圖	三元
改良五洲列國圖	五元四角
五洲暗射圖	一角六分
直省暗射圖	五元
列國暗射圖	一元
皇朝全圖	一元五角
改良大地平方圖	一元七角
大地智識射圖	一元五角

局發行所

唱歌書注意（

樂典大意

唱歌教授法

簡易進行曲　春卷　夏卷

又

單音樂歌

五線音譜

五線簿

張宮保唱歌集

□角五分　二角五分　二角五分　一角　五分　一角　一角　五角　一角　二角五分　五分

教科書注意（

支那疆域沿革圖說　附	二元
亞洲北段圖	十元
東洋歷史圖	五角
西藏全圖	八角
改良最新皇朝分省圖	一元二角
湖北分府圖	一元
五洲全圖	七角
教科適用直省地圖	一角
中國電線圖	三角
東西兩半球圖	二角五分
松江府屬水道全圖	三角

代售天然戒烟丸啓

此丸能絕一切老癮大癮及因病之癮并能戒通體有形之病癮無形之心癮能令氣血復元精神倍長念天滅盡服法俱詳仿單每瓶洋一元每打洋十元凡購一元可戒癮四錢

商業銀行學彙編

銀行爲商業之母欲振興商業者先宜振興銀行故留學日本諸生首譯此書以餉祖國原書六册先出銀行理論銀行簿記學銀行經濟學三册洋裝三本價洋三元以上兩書託時中書局及醫學報館代售、

先我而行

感汪惕予君捐產創自新醫院說

生爲地球上老大病國民不能假醫國手而僅詡詡焉醫人惟吾道中人是已惜大都忘卻醫已何也歛財也汪君惕予其醫已也切久仰之自上海醫會成立後迄以未謀一面交爲憾但聞製戒烟茶而先戒己通中醫而兼西醫今復捐產創醫院開學堂尤聯絡諸大員贊成之殆隱試𨱏國手也夫腦健哉心苦矣余熱毫氏勿如也誠勿如也用是登報代爲表揚

江灣熱毫氏蔡小香拜稿

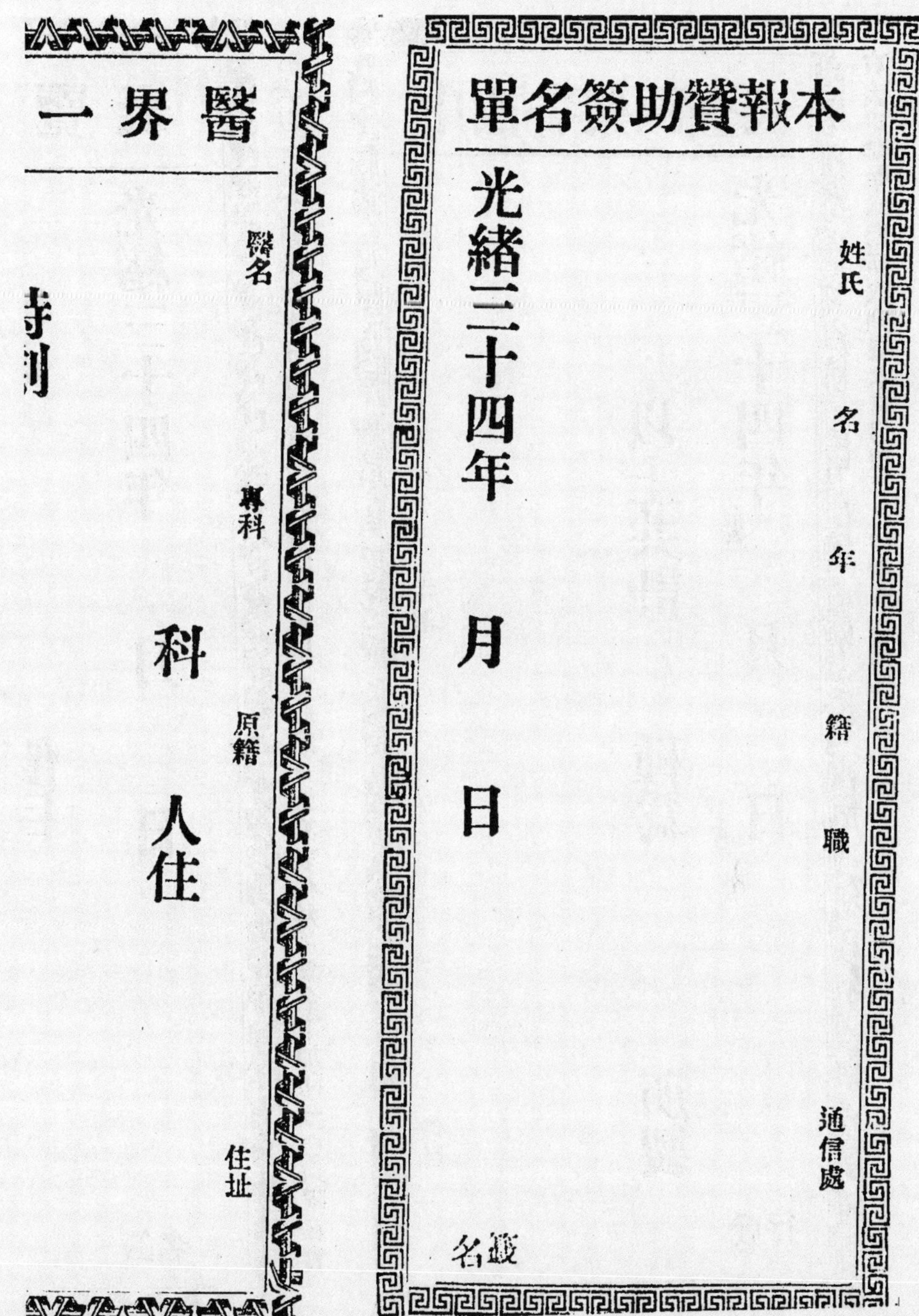
本報贊助簽名單

姓氏 名 年 籍 職 通信處

光緒三十四年 月 日 簽名

醫界一

醫名 專科 原籍 住址

科 住人

寺川

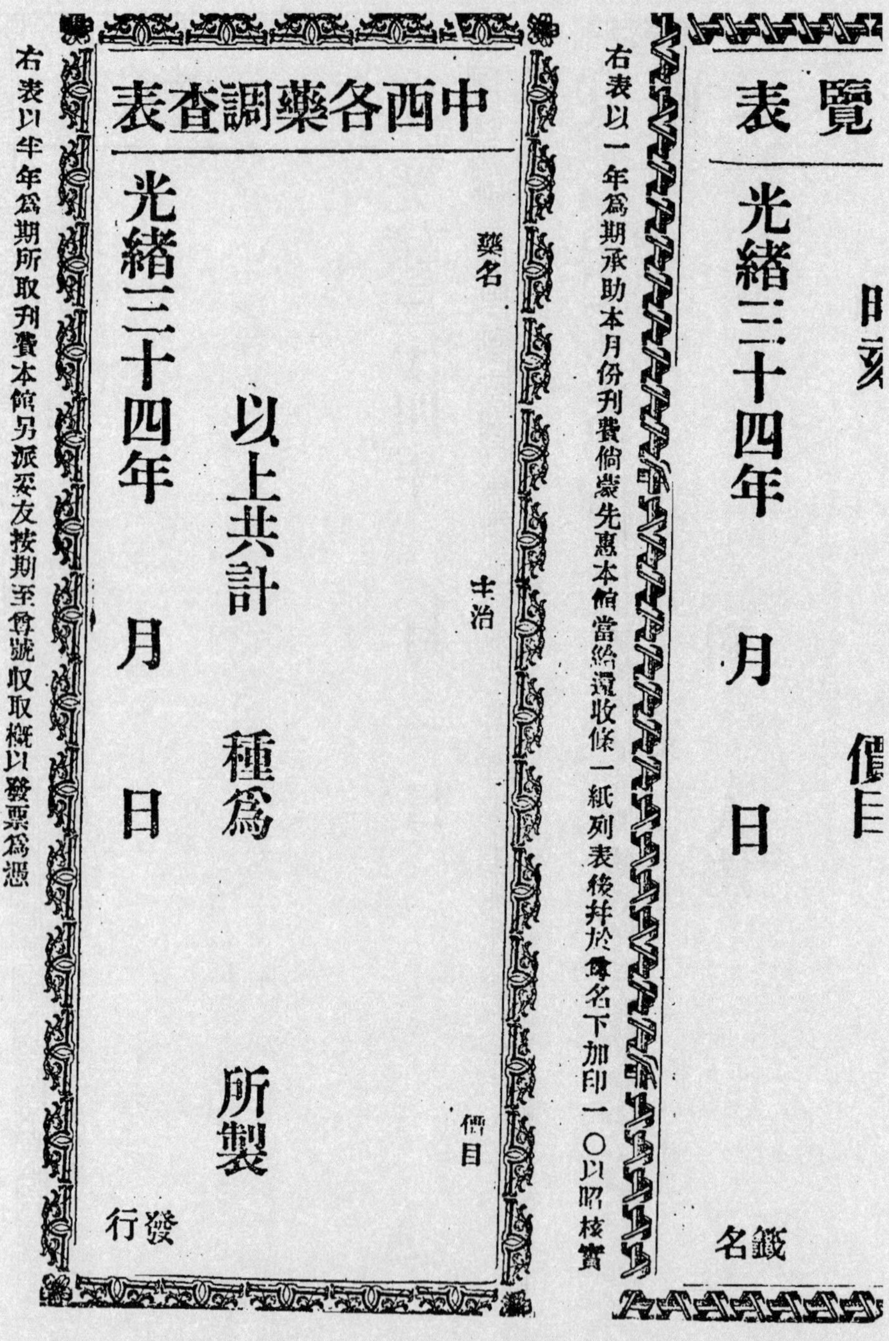

覽表

〔時〕病

光緒三十四年　月　日

價目

籤名

右表以一年爲期承助本月份刊費倘蒙先惠本館當給還收條一紙列表後拜於尊名下加印一〇以昭核實

中西各藥調查表

藥名　主治　價目

以上共計　種爲　所製

光緒三十四年　月　日

發行

右表以半年爲期所取刊費本館另派妥友按期至尊號收取槪以發票爲憑

創辦中國自新醫院章程

新安汪惕予訂

一定名　中國自新醫院附設醫學堂助產婦傳習所

二宗旨　輸新學改舊學以謀吾國醫界之進步施醫藥盡義務以救社會疾病之痛

三經費　開辦費約銀十萬兩先由發起人創捐弍萬五千兩餘均在外勸募常年費
院中富厚病家處收入醫藥資及捐助外本院發起人董事担任之

四院所　英租界愛文義路第一百號大洋房一所計地十一畝大小房屋四十餘間

五董事　醫院之設爲地方人民公益起見故舉請董事不以醫界分限凡官紳商學
之熱心善舉名望素著者皆所歡迎

六值年院董　每年正月開選舉會一次由衆董公舉十人爲值年院董以理院務

七醫員　醫員概用華人不用外人以符命名之義現擬先請精練男西醫三人女西
一人男醫担任醫務兼充教習女醫担任女科產科醫務兼充產婆傳習所教習　一俟將來醫院發達再行添請

八職員　總副監院各一人管理醫院并附設醫學堂產科傳習所一切事務）（中西
文案一人管理各埠各國醫界調查通信事件并院中一切案牘）（庶務員一人管理一
庶務）（會稽員一人管理院中出入一切款項）（藥師二人專管藥務

九圖書器械　（甲）藏書樓購備東西洋醫界書籍圖畫標本以備參考（乙）化驗室
置顯微鏡照骨鏡化學儀器等類（丙）副症房購備外科傷科眼科產科各項應用
械裝置洗滌器升降器以便隨症應用（丁）製用藥購備歐美各種最新製藥器具
便製配院中應用藥品（戊）診病室購備內外各科診療器具

十[illegible]

……其選秀西名利……品聯凡諳練藥師無 日夜輪川守候以便病家隨時取藥

十一病房 分內外科女科頭弍三三等頭等病房每日醫藥房金費三元二等每日一元二等每日貼飯金二角極貧者分文不取

十二看護 東西洋醫院概用婦人看護取其心細安靜吾國風氣未開不能仿行現分男病房用男看護女病房用女看護

十三病人浴房 病體若不沐浴潔淨最易增病至於一切割症更覺危險本院於頭等二等三等病房之處均備浴房預置冷熱水龍頭以便病者隨時滌澡

十四病人衣被 本院預置四季病人衣被等類凡住院治病之人衣服汚穢有碍病體者一概脫換

十五門診 每日上午八點鐘起至下午一點鐘止祇取號金五分醫藥等費分毫不取如有傷科產科服毒等一切急症不限時刻

十六往診 每日下午二點鐘後出診除極貧病家毫不取費外其餘有力者酌取費以補經費之不足如遇急症亦不限定時刻

十七院役 號房一名專司病人往來賓客姓名住址等事）（門房一名看管門戶阻止閑雜人等進出等事）（廚房二人專管院中全體飯食等事）茶房三名管理洒掃拭抹一切茶水等雜務（園丁一人專管園內花房草場等處之事）

十八報告 本院自正月至年底共治病人若干共收欵項若干造印清冊報告各董及捐助各善士以資考核而徵信實

自新醫院附設醫科大學堂簡章

本醫院爲普及教育計附設醫科大學堂以便廣布種子推廣全國茲將招簡章開列於左

一宗旨 輸貫新學改良舊學國粹既存歐化并採强國强種此爲起點

二學額 醫科……

三年齡 以十五歲至三十歲爲度身體强壯資質聰明心性和平志趣遠大此爲合選

四程度 國文須高等小學堂卒業英文須讀過二年者

五志願書保證書 考試錄取後本人偕保人到院親塡志願保證兩書呈本院長存貯備査

六學期 考取後先入豫備科一年而後入正科四年共計五年畢業届期分科考試合格者給予文憑不及格者再行補習如中途退學及已五年而無考試文憑者不准托名本院爲人治病

七學費 醫科較他科爲繁費本院減之又減每年學費膳費房費在內定銀一百兩逐年開學時一次交足除此例外另有辦法兩種(甲)如願將五年學費第一年開學時作一次付清者祗須付銀四百兩以後五年內無須再付(乙)才堪造就有心無力者但有殷實的保擔任學費本院亦另定通融辦法三種

(一)卒業後願盡三年義務而後出院者准其第三年底繳還銀三百兩願盡五年義務者准其分文不繳

(二)卒業後欲自出院行醫願將五年學費繳清者須于學費外加繳利息銀一百兩

(三)卒業後欲自出院行醫仍無力將五年學費繳清者准其按月扣繳銀十二兩扣繳至卒業後之第六年底爲止以上三種辦法均須保人親立苦學保證書如有中途退學及一切不規則之事惟保是問

八課目 第一學年 國文國語 數學 地理 物理 化學 生物學 拉丁文

臨診講義　第二學年解剖學　生理學　衛生學　組織學　胚胎學　藥性學　拉丁文　臨診講義　第三學年　解剖學　內科全書　外科全書　調藥學　藥性學　產科　臨診講義　第四學年　幼科　內科全書　外科全書　皮膚病學　女科　眼耳鼻喉科　臨診講義　第五學年　顯微鏡學　法醫學　神經病學　病理學　黴菌血液學　赤道病學　臨診講義

九假期　年假四星期正月十八日開學十二月二十日放學暑假約八星期先後臨時斟酌端午中秋冬至聖誕萬壽各假一天平時不得無故請假如有要事本堂定有假單交本人父兄將何事何時請假原由書就送本校長核准始允

十獎賞　每逢上學期終小考一次下學期終大考一次逢考不得規避擇尤酌贈獎品以資鼓勵

十一雜費　書薄及外罩校服等悉由本院購備開學時應先付銀十兩存于本校會稽多少按上下學期放假前算清

十二報名處　上海英租界大馬路小菜場北貴州路二號汪惕予醫院　英租界棋盤街商務書館虹口西華德路同仁醫院余鳳賓醫生　西門內梅溪弄梅溪書院受文義路一百號本醫院

代售江陰醫會求本戒烟丸

戒癮易戒有病之癮難市上戒煙丸絕少計及此者茲江陰醫會創製特別求本戒烟丸係會友馮箴若君主治其事集諸名醫朝夕研究而成分十種仿葛氏十藥神書之例以十干定名各就體質立方按症用藥統持者甲字丸陰虧者用乙字丸陽虛者用丙字丸遺精滑泄者用丁字丸咳血咯血者用戊字丸淋濁者用已字丸痞滿脹痛者用庚字丸便血痔漏者用辛字丸脾泄腎泄者用壬字丸休息久痢者用癸字丸此與一方通治者大不相同所有成癮原因癮來現象凡與烟癮最相密切者無不該括於十種之中而確無嗎啡烟灰等攙雜刻已歷戒者多人卓著功效服丸一吸煙一樣起居動作飲食溲便一切如常毫無流弊所有詳細情形另有章程一册方單一紙函索[illegible]有志戒烟者即

（中英大藥房）

（新出唐製家用良藥）

養身培元補腦藥

此藥爲世界第一之補品不論年高年輕孩稚婦女文人武夫無不相宜腦爲一身之主腦健者延年益壽長學問增智識非尋常補品所可比也四季均宜最爲和平

補血葡萄酒

此酒補血之妙品以葡萄爲主酒乃發令通行週身之血脉和以補衷之要藥爲男女適用功效極速凡婦女血虧爲最或病後之本元未復連服半月至一月恢復原本較前尤勝

止咳補肺麥液精

麥液乃補肺之要藥中外一體肺爲一身之華蓋斷不能傷既傷則不能不脩補恐日久成癆凡我華人體質與西人不同飲食起居不常烟酒色慾過度即傷肺之明證肺傷則咳多咳多則痰生麥液精調和臟腑之藥以補之初起則一二服能見效年深者常服有益

平肝安胃聖藥

此藥平肝胃氣痛應驗如神肝屬木胃屬土胃中宿食不化則生氣感動肝木而生火所以胸中作痛服後立見和平多服一二次即愈

平喘除痰藥

此藥平喘消痰爲最靈初起者傷風受寒日久則氣喘氣喘則傷肺生痰先須除痰速平其喘爲要義

婦女調經藥

凡婦女以血爲主經乃血之餘經血不調週身不遂日久者白赤帶下百病叢生服藥無效宜速調經爲要經調者血分充足生育可期不得不從速佈置

急救痧症良藥

此藥不拘何種痧症可治如吊脚痧螺痧諸痧一切霍亂時痧水瀉中暑受寒腹痛吐瀉交作紅白痢疾皆起于邪由口鼻而入於臟腑散佈週身血脉以致頭刻發動從速治之否則難醫夏秋之際爲尤甚因天時蒸蒸地氣惡濁入於人身則壽俗呼爲痧急用此藥立見奇功凡我同人常備爲要方便一人功德無量矣

治陰癬

清血解

清理補

四時清

乃戒煙

安

以上各種良藥虔誠配製有心濟世功用服法周詳仿單加以圖說按其名者認明本藥房鐘鷹爲記庶不致悞

新出 **治紅痧要藥**　新出 **立除臭虫藥**　新出 **救吞生**

外埠本分鋪各大藥房均有發售

滅臭聖藥

西國所出加波匿克酸等非不可辟臭然特劇之耳彼臭雖已此臭依然猶以異臭其力量之大不可思議此粉出於香港凡西國男婦皆喜用之每年銷數不下立刻消滅凡有狐臭（俗名猪狗臭）者但用一次即可一月無氣息用至二三次即可斷根有不信者用以淨脚立以爲藥也凡婦女香閨斷不可少文明人愛潔亦不可少家有病人不可少地方汚穢及有狐腋臭者尤不可少用法但以粉便止每人每罐可用半年每罐取小銀三角有願購者可函告本館注明住址附郵票六分爲定即當專人送到蓮購四

公益印刷所廣告

啟者本印刷所自備大小機器各種鉛字代印書速精美訂價約日無誤並售銅模鉛字花邊鉛版運售各種印書器具等物倘蒙仕商光顧無不格

設上海英界廣西路寶安里第四百九十五號

上海和生號廣告

本號開設英租界三茅閣橋北首朝西門面勝張專運外國名廠各式絨料西學書籍雜貨體操汽槍等西學應用之件均皆全備向蒙各主顧讚揚價廉物美現在新到學堂應埠學界諸君賜顧請至本號購取爲盼

中國圖書公司

最新書籍出版

幼兒保育法　◎根據幼稚園保育法之原理酌量社會之程度適於女學校及家庭之用◎分明識字之女子即能通解◎家有幼兒而地方無幼稚園者閱之可改良家　每冊二角五分

新譯少學劣等生救濟法　◎首揭原理次揭救濟之方法爲小學教師極宜注法◎熟此法可使劣等之生徒進爲優等◎生徒之缺點報告於教師以期補救◎每冊三角

新譯幾何學教科書　◎據日本權正董譯美此大學校教授Andrew Phillips氏時以作圖法插入於定理之間使習者能自繪圖證明尋譯旨限法至爲精確且加入計算問題尤得應用之効力　平面每

發行所上海四馬路東

粉

此藥最靈外搽陰瘡發於皮膚之外名目甚多由濕而生人人有之或茶酒飲食俱能生濕食後切不可睡最易生濕若不速治蔓延到處痛癢交作日夜不安大失體態皆此藥速搽二三次即愈

藥

此藥正本清源之象血爲一身之本源周而復始晝夜不息如沾染一點毒邪或中風受暑或傳染于花柳必致病致瘡患疽成癰若不從速醫治日久不堪收拾耳當于未發動之前急用此藥服之法無後患也

丸

此藥清理爲補藥性和平如大便閉塞小便赤色乃宿食不化內火生炬速用此丸服後限四點鐘見效通瀉內火宿食鎔化頃刻清爽然後進食爲補也

片

此藥名爲四時清快乃家用常佩之良藥四季俱宜或在家或行旅常佩於左右偶有感冒風邪等症頭昏目眩胸悶腹痛或外膚疼踵等症均可服之搽之立見其效豈不爲一清快哉

片

此善戒洋煙之第一良藥之名曰乃安戒烟藥片乃安者即華人習西醫考取博士之官民處製此藥實心求是以濟當務之急非圖漁利並無嗎啡烟質攙入其中恐難他人見信故將自己博士之名爲戒烟藥號然市上所售之藥只能代癮未能戒烟每見各報所登辯別誰是誰非誣言亂道種種圖利之惡習想明眼人看得穿識得破倘望有志諸君宜速就戒況我中國力興末艾願四

中英大藥房改良戒煙精水以及桂花參片

本藥房前製戒烟精水參片暢銷烟界久爲海內所深信詎知利之所在弊即叢生其靈效特著者無非嗎雜嗎啡故技與今日市上最有盛名之戒烟藥品同出一轍喪良漁利負疚殊深茲一藥房精心研究純用化學工夫特製

改良戒煙精水以及桂花參片

一種液品性善克烟功能補虧名曰 改良戒煙精水以及桂花參片 經西醫博士唐乃安君鑒察認可廉價出售一以補曩日之愆尤二以救同胞毒沉淪三以挽嗎啡之奇劫從前所製之精水等一概解諸東流不再禍人區區此心海內同胞幸垂察焉

此藥功用 掃盪烟之滋補元氣健腦養血舉凡由鴉片所受之損傷均能療治并兼付嗎啡癮其質清潔其味和平最易下咽 附贈化驗嗎啡藥凡含有嗎啡之藥水藥丸如將此化驗藥滴入立現綠色倘無嗎啡並不改變服法價值另詳仿單

外埠本分鋪各大藥房均有發售

中英大藥房所售之乃安戒煙藥片

此善戒洋烟第一良藥也名曰乃安藥片乃安者係西醫博士君之官名也曾經考驗遐邇馳名服法另詳仿單此啓 藥片

盒大洋二元五角　小盒一元二角五分

萬萬同胞共圖振興

倘蒙官紳士商賜顧以備方便

[?]藥　新出　喉症保命藥

暴也惟此淨身粉則能使一切臭穢均變無十萬鑄雖奇臭如阿魏貓溺等亦能使其臭之即可知言之非僞眞中國前所未有之奇三厘入清水少許研化之揉擦臭穢處立刻收洋乙元

醫學報館啓

報章股單表册仿帖零件擺印迅法精刻圖畫銅版五彩花圖錢票克已以廣招徠而圖久遠此佈開

器料刻象皮圖章監製外國帳簿以及外之儀器文件等類價目特別公道如蒙外埠本

例事項雖鄉曲亦易實行◉文義淺顯句◉教育◉業經婚配之男女均宜預爲研究請之書從◉生理及心理之關係宗適宜之詳兒熟觀之可改良家庭教育并可將生徒方

Irving Fisher 二傅士之本爲中等教育◎遠他書之拘泥成格◉於此例而積論極定價銀八角立體每册定價銀六角

日辰字十八號

學務大臣審定咨行新書

周雲樵先生所箸之西史綱目及陳譯如孝廉所譯之中國江海險要圖誌二書業蒙總理學務大臣孫中堂張榮兩尚書批准給予版權并咨行各省督撫飭屬一體購閱今將批示及咨行各督撫文恭錄於左

學務大臣批西史苦無善本初等從事譯編若披叢莽若理棼絲每憾類於記憶近時譯述西人通史各種類皆備學堂課本之用大都割裂羼雜倉猝成編於原書精意所在全未體會以此作教科書貽誤後生實非淺鮮據呈江蘇廩貢生周維翰所箸西史綱目一書以中史體裁挈西史綱要政教種族開卷燦然蒐采宏富足備學堂參考之資福建舉人陳壽彭所譯中國江海險要圖誌原書爲英國海圖局所集成於光緒二十年較製造局王譯海道圖說原書成於同治元年者後出三十餘年故詳於王本不啻倍之譯者又能補輯甯瓊廉一帶尤爲完善可貴應與海道圖說等同爲各學堂教習參考之本以上兩書皆窮年矻矻苦心孤詣之迥作非草率成書意在牟利可比應准存案給予版權以勵有志如有坊賈翻印漁利仰即稟由地方官就近懲辦可也所請通行各省一體購閱之處并候覈辦此繳

總理學務大臣爲咨行事據職員胡之楨稟稱經世文社石印書局印有江蘇常州廳貢生周維翰所箸西史綱目及福建候官舉人陳壽彭所譯江海險要圖誌兩書西史綱目原書一百二十卷起自上古下迄近年係輯合數百種新譯新箸而成宗旨純正體例謹嚴以供課吏造士之需在今日尤爲合度惟卷帙浩繁僅出初二函三十五卷紙分期續出中國江海險要圖誌共二十七卷二百零八圖係英國海軍海圖局中將伯特利於光緒二十年採輯英國水師將弁測繪之本并訪請商人遊客之記載口說面成於中國七省形勢沿長江及河海之險要繪圖立說願爲詳備方今考求地勢幣飭水師而江海要害圖繪闕如非此殆不足以供肄習敬請獎其苦志給予版權並懇札飭各省高等學校中小學校一體購閱作爲教授課本及參考之書等情據此除批示外所有通飭購閱及禁止翻印西處相應咨行轉飭所屬查照辦理可也須至者

之史綱目初函實銀二元五角二函實銀二元中國江海險要圖誌實銀四元

西史綱目現歸文明書局發行中國江海險要圖志現歸商務書館發行

會友題名錄

姚民成字少蓀浙江錢塘人年四十一歲捐州同銜道庫大使住杭州府城內興忠巷扇業會館間壁朝東石庫門願閱醫學報以廣衛生之見識

會費收訖

辨症譯編敘例

僧洞天

學不博不精。症不辨不確。則辨症固為醫家之要義。凡為醫者皆知之。叩其症之何以辨。則吾國醫書。尚多謬誤。極其精奧。不外乎陰陽五行等說。況下而為醫者。能確斷之而無誤。辨之而無疑乎。攷之開明諸邦。凡所醫籍。每舉一症。必首述原因。次解剖。次症候。次療法。暨乎合病類病之研究經過豫後之結果。莫不井井有條。如我國。尚虛文而失實者。相去何可以道里記哉。誠如是。欲救吾醫林之失。莫如多譯西醫書以為破暗之燈。照空之日。蓋我國雖早有翻譯之西醫書。（如合信氏西醫五種、嘉約翰內科全書等）皆數十年前之譯本。即在彼邦。亦不如其改良凡幾次矣。抑或更有最近發明之新理。又有新舊學說之不同。故前此所譯諸書。雖早行我國。要於吾醫界無特別之價值。且吾國有志之士。每讀是等西醫書同一病也。而此書與彼書其名稱治法兼有不同同一藥物也其兩書名詞迥別用量調劑亦各異故不喜譯書而仍就我固有之七方十劑等法者誠恐差之毫釐謬以千里不若因陋就簡爲較穩耳所以近年吾國各科學稍見發達惟醫界依然故步自封者良由此也鄙人有鑑於斯特取日本最近各病理書及吾醫書中精確之論譯述成此名曰辨症譯編無論病名藥名概以中東西對照蓋是編之關係以對照名詞爲融貫中西之起點幸海內同志匡其不逮所謂過渡之舟楫也

例言

○一首錄病名以中東西對照凡遇中名其上加以◎東名加以●西名加以●藥物名亦然

○一次錄病原、症候、經過、豫防、療法、與夫現在之看護、以及未來之結果、苟於醫療上有價值之方法、莫不兼收俱蓄、以供博採

○一每於篇末加以按語、亦採雪樵周君作辨症要畧之意、雖然、終不免有牽就附會之弊、究不若專注重於東西醫理、較爲精確、閱者諒之

〇一本篇計體溫概用攝表而藥物之用量槪用瓦（舊譯格蘭姆）合漕秤二分七釐又千分之二百八十八」一·〇（即一瓦也）、一（即一瓦十分之一也）餘類推

◎感冒傷風症

〇急性鼻加荅兒

Rhinitis, catarrhals, acuta.

（原因）由感冒風寒損傷格魯兒瓦斯沃度劑（即碘劑）連用塵埃急性傳染病淋疾及白帶下之傳染等所發。

（症候）精神疲倦惡寒鼻粘膜乾燥噴嚏甚至鼻腔閉塞呼吸困難嗅覺味覺妨害。鼻流水樣之涕液初少量既則大量前額部頭痛眼淚羞明耳鳴重聽嚥下困難。斷嗄咳嗽上唇及鼻孔剝脫糜爛三叉神經部域疼痛亦兼有發熱者。

（經過）數日或至一星期二星期不等。

（療法）禁止屢屢劇拭鼻部室中溫度勿使過冷過熱所着衣服必須溫潔施用蒸氣吸入「ハール」氏感冒劑（即酒精也火酒）石炭酸（架波匿酸也）各一〇·〇腐蝕安毋尼

亞五〇。〇）按法吸入。一日數回。每回時間。五分時或十分時。大約行一二日爲卒。其際減少諸般飲料。再用阿片蒸氣（即阿片末〇•二五乃至〇•三熱湯滴化）照前法吸入。再有發汗法。或熱脚浴。或半身浴。或更以海綿拭鼻孔。嗅以（依的兒以打酒也）如乳兒或用微溫湯。注入少許於鼻孔。若近時急治之法。用（古加乙涅高告精也）或者（イヒチオール Ichthyol）爲外用之急療劑。又有內用（亞篤魯必涅了邊精刀也）〇•〇〇〇五）如使用適。當則有速效。或有膿性加荅兒。則用收斂劑或腐蝕劑。在鼻腔局處按法療之可也。

〇處方

〇鹽酸古加乙涅（即鹽強高告精）　〇•五—一•〇
蒸餾水（即氣水）　一〇•〇
右溶化滴於綿上。每四五時鼻孔挿入
〇石炭酸（即架波匿酸）　一•〇

〇イヒチオール Ichthyol　五•〇
依的兒以打　酒精火酒　各五•〇
右每四十乃至十五分間吸入
〇必魯加兒必涅（即加波蘭地精也）　〇•〇五
水　二五•〇

硫酸依的兒（即磺強阿打）　四〇

右用廣長頸之瓶貯入用鼻孔引其氣

右每半時一茶匙得發汗則止

此下之稿靖洞師綏陸寄來

女子中學醫院課藝

女子中西學醫院係李平書先生及張竹君女士所創尸於去年第一屆卒業成績甚佳茲選登其尤者以見一班

瘧症新說

甲班生陳衡哲

瘧之病爲十九世紀上半以前、西醫家或以爲起於霧澤、或以爲成於瘴癘、衆說紛騰、殊鮮確據、茲將近日西醫所發明此證之原因、而確有實驗者、繹述之、并綴以病狀及治法、貢於我國醫界、

世界微生物中、有所謂病原虫者、近世醫家於此最爲注意、亦科學一大進步也、援此例以推究瘧症之原因、始知該症之出於蚊身之寄生虫名(MalarialParasites)者、然曾歷三度之研究、直至千九八七年、其說乃爲醫界所公認、

昔者法國軍醫嘗治瘧症、刺血驗之、得一種微虫、係寄生蚊身由喙輸入者、此第一度之研究也、旋經意大利名醫攷得虫入人身與發寒發熱之關係、此第二度之研究也、嗣後英之名醫、一曰羅恩、一曰孟森之二人者、復驗得該虫之寄生蚊身時及輸入人身之時、其生殖如何、狀況如何、所得更有完全、此第三度之研究也

考此虫之在蚊身也、其發起時先作細點、點內滿孕種子、旋膨脹破點孵化而出、狀類芝蔴、充積蚊身、最喜攢聚於蚊之涎核間、漸由核管而入喙筒、故此蚊螫人便帶進血分、遂作種種之伎倆、一敗壞血輪、此虫能將赤輪中所有之養氣變爲一種黑色物質名(melavin)者、亦輪既壞、養氣既變、故病瘧人皮色青白、體溫較低也、二此虫入血之後、其孵化時放出一種毒質名(Toxin)、倘與外感之養氣化合便能生熱、瘧之發熱實係乎是、三此虫不特敗壞血輪、更能蝕赤輪之質而占居之每輪中其數甚夥、孳生率頗速、計瘧作時每發熱一次、能育二五○○○○○○○○○○○個、其甚者或不止此數、此三者皆(Malarial Parasites)之伎倆也、

夫寄生瘧虫之蚊、實與普通者有特殊之點、此又不可不察也、請舉其狀態、形尖細而勁、色黃或青灰、兩翅閃閃有光而不鳴、胸膛兩旁各有斑紋一條、體直並不作灣弓狀、當其爲水虮也、不事呼吸、其體亦不蜷曲、由子孑而爲完全之蚊、必經三變在

西歷四月至八月時、此物發達最盛、計分五十餘種、

以上皆瘧之原因、請言其病狀、綜瘧發時必經三級、一發寒、全體戰慄、雖重綿覆蓋、無能爲力、面色青白、脉細而亂、有歷一小時或至三五小時而轉熱者、二發熱、面色紅、口燥、諸大脉管脹而跳、呼吸急促、頭疼最甚、時其熱度百〇五或〇七八、歷二小時或十餘小時不等、三發汗、汗漸出、熱漸退、而諸般困苦亦漸減、汗甚則倦而睡、睡醒、其病若失矣、

或曰瘧有每日間日三日之別、何也、(1 Tertain 2 Quaratn 3 (Aestivoautumnal) 曰新舊遞爲生滅、每日發者、因該虫之生滅祗一周日耳、而間日三日、亦視此例、蓋舊虫滅而遺子、瘧止時也、子孵化而成新虫、瘧發時也、瘧有三種、皆係乎是、

治瘧藥品、以桂拏爲最、服法如下、凡瘧發前三小時或五小時、先服鹽類瀉品以瀉之、後用桂拏二十厘分四五次、以發寒前服完爲度、若不止、則次日仍用前法、然有服桂拏而見效遲者、則當和以信石水、若頭部疼甚、則和以(antipyrine)亦妙、久瘧則服信石水三五滴、日服三次亦效、發寒之際、宜多飲熱茶、或運熱氣以暖之、愈後仍宜日服桂拏少須、以杜復發、人當瘧症流行之時地、亦宜日服少須、俾免沾染、故桂拏亦爲預備藥品、衛生者其知之、

作輟熱病論

甲班生吳彝珠

作輟熱病名（Relapsingfeler）舊譯作復發熱症其病源發明於千八七二年實因一種微生虫名（SpirillnmObermeiri）生於血中體長一千五百分寸之一或五百分寸之一作旋螺狀其在血也能敗壞血輪故令人發此特異之熱病熱甚時其孳生最夥熱退則旋滅人苟觸其氣毒便侵入血中而爲患也按此症之時間及狀態與瘧疾頗多異同瘧之發與止有定時此則止後或間二十四小時至三五日復發與前次同一狀態瘧作時初發寒此症亦然但兼以頭暈及發熱時皮膚焦灼口燥亦與瘧同然發汗時期每二三日不止則與瘧異矣

考此症未發以前必有三四日大便閉結症勢最劇時乃在第七日甚者發狂當發汗之後則忽冷忽熱忽汗忽所吐之汁色作黑黃綠不等亦有衂血者婦女或陰道流血脉至甚速計每分鐘一百或百六十次舌苔輕則白或淡黃重則焦黃而刺甚有脹裂腐爛者內之肝脾兩臟亦因血凝而膨漲外按覺疼更有眼珠縮進外圍黑圈眼白及皮膚皆現黃色者其頭疼便閉尤爲發後之餘波牽連不斷者也

夫（SpirillwnObepmeipi）之在血中新舊遞相生滅病之作也乃新者孵化成虫之時病之輟也爲舊者垂斃遺種之候其復發之時期之不同者因該虫生滅之時期有短長也然飽食暖衣之人空曠潔淨之居此等病源虫無自而生其饑荒狼籍軍營

跼蹐之地遘此症者往往而有故又稱饑荒熱病

記太原醫學館提調朱伯雄別駕之病

朱伯雄別駕江蘇泰興人知醫學爲人伉爽有血性以知縣到省上游各憲均器重之歷任要差其體質偏於熱好食生梨有眩暈之病自言發自十八歲蓋其幼年致力於制藝殊刻苦遂得此疾後於通州院試後復發甚劇歷久乃愈自前年至晉後酬應甚繁此症乃屢發中有二次可以代表其故一當疾行數里至古玩店內注視各物過久一當冬日宴會時火鑪甚熾由是時發時愈體日衰弱所異者日食如常口不嗜飲而屁出甚多每夜必數十次每至屁多則眩暈必作屢試皆驗後食龍眼覺精力稍佳每於倦怠時則啖之乃試服人參覺有效遂服歸脾湯與鹿茸無何舌心有縱紋一條深陷如裂闊約二分徧查傷寒舌鑑不得其解又數日後忽三四日不能寐心煩且躁并不能食視物無神憊極無似深慮不起乃延與中醫教習程君若愚會診之其脉浮取不得沈取之則細而數苔心至尖黃膩而厚其底作淡紅色因斷爲腦脈積血症曰此症腦脉中必多血蘊以致發血多而廻血少血積腦中致成此症以中醫論蓋肝湯之重者也論其治法必平肝清心而後可別駕曰全體素偏熱但近年則不然初服溫補藥甚效何也余曰以積血而論本實症也然他人不

病此而惟君病此必有其致病之理血積於腦者多則周身之血必減其常度此溫補之所以效也但溫補之藥在周身則補其虛而在腦脉則補其實則標病雖效而本病益劇之因也至於不渴之因蓋由血衣而內積於腦質與澀衣無關之故是爲腦經之變症中醫所言陰分也因立方仍以人參爲君而佐川石斛白芍歸身棗仁石決菊花連翹心蓮子心解竹茹等一劑後雖未得寐而心煩則減二劑後得寐三點鐘許乃加杜蠣而減參次則去參而加羚羊角由是夜寐漸久日食亦進而苔心之凹陷亦漸起而平苔色亦減凡服數十劑但不能運思偶有拂意事感觸則其夕卽不能寐凡一月許而起既足余謂之曰藥力至此止矣欲病之全愈須以衛生法治之一此症之源由於用腦過度此後宜少用之卽有談論亦不得過半點鐘之久至七情之中惟喜笑可用若怒憂思悲恐驚則管不宜犯二此症之源由於空氣不潔每日宜放洩濁氣室內不得置火鑪等物兼以愼飲食節嗜慾淡化進方可以正本清源也冽翁皆從之後伊又思得二事皆有精理其一藥中加雞肉金消其積滯服六七劑後屁竟少而不臭其二日事運動專用小腦而息大腦其體漸健然時値隆冬而不能冠不能裘偶衣皮馬掛則其體即不適初次薙頭時髮際皆作紅色蓋熱毒外出故能向愈也

而人之食物。又有當種種注意者。

宜混食。食品中之滋養品。豈能適合人體之營養。富蛋白者則乏小粉。富小粉者則乏蛋白質。故必兼此數者而食之。營養之支配。始能平均。

二不可頻繁餐。之後必俟胃之工作停。方可再食。若前者未消。新者又至。則胃液之分泌。胃筋之收縮。俱覺其勞。必至停滯而病起。凡劇動之後。必少息三十分鐘。而後可食。

三不可過速。速則咀嚼無多。將以胃之功用代齒工作。倘胃力疲。則不消化矣。故咀嚼之時。不患其長而患其促。

四不宜笑語。喉有兩管。而食管在後。語則氣管開。食物若誤入。必咳出而後可。

五不可加飲料。食物雖乾。唾液足以潤之。若加飲料。則不待唾液而流下。其唾液將缺乏矣。況食多飲料。胃液將薄。恐消化力弱。胃易膨脹。

六助胃消化法。可以熱水熨心窩部。冷則易之。

七食後一二時。血液均聚於胃。若遽劇動。則血液入動作機關。消化之功用將停。故精神身體。食後宜安靜。

八色惡臭惡。品質不良。艱於消化者。均不可食。傳染病流行時。尤宜加慎。

九食不可過多。易成食積。又不可過少。營養將缺。喜怒哀樂亢盛時。則胃液之分泌少。宜隨其自然之性而消息之。

十食物宜煮沸至百度攝氏以上。烹

調須得宜。務使易消化。易吸收。 十一植物食品。宜去外皮。洗之極淨。然後煮熟。庶寄生虫可少。 十二農家者流。種植灌溉。易黏附汚物及虫卵。故食前宜濯手。

雖然。食物之新陳善惡。宜選擇焉。雖氣候、年齡、職業、種類、强弱、各有不同。均以新鮮清潔爲主。 一爲選擇乳汁。善良者色白而微藍。味濃厚而甘。以指捻磨之。則有油膩。滴之於清水中。則沈下。滴之於指甲。則成球。蒸熟則生皮。更以百度之長玻璃管。入乳汁於其中。至一日。則上有浮起者。此上浮之容量。以百之十或十四爲良。 二爲選擇肉類。宜查其有無病毒。是否新鮮者。以鳥肉爲第一。獸肉爲第二。龜鱉肉爲第三。蛙類肉爲第四。蝦蟹爲第五。貝類爲第六。 三爲卵之選擇。向日光透視。色白透明者新鮮。黑暗者腐敗。搖之而響。投之水而浮者。必不能新鮮。置火之近傍。須能發汗。以舌尖觸其兩端。銳端溫度。須高於彼端。若平均者。必不能鮮潔。

一日三食。至普通也。然因老幼强弱、勞逸、習慣及業務上之便利。有或遲或早之不同。然不足慮也。所慮者。每日食之時間。無一定耳。如或長或短。則有害於消化機能矣。是宜各有一定時期。一日如是。日日如是。早餐宜臥起一二時之後。晚餐宜臥前三時。否則易成食積。

食物與氣候亦有關係焉。夏季體溫放散少。食量亦少。冬季體溫放散多。食量亦多。夏季運動減。消化功用緩。宜易消化之品。冬季運動多。消化功用盛。可取動物性食品。

至於食物之溫度。最宜措意。不可過高。高則齒齦及胃皆爲衝動。而多消化器病。不可過冷。冷則傷齒。且消化器機關阻害。須食物漸熱。方能漸消。而食積易矣。故在夏時亦宜忌。而夏時冷水。切不可飲。大汗時、空腹時尤忌。

食物之外。食器亦不可不注意焉。烹飪之器。飲食之器。或溶化有害礦物之質。混入食物。或黏附傳染毒之細菌。皆爲衛生之魔。不可不防也。故夏季當傳染症流行時。當以淨水煮沸食器。或以沸水洗滌之。加以乾拭而覆之。勿仰置也。陶器以白色者爲佳。黃色粗疏。不適於用。漆器則適用而易剝落。金器有酸味。煮沸者不可入也。鐵器雖無害。然酸化腐蝕。易於生鏽。銅器生綠。可以殺人。貯藏食物。則銅質鎔流而混入。最爲有害。錫製器本佳。但中有鉛。含若製管引水。製壺盛茶酒。如鉛分溶化。必罹慢性中毒症。琺瑯器含鉛甚多。尤毒於錫。惟用以煮物者。則陶器、磁器、玻璃器、金器、錫器、鐵器等。皆可。防蠅之事。尤爲緊要。宜以極細之鐵絲罩蓋之。否則藏之櫃。

衛生學十二　嗜好品　茶

食物之外。無不喜飲者。其物不一。西班牙意大利人喜飲可可。與綽故辣得。南美洲土人。喜飲巴辣沽。歐亞南境之人。多飲加非。英俄和美等國則皆飲茶。茶生中國日本印度。近亦產之。世界飲之者。共五百兆許。種茶之地。以含有小石塊土肥而燥。且多雨者爲佳。採茶之期。約三月初。可分三次。而以穀雨前者爲佳。其葉無香無味。炒之則色香味俱生。每生葉三分可炒一分。有紅茶綠茶黑茶三種。化分其質。可得四種。一爲易散油質。此質中香味甚佳。茶之香味俱由此出。每百分僅含一分。而以含之愈多者爲愈佳。有醉性。　二爲替以尼質。此茶之精也。以百分含二爲多。數間有至六分者。其味少苦。每百分中含炭四十九分許。含炭氣二十八分許。輕氣五分許。養氣十六分許。能行氣提神。使廢料減少。　三爲樹皮酸質。每乾茶百分。含十三至十八。其味畧澁。久遇空氣。則色黑。能行氣。與梹榔質同。又有收歛性。能令便結。

四爲哥路登質。居四之一。故泡茶後。飲其葉。尤能養身。與豆畧等。泡後加淨鹻少許。則其質可分出。四者之外。另有小粉與膠質。則泡時消化無餘。又有鐵與錳二質。尤爲人身不可少之質。故茶之功用。能提精神。能生津液。凡炎症與頭痛者。酒醉與吸烟者。均宜飲之。惟飲之過度。則恒多洩溺。而心思反昏亂矣。亦有能成癮者。

加非

加非產地。始於阿西比尼亞。次及波斯。而至阿剌伯。今則用加非者凡百餘兆。每年銷數畧十餘萬噸。其樹高十尺至二三十尺。葉綠而滑。二年而花。三年而實。四時不絕。花色淡白芬芳。果似櫻桃。可存至多年。歐洲人多用其子。晒之乾。臭小而味苦。有收斂性。加火炒之。則香味生焉。其性與茶葉大同小異。能提精神而不醉。倦者飲之。可以暢適。饑者飲之。可免困頓。心亂者飲之而安神。昏者飲之而醒目。能減廢料。省食物化而分之。凡含三質。一爲易散油質。凡五萬分之一。加非之優劣。全視含此多少。凡存之愈久。則此質愈多。其功用能阻體內各質之消耗。二爲加非以酸質。此質有收斂性。計百分中含此五分。與茶內樹皮酸畧等。能助加非以感動人身之力。

三爲加非以尼質。此加非精也。與茶之替以尼同。每百一分中含二三分不一。此外亦有哥路登。每百分之十三。凡食之者其渣亦不宜棄。加牛乳與糖食之。比牛肉汁更補。凡嗜此者可免石淋酒狂等症。南洋等島喜用其葉。

酒

酒之效由於酒精之力。用之適度。則有滋養强壯興奮等效用。且能大助消化力。然過其量則害消化。甚至身體痲痺。步履艱難。腦質中大受變異。由是而弱而疾而死亡。故其飲宜愼也

凡酒之釀造。葡原料製法及混合物之異。則效力有多寡之差。大率百分中含有酒精十五分者。爲最佳之奮興料。　一蒲萄酒百分中含酒精十分至二十分。因含有植物酸糖等。故其味佳。凡婦人慮宜人之。　三皮酒百分中含酒精三分至五分。并有炭酸瓦斯及一種苦味物。爲清凉飲料中佳品。　三火酒百分中含酒精四十分。其性殊劇。　四紹興酒百分中含有酒精十一分。　五燒酒百分中含有酒精三十九分。　六日本酒百分中含酒精十二分。　七玫瑰酒。百分含酒精二十分。

第一板　每張售大洋一分五

光緒三十四年貳月望日第八十一期

醫學報

每月兩期

上海望平街時中書局代發行

本館開設上海英大馬路西首德仁里一衖王問樵醫寓內

七十三期後價目表

凡定七十三期至八十四期者連郵費在內列表於下

本埠	一份以上	每份小洋二角
	十份以上	每份小洋一角四分
外埠	一份	大洋三角二分
	二份以上	每份大洋二角六分
	十份以上	每份大洋二角
補報	一至三十六	本埠八角五分　外埠一元
	三十七至四十八	本埠角五分　外埠二角
	四十九至七十二	本埠四角　外埠四角八分

滿銀一元請寄郵局洋票其不滿一元者可以郵票代之

本報代派處　本埠英界胡家宅寶安里上海醫會　三馬路畫錦里西首勒威大藥房　法界老北門外大街泰茶棗店　西門外乾昌和帋舖　西門內穿心河橋東首大街大全堂藥店　美界老閘橋北採山堂藥舖　橋東首泰山堂藥舖

外埠定報諸君姓氏錄

徐季蓀先生　日本成城學校　王藎臣先生　甯波湖西花園弄

厲家福先生　日本山旅館　朱子愚先生　湖州長興東魚巷口

鼇外埠另定價目

曹錫疇先生　香港乍畏街
劉言愧先生　北京大學堂
方藥雨先生　天津日日新聞報館
濮鳳笙先生　南京白酒坊
南洋官報館　江寧
許伯翔先生　南京水師學堂
馮條齋先生　漢口教練所
李嘯芳先生　湖北武昌耀華玻璃公司
戴和之先生　湖北荊州府城內大街
彭玉田先生　湖北沙洋天主堂
胡盛記　湖北沙洋內后港
陳劍魂先生　蘇州葑門滾繡巷
汪志翔先生　蘇州滄浪亭高等學堂
林先耕先生　蘇州醫學公社
朱讓卿先生　蘇州金獅巷東口
鄒景叔先生　蘇州落地捐局
姚少蓀先生　杭州扇業會館間壁
魏子祥先生　杭州湖墅寶泰米行內
林劍治先生　杭州仁和縣署官醫
高建候先生　杭州福祿巷
謝旦初先生　杭州栢子巷口
戴智白先生　杭州府花牌樓
陳通甫先生　杭州車駕橋翰林第

陸企園先生　湖州埭溪陸森森堂商
傅稺雲先生　湖州所前街
何廉臣先生　紹興寶珠橋
孫夢蘭先生　紹興王衙弄
周德君先生　紹興各報代派處
鄭邕穀先生　餘姚轉坎墩
朱立哉先生　楊州古旗亭東
吉記　揚州東臺聚東門
羅蓉卿先生　鎮江廣安祥號內
錢文淦先生　常州大街恒仁裕衣莊
學生會　常州打鐵巷
吳葆生先生　常州鴻源信局
吳季儒先生　常州打索巷
倪根林先生　常州宜興泰和堂商號
謝克臣先生　丹陽西門內大街
丁樸存先生　常熟石遊步橋
鄧沛如先生　無錫東河頭許宅
吳仲蘭先生　太倉醫學會
繆衡甫先生　太倉賓秩橋
何廣大藥號　松江張堰鎮
錢杏蓀先生　松江呂巷
陳振飛先生　松江興祿茶食號
朱東蒓先生　嘉定南門沈家弄

張爾梅先生　南翔東市石皮街
湯子銘先生　南滙天主堂藥號
鄺鳳鈞先生　溧陽官鹽棧
成慶陽先生　平望北後溪
孫章甫先生　平望閱報處
余輔聲先生　平望仁和堂藥號
程心茲先生　徽州歙縣水南拓林
圖書館　全椒
洪文義先生　安慶建德印家橋
祖樹和先生　安徽巢縣烱場
李少航先生　山東諸城縣東小門內
陳廉卿先生　山東兖州府嶧縣牌坊街
韓少農先生　山東泰安府韓氏學堂
王級齋先生　山東諸城縣南門裡
葉芳圃先生　廣州十三甫南約七號
黎湯候先生　廣東西關黎崇正草堂
趙以熊先生　廣州新寧縣淨不學堂
鄭肖巖先生　福州南台中洲街中英葯房
令因聖先生　青州施醫院學堂
黃祝三先生　同上
吳崧溪先生　汕頭潮安街仁盛號
石秉南先生　開封府師範學堂
楊子平先生　海州板浦鎮尚志學堂
端木澄先生　泰州郵政局
張鶴田先生　陝西保吉巷

程竹森先生　江西長甯縣正堂
醫學會　江西南昌
醫學館　山西太原府上馬街
黃元吉先生　安慶建德三里街
王葆余先生　新陽正義
蔣兩塘先生　請江署南街
施璽池先生　姜堰郵政局
姚慕果先生　寶應縣縣橋西
馮歲若先生　江陰布政巷
夏丹秋先生　東臺縣富庄巷
袁堯官先生　東臺祥記鹽旗
吳鐵秋先生　沭陽新聞報社
任養和先生　十二圩淮鹽總棧西首
張識卿先生　又淮鹽棧西
徐佐廷先生　浦東楊子碼頭寫字間
甡記寶號　邵伯鎮大街
陳銘清先生　新塍
繆殿宣先生　如皋繆天和藥號
王養才先生　如皋郵政局
滙報館　徐家滙
王仲奇先生　沂州
蔣桂棻先生　石門縣火弄口
張壽倫先生　楓涇鎮東柵
盈泰祟行　邵伯中市大街
顧藝初先生　浮橋兩等學堂

常克仁先生　陝西商南縣署內
桂一山先生　陝西商南縣署西
尤適均先生　又　牛痘局

以上閱報諸君皆願預貲先定有定至八十四期及一百另八期者自一二份至二三十份不等除本埠不計外每期已銷至千份以上其熱心嘘植誠可感矣夙荷贊成謹此誌謝

新定告白刊例

本報近來愈推愈廣以一面印報一面印告白告白以關於醫藥及書籍爲限定價第一期每字五釐第二至第六期每字三釐第七期起每字二釐半長短均以一百字起碼多則以十字遞加木戳照算如登常年至念四期者刊費另議

本館敬啓

本報內容以醫界精警之件排成八頁每期蟬聯而下俾閱者彙訂成册可爲醫學之新書苟精警之件無多則以衛生學講義充數此類講義可作中高等學堂之教科書中學以下之教授法平人閱之可留意於衛生事宜可少疾病亦改良醫學之一端也閱者注意

敬請醫藥兩界諸君子均鑒

本報取名醫學以探討病原講求藥性爲宗旨醫藥兩界各有應盡之義務本不得以他報比例也計周君雪樵創辦此報迄今已逾四載因經費困難幾成中輟之勢同人等忝爲醫界一分子故不辭譾陋擬代籌推廣辦法爲持久之計惟經費一項不得不求助於醫藥兩界如諸君子有願月助經費洋兩元者即爲本報之贊助員若蒙慨助鉅資者當推爲本報之名譽贊助員以後擬逐將贊助諸君之事蹟功名詳細編登本報以示優異俟後經費稍裕即當將本報改爲每月六期延訂訪員專訪醫林軼事選登各埠醫學堂課藝以餉後學或每期分送外界數千張不取報資藉溥公益進步之遲速即以經費之盈絀衡之異日效驗可期亦皆諸君贊助之力也具令名盛德當與本報同垂不朽矣本報現蒙蔡君小香願任總理熱心諸君子當亦願表同情焉不勝馨香禱祝以俟

醫界一覽表

醫名
專科　　　科
原籍　　　人　住

醫例

光緒三十四年　　月　　日

右表以一年爲期承助本月份刊費倘蒙先惠本館當給還收條一紙列表後幷於尊名下加印一〇以照

本報招登醫界一覽表啟

滬上醫家鱗次櫛比指請者祗聞其名未見其人每多有誤投之弊更有不知其寓終日而卒不獲踵請者其貽誤病家良非淺鮮焉本報有鑒於此特於下屆第八十創列一醫界一覽表調查本埠各醫生姓名住址暨專治何科所定門出診規例一表內俾病家按圖而索不再致誤投之弊每人每月應助刊資洋四角藉充本報經第二版刊有表格凡願列登此表者請將該表格裁下照上開各節逐細塡寫表內尊名圖記飭人寄交本館下期即照登不誤列表後本館按期飭送本報一份俾資再取報費

醫界一覽表

（禮拜二）（醫學報告白）

姓名	籍貫	科目	醫例	寓所
王問樵〇	江灣女科蔡小香傳	內科	門診四角三點爲限 出診一元路遠照加	寓德仁里醫學報
彭佯漁〇	松江人	內科	門診五角二點爲止 出診一元路遠照加	寓四馬路西觀盛
汪惕予	徽州人	西醫		寓大馬路北廣西
唐乃安〇		西醫		寓中英藥房內
劉松雲〇	四川人	內科	門診四角出診一元	寓大馬路北恒豐
華臣伯	梁溪人	內科外科		寓大馬路石路口
袁依琴	奉賢人	內科外科		寓馬立司馬德南
馬永年	孟河人	內科外科	門診午前二角 出診午後五角	寓大馬路後香粉
金志剛	蘇州人	內科外科	門診午後診金四角 出診午後一元二角	寓會香里一弄七
李幹卿	無錫人	內外喉科	門診四角午前 出診一元午後	寓中王街鳴鳳里
徐宗揚〇	嘉定人	外科傷科	門診一元接骨四元 出診四元另有細章	寓中旺街錢江里
陸慕君〇	浦東人	幼科		寓又樂善里
凌永言	嘉六子湖州人	全科	門診四角午前 出診另有細章	寓又樂善里

不印報登起訪

法界

呂子珊	寧波人	眼科	醫例	寓北石路中王街
周鳳儀	寧波人	眼科	醫例	寓大馬路石路中市
宋鏡澄	松江人	眼科	醫例	寓三馬路錦成福綢莊內
王少香	通州人	毒門	醫例	寓二馬路慎德堂內
王兩香		毒門	醫例	寓六馬路瀏陽樓西首
錢荧桂			醫例	寓中王街廣濟藥局

美界

蔡雲卿	寧波人	內科	醫例	寓大馬路得興里
龔蔭卿	上海人	內外傷科	醫例	寓褚家橋西首坟山路

門診二角一點鐘起
出診五角五點鐘起

華界

黃杏卿	蘇州人	內科	醫例	寓朱家木橋東首永貴里
倪銘三	無錫人	內科	醫例	寓吳淞路長源里
胡夢橋	上海人	內科	醫例	寓外虹口正豐街義興號
張頌清	上海人	女科	醫例	寓中虹橋老三官堂
徐起之	江灣人	幼科	醫例	寓老閘浜北
徐少圃	江灣人	內外幼科	醫例	寓外虹口永祥南里
徐小圃	江灣人	內外幼科	醫例	寓乍浦路三元宮
馬逢伯	江灣人	內外喉科	醫例	寓海甯路
王紹康	餘姚人	內科	醫例	寓裏虹口泰山堂藥舖內
朱堯臣	餘姚人	全科	醫例	寓天后宮後成大弄內

門診四角午前
出診二元午後

朱子家◎上海人　幼科　醫例　門診三角……前　出診起碼一元　寓老北門內穿心街

顧雨田◎南滙人　幼科　醫例　門診三角午前　出診一元路遠照加　寓小南門外南倉街

趙幼卿　上海人　女科幼科　醫例　寓大南門內

按本館承各醫家惠囑列表紛紛抄送表稿前來當即編號錄簿一併收拾書篋中以待臨期校刊不料本月十三日忽被無賴將該書篋竊去致各家送來表稿同時遺失又值出版伊邇欲待遺館僮分投[illegible]計非崇朝所能藏事不得已茲屆出版除僅以所尚記憶之各家儘先列登外餘乞列表諸君迅再寄稿前來俾下屆挨次彙登以免遺珠之憾本館實所盼禱焉謹此佈聞並誌歉忱

代售江陰醫會求本戒烟丸

戒癮易戒有病之癮難市上戒煙丸絕少計及此者茲江陰醫會創製特別求本戒烟丸係會友馮箴若君主治其事集諸名醫朝夕研究而成分十種仿葛氏十藥神書之例以十干定名各就體質立方按症用藥統持者甲字丸陰虧者用乙字丸陽虛者用丙字丸遺精滑泄者用丁字丸咳血咯血者用戊字丸淋濁者用已字丸痞滿脹痛者用庚字丸便血痔漏者用辛字丸脾泄胃泄者用壬字丸休息久痢者用癸字丸此與一方通治者大不相同所有成癮原因癮來現象凡與烟癮最相密切者無不該括於十種之中而確無嗎啡烟灰等攙雜刻已歷戒者多人卓著功效服丸吸煙一樣起居動作飲食洩便一切如常毫無流弊所有詳細情形另有章程一冊仿單一紙取閱便知有志戒烟者即請函告本館可以代購甲字丸定價大洋五角其餘乙丙等丸九種皆定價大洋一元藥丸貴賤不同以分兩輕重分之有癖一錢者購藥一服癮多加購

本報贊助諸員題名錄

（以先後爲序不論醫界醫界外凡願担承義務及月助經費兩元者皆爲本報之贊助員）

蔡小香君〇
周雪樵君〇
王問樵君〇
彭泮漁君〇
汪惕予君
黃楚九君
席裕麒君
馬逢伯君
徐少圃君〇
徐小圃君〇

唐乃安君〇
呂靜齋君〇
朱子琴君〇
徐宗揚君〇
丁福保君
鄭端甫君
徐起之君〇
胡夢橋君〇
張頌清君〇
蔡雲卿君

茲屆接辦伊始諸未就緒所有贊助諸員除先錄登姓氏外其職籍住址一時訪統俟下屆彙齊後再行補刊以符定例

中西藥物調查表啟

滬上藥肆林立所製各藥大都皆尋常之品終即有一二奇藥謂能克奏全功者又每爲黠者名是而藥非購者最易誤會殊非所以愼重生館於八十一期起特創列中西藥物調查表愼選良藥若干補列諸表內俾病家知不再蹈誤購之患亦聊盡本報之天職也中西各藥房如確有著名經驗之良藥爲病家所信服爲醫界所習知者請將該藥名價目及主治何病由何處發行共計若細開列清單並加蓋章號圖記飭人寄交本館俟本館探明屬實即當照登計該長十五字每期每行暫取刊費洋兩角聊資津貼俟本報經費稍裕亦一律蠲免以晝列表依先後爲序與尋常告白不同倘或意涉誇張語多泛指者本報概不錄登以

按茲承各藥房抄送藥表前來有多數藥物本館未經考驗礙難遽列必俟探訪

後選刊方足以昭鄭重非敢掠美定列使然耳願藥界諸君諒之

王問樵啓事

敬啓者周君雪樵創辦醫報於今四年矣不脛而走早爲醫界茲周君已應太原醫學館正教習之聘因乏人經理自願將醫事宜悉推歸鄙人接辦故於二月朔起除周君仍按期寄[illegible]外更延會友彭泮漁君政鄭端甫君襄理報務以資熟練俾集籌推廣辦法以後閱報諸君子如有惠件請英大馬路德仁里一弄本醫寓內飭交敝人收受可也凡有關於該報之事統請移館與鄙人接洽爲盼專此佈聞伏希公鑒

江灣蔡小香 門人 王問樵醫寓遷移廣告

鄙人向在英大馬里行醫有年茲承君委辦醫學報事宜因原址不敷辦公特於二月朔起將本醫寓暨該報館一并遷德仁里一弄第三家離原寓不遠醫例仍照舊章門診概以三點鐘爲限恐病家未特此廣告

上海振弱齋三才戒煙丸

此藥戒烟最爲穩妥經驗多人口碑載道名天才分三匣爲一套除癮一錢可服六個足月烟毫無流弊每套售洋兩元五角逆望九拓餘詳仿單王道戒烟以此爲最願有志者之　上洋四馬路直西觀盛里七十三號本齋謹告

中西醫學羣書

此書蒐集唐宋元明及本朝名醫所著凡八種裝訂十二本皆極精要而本者每部大洋乙元二角由本報代售

本館代售醫書

素問氣運淺說一角●全體闡微洋一元●肺病問角●名　萬方類編洋四元●人體解剖生理圖洋角●舌鑑辨正三角●三黃寶蠟丸大丸每粒二角小丸每粒一角

浙省私立醫學校招生

本校以保存醫門國粹培植醫學人材爲宗旨學科十二門比照高等小學程度四

給予文憑准其行醫稟蒙　提學司憲批准立案額設正班生六十名其有已習普通或中學素優聲明專習醫課者作爲專修生暫不定額（一）受驗費每人百元（寒士鬻學者減半收受）於入學前徵收一次（畢業後選留助診效滿義務者仍當給還）（二）授業費正班生每月三元專修生每月兩元（三）寄宿費每月膳金三元房金半元雜費半元（均以十個月計算）願學者不論本省外省即向杭州湧金門直街紫城巷本校暫設事務所報名（遠省投函詳開住址）隨繳受驗費十分之二以便註冊聽候定期通知考驗不取者當即給還詳章可向事務所取閱醫學教員苦辭暇暑未便分班教授下學期不再招考有志學醫者務須從速報名幸弗失此良會也

校長兼正教員杜同甲謹白

提學司憲支批錢醫杜同甲稟

醫學爲專門學術之一於衛生強種極有關係近來上下奮發銳意興學祇以財力綦絀未能兼籌並進以致省會之地止有外人所設之廣濟同仁等校而我國人自設之醫學闕焉無聞美哉有憾該職於醫學素有研究今欲集古今之宜會中外之通設立醫校以擴張醫界立志閎遠良可嘉賞章程爾尚妥適惟受驗費每人百元於寒士入學不無窒礙輕其修膳即所以廣其薪傳該職勉之有不畏難之心而後可以黽勉圖成有不自利之心而後可以維持公益除如稟先予立案外仰即遵照將延教員置校舍一切事宜妥愼籌劃續稟核奪毋延此批章程存

爲擬辦浙省有私立醫學校呈請立案事竊維醫學人命所關諸科學中最爲重要昔者黃帝迺問天師周禮醫師掌於冢宰有宋神宗設置教授醫之有學由來尚已近世醫家素鮮教育雖學有心得者固不乏人而讀書不就商賈無貲胸無點墨欺已欺人者亦所在多有謬種流傳夭枉載道良可慨也西學東來乘我衰替相形見絀推原其故皆在古學之不講求非盡中醫之真劣敗好異者乃至鄙夷舊學欲盡棄之不知未有國粹之不保存而能改良進化者也職醫弱歲以母老多病研求我

國醫學窮源竟委垂十餘年未敢自閟也厥時局變遷務求已譯成文之西醫各書
殊究之又二年病其隘也乃學習東文搆求日本譯自德國及伊國各名醫所著之
醫書擇其至精之本如今田東之實用解剖學石川清忠之實用生理學組織新論
山田良叔之病理通論三宅秀之病理各論下平用彩之診斷學長谷川泰之簡明
藥物學飯高青木小此木三氏之藥局方備考橋木節齋之近世內科全書佐藤勤
也之實用婦人科學產科學伊東長澤二氏之小兒科學以及參考之書若干種又
屏絕世事而研究之如是者六七年又奔走南北得結交外國來華之醫士而討論
其異同又親見各處西醫所治華人之病言在吾耳事在吾目比較裁擇在吾心各
有所長不可偏廢乃身入堂奧爲知己知彼之言非意存門戶而作非素是丹之論
既不敢膠執一偏見揚中而抑西尤不願曲合時宜妄本而逐末蓋一國有一國之
民卽一方有一方之風氣宜於德國者未必宜於日本則宜於日本者豈盡宜於中國
華卽謂學戰劇烈非變法不足營存亦宜將華人體質習慣異於外人之處詳細研
求乃能推行盡利若於中醫源流漫無根柢率從事於外邦之學堂醫院卽使造詣
極精亦不過多一知醫之外人於華病存無補救職醫憫同胞之罹困苦而岐黃之
精義將滅絕也思所以挽救而振興之竊謂急宜設立醫校培植醫村以啟發其性
靈崇厚其根本端正其趨向習練其手目尊貴其資格昌明古學之精華普救斯民
之生命狹其義爲懸壺行世之準繩廣其義爲游學出洋之預備誠爲當今必不可
緩之學科以浙省州縣之多非額定數十人不足以期普及約計經費開辦須得六
千元常年須得四千二百元乃能大庇寒士俾盡歡顏素知籌款艱難不敢上煩定
憲廳謹擬改官立爲私立由職醫一人擔任而取貼補於學先比照高等小學酌定
教科既無妨礙於定章遂覺輕便而易舉惟醫核與各項學堂情形不無岐異有應
仿照辦理之處有不得不變通辦理之處謹將籌辦私立醫學核緣由理合擬訂章
程繕具情摺稟乞
大公祖大人電鑒察核俯賜批准立案俾得尅期開辦以興醫學而作人才醫界幸
甚所民幸甚

新出 治紅痧要藥　新出 立除臭虫藥　新出 救[illegible]

外埠本分鋪各大藥房均有發售

滅臭聖藥

西國所出加波匿克酸等非不可辟臭然特亂之耳彼臭雖已此臭依
臭其力量之大不可思議此粉出於香港凡西國男婦皆喜用之每年
立刻消滅凡有狐臭（俗名猪狗臭）者但用一次即可一月無氣息用至二三次即可斷根有不信者用以淨
藥也凡婦女香閨斷不可少文明人愛潔亦不可少家有病人不可少地方污穢及有狐腋臭者尤不可少用
便止每人每罐可用半年每罐取小銀三角有願購者可函告本館注明住址附郵票六分爲定即當專人送

公益印刷所廣告

啟者本印刷所自備大小機器各種鉛字[illegible]
速精美訂價約日無誤並售銅模鉛字花[illegible]
運售各種印書器具等物倘蒙仕商光顧[illegible]

設上海英界廣西路寶安里第四百九十五號

上海 和生號廣告

本號開設英租界三茅閣橋北首朝西門面開張交易專運外國名廠各式紙料
雜貨體操汽槍等西學應用之件均皆全備向蒙各主顧讚揚價廉物美現在新
埠學界諸君賜顧請至本號購取爲盼

中國圖書公司 最新書籍出版

幼兒保育法

◉根據幼稚園保育法之原理酌量社會之程度適於女學校及家
分明識字之女子即能通解◉家有幼兒而地方無幼稚園者閱之
每冊二角五分

新譯少學劣等生救濟法

◉首揭原理次揭救濟之方法爲小學教
法◉熟此法可使劣等之生徒進爲優等
缺點報告於教師以期補救◉每冊三角

新譯幾何學教科書

◉據日本樺正董譯美此大學校教授Andrew P
時以作圖法插入於定理之間使習者能自繪圖證
限法至爲精確且加入計算問題尤得應用之効力

發行所上海四馬

暴易暴也惟此淨身粉則能使一切臭穢均變無
下數十萬鏴雖奇臭如阿魏猫溺等亦能使其臭
鼻嗅之即可知言之非僞眞中國前所未有之奇
粉二三釐入淸水少許研化之搽擦臭穢處立刻
四瓶收洋乙元　醫學報館啓

烟藥　新出　喉症保命藥

書籍報章股單表册仿帖零件攏印迅
版新法精刻圖誌銅版五彩花圖錢票
格外克己以廣招徠而圖久遠此佈開

精儀器精刻象皮圖章監製外國帳簿以及外之
應用儀器文件等類價目特別公道如蒙外埠本

◉所例事項雖鄉曲亦易實行◉文義淺顯句◉
家庭教育◉業經婚配之男女均宜預爲研究讀
注意之書從◉生理及心理之關係定適宜之洋
之父兄熟觀之可改良家庭教育并可將生徒方
氏及Irving Fisher 二傳士之本爲中等教育
旨趣◉遠他書之拘泥成格◉於比例面積論極
每册定價銀八角立體每册定價銀六角
宋首辰字十八號

圖誌二書業蒙總理學務大臣孫中堂　張榮兩尙書批准給予版權并咨行各省督撫飭屬一體購閱今將批示及咨行各督撫文恭錄於左

學務大臣批西史苦無善本初等從事譯編若披叢莽若理棼絲每憾艱於記憶近時譯述西人通史各種類皆備學堂課本之用大都割裂辟雜倉猝成編於原書精意所在全未體會以此作教科書貽誤後生實非淺鮮據呈江蘇廩貢生周維翰所著西史綱目一書以中史體裁挈西史綱要政教種族[illegible]卷燦然蒐采宏富足備學堂參考之資福建舉人陳壽彭所譯中國江海險要圖誌原書爲英國海圖局所集成於光緒二十年較製造局王譯海道圖說原書成於同治元年者後出三十餘年故詳於王本不曾倍之譯者又能補輯雷瓊廉一帶尤爲完善可貴應與海道圖說等同爲各學堂教習參考之本以上兩書皆窮年矻矻以苦心孤詣之迥作非草率成書意在牟利可比應准存案給予版權以勵有志如有坊買翻印漁利仰即稟由地方官就近懲辦可也所請通行各省一體購閱之處并候覈辦此繳

總理學務大臣爲咨行事據職員胡之楨稟稱經世文社石印書局印有江蘇常州廩貢生周維翰所箸西史綱目及福建候官舉人陳壽彭所譯江海險要圖誌兩書西史綱目原書一百二十卷起自上古下迄近年係輯合數百種新譯新著而成宗旨純正體例謹嚴以供課吏造士之需在今日尤爲合度惟卷帙浩繁僅出初二函三十五卷紙分期穦出中國江海險要圖誌共二十七卷二百零八圖係英國海軍海圖局中將伯特利於光緒二十年探輯英國水師將弁測繪之本并訪諸商人游客之記載口說面成於中國七省形勢沿長江及河海之險要繪圖立說頗爲詳備方今考求地勢整飭水師而江海要害圖繪闕如非此殆不足以供肄習敬請鑒其苦志給予版權並懇札飭各省高等學校中小學校一體購閱作爲教授課本及參考之書等情據此除批示外所有通飭購閱及禁止翻印西處相應咨行轉飭所屬查照辦理可也須至者

之史綱目初函實銀二元五角二函實銀二元中國江海險要圖誌實銀四元　西史綱目現歸文明書局發行中國江海險要圖志現歸商務書館發行

彙錄第一期至八十期之醫論總目

醫學報

醫學報　一

醫學報

第六十八期
發明靈魂之重量　電光醫病　驅蚊奇法　銅能避疫　人體
之研究　衣服利用　電熱幅木　陷阱植物
醫學通論之緒論　子宮炎症　脊體神經之生理　內經八字圖
表說　徐家匯高等實業學堂疫症記　紅痧症論　治瘋犬猘傷方

第六十九期
中國國民衛生會叙文　月經　腦病新論　交感神經之生理
總工程局上瑞道憩禀稿　內經八字圖表說　羅天鵬軍用經驗
藥方　夏季眼之衛生　雪樵醫案

第七十期
醫學通論之緒論　月經　白帶　腦之病理　診斷學　記怪病
記世縣訪之病　瘟疫喉　吹藥方

第七十一期
藥物作用畧論　子宮舊炎症　精神病　總工程局議設上海中
西醫院辦法　喉疫　診斷學　腦症新論　疫喉總論　名醫

第七十二期
微絲血管功用說　生殖器新書　書鳴謝　與俞某書
談與代趙氏來函照錄　惠書

第七十三期
論微絲血管功川　生殖器新書　情思病　診斷學　疫喉論
名醫談與俞某書　臟腑藥式

第七十四期
論宜獎勵譯書　子頸生瘀黏症　猪心血　疫喉　溼被捲法
宜下之症　單方照錄　雪樵醫案　臟腑藥式

第七十五期
簡便方　醫學概論上下

第七十六期
衛生學講義論　總論　日光　空氣　養氣　熱度　運動　臟
腑藥式

第七十七期
衛生學講義　眠睡　沐浴　衣服　中國方藥源流記

第七十八期　衛生學講義　居室　水　社友朱雅來書照錄　錄河費縉甫先生醫案一則

第七十九期　衛生學講義

第八十期　辨症譯編敘例　女子中西學醫院課藝　茶　酒

錄巢元芳心痛病諸候論

(心痛候)心痛者風冷邪氣乘於心也其痛發有死者有不死者有久成疹者心爲諸藏主而藏神其正經不可傷傷之而痛爲眞心痛朝發夕死夕發朝死心有支別之絡脉其爲風冷所乘不傷於正經者亦令心痛則乍間乍甚故成疹不死人心爲火與諸陽會合而手少陰心經也若諸陽氣虛少陰之經氣逆謂之陽虛陰厥亦令心痛其痛引喉是也又諸藏虛受病氣乘於心者亦令心痛則心下急痛謂之脾心痛也足太陰爲脾之經與胃合足陽明爲胃之經氣虛逆乘心而痛其狀腹脹歸於心而痛甚謂之胃心痛也腎之經足少陰是也與膀胱合膀胱之經足太陽是也此二經俱虛而逆逆氣乘心而痛者其狀下重不自伏時苦泄寒中爲腎心痛診其心脉急者爲心痛引背食不下寸口脉沉緊若心下有寒時痛關上脉緊心下苦痛左手寸口脉沉則爲陰陰絕者無心脉也苦心下毒痛

(久心痛候)心爲諸藏主其正經不可傷傷之而痛者則朝發夕死夕發朝死不暇

展治其久心痛者心之支別絡爲風邪冷熱所乘痛也故成疹不死發作有時經久不瘥也

(心懸急懊痛候)心與小腸合爲表裏俱象於火而火爲陽氣也心爲諸藏主故正經不受邪若爲邪所傷而痛卽死若支別絡爲風邪所乘而痛則經久或疹其痛懸急懊者是邪迫於陽氣不得宣暢壅 生熱故心如懸而急煩懊痛也

(心痛多唾候)心痛而多唾者停飲乘心之絡故也停飲者水液之所爲也心氣通於舌心與小腸合俱象火小腸心之府也其水氣下行小腸爲溲便則心絡無有停飲也膀胱與腎俱象水膀胱爲腎之府主藏津液腎之液上爲唾腎氣下通於陰若府藏和平則水液下流宣利若冷熱相乘致府藏不調津液水飲停積上迫於心令心氣不宣暢故痛而多唾也

(心痛不能飲食候)心痛而不能飲食者積冷在內客於脾而乘心絡故也心陽氣也冷陰氣也冷乘於心陰陽相乘冷熱相擊故令唾也脾主消水穀冷氣客之則脾氣冷弱不勝於水穀也心爲火脾爲土是母子也俱爲邪所乘故痛復不能飲食也

按心痛往往指爲胃氣肝氣者而肝肝氣痛又誤認爲心痛者其實心痛正病有則必死其得不死者其病必兼他經者也觀右論五候可恍然悟矣故錄之以供醫界之未窺全豹者鑒焉 (漁) (誌)

故飲酒而醉。則腦爲之震。先失理解力。次失憾覺力。而運動力反加。及酒力至皮膚。則皮膚神經爲之痲痺。而運動力亦失。甚有成廢且醉死者。不惟其身且及其子孫。酒精爲水素、炭素、酸素三者化合而成。炭素水素燃燒料也。酸素使燃燒者也。飲酒而發熱者。因酒精燃燒。或因酒精在身內能使血行加速。血管漲大。故皮膚雖熱而易冷。腹中溫度實減於平時。且熱至皮膜。寒更散矣。然則令血行加速。或亦酒之益歟。是又不然。酒精由胃入十二指腸。即爲乳糜管吸收而入血。赤血球遇之。即痲痺矣。夫赤血球者。由肺中吸收酸素。而入於全身者也。痲痺則功用盡失。不復能攝取酸素。徒使炭酸氣布滿全身耳。且脉搏亦改其常度。是此血行之速者。非自然之作用也。然則酒非生力者歟。曰人之能力必原。於固有乃爲眞力。若人無力而以酒治之。則酒力一盡。無力如故。知酒精之力。乃虛性。非實性也。或曰酒可乎。曰避傳染症信飲多時。尙不易傳染。若傳染症。又以嗜飲者爲也。

故酒之爲害。能使骨骼不發育。幼年嗜之。則生長力不足。又能使筋肉化脂肪。而尤蒙其害者。則爲消化器。不但害胃之粘膜也。能使胃液沉結。蛋白質凝固。肝臟漲大。

或萎縮。於是消化機能爲遏止矣。次則有害於循環器。一能於血液中奪取水分。使血球萎縮而硬固。而運輸酸素之性失。二能使血球粘著以阻害毛細管之行。三則血液每凝固於血管中。四能令心臟筋肉變爲脂肪。不能伸縮甚則血管脆弱而破裂。致起崩中等危症。終則害及排泄器。能使腎臟變爲脂肪性。又使血中蛋白質由此漏出。而最蒙其影響者。則神經系也。蓋腦髓與酒精有親和力。故其收吸酒精。亦遠勝於他物。腦質中所以多充血症也。況乎血液中既乏酸素。而多炭酸氣。則精神昏迷。恢復非易。斯多抑鬱倦怠之感矣。既醉之後。其血管易破裂。故每有卒。然而倒。不省人事者。血湧入腦也。即不至死。亦必成半身不遂。聾啞癡呆之症。次則能麻痺神經。醉人之步。所以踉蹌蹣跚。忽前忽後。且有時而顚躓也。後則精神易頹廢。而性質亦大變。而道德亦不可問矣。精神頹廢。更易發癲癇癡狂之精神病。而遺及於子孫。自愛之士。可不愼歟。

烟草

烟草中成分甚多。而其最重要者。則爲炭酸。安母尼亞。尼可青等。炭酸能使人思睡。

且易頭痛。安母尼亞傷吸咽者之舌。并衝動唾腺。使咽口乾燥。尼可青爲極毒之物。初吸之時。當有頭痛眩暈嘔吐等事。久之雖不覺。而毒則永留人身。非排泄器之所能盡。終至爲慢性症而後已。試言其害。　一變化血中流動性。并其血球。　二減弱胃之消化力。并使其嘔吐。　三使口內乾渴。及扁桃腺腫痛。　四弱心臟之構造。并亂其機能。　五刺戟肺臟之氣管。使發咳嗽。　六瞳神散大。害其視力。　七其耳易鳴。　八腦之作用減。　九痲痺神經。增諸腺之分泌。　十妨血液中酸化作用。　十一能損智力而長惡習。　十二碍身體之發育。

鴉片

鴉片爲治病之佳劑。其功用能止痛止吐止瀉而安神。方其初吸時。神智已昏。痛苦不覺。以爲人間之樂無過於此。及其成癮也。則一日不可離。離之則呵欠鼻涕頭痛身冷寒戰而毛髮竦然。若有不能自持者。吸之既久。則害遂不可言。綜其害。　一壞神經。其毒入血而至腦。則日漸昏蒙。而性情亦變顛倒。　二壞各臟腑之功用。　三耗胃經津液。故喜水菓及糖等。　四血質變壞。故面目黧黑。口舌汚穢。　五大便閉結糞塊停腸內。糞中流質。爲乳糜管吸收。以運入周身。故烟臭發出。不可向邇。六食物漸少。七身體瘦弱。肌銷骨露。皮燥筋鬆。口漸涸。髮漸頒。視漸糢糊。行漸蹣跚。遂成烟鬼。八精神頹廢。名利道義之心。消滅殆盡。九起居失度。致成廢疾。不能永年。實以速死。十不能生子。生亦萎弱。由此推之。其害不獨害人。且可亡種。

衛生十三 骨骼

使用骨骼。則血液營養。皆獲其益。增抵抗之力。勝動作之勞。惟中年以上。含礦物質漸多。忌劇烈之動。而幼年多動物質。尤須加意焉 一使用不當。則硬固而不發育。二局守定位。强使步立。則下股彎曲。三所用椅凳。宜使踵達地。否則骨彎曲而體前屈矣。他如狹小之衣。緊縊之帶。均須禁忌。四常時俯屈。或位置傾側。則彎曲而不直。故無論坐立。均須挺直。若住居暗室。呼吸濁氣。易多傴僂之症。

衛生十四 筋肉附皮膚

人之有筋肉。無不欲其發育而健全也。然筋肉之宗旨。在運動。當以運動保養之。如使用適度。則肥大而增力。若使用過度。則組織之消耗。與新物質之沈澱。不甚平均。

勢必減肥乏力而消瘦矣。故運動之度。由各人之强弱而定。用之而過。則收縮力減。當暫時休息之。久於任事。則有虛脫之症。欲恢復之。除休養外。更須變易其位置與職業。使任用他筋。不但可挽回虛脫也。且有勝任煩重之益。用之而劇烈。則血液之營養。恐不能足。故初時宜緩而後漸加之。如劇用之後。偏身疼痛。關節强直者。宜沐浴之。摩擦之。劇用之後。全體發汗。不可在風前暴露。致有感冒之症。而各部筋肉。更宜一律運動。而不可以偏勝。又必限定時刻。而不可以遲早。劇用而欲休息。宜以漸減之。不可卒然止。卒然起也。次則新鮮空氣。佳良食物。最能發育筋肉。然不可壓血液之流通。而妨全身之營養。日光皷刺。尤能使筋肉康强。其人嗜酒者。能使筋肉變脂肪而衰弱。其人嗜烟者。能使筋肉疲乏而虛瘠。運動不足。則筋肉軟弱。阻滯消化。更宜常保直立之位置。

至於皮膚之衛生。一爲沐浴。二爲衣服。前既言之矣。然而光線缺乏。則其色蒼白。其力微弱。其血遲滯。其體亦不能健全矣。而皮膚功用。亦能吸養呼炭。其與空氣之關係。與肺臟畧同。則交換空氣。亦皮膚之要事也。

衛生十五　內臟

內臟之衛生。於運動空氣食物等條。已詳載之矣。而猶有遺義焉。試先言循環器。爲毆擊而出血者。宜洗淨傷處。施以繃帶。如創傷而皮破血出者。宜視其何血。而爲止之之法。其色鮮紅者。動脉血也。宜傅心臟側。圍以腐絲。而抵捺其出血之部。其色暗赤者。靜脉血也。宜洗淨傷處。壓以綿布。施以繃帶。如出血少許者。毛細管血也。可以石炭酸或冷水先行洗刷。然後以物抵壓之。凡矗立不動而久者。則足中廻血。不能上行。而有痲木痠痛等症。

試次言呼吸器。人之聲音。因肺臟之强弱。喉頭之衰健而異。故身體常直立。則發育自佳。而喉頭諸筋。與他筋同。愈磨練則愈發達。故聲音常變換。則熟而生巧。若發聲希少。或輕低者。則營養漸衰。必不能如意。其聲清亮者。則聲帶健緊張適度。然發之過高。則聲帶肥厚。將至不能發音。若有異物入咽喉者。宜乘其將入未入時。咳之使出。若入不能出。則以一手支胸。一手擊背。或能卽行跳出耳。

試更言泌尿器。欲保全腎臟。則煙酒宜禁。（見前）欲保全泌尿管。宜運動適宜。不時

第一板　每張售天洋

第八十二期　大清郵政局特准掛號認爲新聞紙類

光緒三十四年三月朔日第八十二期

醫學報

每月兩期

上海望平街時中書局代發行

本館開設上海英大馬路西首德仁里一弄王問樵醫寓內

凡定八十五期至九十六期者連郵費在內列價於下

本埠	
一份以上	每份小洋二角
十份以上	每份小洋一角六分

外埠	
一份	計售大洋三角二分
二份以上	每份大洋二角六分
十份以上	每份大洋二角

補報價目表

期數	本埠	外埠
一至二十四	一元二角	一元三角
二十五至四十八	七角二分	八角二分
四十九至七十二	四角八分	五角八分
七十三至八十四	一角八分	二角三分

滿銀一元請寄郵局洋票其不滿一元者可以郵票代之

一分五釐外埠另定價目

本報代派處　本埠英界胡家宅寶安里上海醫會　三馬路畫錦里西首勸威大藥房　法界老北門外大街江裕泰茶葉店　西門外乾昌和醬鋪　西門內穿心河橋東首大街大全堂藥店　美界老閘橋北採山堂藥鋪　裏虹橋東首泰山堂藥鋪

本館廣告

本報現已出至八十二期原定之七十三期至八十四期止將次滿期倘欲續訂請迅寄報資前來以便按期寄奉　所有七十三至八十四期之報款之未淸者務請即行惠寄幸勿帶欠

新定告白刊例

本報近來愈推愈廣以一面印報一面刊告白告白以關於醫藥及書籍爲限定價第一期每字五釐第二至第六期每字三釐第七期起每字二釐半長短均以一百字起碼多則以十字遞加不礙照算如登常年至念四期者刊費另議

本館敬啟

本報內容以醫界精醫之件排成八頁每期蟬聯而下俾閱者彙訂成冊可爲醫學之新書尙精醫之件無多則，衛生學講義充數此類講義可作中高等學堂之教科書中學以下之教授法平人閱之可留意於衛生事宜可少疾病亦改良醫學之一端也閱者注意

本館代售醫書

名醫萬方類編洋四元　人體解剖生理圖洋二元四角　中西全體闡微洋一元　醫學羣書洋一元五角　徐靈胎十六種洋一元二角　太醫院程文洋七角　素問氣運淺說洋一角　舌鑑辨正洋三角　肺病問答洋三角

代售各種靈藥

滅臭蟲藥每瓶小洋三角○蔡製女科戒烟丸每匣大洋七角○又婦女療瘧藥汁每瓶價銀二元○又女科調經藥每服小洋二角○三黃寶蠟丸大丸每粒　角小丸每粒一角○許製定痛靈丹每瓶小洋三角○又遺精必效每瓶價銀一元○又加料五寶丹每匣價銀二元○黃製天然戒烟丸每瓶價銀一元每打十元○又艾羅補腦汁瓶價銀二元四角每打念四元○江陰醫會求本戒烟丸甲字丸定價大洋五角其餘乙丙等丸九種皆定價大洋元

王問樵啟事

敬啟者周君雪樵創辦醫報於今四年矣不脛而走早爲醫界所歡迎茲周君已應太原學館正教習之聘因乏人經理自願將醫報一應事宜悉推歸鄙人接辦故於二月朔起周君仍按期寄稿外更延會友彭泮漁君同司筆政鄭端甫君襄理報務以資熟練俾集羣推廣辦法以後閱報諸子如有惠件請寄上海英大馬路德仁里一弄本醫寓內飭交敝人收受可也凡有關於該報之事統請移玉至該與鄙人接洽爲盼專此佈聞伏希公鑒

醫界一覽表

醫名　專科　原籍　住址

醫例

科

人住

光緒三十四年　月　日

鐵名

右表以一年爲期求助本月份刊費倘蒙先惠本館當給還收條一紙列表後幷於尊名下加印一〇以昭核實

中

新出

養身 培元補腦藥

此藥爲世界第一之補品不論年高年輕幼稚婦女文人武夫無不相宜腦爲一身之主腦健者延年益壽增長學問智識非尋常補品所可比也四季均宜最爲和平

補血葡萄酒

此酒補血之妙品以葡萄爲主酒乃發令通行週身之血脉和以補衷之要藥爲男女適用功効極速凡婦女血虧爲最或病後之元未復連服半月至一月恢復原本較前尤勝

止咳 補肺麥液精

麥液乃補肺之要藥中外一體肺爲一身之華蓋斷不能不慎補恐日久成癆凡我華人體質與西人不同飲食起居不常烟酒色慾過度即傷肺之明證肺傷則咳多咳多則痰生麥液精調和臟腑之藥以補之初起則一二服能見効年深者常服有益

平肝安胃聖藥

此藥平肝胃氣痛應驗如神肝屬木胃屬土胃中宿食不化則生氣感動肝木而生火所以胸中作痛服後立見和平多服一二次即愈

英大藥房

唐製家用良藥

平喘除痰藥

此藥平喘消痰爲最靈初起[illegible]傷風受寒日久則氣喘氣喘則傷肺生痰先須除痰速平其喘爲要義

婦女調經藥

凡婦女以血爲主經乃血之餘經血不調過身不遂日久者白赤帶下百病叢生服藥無效宜速調經爲要經調者血分充足生育可期不得不從速施治

急救痧症良藥

此藥不拘何種痧症可治如吊腳癟螺諸症一切霍亂時疫水瀉中暑受寒腹痛吐瀉交作紅白痢疾皆起于邪由口鼻而入於臟腑散佈週身血脈以致頃刻發動從速治之否則難醫夏秋之際爲尤甚因天時蒸蒸地氣惡濁入於人身則毒俗呼爲奇急用此藥立見痧功凡我同人常備爲要方便一人功德無量矣

治陰癬藥粉

此葯最靈外擦陰癬發於皮膚之外名目甚多由濕而生人人有之或茶酒飲食俱能生濕食後切不可寢最易生濕若不速治蔓延到處痛癢交作日夜不安大失體態用此藥連擦二三次即愈

清血解毒藥

此藥正本清源之象血爲一身之本源周而復始晝夜不息如沾染一點毒邪或中風受暑或傳染于花柳必致病致瘡患疽成癰若不從速醫治日久不堪收拾亟當于未發動之前急用此藥服之方無後患也

清理補丸

此藥清理爲補藥性和平如大便閉塞小便赤色乃宿食不化內火生炬速用此丸服後限四點鐘見效通瀉內火宿食鎔化頃刻清爽然後進食爲補也

四時清快片

此藥名爲四時清快乃家用常佩之良藥四季俱宜或在家或行旅常佩於左右偶有感冒風邪等症頭昏目眩胸悶腹痛或外膚疼腫等症均可服之擦之立見其效豈不爲清快哉

乃安戒煙藥片

此善戒洋烟之第一良藥之名曰乃安戒烟藥片乃安者即華人習西醫考取博士之官民慶製此藥實心求是以濟當務之急非圖漁利並無嗎啡烟質攙入其中恐難他人見信故將自己博士之名爲戒烟藥號然市上所售之藥只能代癮未能戒烟每見各報所登辯別誰是誰非誣言亂道種種圖利之惡習想明眼人看得穿識得破尚望有志諸君宜速就戒況我中國方興未艾願四萬萬同胞共圖振刷

以上各種良藥慶誠配製有心濟世功用服法周詳仿單加以圖說按其名目倘蒙官紳士商賜顧以備方便者認明本藥房鐘鷹爲記庶不致悞

三黃寶蠟丸

此係跌打損傷之聖藥凡跌打損傷藥箭刀傷詩蛇毒虫瘋狗咬傷努力成癆瘀血凝滯痰迷心竅及破傷風婦人產軍惡露不行瘀血奔心致生怪症乾血癆鎗子入肉危在旦夕者立服四丸黃酒送下汗出即愈亦可外治此係中國後中要藥新由東三省帶來南省向無購處現託本館寄售家居者宜備一份以防意外大丸每粒二角小丸每粒一角用法均詳仿單外埠函購一元起碼

醫學報館啓

許製定痛靈丹

嘗聞天下之最苦者莫如痛痛傷心不能睡痛傷脾不能食不食不睡豈能久存所以病者求醫無非爲痛苦難堪醫生若能舉手定痛病者能食能睡有何性命之變豈有不感激稱神乎此丹專治對口發背疔瘡九種胃氣各樣痛症無不奏效如神並治瘧疾淋濁屢試屢驗萬不失一是丹乃我家秘寶向不傳人今特出而濟世以公諸海內同道願業岐黃者聊爲臨症之一助爾茲託醫學報館代售每服暫取半價大洋三角以備海內醫生及好善之家施於購送也

醫生許菊泉謹識

許製遺精必效丹

遺精一症患者日形困憊煩惱殊甚市上遺精丸名目雖多終鮮實效業師許菊泉夫子金陵七代儒醫也治外症尤推獨步所製遺精丸功效卓著不論有夢無夢或新或久兩瓶包可斷根每瓶價銀一元託醫學報館一家經售購者請認明英大馬路德仁里一弄第三百另四號門牌庶不致悞

門人夏應堂代啓

許製加料五寶丹

五寶丹治淋濁諸症盡人皆知惜市上所售不肯照方配合以致服者無效此非藥之咎也許君菊泉外科之聖手以此丹爲毒門要藥特加料照方修合所投輒效每藥肆所售迥然不同每匣計售大洋二元不折不扣由本館代售外埠信資自給服法另詳仿單

醫學報館啓

黃製天然戒烟丸

此丸能絕一切老癮大癮及因病之癮并能戒通體有形之病癮無形之心癮能令氣血復元精神倍長念天減癮每瓶價洋一元每打十元凡購一元可戒癮四錢服法俱詳仿單又艾羅補腦汁每瓶價銀二元四角此二藥本館均有寄售價照該藥房一律

醫學報館啓

江陰醫會求本戒烟丸

戒癮易戒有病之癮難市上戒烟丸絕少計及此者茲江陰醫會創設特別求本戒烟丸係會友馮箴若君主持其選集諸名醫朝夕研究而成計分十種仿葛氏十藥神書之例以十干定名各就體質立方按症用藥統治者甲字丸陰虧者用乙字丸陽虛者用丙字丸遺精滑泄者用丁字丸咳血咯血者用戊字丸淋濁者用己字丸痞滿脹痛者用庚字丸便血痔漏者用辛字丸脾泄腎泄者用壬字丸休息久痢者用癸字丸此與一方通治者大不相同所有成癮原因癮來現象凡與烟癮最相密切者無不該括於十種之中而確無嗎啡烟灰等攙雜刻已歷戒多人卓著功效服丸與吸烟一樣起居動作飲食役使一切如常毫無流弊所有詳細情形另有章程一冊仿單一紙取閱便知有志戒烟者即請函告本館可以代購甲字丸定價大洋五角其餘乙丙等丸九種者定價大洋一元藥丸貴賤不同以分兩輕重分之有癮一錢者購藥一服癮多加購

醫學報館啟

江灣蔡小香門人王問樵醫寓遷移廣告

鄙人向在英大馬路壽康里行醫有年茲承周雪樵君委辦醫學報事宜因原址不敷辦公特於二月朔起將本醫寓暨該報館一併遷至東首德仁里一弄第三家離原寓不遠醫例仍照舊章門診概以三點鐘為限恐病家未及週知特此廣告

〇〇女醫神技〇〇

女醫士許蕙坪君為金陵名醫許壽田之長孫女菊泉茂才之女公子也幼承家學夙擅外科治毒門尤著奇效凡遇貧病備取號金一角不較醫藥值包醫價亦從廉限日不悞治

不可多得之良醫也現寓英大馬路五雲日昇樓西首德仁里一衖第三百零四號門牌內醫例門診五角出診二元路遠酌加拔早另議抱病者幸勿交臂失之女界注意

上海醫會董事蔡小香啟

上海振弱齋三才戒煙丸

此藥戒烟最為穩妥經驗多人口碑載道名天地人三才分三匣為一套除癮一錢可服六個足月烟癮盡除毫無流弊每套售洋兩元五角朔望九扣餘詳仿單王道戒烟以此為最願有志者注意試之

上海四馬路直西觀盛里七十三號本齋謹告

本報愆期之原因

本報爲手民延誤致令屆之報未及如期出版歉仄良深恐勞閱報諸君懸盼特與印刷所訂定以後准逢朔望出報決不誤期并隨出隨寄以副先覩爲快之意凡蒙訂閱乞寄費先定爲盼

敬請醫藥兩界諸君子均鑒

本報取名醫學以探討病原講求藥性爲宗旨醫藥兩界各有應盡之義務本不得以他報比例也計周君雪樵創辦此報迄今已逾四載因經費困難幾成中輟之勢同人等忝爲醫界一分子故不辭譾陋擬代籌推廣辦法爲持久之計惟經費一項不得不求助於醫藥兩界如諸君子有願月助經費洋兩元者即爲本報之贊助員若蒙慨助鉅資者當推爲本報之名譽贊助員以後擬逐將贊助諸君之事蹟功名詳細編登本報以示優異俟後經費稍裕即當將本報改爲每月六期延訂訪員專訪醫林軼事選登各埠醫學堂課藝以餉後學或每期分送外界數千張不收報資藉溥公益進步之遲速即以經費之盈絀衡之異日效顯可期亦皆諸君贊助之力也其令名盛德當與本報同垂不朽矣今本報現蒙蔡君小香願任總理熱心諸君子當亦願表同情焉不勝馨香禱祝以俟

本報創立中西藥物調查表啟

滬上藥肆林立所製各藥大都皆尋常之品終鮮實效即有一二奇藥謂能克奏全功者又每爲黠者所倣冒名是而藥非購者最易誤會殊非所以愼重生命也本館於八十一期起特創列中西藥物調查表愼選良藥若干種列諸表內俾病家知所擇從不再蹈誤購之患亦聊盡本報之天職也中西各藥房如確有著名經驗之良藥無論其爲病家所信服爲醫界所習知者請將該藥名價目及主治何病由何處發行共計若干種詳細開列清單並加蓋尊號圖記飭人寄交本館俟本館探明屬實即當照登計該表每行四十五字每期每行暫取刊費洋兩角聊資津貼俟本報經費稍裕亦一律蠲免以盡義務惟列表依先後爲序與尋常告白不同倘或意涉鋪張語多泛指者本報概不錄登以昭核實

中西藥物調查表

滅臭聖藥

西國所出加波匿克酸等非不可辟臭然特亂之耳彼臭雖已此臭依然猶以暴易暴也惟此淨身粉則能使一切臭穢均變無臭其力量之大不可思議此粉出於香港凡西國男婦皆喜用之每年銷數不下數十萬罐雖奇臭如阿魏猫溺等亦能使其臭立刻消滅凡有狐臭（俗名豬狗臭）者但用一次即可一月無氣息用至二三次即可斷根有不信者用以淨脚立以鼻嗅之即可知言之非僞眞中國前所未有之奇藥也凡婦女香閨斷不可少文明人愛潔亦不可少家有病人不可少地方汚穢及有狐腋臭者尤不可少用法但以粉二三匣入淸水少許消化之探擦臭穢處立刻便止每人每罐可用半年每罐取小銀三角有願購者可函告本館注明住址附郵票六分爲定即當專人送到購四瓶收洋乙元

醫學報館啓

蔡製女科戒烟丸

戒煙之難不難於除夙癮而難於除夙疾也女子之煙癮與男子不同男子藉于消遣者居多而女子則大半爲病情所累況一入煙途則家政弛嗣續艱所受種種隱患較男子爲尤烈故其戒也亦較男子爲尤難今市上所售戒煙藥名目雖多類皆爲男子而設從未聞有幾及婦女者此無他欲除夙癮必先除夙疾婦女之戒煙固較難於男子者也蔡小香茂才江灣之名女科也門庭如市久爲遐邇所共知因見禁烟在即特殫精竭慮酌古衡今將生平所經驗婦科各經要藥佐以新發明之戒烟草及種種珍貴補品不惜鉅資創製此丸以拯婦女之溺於黑籍者發行二年戒絕者指不勝屈茲已衆口爭傳矣每匣一兩裝丸六百粒計售大洋七角四大匣四兩計售大洋二元六角批發每斤裝丸十六匣計售大洋十元不拆不扣外埠函購原班同件茲因診務紛繁不暇兼顧托本館代爲經理不恐冒牌混出統歸本館一家經售並不託人分銷以淸界限敬告女界有志戒煙者有此妙劑極早回頭幸毋失之交臂也一切功用服法另詳仿單

蔡製婦女療虛藥汁

此汁煞費苦心將婦科各經補藥以新法提取精液貯以磁瓶每服一茶匙以開水沖薄約一茶杯之譜早晚計服二次一月後自有奇驗味極甘芳較膏滋尤爲適口不論有癮無癮有病無病或新戒煙而因體氣不充者如將此汁早晚如法沖服厥功甚偉實有發聵振聾之妙調經種子之奇也較之市上所售各補汁不啻判若霄壤也彼大家命婦繡閣名媛或具芙蓉之癖或乏螽斯之慶苟以此汁充作常服補劑則他日肯麟有兆奉職無虧當可操左券以待矣每瓶價銀二元由本館代售敬告女界愼毋觀望自誤也幸甚

蔡製女科調經末藥

末藥一項乃蔡氏祖傳秘方虔誠修合迭奏奇功向在大場鎭本宅發售已垂百有餘年四遠馳名門常如市專治婦女胎前產後及經候愆期等症有藥到病除之妙上海托本館一家經售每服價洋二角外埠函購信資自給

醫學報館啟

本報招登醫界一覽表啟

滬上醫家鱗次櫛比指請者祇聞其名未見其人每多有誤投之弊更有不知其寓所尋訪終日而卒不獲踵請者其貽誤病家良非淺鮮焉本報有鑒於此特於今屆第八十二期起創列一醫界一覽表調查本埠各醫生姓名住址暨專治何科所定門出診規例一一詳登表內俾病家按圖而索不再致誤投之弊每人每月應助刊資洋四角藉充本報經費本報第二版刊有表格凡願列登此表者請將該表格裁下照上開各節逐細填寫表內即蓋印尊名圖記飭人寄交本館下期即照登不誤列表後本館按期飭送本報一份俾資考證

上海醫會各董姓氏表

各董贊助已載於此者不再列入贊助員項下

李平書
陳蓮舫
黃春圃
蔡小香
余伯陶
巢崇山
丁甘仁
薛逸山
金百川
費訪壺
黃雨田
汪啓綏
夏應堂
陳竹村
韓誦先
徐馥孫
金協堂
沈履之
周雪樵
顧賓秋

本報贊助諸員題名錄

以先後爲序不論醫界葯界凡願担承診務及月助經費兩元者皆爲本報之贊助員

姓名	籍貫	通信處
王問樵君○	上元	英大馬路西德仁里
彭仲漁君○	松江	胡家宅觀盛里
徐宗揚君○	嘉定	英界中旺街錢江里
唐乃安君○	上海	棋盤街中英大藥房
汪惕予君	新安	英大馬路北廣西路
黃楚九君	上海	三馬路中法大藥房
席裕麒君	洞庭	英大馬路壽康里
呂靜齋君○	江西	三馬路勒威大藥房
胡夢橋君	寶山	外虹口正豐街

姓名	籍貫	通信處
丁福保君	無錫	胡家宅德臨里
朱子琴君	上海	老北門內穿心街
蔡雲卿君	寧波	法大馬路得興里
馬逢伯君○	寶山	美界海寧路
徐起之君○	寶山	老閘橋浜北
徐少圃君	寶山	外虹口永祥里
徐小圃君○	寶山	乍浦路三元宮前
殷念萱君	洞庭	大東門外郎家橋

醫界一覽表

英界

王問樵　江灣蔡小香傳　內　科　醫例 門診四角出診一元　寓所 大馬路西德仁里一弄

彭件漁　松江人	內科	門診五角出診一元	胡家宅西首觀盛里
[illegible]惕予○新安人	西醫	另有細章	大馬路北廣西路
唐乃安○上海人	西醫	另有細章	棋盤街中英大藥房
陶佐卿　金陵人	內外科	門診內五角外一元出診英界二元美法界四元	大馬路五福弄平阜里
[illegible]鳳儀　甯波人	眼科	另有細章	大馬路石路中市
[illegible]永年○鈞之子孟河人	內外科	門診三角出診一元	大馬路北香粉弄
劉松雲○四川人	內科	不計	大馬路北恒豐里
[illegible]長順　常州人	牙科	另有細章	大馬路西壽康里
[illegible]炳煥　甯波人	內科	門診三角出診一元	大馬路北勞合路
[illegible]宗揚○嘉定人	外症傷科	門診一元接骨面議出診四元路遠酌加	中旺街錢江里內
[illegible]慕君○浦東人	幼科	門診四角出診一元	中旺街樂善里內
[illegible]永言○嘉六子湖州人	內外幼科	門診四角出診另議	中旺街樂善里內
[illegible]子珊○甯波人	眼科	另有細章	中旺街錢江會館西首
[illegible]幹卿○無錫人	內外喉科	門診四角出診一元	中旺街鳳鳴里口
[illegible]朝雲　台州人	內外科	不計	中旺街西市朝北門面
[illegible]榮桂○越群人	內外喉科	門診四角出診面議	中旺街廣濟藥局
[illegible]蔭鄒　蘇州人	內科	門診四角出診一元	盆湯弄北高陽里
[illegible]鏡澄　寶山人	內外科	門診四角出診二元	北石路新昌里
[illegible]星階　陽湖人	內幼科	門診四角出診一元	北石路新昌里
[illegible]舜卿　南京人	眼科	門診二角包醫面議	北石路萬[illegible]醫局

姓名	籍貫	科目	診例	地址
舜卿	南京人	眼科	門診二角包醫面議	北石路萬壽醫局
少香	通州人	毒門	另有細章	二馬路平原里愼德堂
湘舲	蘇州人	內外喉科	仍照舊章	二馬路西晝錦里
海喬	紹興人	內科	門診三角出診六角	三馬路朝宗坊
鏡澄	○松江人	眼科	門診四角出診一元	三馬路何福祥綢緞莊
惟明	○寧波人	眼科	門診五角出診一元	三馬路鼎豐里大甡堂
贊之	嘉定人	精理內外兒科 包醫花柳毒門	門診內科四角外毒六角 出診英界二元法界三元	三馬路北首福康里
竹留	蘇州人	內幼科	門診四角出診一元	三馬路富春里三弄
杏卿	華亭人	內外科	不計	三馬路寶和里一弄
菊泉	金陵人	內外科	門診四角出診一元	三馬路森泰醬園對門
錦章	浙江人	牙科	另有細章	四馬路東市
濟清	常州人	內科	門診四角出診一元	四馬路西山三會館
堯夫	陝西長安人	內科	仍照前例貧病不計	四馬路西首跑馬廳口
雲洲	湖州人	內幼科	不計	胡家宅福致里
志剛	○蘇州人	內外科	門診四角出診元二	會香里一弄第七家
蘭蓀	無錫人	內科	門診四角出診一元	會香里二弄
焿齋	揚州人	內外眼科	門診四角出診一元	寶善街廣福里
雨香	○江蘇人	毒門	另有細章	六馬路直西懷德堂
臣伯	東山人	內外喉科	門診三角出診五角	六馬路西吉慶坊
康民	平江人	外科毒門	不計	六馬路東安里內
之欽	錢江人	瘡科毒門	門診四角出診一元	六馬路祥元里口
蓮舫	孟河人	內外喉科	仍照前例貧病不計	六馬路老仁壽里
依琴	孝賢人	內外科	門診四角出診一元	馬立司馬德南里

姓名	籍貫	科	醫例	寓所
袁鄂生	依琴子	眼科	不計	馬立司馬德南里
施少齋	嘉定人	內幼科	門診三角出診元二	江西路鎮平里內
沙靜淵	鎮海人	內科	門診五角出診二元	甯波路同和里內
林丹山	甯波人	內科	門診四角出診一元	偷鷄橋南德豐里
金紹三	元和人	內喉科	門診四角出診一元	北京路南德豐里
錢秀頌	太倉人	內科	門診四角出診一元	廈門路德豐北里
朱少坡	吳縣人	幼女科	門診五角出診一元	老垃圾橋南堍貽德里

法界

姓名	籍貫	科	醫例	寓所
蔡雲卿	甯波人	內科	門診四角出診一元	大馬路西得興里
舒春林	鄭龍章甥甯波人	女科	門診四角出診二元	鄭家木橋南堍天錫里
汪竹晨	紹興人	內外毒門	門診三角出診一元	鄭家木橋直街福壽里
許有蘧	金陵人	內外科	門診二角出診五角	西門外羊尾橋大街
龔蔭卿	上海人	內外傷科	門診二角出診五角	褚家橋西首坟山路

美界

姓名	籍貫	科	醫例	寓所
徐起之	江灣人	幼科	門診四角出診一元	老閘橋浜北

馬逢伯	江灣人	內外喉科	門診五角出診一元	海甯路
徐少圃	江灣人	內外幼科	門診三角出診一元	中虹橋東首永祥里
徐小圃	江灣人	內外幼科	門診三角出診一元	虹口乍浦路三元宮前
胡夢橋	大塲人	內科	門診三角出診一元	虹口正豐街義興米店
張頌清	上海人	女科	門診四角出診一元	中虹橋東塊老三官堂
黃杏卿	江蘇人	內科	門診三角出診一元	中虹橋直東新三官堂
金福山	上海人	外傷科	門診四角出診一元	虹口乍浦路定安里內
王紹康	餘姚人	內眼科	不計	裏虹橋塊泰山堂藥鋪
朱錦文	常州人	內外科	門診三角出診六角	裏虹口永祥北里
倪銘三	無錫人	內幼科	門診四角出診一元	吳淞路長源里
朱堯臣	餘姚人	內外幼科	門診四角出診二元	天后宮後面成大弄內
陳楚生	揚州人	內外幼科	門診二角出診五角	老閘橋北泳源當弄內
孔吉甫	嘉定人	內外四時針灸 伯醫花柳毒門	門診二角出診一元 法界二元拔早加倍	老垃圾橋北慎餘南里
凌爽泉	曉五子 湖州人	內外幼科	門診三角出診一元	老垃圾橋延昌恒絲廠
許一鳳	四明人	內外喉科	門診三角出診一元	鐵馬路錢業會館東首
程雪門	廣東人	內幼科	不計	白大橋北青雲里東弄
嚴秀培	廣東南海人	花柳毒門	門診二角出診一元	青雲里後弄崇明路
麥裕芬	廣東香山人	內外科	門診三角出診一元	青雲里後弄崇明路
霍季濟	廣東南海人	精理內幼女科 四時瘟痲痘疹	門診四角出診英界四元 法界五元美界面議	青雲里萬春園後弄
鄭錦洲	祖傳東莞人	內外幼科	門診四角出診一元 法界二元路遠另議	青雲里總弄西第四家
張方流	廣東人	內幼科	門診四角出診一元	青雲里二弄十四號

姓名	籍貫	科目	診費	住址
崔礪山	廣東番禺人	内科痘疹	不計	青雲里四街 午後在元濟善堂施種牛痘
周財記	廣東番禺人	花柳毒門	不計	青雲里四弄
[illegible]明廉	廣東番禺人	内幼科	門診四角出診一元二	青雲里五弄大街
[illegible]懋榮	廣東河源人	内外科	門診四角出診一元	青雲里大街
劉曜初	祖傳五代 廣東三水縣人	大小内外方脉 精究眼科痘疹	内診三角出診一元 遠者另議貧病送診	青雲里東一弄
何顯光	廣東人	精理内外傷科 包醫花柳毒門	門診二角出診一元 路遠照加貧病不計	武昌路新興里口
[illegible]月昇	廣東香山縣 那洲人	專治外科痔瘡 兼理小腸疝氣	不計	武昌路挹秀里内
[illegible]蓮舫	廣東香山人	内外科	門診四角出診二元	虹口武昌路振福隆號
[illegible]運康	廣東新會人	眼科	門診三角貧病不計	蜜勒路永平街口
[illegible]超廷	華傳 廣東三水縣人	内幼眼科	門診四角出診一元 路遠酌加貧病送診	蜜勒路福和堂華舖
[illegible]袞廷	祖傳 廣東新會人	外科雜症	門診三角出診一元二角 路遠照加	崇明路二十九號
[illegible]少騮	廣東順德人	精理痳痘幼科 包醫花柳毒門	不計	虹口靖遠街總弄
[illegible]樹田	廣東南海人	外科	門診二角出診一元	虹口先裕里
[illegible]梅村	廣東三水人	内外眼科	門診不計出診一元	虹口多壽里第二家
[illegible]九皋	上海人	内外傷科	門診四角出診一元四角 接骨入骱勞傷吐血面議	盈湯弄橋北西德安里

醫界

			醫例	寓所
厚甫	蘇州人	內科	另有細章	城內艾家弄
誦仙	徽州人	內科	另有細章	城內老太平弄
以誠	上海人	內科	另有細章	城內虹橋南首
品三	粱之子松江人	內科	另有細章	城內彩衣街 下午分寓拋球塲埽葉山房
子琴	上海人	幼科	門診三角出診一元	老北門內穿心街
貽孫	湖州人	內科	門診不計出診一元	老北門內候家浜 下午分寓六馬路仁壽里
春山	菊泉子金陵人	內外科	門診三角出診不計	新北門內老街
明德	江蘇人	眼科	門診三角出診一元	新北門內香花橋堍
心田	上海人	內外喉科	門診二角出診四角 城外一元路遠酌加	邑廟西首 下午分寓六馬路仁壽里
念萱	洞庭人	內科	門診不計出診一元	大東門外郎家橋
幼卿	上海人	女幼科	不計	大南門內
雨田	南滙人	幼科	門診三角出診一元	小南門外南倉街
復初	江西人	眼科	門診三角出診一元	西門外泰亨里

按本報承醫藥界諸君痴嘖愈推愈廣擬於八十三期後另將醫藥兩表及所登各項告白彙印傳單數萬張名曰醫學指南每期飭人分送本埠各店家暨茶坊酒肆中以表揚諸君子隆名聊盡本報提倡之意

丁氏醫學叢書總序

余自髫齔後即喜涉獵典文或扃戶浹旬或飢驅千里人事倥傯未嘗輟也曩者因詩書二經　本朝諸儒疏通證明殆靡遺義後生瑣瑣補苴不足以名家遂求聲音訓詁於說文許氏求陰陽消息於易虞氏求典章制作於禮鄭氏求義理心性之學於濂洛關閩諸書求歷代宏綱鉅典之因革於九通及正史之表志求九章元代幾何三角微積等學於中外之疇人家求詞章之學於漢魏六朝唐宋以及　本朝之迦陵稚威西河北江諸家如是者十餘年資性椎魯不能有所得而心勦形瘵吾之肺病適成遂求醫學於本經素問靈樞難經以及漢之張長沙晉之葛稚川唐之孫思邈金元之四大家如是者又數年而肺病日益加劇莊子刻意篇有曰吐故納新熊經鳥伸（淮南子精神訓亦有此語）三國志華佗傳亦有曰熊經鴟顧雖皆修養家導引之事而與近世孫唐氏之體力養成法適相符合求其法而習之而體力少强遂求解剖學生理衛生學以及醫學藥物學於東西洋之典籍而專注其意於肺癆約年餘而病

果瘳
高密鄭氏龍門成都兩司馬氏昌黎韓氏尙奕末學荒陋欲以考據訓章之末附於傳人之後亦不自諒而以數十年病餘賸得之寒暑起而作入而息瞶瞶然與禽獸草木等視前之人眘其名以去則又何如漢賈生之言曰至人不居朝廷必隱於醫而宋范氏之言與之相似因潛其心於醫受業於新陽趙先生元益以求中西醫學之會通

考醫學之分科古略而今詳中疏而西密於此可以知學術之升降焉周有四科曰疾醫瘍醫食醫獸醫見周禮唐有七科曰體療少小耳目口齒角法按摩咒禁見六典宋設三科曰方脈科針科瘍科見選舉志又太醫局有丞有教授有九科見職官志而九科無考金十科亦無考元十三科曰大方脈雜醫科小方脈科風科產科兼婦人雜病科眼科口齒兼咽喉科正骨兼金鏃科瘡腫科鍼灸科祝由科見輟畊錄明十三科曰大方脈科傷寒科小方脈科婦人科口齒科咽喉科外科正骨科痘疹

十八、人體解剖生理圖

此圖共十六幅內列總圖五分圖四十九自神經以及消化循環等系皆剖釋分明着色明潤於人身組織之原理一覽可知尤可激賞者則爲華人自行石印本所其工藝乃出東人之上歹可代表中國工藝能與世界競爭之一斑誠前此未有之偉

科眼科針灸科見明會典　本朝十一科曰大方脈小方脈傷寒科婦人科瘡瘍科鍼灸科眼科口齒科咽喉科正骨科痘疹科今痘疹歸小方脈咽喉口齒共爲一科幷成九科見　大清會典此吾國歷代醫學分科之大畧也而東西洋各國醫學之分科其行於古者雖不可考其行於今者可得而詳焉

研究骨肉皮膚內臟之部位形狀構造者曰解剖學用顯微鏡研究十一種之細胞者曰組織學研究骨骼之支持筋肉之運動皮膚之感覺以及內臟中肺主呼吸心主運血腦主知覺運動腸胃主消化腎臟主排泄等之生活現象者曰生理學研究增進人類之健全以永保其生活現象者曰衛生學研究傳染病之各種微生物者曰細菌學研究病因及變化之原理者曰病理學研究鑛物植物各種之生理作用醫治作用者曰藥物學研究病情之疑似處而斷定其爲某病者曰診斷學研究內部之生理有異常之處欲以藥物輔助其生理而使之復元者曰內科學本屬於內科因學者之專門研究而別爲一科者曰精神病學曰傳染病學曰消化器病學曰

醫學報

肺病學曰法醫學小兒之生理病理與成人不同故內科學不足以槪之於是設兒科學生殖器之解剖生理婦人與男子不同關於生殖器之疾病又極繁夥於是設婦人科學婦科中又別爲一類專論姙娠生產等事者曰產科學於產科中擇淺顯易知老嫗都解之學問以應民間普通生產之用者曰產婆學研究手術外又須兼通內科邇來漸侵入內科範圍者曰外科學而耳科學鼻科學齒科學三科於外科學可以槪之惟視覺器本光學之生理其手術甚精微而關係尤鉅於是設眼科學淋疾下疳梅毒內外科不足以槪之故別爲一科曰生殖器病學[illegible]疥之疾似可屬於外科而學者別爲專門曰皮膚病學此東西各國醫學分科之大略也余擷萃中外各科書籍不分門戶之見不存騎牆之說擘精覃思冀有以得其會通焉歲乙未余復養痾於江陰南菁書院是歲也爲余專治醫學之日迄於今蓋十有餘年矣其間因奔走於米鹽細故任吾邑竢實學堂算學教習者三載任　京師譯學館算學兼生理學教習者二載有奇而授課之暇輒從事於醫籍如蛾逐焰如蟻附

牘必神昏目倦喟然假寢而後已而不自知其深嗜之至於斯為樂之至於斯也劉覽所及編錄為勞積以歲月其成帙者有若干種曰新本草曰新內經曰新難經曰內科學曰精神病學曰藥物學曰產科學曰產婆學曰小兒科學曰育兒談曰家庭新醫學曰醫學綱要曰肺病豫防法曰新醫學短篇叢存曰實驗却病法曰長壽之原理曰短壽之原理曰生理學譯名異同表曰藥物學譯名異同表各若干卷而於前乎此未發明之謬誤必辭而闢之積成帙有未當也竄改而刪畧者又有年同人謀集貲陸續刊之乃述其緣起如此因命之曰丁氏醫學叢書云

歷次解剖學記

太原醫學館學生[illegible]聲顯撰

溯自埃及木乃伊創製而後生理病理漸次發明於是有全體通考體學新編諸書及人體模型等內而臟腑外而皮肉固不難考究其形象而審察其功用然祗探索於圖說而非真見其肺腸恐臨症實驗時不能批郤導窾迎刃以解也吾醫學館因列解剖一門俾學者由經驗之書親解剖之事亦足以植醫之根本矣特初次解剖

手術未熟。姑取禽獸之內臟及頭等而試驗之。雖未敢云割皮解肌。洞悉心腹腎腸之形。捶骨瀝髓。明照脊脇肩肺之全。而卽歷次解剖者統觀之。不無一二之可採擇者。因臚列於左。

第一次解剖羊心。兩上房俱有心耳。與上房通。總脈門筋絲十六條。長五六分。三尖瓣筋絲十四條。長與左房內者同。皆自下房乳頭起至各尖瓣止。外緊貼心肌有薄膜一層。

第二次解剖猪心。與羊心相同。其二尖瓣三尖瓣。皆心房內皮所成。左心耳如桐葉。右心耳如麥穗。外包筋衣。內多腱索。乳頭筋一條。繫於右上下房相界處。

第三次解剖猪頭。先視其舌。面有大刺二。如露珠。中刺多小刺無數。舌膕筋長六寸。大小腦與延髓共重二兩五錢。筋衣厚濕衣血衣極薄。又解剖猪心與肺。有肺迴管四支。入左上房。合而爲一肺脈管。一出心右下房。分二支而入左右肺。總迴管有上下二支。入右上房。總脈管出心左下房。至外分爲五支。總脈管肺脈管。皆有半月門一個。即內皮爲之。廻管軟而紅。無彈性。脉管堅而白。有彈性。又肺分左三葉右四葉。係粉紅色。氣管上距喉頭六寸。上有會厭。喉頭係牌骨瓢軟骨環、軟骨相合而成。內有聲帶並耳氣管口。牌環相連於甲處。其形如圖。氣管右邊。分一小氣管入右肺小葉。又下分二支。入左右二肺。入左者分三中支。漸分無數小支。入右者分四中支。漸分無數小支。至末稍有汽泡與微血管相結。即呼吸空氣變換血液處也。

第四次解剖猪心猪頭。約分四類。

一心臟。其肌肉二上房相似。左下房較右下房厚二分之一。下房內腱索以顯微鏡視之。現黃白色。左右心耳與三尖瓣二尖瓣。心包絡。皆用刀剖。貼於紙以期同人指示。

二腦髓。將大腦割去筋衣濕衣血衣。如胡桃仁狀。分左右二大葉。其三四房與雙孖筋馬鞍核等。與模型無異。茲不復言。結連左右葉者。有腦大連係。再下剖即左右房地位甚寬。又視交义神經。在大腦下。由羅篩骨上。分二枝入左右眼窩。最爲明切。又剖視小腦如柏葉狀。係白漿所成。大小腦皆灰漿在外。白漿在內。延髓白者在外。灰者在內。脊髓亦然、

三耳官。外耳中耳。與書所載。無甚差別。惟錘骨與砧骨相連。馬鐙有筋絲連之。不與砧錘骨體相連。另有珠骨。連於砧骨之上。則微不同耳。至內耳則薄盤骨上。附蝸牛殼係堅骨體。旁有耳墀與半環管。書言半環管分前後小三環。今視之不甚相通之路也。

四眼官。先見罩睛衣。厚約一厘。剖去此層。即明角罩係青白肌絲所成。厚約六厘。剖破此層。有黑灰色水流出。即前房水。下有薄衣。再下有一黑膜。中有小孔名曰虹彩。又有白灰色之水流出。即後房水也。用指擠之。睛珠即出。透明清淨。直與水晶無異。後有薄膜。破之則大房水流出。其色最黑。水盡後取黑衣以顯微鏡視之。初如甲圖。次如乙圖。黑衣之外。即白衣也。

第五次解剖割眼球時、須由旁面剖之。若由前剖之。則水晶體易破。又試得大房水流盡時。則眼腦衣縮成一團、聚於盲點之處。視其形蓋白而極薄弱之體也。又剖腦部而視鼻腦、鼻腦絲最粗大。眼腦絲頗細。徑約五厘。又延髓前界上處有橫紋筋絲一束。由兩旁向後、迤於小腦曰中腦、以其橫架如橋。亦曰腦橋。與結合兩半球之胼胝體皆實見而易明者衣也、

第六次拆視人體、模型。於人之皮膚筋肉骨骼臟腑等。其如何位置。何如形式、皆切見明知未始非預備解剖人體之善法也。

第七次解剖用三隻鴿、先以一鴿剖其頭骨。以視大小腦之位置、與前所剖者畧同。惟大小腦與交叉神經外有二球。不知主何功用。其眼球最大。約有大小腦二分之一。故視力最強。次以一鴿刺其小腦、尚能仰頭撲地、不能步履飛翔。又以一鴿刺其大腦。則知覺運動全失。僅彈動而已。隨割其延髓。立刻即死、刺傷小腦者。經二點三十分鐘亦死。又試得頭骨多氣窩。大腿骨如筒狀。內有紅色之

骨髓、

第八次解剖胃與大小腸。自賁門直割、以至幽門。均分三層。外層爲直紋、中層爲摺紋。肌、厚而堅。內層以顯微鏡視之、如甲圖。小腸外爲環肌、中爲直肌。內如乙圖。大腸外層色黃。不分環直肌。中最白而多脂肪。內甚滑澤。血管均附於大小腸之外層。且附着筋帶一條、自十二指腸以至肛門。　圖未載

第九次解剖羊之腎臟、外面附以極堅極薄之膜。輸尿管通於末稍。其管爲空洞體。有一種特別臭味、又試得麥爾俾氏器。凡發血管迴血管輸尿管。皆與之相通。統觀諸試驗、雖未敢云心得。而於生理病理。亦未必無小補也。然僅解剖異類。終慮其形異而勢殊。故解剖人尸。亦宜次第行之。豈能獨讓夫西人哉。且是學也不獨爲西醫之基礎。亦中醫數千年之一大進步。而剖骨治毒之能。洗胃滌腸之妙。不難復見於今日也。

中醫無解剖學。故其言生理病理也。皆徜恍而不可憑。僕主講太原醫學館。于每

星期內以二點鐘爲實習之用而以動物各種命諸生解剖之揚生聲顯閱歷最深奏刀亦熟故所言生理精切有味并繪有精圖因刋刻不便未之載也此篇記敘歷次解剖簡括精當爰附錄之　雪樵誌

治疫述原

香港曹錫疇來稿

憶核疫一證。從高州傳來。或作或止。無歲無之。染是證者。十難救一。余愍然傷之。屢圖補救。苦無善法。爰集同志。多方攷究。復厠身疫廠。窮思極想。漫無所得。於是廢然思返。遂廣搜載籍。博覽羣書。凡有涉於疫證者。輒寢饋於斯。已數易寒暑矣。然亦茫無頭緒。於無聊時。嘗仰天長歎曰。豈刦運使然耶。何不能以人力爭也。然已得分辨之法。因著辨疫芻言一章。刋登報牘。至戊戌。偶於外科書中。見時毒一門。頗有意義。於是悉心研究。畧見端倪。遂蘧然起曰。可以問津索途矣。夫證有內外。畛域攸分。既有外證可憑。何不改向外科叅攷。所有善本。搜括無遺。間有秘傳。亦重貲購置。潛心數月。取彼例此。遂著治疫比例一書。首分寒熱。論治同道中人。每多許可。而於治療之方。猶未得手。後閱至疔瘡一門。（馬嘴疔之屬非花柳症）有謂腫痛神昏。甚至不省人事。謂之走黃。又云疔瘡發之最速。有朝發夕死。有隨發隨死。有三五日死。其毒最烈。或發寒熱。或痳木。或煩燥。或頭暈眼花。或心腹脹悶。或精神沉困。言語顛倒。其形或大或小。或圓或長。其色或白或紅或黃或紫。其見證與核疫同。第以此方治之。又多不驗。復覽至癰毒門。其見證雖不同。而方似可用。猶未敢孟浪也。一日偶因別證。撿閱林藥樵痧症全書。據所載各證雖殊。而寒熱痛痺則一也。又云痧者癘氣。（癘即疫也）入氣分則作腫作脹。入血分則爲蓄爲瘀。遇食積痰火。則氣阻血滯。非卽核疫之類乎。查其治方。全從癰毒門套出。雖謂絕無補法。惟所列藥品溫藥甚多。其分寒熱。已可概見。惟所忌者。呆補耳。卽傷寒無補之意。非謂絕無寒證也。又與霍亂證所用之藥。訖無少異。甚至讚豆試驗之法。三證皆同。亦殊途同歸者也。而時下喧傳經驗方者。（註經驗方者曾經治驗之方也然仍有不驗者良由寒熱不分之過歟）多與此暗合。故合數門而互參之。似有把握。觀其要旨。無非行氣活血。其實卽通字。經所云通則不痛者也。夫核疫乃壅毒爲患。壅者通之非治疫之要訣乎。經云知其要者一言而終。不知其要，流散無窮。其斯之謂歟。自得此法以後。凡能治愈之證。悉本乎此。雖不敢謂能操必勝之權。然施治頗多獲效。請閱後之醫案。自可瞭然。至用內科各法。從未治愈一人。同志陳子鵬。屢應冬善堂之聘。經理數年。卒無端緒。汗吐下三法均難獲效。蜞吮針刺亦然。惟利小便似有微功。如昏迷不醒者。服後略知人事。然未久亦同歸於盡。此內外科治法之明驗也。故謹將生平治疫經歷緣由和盤托出。幷附治案於後。以俟　高明參訂。

按核疫之發多在香港。向無治法。經曹君苦思焦慮。始得其施治之要。嘗著有中西滙參治疫法三卷。多獨得之秘。發明之義。置篋中者三年矣。當摘其精要傳之醫林　雪樵誌

外科術醫治罪犯之奇聞

以罪惡爲病症之問題。十九世紀所習聞者也。今雖公認人之罪惡。非關於生理。而以遺傳教育境遇三者。爲世界罪惡之源。然從未聞有人敢謂罪惡果爲病症。與涎

核發炎症瘧症熱症等、初無以異也。去年有智學專家哈蘭達醫士宣言曾用鋸割法醫愈一癲狂之人。哈君旋在英國頭蓋學會演說。彼嘗見五十人。皆以腦部特別分一分受傷。以致智力沈鬱終日憂悶。殊乏生趣。後經割治者二十五人。遂回復其未受傷前之智力。類如其人腦之某部受損。因墜地傷及甲部。則其人或患殺人瘋顛。或傷及乙部。則其人患竊盜瘋顛等、故能將其受病之源而移去之、則其人必不再犯殺人竊盜等事矣。哈君演說、謂有一男童年十六。好欺騙竊物、性質强悍。後割其腦部移去其一骨。以後是童竟爲有德之人。嘗割其頭殼時。見有舊傷痕迹。乃用鋸鋸除其舊傷之骨。迨該童既愈。不獨劣性盡改。且爲德育最高之人。可不奇哉。

哈君演說文出版以後。數日內忽有婦人施丁泊爾氏赴墨立爾邦警察局。請代覓醫士。以治其子欺飾之病。詎警官初未見哈君演說文。故不能代覓而却之。

哈君之試驗。實有大功於頭蓋學。溯頭蓋學倡始於十九世紀上半期。嗣以研究者類無學識。且未諳於腦之功用。故未爲世人所注重者耳。（未完）

之本草別說。政和中寇宗奭之本草衍義。大觀中唐慎微之證類本草等。則不能有所增益矣。此唐宋之藥學也。金元藥學始於潔古之珍珠囊。辨藥性之氣味陰陽厚薄升降浮沈補瀉六氣十二經。及隨証用藥之法。立爲主治秘訣心法要旨。陳義甚高。東垣師事之。復爲用藥法象一卷。完顏一代。惟此而已。元主中國。有王海藏之湯液本草。吳瑞卿之日用本草。胡仕可之本草歌括。皆述而不作。朱丹溪起作本草衍義補遺。推衍寇氏。頗有發明。而分配五行。亦所短也。至有明時。徐彥純著本草發揮。周憲王著救荒本草。寧獻王著庚辛玉冊。王綸著本草集要。汪穎著食物本草。寧原著食鑑本草。汪機著本草會編。陳嘉謨著本草蒙筌。各有心得。及李時珍起著本草綱目五十二卷。增藥三百七十四。爲方書藥學集成之作焉。自是厥後。此學遂衰。增加之品。寥寥無幾。綜計三千年藥學。均由歷代名醫理想閱歷而來。所言功用頗多精要。惟强分經絡。比附陰陽。謬託五行之生尅。而表裏子母等說。尤爲游移。則亦前人之所短。由今而後。準物理之學。而化分化合之。考其分劑。提其精華。改良湯煎以

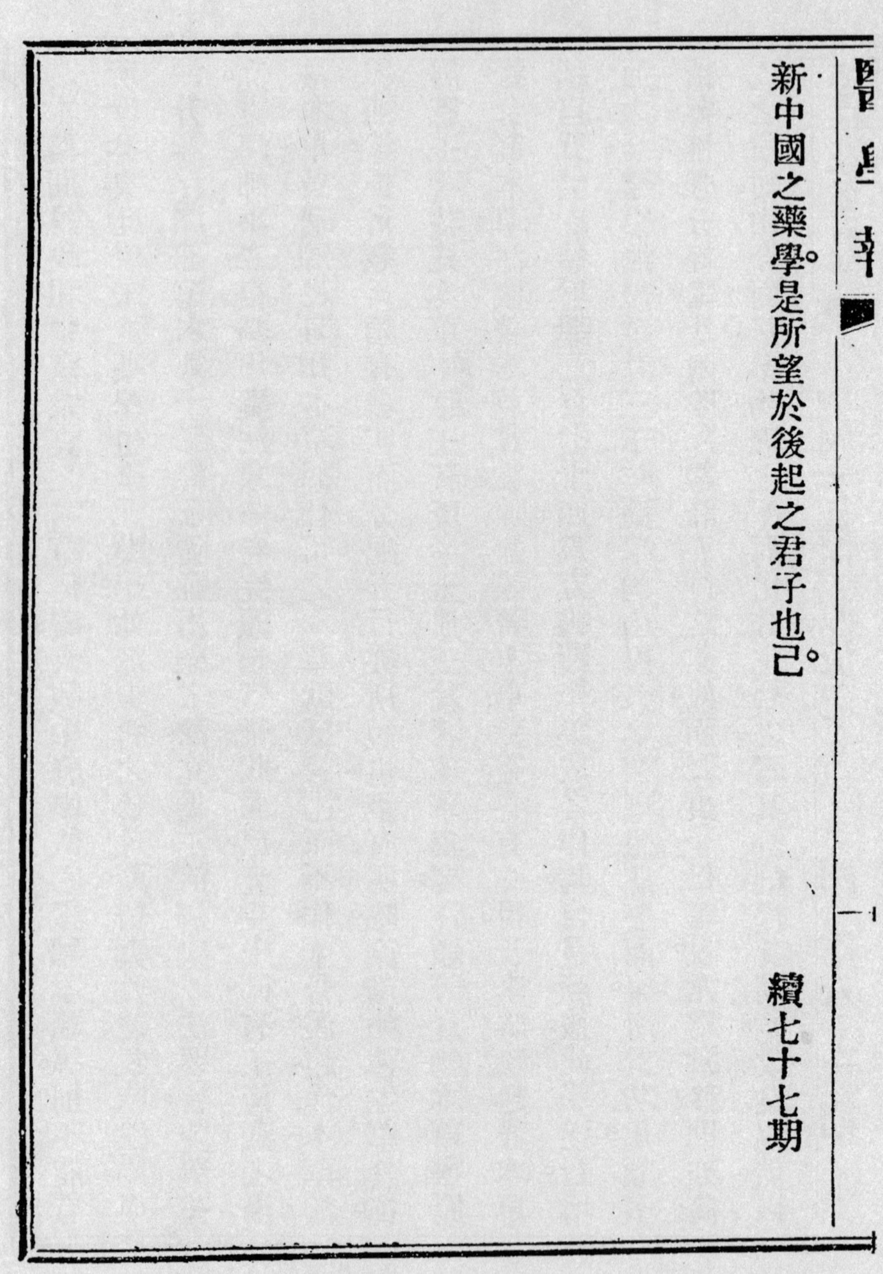

新中國之藥學。是所望於後起之君子也已。

第一板　每張售大洋一

第八十三期

大清郵政局特准掛號認爲新聞紙類

光緒三十四年三月望日第八十三期

醫學報

每月兩期

上海望平街時中書局代發行

本館開設上海英大馬路西首德仁里一衖王問樵醫廬內

凡定八十五期至九十六期者連郵費在內列價於下

本埠	
一份以上	每份小洋二角
十份以上	每份小洋一角六分

外埠	
一份	計售大洋三角二分
二份以上	每份大洋二角六分
十份以上	每份大洋二角

補報價目表

期數	本埠	外埠
一至二十四	一元二角	一元三角
二十五至四十八	七角二分	八角二分
四十九至七十二	四角八分	五角八分
七十三至八十四	一角八分	二角三分

按本報現出至八十三期原定之七十三至八十四已屆期滿倘欲續訂請迅寄報前來以便按期寄奉所有上屆報欵之未清者務請即行惠寄幸勿帶欠

分五釐外埠另定價目

本報代派處　本埠英界胡家宅寶安里上海醫會　三馬路薈錦里西首勒威大藥房　法界老北門外大街泰茶葉店　西門外乾昌和爵鋪　西門內穿心河橋東首大街大全堂藥店　美界老閘橋北採山堂藥鋪

本館代售醫書

名醫萬方類編洋四元〇八體解剖生理圖洋二元四角〇中西醫學羣書洋一元五角〇徐靈胎十六種洋一角〇全體闡微洋一元〇太醫院杜文洋七角〇藥問米逑役說洋一角〇古鑑辨止洋二角〇肺病問答洋三

代售各種靈藥

滅臭坐藥每瓣小洋三角〇祭製女科戒烟丸每匣八洋七角〇又婦女療癮藥汁每瓶價銀二元〇又女科調藥每服小洋二角〇三黃寶蠟丸大丸每粒二角小丸每粒一角〇許製定痛靈丹每瓶小洋三角〇又遺精必每瓶價銀一元〇又加料五寶丹每匣價銀二元〇黃製大然戒烟丸每瓶價銀一元每打十元〇又艾羅補腦瓶價銀二元四角每打念四元〇江陰醫會來本戒烟丸中丸定價大洋五角其餘乙丙等丸皆定價大洋一元

請閱醫報以重生命啓

夫延年益壽。要在衛生。泰西各國。視為性命之學。講究最精。我中國人。素尚虛文。不求學而於衛生一道。更不關心。飲食失節。起居無時。種種習慣。令人生厭而不自覺者。西恒鄙薄之目為野蠻。識非人類。甚可恥也。又見病家延醫。不問耑科。徒慕虛譽。甚或迷神鬼。受愚師巫。偏愛西醫。甘嘗覇藥。及至人財兩失。悔莫能追。尤可憐也。本報為重生起見。不揣固陋。研究中西醫學。詳載衛生事宜。刊列醫界一覽表。註明某醫耑某科。住處醫金若干。以便病家延請。月逢朔望出版兩期。雖無宏文大著。以供學界研求而補拾遺。其有裨於醫理衛生。實非淺鮮。願　有道君子。體此好生之德。廣佈仁聲。勸人購俾挽頹風。同登壽域。則本館有厚望焉。謹為之啟。

姓名	籍貫	科目	診費	住址
[illegible]芸	台州人	內外科	不計	中旺街西市朝北門面
[illegible]鄉	蘇州人	內科	門診四角出診一元	盆湯弄北高陽里
[illegible]澄	寶山人	內外科	門診四角出診二元	北石路新昌里
[illegible]階	陽湖人	內幼科	門診四角出診一元	北石路新昌里
[illegible]卿	南京人	眼科	門診二角包醫面議	北石路萬春醫局
[illegible]香	平湖人	外科毒門	門診四角包醫面議	二馬路西首誦清樂室
[illegible]舫	蘇州人	內外喉科	仍照舊章	二馬路西晝錦里
[illegible]僑	紹興人	內科	門診三角出診六角	三馬路朝宗坊
[illegible]澄 ○	松江人	眼科	門診四角出診一元	三馬路何福祥綢緞莊
[illegible]之	嘉定人	精理內外兒科 包醫花柳毒門	門診內科四角外毒六角 出診英界二元法界三元	三馬路北首福康里
[illegible]孫	嘉善人	內外科	門診四角出診二元	三馬路曲江里內
[illegible]明 ○	寧波人	眼科	門診五角出診一元	三馬路鼎豐里大甡堂
[illegible]泉 ○	金陵人	內外科	門診四角出診一元	三馬路森泰醬園對門
[illegible]卿	華亭人	內外科	不計	三馬路寶和里一弄
[illegible]留	蘇州人	內幼科	門診四角出診一元	三馬路富春里三弄
[illegible]章	浙江人	牙科	另有細章	四馬路中西藥房間壁
[illegible]甫	浙紹人	牙科	另有細章	四馬路中西藥房對門
[illegible]洲	湖州人	痧痘幼科	門診五角出診二元	胡家宅四馬路福致里
[illegible]清	常州人	內科	門診四角出診一元	四馬路西山三會館
[illegible]剛 ○	蘇州人	內外科	門診四角出診元二	四馬路會香里一弄
[illegible]蓀	無錫人	內科	門診四角出診一元	四馬路會香里二弄
[illegible]夫	陝西長安人	內科	仍照前例貧病不計	四馬路西首跑馬廳口
[illegible]齋	揚州人	內外眼科	門診四角出診一元	寶善街廣福里
[illegible]香	通州人	毒門	另有細章	金隆里新太和對門

朱[illegible]　黃粹　唐志　唐秀　王貽　江秋　蔡道　鮑國　尹仲　許春　朱明　鄒桐　楊味　許藹　蔡鏡　王叔　沈友　陳春　陶寅　謝夢　張慶　高春

姓名	籍貫	科目	醫例	寓所
[illegible]民	平江人	外科毒門	不計	六馬路東安里內
[illegible]欽	錢江人	瘡科毒門	門診四角出診一元	六馬路祥元里口
[illegible]伯	東山人	內外喉科	門診三角出診五角	六馬路西吉慶坊
[illegible]香○	江蘇人	毒門	另有細章	六馬路直西懷德堂
[illegible]舫	孟河人	內外喉科	仍照前例貧病不計	六馬路老仁壽里
[illegible]琴	奉賢人	內外科	門診四角出診一元	馬立司馬德南里
[illegible]生	依琴子	眼科	不計	馬立司馬德南里
[illegible]齋	嘉定人	內幼科	門診三角出診元二	江西路鎮平里內
[illegible]淵	鎮海人	內科	門診五角出診二元	寧波路同和里內
[illegible]俊	紹興人	內科	不計	鐵大橋王泰生藥號
[illegible]頌	太倉人	內科	門診四角出診一元	廈門路德豐北里
[illegible]甫	上海人	內科	門診四角出診一元	老閘橋南北京路西
[illegible]三	元和人	內喉科	門診四角出診一元	北京路南德豐里
[illegible]山	寧波人	內科	門診四角出診一元	偷雞橋南德豐里
[illegible]坡	吳縣人	幼女科	門診五角出診一元	老垃圾橋南堍貽德里

法界

姓名	籍貫	科目	醫例	寓所
[illegible]卿	寧波人	內科	門診四角出診一元	大馬路西得興里
[illegible]林○	鄭龍章甥寧波人	女科	門診四角出診二元	鄭家木橋南堍天錫里
[illegible]晨	紹興人	內外毒門	門診三角出診一元	鄭家木橋直街福壽里
[illegible]儀	寧波人	眼科	另有細章	菜市街中市
[illegible]山	孟河人	內外科	門診四角出診一元	老北門外布莊街
[illegible]愼	松陵人	女喉科	門診四角出診法界一元英界三元英界城內二元	西興橋鴻源里
[illegible]卿○	上海人	內外傷科	門診二角出診五角	裕家橋西首坟山路

沈心 王友 范香 耿湘 殷念 金三 鄭端 顧雨 趙幼 朱以 韓誦 金品 王厚 胡復

上海醫會通訊員
兼辦醫學報事務

〇〇〇王問樵儒理男婦大方脈〇〇〇

江灣蔡小香門人移寓英大馬路五雲日升樓西首德仁里一弄三家

鄙人向在壽康里行醫有年茲承周雪樵君委辦醫學報事宜因原址不敷辦公特於月朔起將本醫寓暨該報館一併遷至東首德仁里一弄恐病家未及週知特此廣告

中英大

新出唐製家

養身 培元補腦藥

此藥爲世界第一之補品不論年高年輕幼稚婦女文人武夫無不宜腦爲一身之主腦健者延年益壽增長學問智識非尋常補品所比也四季均宜最爲和平

補血葡萄酒

此酒補血之妙品以葡萄爲主酒乃發令通行週身之血脉和以補之要藥爲男女適用功效極速凡婦女血虧爲最或病後之元未復服半月至一月恢復原本較前尤勝

止咳 補肺麥液精

麥液乃補肺之要藥中外一體肺爲一身之華蓋斷不能傷既傷則不能不俯補恐日久成癆凡我華人體質與西人不同飲食起居不常酒色慾過度即傷肺之明證肺傷則咳多咳多則痰生麥液精調和腑之藥以補之初起則一二服能見效年深者常服有益

平肝安胃聖藥

此藥平肝胃氣痛應驗如神肝屬木胃屬土胃中宿食不化則生氣動肝木而生火所以胸中作痛服後立見和平多服一二次即愈

平喘除痰藥

此藥平喘消痰爲最靈初起者傷風受寒日久則氣喘氣喘則傷肺痰先須除痰連平其喘爲要義

婦女調經藥

凡婦女以血爲主經乃血之餘經血不調週身不遂日久者白赤帶下百病叢生服藥無效宜速調經爲要經調者血分充足生育可期不從速佈置

急救 痧症良藥

此藥不拘何種痧症可治如吊脚癟螺諸症一切霍亂時疫水瀉中暑受寒腹痛吐瀉交作紅白痢疾皆起于邪由口鼻而入於臟腑散佈潮身血冰以致頭暈發動從迷治之否則難醫夏秋之際感尤甚因天時蒸蒸氣惡地濁入於人身則毒俗呼爲奇急用此藥立見痧功凡我同人常備爲要方便一人功德無量矣

治陰癬藥粉

此藥最靈外擦陰癬發於皮膚之外名目甚多由濕而生人人有之茶酒飲食俱能生濕食後切不可疑最易生濕若不速治蔓延到處癢交作日夜不安大失體態用此藥連擦二三次即愈[illegible]

藥房

用良藥

清血解毒藥

[illegible]點毒邪或中風受暑或傳染于花柳必致病致瘡患疽成癰若不從醫治日久不堪收拾耳當于未發動之前急用此藥服之方無後患

清理補丸

此藥清理爲補藥性和平如大便閉塞小便赤色乃宿食不化內火炬迷用此丸服後限四點鐘見效通瀉內火宿食銷化頃刻清爽然[illegible]進食爲補也

四時清快片

此藥名爲四時清快乃家用常佩之良藥四季俱宜或在家或行旅佩於左右偶有感冒風邪等症頭昏目眩胸悶瘧痛或外瘡疼腫等均可服之擦之立見其效豈不爲清快哉

乃安戒煙藥片

此善戒洋烟之第一良藥之名曰乃安戒烟藥片乃安者即華人習醫考取博士之官民虔製此藥實心求是以濟世務之急非圖漁利無嗎啡烟質攙入其中恐難他人見信故將自巳博士之名爲戒烟號然市上所售之藥只能代癮未能戒烟每見各報所登辯別誰是非誣言亂道種種圖利之惡習想明眼人看得穿識得破尚望有志君宜速就戒況我中國方興未艾願四萬萬同胞共圖振刷

以上各種良藥虔誠配製有心濟世功用服法周詳仿單加以圖說按其名目倘蒙官紳士商賜顧以備方便者認明本藥房鐘鷹爲記庶不致悞

中西藥物調查表

滅臭聖藥

西國所出加波匿克酸等非不可辟臭然特亂之耳彼臭雖已此臭依然猶以暴易暴也惟此淨身粉則能使一穢均變無臭其力量之大不可思議此粉出於香港凡西國男婦皆喜用之每年銷數不下數十萬罐雖奇臭如貓溺等亦能使其臭立刻消滅凡有狐臭（俗名猪狗臭）者但用一次即可一月無氣息用至二三次即可斷根信者用以淨脚立以鼻嗅之即可知言之非僞眞中國前所未有之奇藥也凡婦女香閨斷不可少文明人愛潔可少家有病人不可少地方汚穢及有狐腋臭者尤不可少用法但以粉二三厘入清水少許研化之揉擦臭穢刻便止每人每罐可用半年每罐取小銀三角有願購者可函告本館注明住址附郵票六分爲定即當專人送購四瓶收洋乙元

醫學報館啓

蔡製婦女療虛藥汁

此汁煞費苦心將婦科各經補葯以新法提取精液貯以玻瓶每服一茶匙以開水沖薄約一茶杯之譜早晚計服二次一月後自有奇驗味極甘芳較膏滋尤為適口不論有癮無癮有病無病或新戒煙而因體氣不充者如將此汁早晚如法沖服厥功甚偉實有發聵振聾之妙調經種子之奇也較之市上所售各補汁不啻判若霄壤也彼大家命婦繡閣名媛或具芙蓉之癖或乏螽斯之慶苟以此汁充作常服補劑則他日育麟有兆奉職無虧富可操左劵以待矣每瓶價銀二元由本館代售敬告女界慎毋觀望自誤也幸甚

蔡製女科調經末藥

末藥一項乃蔡氏祖傳秘方虔誠修合迭奏奇功刻在大塲鎮本宅發售已歷百有餘年四遠馳名門常如市專治婦女胎前產後及經候愆期等症有藥到病除之妙上海托本館一家經售每服價洋二角外埠函購信資自給

醫學報館啟

蔡製女科戒烟丸

戒煙之難不難於除夙癮而難於除夙疾也女子之煙癮與男子不同男子藉于消遣者居多而女子則大半爲病情所繫況一入煙途則家政弛嗣續難所受種種隱患較男子爲尤烈故其戒也亦較男子爲尤難今市上所售戒煙藥名目雜多類皆爲男子而設從未聞有識及婦女者此無他欲除夙癮必先除夙疾婦女之戒煙固較難於男子者也蔡小香茂才江灣之名女科也門庭如市久爲遐邇所共知近見禁烟在即特殫精竭慮酌古衡今將生平所經驗婦科各經要藥悉以新發明之戒烟草及種種珍貴補品不惜鉅貲創製成丸以拯婦女之溺於黑籍者發行二年戒絕者指不勝屈茲已衆口爭傳矣每匣一兩裝丸六百粒計售大洋七角大匣四兩計售大洋二元六角批發每斤裝丸十六匣計售大洋十元不折不扣外埠函購原班回件茲因診務紛緊不暇兼顧托本館代爲經理不恐冒牌混出統歸本館一家經售並不託人分銷以清界限敬告女界有志戒煙者有此妙劑極早回頭幸毋失之交臂也一切功用服法另詳仿單

醫學報館啓

三黃寶蠟丸

此係跌打損傷之聖藥凡跌打損傷藥箭刀傷蛇毒虫瘋狗咬傷努力成癆瘀血凝滯痰迷心竅及破傷風婦人產後惡露不行瘀血奔心致生怪症乾血癆鎗子入肉危在旦夕者立服四丸黃酒送下汗出即愈亦可外治此係中國軍中要藥新由東三省帶來南省向無購處現託本館寄售家居者宜備一份以防意外大丸每粒二角小丸每粒一角用法均詳仿單外埠函購一元起碼

醫學報館啓

許製定痛靈丹

嘗聞天下之最苦者莫如痛痛傷心不能睡痛傷脾不能食不食不睡豈能久存所以病者求醫無非爲痛苦難堪醫生若能舉手定痛病者能食能睡有何性命之憂豈有不感激稱神乎此丹專治剮口發背疔瘡九種胃氣仔核痛症無不奏效如神並治癧疾淋濁屢試屢驗萬不失一是丹乃我家秘寶向不傳人今特出而濟世以公諸海內同道願業岐黃者聊爲隱症之一助爾茲託醫學報館代售每服特取半價大洋三角以備海內醫生及好善之家便於購送也

醫生許菊泉謹識

許製遺精必效丹

遺精一症患者日形困憊煩惱殊甚市上遺精丸名目雖多終鮮實效業師許菊泉夫子金陵七代儒醫也治外症尤推獨步所製遺精丸功效卓著不論有夢無夢或新或久兩瓶包可斷根每瓶價銀一元托醫學報館一家經售購者請認明英大馬路德仁里一弄第三百另四號門牌庶不致悞

門人夏應堂代啟

許製加料五寶丹

五寶丹治淋濁諸症盡人皆知惜市上所售不肯照方配合以致服之無效此非藥之咎也許君菊泉外科之聖手以此丹爲毒門要藥特加料照方修合所投輒效每藥肆所售迥然不同每匣計售大洋二元不折不扣由本館代售外埠信資自給服法另詳仿單

醫學報館啟

黃製天然戒烟丸

此丸能絕一切老癮大癮及因病之癮并能戒通體有形之病癮無形之心癮能令氣血復元精神倍長念天減盡每瓶價洋一元每打十元凡購一元可戒癮四錢服法俱詳仿單又艾羅補腦汁每瓶價銀二元四角此二藥本館均有寄售價照該藥房一律

醫學報館啓

冥頑不不立靈

江陰醫會求本戒烟丸

戒癮易戒有病之癮難市上戒烟丸絕少計及此者茲江陰醫會創製特別求本戒烟丸係會友馮箴若君主持其事集諸名醫朝夕研究而成計分十種仿葛氏十藥神書之例以十干定名各就體質立方按症用藥統治者甲字丸陰虧者用乙字丸陽虛者用丙字丸遺精滑泄者用丁字丸咳血咯血者用戊字丸淋濁者用己字丸痞滿脹痛者用庚字丸便血痔漏者用辛字丸脾泄腎泄者用壬字丸休息久痢者用癸字丸此與一方通治者大不相同所有成癖原因癮來現象凡與烟癮最相密切者無不該括於十種之中而確無馬非烟灰等攙雜刻已歷戒多人卓著功效服丸與吸烟一樣起居動作飲食役使一切如常毫無流弊所有詳細情形另有章程一冊仿單一紙取閱便知有志戒烟者即請函告本館可以代購甲字丸定價大洋五角其餘乙丙等丸九種皆定價大洋一元藥丸貴賤不同以分兩輕重分之有癮一錢者購藥一服癮多加購

醫學報館啟

上海醫會各董姓氏表

平書　蓮舫　春圃　小香　伯陶　崇山　甘仁　逸山　百川　訪壺

黃雨田　汪啓綬　夏應堂　陳竹村　韓誦先　徐馥孫　金協堂　沈履之　周雪樵　顧賓秋

按各董贊助已載於上者不再列入贊助員項下以免重複

本報贊助諸員題名錄

名		籍貫	通信處
問樵君	○	上元	英大馬路西德仁里
仲漁君	○	松江	胡家宅觀盛里
宗揚君	○	嘉定	英界中旺街錢江里
乃安君	○	上海	棋盤街中英大藥房
惕予君	○	新安	英大馬路北廣西路
延九君		上海	三馬路中法大藥房
裕麒君		洞庭	英大馬路壽康里
[illegible]齋君	○	江西	三馬路勸戒大藥房

姓名		籍貫	通信處
丁福保君		無錫	胡家宅德臨里
朱子琴君		上海	老北門內穿心街
蔡雲卿君		寧波	法大馬路得興里
馬逢伯君	○	寶山	美界海寧路
徐起之君	○	寶山	老閘橋浜北
徐少圃君		寶山	外虹口永祥里
徐小圃君	○	寶山	乍浦路三元宮前
殷念萱君		洞庭	大東門外郎家橋

胡夢　張頌　杜靜　黃杏　徐少　朱錦　徐小　李香　金福　倪銘　馬逢　李聲　許一　朱堯　陳九　許培　徐芝　黃杏　徐起　陳楚　孔吉

夢橋君　寶山　外虹口正豐街

王子俊君　紹興　鐵大橋王泰生號

右錄以先後爲序不論醫界藥界凡願擔承義務及月助經費一元者皆爲本報之贊助員除已排登姓氏外尚擬續將諸員之事蹟功名詳細編登本報以誌欽佩蒙繳月費敬於尊名下加〇爲誌

醫界一覽表

英界

		醫例	寓所
問樵〇江灣蔡小香傳	內科	門診四角出診一元	大馬路西德仁里一弄
伴漁〇松江人	內科	門診五角出診一元	胡家宅西首觀盛里
暢予〇新安人	西醫	另有細章	大馬路北廣西路
乃安〇上海人	西醫	另有細章	棋盤街中英大藥房
長順〇常州人	牙科	另有細章	大馬路西壽康里
佐卿　金陵人	內外科	門診內五角外一元出診英界二元美法界四元	大馬路五福弄半阜里
永年〇鈞之子孟河人	內外科	門診二角出診一元	大馬路北香粉弄
松雲〇四川人	內科	不計	大馬路北恒豐里
炳煥　甯波人	內科	門診二角出診一元	大馬路北勞合路
際運〇無錫人	內外科	門診內科四角外科六角出診內科一元外科二元	市浜橋同春棨坊對弄
宗揚〇嘉定人	外症傷科	門診一元接骨面議出診四元路遠有加	中旺街錢江里內
秉桂〇越群人	內外喉科	門診四角出診面議	中旺街廣濟藥局
子珊〇甯波人	眼科	另有細章	中旺街錢江會館西首
幹卿〇無錫人	內外喉科	門診四角出診一元	中旺街鳳鳴里口
慕君〇川沙莊貫巖傳	幼科	門診四角出診一元	中旺街樂善里內

衛明　唐袞　邱懋　鄭錦　程雪　劉曜　張方　崔礪　周財　嚴秀　麥裕　霍季　蕭蓮　何績　唐月　莊運　陸超　嚴樹　唐梅　簡少

美界

		醫例	寓所
大場人	內科	門診三角出診一元	虹口正豐街義興米店
上海人	女科	門診四角出診一元	中虹橋東堍老三官堂
⊙武河人	傷寒勞損女科　產胎兒科痘疹	門診四角喉症五角出診一元六角遠里一元遞加	中虹橋北泰順里
江蘇人	內科	門診三角出診一元	中虹橋直東新三官堂
⊙江灣人	內外幼科	門診三角出診一元	中虹橋東首永祥里
常州人	內外科	門診三角出診六角	裏虹口永祥北里
江灣人	內外幼科	門診三角出診一元	虹口乍浦路三元宮前
廣東人	內科	不計	三元宮對面巷內
上海人	外傷科	門診四角出診一元	虹口乍浦路定安里內
⊙無錫人	內幼科	門診四角出診一元	吳淞路長源里
江灣人	內外喉科	門診五角出診一元	海寗路
廣東順德人	痘疹洋痘　內外幼科	門診四角出診二元	北四川路仁智里
四明人	內外喉科	門診三角出診一元	鐵馬路錢業會館東首
⊙餘姚人	內外幼科	門診四角出診二元	天后宮後面成大弄內
上海人	內外傷科	門診四角出診一元四角　接骨入骱勞傷吐血面議	盆湯弄橋北西德安里
崇明人	內科	不計	北四川路德安里
寗波人	外科毒門	門診三角出診五角	盆湯弄泰安里九弄口
蘇州人	內外科	不計	北福建路中市
江灣人	幼科	門診四角出診一元	老閘橋浜北
揚州人	內外幼科	門診二角出診五角	老閘橋北泳源當弄內
嘉定人	內外四時針灸　[illegible]	門診三角出診二元　[illegible]	老垃圾橋北眞除南里

曉五子湖州人	內外幼科	門診三角出診一元	老垃圾橋延昌恒絲廠
廣東番禺人	內幼女科	門診四角出診元二	崇明路青雲里
祖傳 廣東新會人	外科雜症	門診三角出診一元二角 路遠照加	崇明路二十九號
廣東河源人	內外科	門診四角出診一元	青雲里大街
祖傳東莞人	內外幼科	門診四角出診一元 法界二元路遠另議	青雲里總弄西第四家
廣東人	內幼科	不計	青雲里東弄
祖傳五代 廣東三水縣人	大小內外方脉 精究眼科痘疹	內診三角出診一元 遠者另議貧病送診	青雲里東一弄
廣東人	內幼科	門診四角出診一元	青雲里二弄十四號
廣東番禺人	內科痘疹	不計	青雲里四衖 午後在元濟善堂施種牛痘
廣東番禺人	花柳毒門	不計	青雲里四弄
廣東南海人	花柳毒門	門診二角出診一元	青雲里後弄崇明路
廣東香山人	內外科	門診三角出診一元	青雲里後弄崇明路
廣東南海人	精理內幼女科 四時癍痧痘疹	門診四角出診英界四元 法界五元美界面議	青雲里萬春園後弄
廣東香山人	內外科	門診四角出診二元	虹口武昌路振福隆號
廣東人	精理內外傷科 包醫花柳毒門	門診二角出診一元 路遠照加貧病不計	武昌路新興里口
廣東香山縣 那洲人	專治外科痔瘡 兼理小腸疝氣	不計	武昌路挹秀里內
廣東新會人	眼科	門診三角貧病不計	蜜勒路永平街口
祖傳 廣東三水縣人	內幼眼科	門診四角出診一元 路遠酌加貧病送診	蜜勒路福和堂藥舖
廣東南海人	外科	門診二角出診一元	虹口先裕里
廣東三水人	內外眼科	門診不計出診一元	虹口多壽里第二家
廣東順德人	精理痲痘幼科 包醫花柳毒門	不計	虹口靖遠街總弄

姓名	籍貫	科目	診費	住址
[illegible]雲	台州人	內外科	不計	中旺街西市朝北門面
[illegible]薌	蘇州人	內科	門診四角出診一元	盆湯弄北高陽里
[illegible]澄	寶山人	內外科	門診四角出診二元	北石路新昌里
[illegible]階	陽湖人	內幼科	門診四角出診一元	北石路新昌里
[illegible]卿	南京人	眼科	門診二角包醫面議	北石路萬春醫局
[illegible]香	平湖人	外科毒門	門診四角包醫面議	二馬路西首誦清樂室
[illegible]舫	蘇州人	內外喉科	仍照舊章	二馬路西晝錦里
[illegible]喬	紹興人	內科	門診三角出診六角	三馬路朝宗坊
[illegible]澄○	松江人	眼科	門診四角出診一元	三馬路何福祥綢緞莊
[illegible]之	嘉定人	精理內外兒科 包醫花柳毒門	門診內科四角外毒六角 出診英界二元法界三元	三馬路北首福康里
[illegible]孫	嘉善人	內外科	門診四角出診二元	三馬路曲江里內
[illegible]明○	寧波人	眼科	門診五角出診一元	三馬路鼎豐里大生堂
[illegible]泉○	金陵人	內外科	門診四角出診一元	三馬路森泰醬園對
[illegible]卿	華亭人	內外科	不計	三馬路寶和里一弄
[illegible]留	蘇州人	內幼科	門診四角出診一元	三馬路富春里三弄
[illegible]章	浙江人	牙科	另有細章	四馬路中西藥房間壁
[illegible]甫	浙紹人	牙科	另有細章	四馬路中西藥房對門
[illegible]洲	湖州人	痧痘幼科	門診五角出診二元	胡家宅四馬路福致里
[illegible]清	常州人	內科	門診四角出診一元	四馬路西山三會館
[illegible]剛○	蘇州人	內外科	門診四角出診元二	四馬路會香里一弄
[illegible]蓀	無錫人	內科	門診四角出診一元	四馬路會香里二弄
[illegible]夫	陝西長安人	內科	仍照前例貧病不計	四馬路西首跑馬廳口
[illegible]齋	揚州人	內外眼科	門診四角出診一元	寶善街廣福里
[illegible]香	通州人	毒門	另有細章	金隆里新太和對門
[illegible]民	平江人	外科毒門	不計	六馬路東安里內
[illegible]欽	錢江人	瘡科毒門	門診四角出診一元	六馬路祥元里口

朱[illegible]子　黃粹　唐志　唐秀　王貽　江秋　蔡道　鮑國　尹仲　許春　朱明　鄒桐　楊味　許讓　蔡鏡　王叔　沈友　陳春　陶寅　謝夢　張慶　高春　沈心　王友

伯	東山人	內外喉科	門診三角出診五角	六馬路西吉慶坊
香	○江蘇人	毒門	另有細章	六馬路直西褱德堂
舫	孟河人	內外喉科	仍照前例貧病不計	六馬路老仁壽里
琴	奉賢人	內科	門診四角出診一元	馬立司馬德南里
生	依琴子	內外科	不計	馬立司馬德南里
齋	嘉定人	眼科	門診三角出診元二	江西路鎮平里內
淵	鎮海人	內幼科	門診五角出診二元	寗波路同和里內
俊	紹興人	內科	不計	鐵大橋王泰生藥號
頌	太倉人	內科	門診四角出診一元	厦門路德豐北里
甫	上海人	內科	門診四角出診一元	老閘橋南北京路西
三	元和人	內喉科	門診四角出診一元	北京路南德豐里
山	寗波人	內科	門診四角出診一元	偷鷄橋南德豐里
坡	吳縣人	幼女科	門診五角出診一元	老垃圾橋南堍貽德里

法界

			醫例	寓所
卿	寗波人	內科	門診四角出診一元	大馬路西得興里
林	○鄭龍章甥寗波人	女科	門診四角出診二元	鄭家木橋南逸天錫里
晨	紹興人	內外毒門	門診三角出診一元	鄭家木橋直街福壽里
儀	寗波人	眼科	另有細章	菜市街中市
山	孟河人	內外科	門診四角出診一元	老北門外布莊街
慎	松陵人	女喉科	門診四角出診法界一元英界三元英界城內二元	西興橋鴻源里
卿	○上海人	內外傷科	門診二角出診五角	褚家橋西首坟山路

范香　耿湘　殷念　金三　鄭端　顧雨　趙幼　朱以　韓誦　金品　王厚　胡復

		醫例	寓所
上海人	幼科	門診三角出診一元	老北門內穿心街
上海人	內外科	門診內科三角外科四角出診一元	老北門內穿心街中 下午法界九板橋三新里
上海人	中西內外大小方脈	不計	老北門內馬弄
志鈞子上海人	中西內外大小方脈	不計	老北門內馬弄
湖州人	內科	門診不計出診一元	老北門內喉家浜 下午分寓六馬路仁壽里
江蘇人	傷寒胎產	門診二角出診四角	喉家浜中市弄中首
江蘇人	喉症外科	門診四角出診城內一元 元英界二元美界	新北門內七星井東
上海人	外科毒門	門診五角出診一元	新北門內張新街
蘇州人	內外科	照例	新北門內安仁橋
菊泉子金陵人	內外科	門診三角出診不計	新北門內老街
江蘇人	眼科	門診三角出診一元	新北門內香花橋堍
江蘇人	內科	門診二角出診四角	小東門內梧桐弄
上海人	內科	門診二角半出半元	小東門天官牌
上海人	內外科	門診送診出診一元	花草浜有餘里
上海人	幼科	門診輕二角重四角	邑屆西首陳家栱杆
川沙人	內外科	不計	西門大街石皮弄口
珠街閣	內外科	門診四角出診一元	邑廟西首王醫馬弄
青浦人	內外科	門診二角出診四角	塲水橋
疁城人	內外科	照常	大東門內火神廟東
杭州人	內外科	不計	道前街水仙宮北首
上海人	內外科	不計	道前街水仙宮隔壁
上海人	內外科	不計	小南門內
上海人	內外喉科	門診二角出診四角 城外七元路遠酌加	邑廟西首 下午分寓六馬路仁壽里

錢江人	內外科	門診二角出診半元	書錦牌樓薛弄中
上海人	眼科	不計	廣福寺西首 下午英大馬路保安堂
上海人	幼科	門診三角出診一元	火神廟西
洞庭人	內科	門診不計出診一元	大東門外郎家橋
上海人	眼科	不計	大東門內西姚家弄
上海人	內科	門診四角出診一元	淨土菴浜濟生醫室
南滙人	幼科	門診三角出診一元	小南門外南倉街
上海人	女幼科	不計	大南門內
上海人	內科	另有細章	城內虹橋南首
徽州人	內科	另有細章	城內老太平弄
秉之子松江人	內科	另有細章	城內彩衣街 下午廿寓抛球塲壽葉山房
蘇州人	內科	另有細章	城內艾家弄
江西人	眼科	門診三角出診一元	西門外泰亨里

表以一年爲期卌名每月計取刊費洋四角列雙行者加半刊費已繳者除給收外又於尊名下加〇爲誌以昭核實

列表刊例每字計六洋三釐每名核佔六十字地位（此指五號字而言）一月兩共一百念字計大洋三角六分（小洋四角適合大洋三角六分）列表諸君不諳例每有嗔本館妄爲删減不遵照來稿排登不知人數衆多篇幅有限若悉照來排印則彼少此多烏足以昭公允故列表諸君以後如需照來稿排登務請預先自該刊費可改以字數核算一每行四十五字兩期九十字計大洋二角七分多以此類推一如稿已排印不得再行增減致多週折其不滿年者仍以告白論概列入此表願諸君諒之

惠書彙錄

辰維道祉日隆春祺佳暢爲頌日前接奉手書并醫報一紙展誦之餘備悉一一惟思醫學一報爲醫界之津梁中道而止實所深惜吾兄熱心公益起而扶持其間理徹古今學參中外將見海內風行不脛而走非止吾道之光而已也凡我同志理宜共表同情解囊資助茲承尊囑敢効棉力奉上英洋四元聊報雅命即祈察收耑此布復敬請台安諸惟愛照　期愚弟陳竹村頓首

昨讀手教欣諗學報發行賴君維持得免中輟足徵熱誠毅力裨益醫界洵非淺尠欽佩之至鄙人才疏學陋備員資助抱愧奚如茲寄奉英蚨雙翼聊盡微忱尚希察入嗣後祈飭人按月到中英藥房敝診所收取爲禱此復即請道安弟唐乃安頓首

九日由袁君轉貢閣下所贈之醫學報一冊展閱中西偉論茅塞爲之一開本當親造台端恭賀大喜奈時已過期恐誚失晨之鷄歉甚茲附初十晚研究痰飲一症效翼西子錄呈數則不足云醫報之料實醫學之廢料也敬請主稿諸君審定能有一

二可取採之以供閱報諸君噴飯順請春安　弟張芹孫頓首

問樵君鑒閱讀貴報足見熱心壽人壽世欽佩莫名謹遵一覽表章程將表格裁下填寫明白併每月應助刊資洋四角逕呈尊處查收爲荷此請道安弟劉松雲頓首

麝香辨

香港曹錫疇昌來稿

麝香墮胎婦孺咸知。孕婦不獨不敢服。且不敢嗅。甚至林文烟香水。俗傳有麝香同製因亦置而不用。其畏懼若此。至于膏丹丸散。凡有麝香者。則云孕婦忌服。麝香下胎之說。已幾百年于茲矣。師師相承。遂使麝香功用不大白于天下。本草具在。何不取而閱之。若語涉兩岐。猶可說也。更有大書特書。指明下胎。而以之試驗。每多不驗。不獨中醫然也。參之西醫。亦不外是。乃桂拏丫葛者。下胎藥也。試問經驗者何人。嘗見重用此藥。一而再。再而三。猶屹然不動。欲求一必下之藥。殆不可得。近日西醫多用手法。未始不由于是。

又嘗考本草求眞備要諸書。所載犯胎藥甚多。如附桂故紙乾薑厚朴溫行之品。固不足論。至如赤小豆苡仁木通蟬蛻等平淡無味之藥。亦均編入。而蟾酥山甲之屬。反置而不論。惟諸名家本草所註傷胎藥甚少。如徐氏本草經百種。僅得水銀一味。按水銀卽丹砂之屬。何得犯胎。陳氏本草經讀。除麝香外。衹有牛膝而已。而牛膝氣味甘平。似未必有此力。量其餘附錄宋開寶本草補骨脂一條。則有墮胎二字。其實治墮胎藥也。觀陳修園註解自知。今錄原文于下。

補骨脂氣味辛溫無毒。主五勞七傷。風虛冷。骨髓傷敗。腎冷精流。及婦人血氣墮胎。者陳修園曰。墮胎者。言其人素有墮胎之病。以此藥治之。非謂以此藥墮之也。上文主字直貫至此。蓋胎藉脾氣以長。藉腎氣以舉。此藥溫補脾腎。所以大有固胎之功。數百年來。誤以黃芩爲安胎之品。遂疑溫藥礙胎。（玉桂編入犯胎藥義由於此）復見開寶有墮胎二字。遽以墮字作功用解。而不作病情解。與上文不貫。而瀕湖訒庵葉天士輩因之。貽害千古。陳氏此說。甚超蓋古書錯綜變化。難與執一不通者道也。

并將本章所載麝香主治。節錄于後。以俟參考。

陳修園神農本草經讀則云氣味辛溫無毒主辟惡氣殺鬼精物去諸虫蠱毒溫瘧驚癇久服除邪不夢寤魘寐原文只此三十二字乃中醫本草之最著名者也何嘗有犯胎字樣至柔此條者能揭出其功用謂足驅募原邪氣具徵卓識第于下文添入孕婦忌之四字則反墮庸醫習氣矣

徐靈胎本草經百種云麝香辛溫主辟氣惡（香盛氣則惡氣除）殺鬼精物（香能勝邪）溫瘧（香散邪氣）蠱毒（香能殺虫）癇痓（香通經絡）去三虫（虫乃濕穢之邪故能除之）久服除邪不夢寤魘寐（魘寐由心氣閉塞而成香氣通達則無此患）　原文只此二十八字幷無孕婦忌之四字

至于李時珍本草綱目博采兼收未免蕪雜其采入名醫別錄一條始見有墮胎二字別錄爲陶宏景所著將本草加至七百餘其論說遠不及本經之純諸家仍之遂爲墮胎之作俑然其采日華本草一條則又云納子宮煖水藏止冷帶下如此則補胎聖藥也何得指爲墮胎乎

東垣云。風在骨髓者宜用。　昌按四支骨髓。與脊髓迥不相同。中醫不分。惟西醫各立名目。查四支骨髓。油質居多。而脊髓則腦也。中風原屬腦病。如云脊髓。猶可庶幾。若謂四支骨髓。則謬甚。

若風在肌肉。用之爲引邪入骨。　昌按中風屬腦病。腦居骨內。何用引爲。麝乃壯腦之藥。以之治病。甚爲合拍。且芳香逐穢。走而不守。固正攻邪。兼而有之。反謂引邪入骨。豈不冤哉。

如油入麵。故用自屬不合耳。　昌按此喻似謂易入難出之意。經云。飲入於胃。游溢精氣。上輸於脾。脾氣散精。上輸於肺。通調水道。下輸膀胱。水精四布。五經並行。西書謂水津入胃。胃內微絲血管。吸攝入血。觀此二說。自當無微不至矣。何止如油入麵乎。

嘗考古方用麝香者甚多。而分兩亦重。觀其中風不省。用至二錢。口內肉球。用一錢。此等分兩。直駕乎西醫之上。自東垣此說出。用者日少。遂使良藥見疑。沈痾莫起。深

可惜也

嚴用和謂中風宜用。是爲實中風邪者設法。若非中類中（指虛中言）寧堪用乎。此說雖似折中。仍未諳麝香功用。蓋麝乃壯腦補神之品。非中類中何須顧忌。時珍曰。嚴氏言風病先用麝香。而丹溪謂風病血病。必不可用。皆非通論。蓋麝香走竄。能通諸竅之不利。安得不用爲引導。以開之通之耶。但不可過耳。濟生方治食瓜菓成積作脹者尚用之。飲酒成消渴者亦用之。其非猛烈藥也明矣。

更將西書互參

西藥畧釋言其功用。爲壯腦安神。（顯然補藥）言其主治。凡腹痛抽筋。（治霍亂極佳）作悶作嘔。（止嘔聖藥惜中醫不知余從儒門事親得來用之無不應手諸家本草竟無一字道及）與及乾咳。服此能治婦人周身不安。氣虛血弱。頭昏目眩。（疔瘠門合雄黃硃砂治眼花）心跳肚痛（犯胎藥能如是乎）胃不消化月經不調等症。（據此不獨不傷胎且能種子）其服法每用一分至二分日三四次

萬國藥方言其功用能解轉筋行血言其主治爲病人虛弱心悸久噯氣

昌按參以西書所謂下胎者何在每見川以下私胎者服至一錢八分仍無影響

中醫議論每多臆斷如能以西書互參更覺高人一着凡遇有無可質證之處則

以西書正之何難水落石出此讀書之秘訣也

論痰飲　張芹孫來稿

查痰飲一症厥名有八種其人素盛今疲水走腸間漉漉有聲謂之痰飲所謂飲者其根在腎其末在肺痰之薄者爲飲厚者爲痰其從何得之蓋人之飲入於胃胃陽旺即經云飲入於胃遊溢精氣上輸於脾脾氣散精上歸於肺通調水道下輸膀胱水精四布五經並行此指無病而言若脾氣虛弱而不得散精則肌肉不充致素盛今疲而腸間瀝瀝有聲是水欲下趨氣而逆其流水氣相逐也謂之痰飲良以水精不得上歸則下走也水停於心下則胃脘寒陽明虛則厥陰乘之厥陰之脈布脇上目故胸脇支滿目眩內

醫學報

經云。肝病則頭目眩。支滿。脉浮細滑者是也。當以辛甘淡滲之品。苓桂朮甘湯溫藥和之。有溫脾和肝肺降胃升之妙。復益以茯苓滲利膀胱溝瀆之路。

二飲後水流在脇下。咳唾引痛。謂之懸飲。蓋飲後肺失化氣之權。水流在脇下。咳唾引痛。脈沉弦者。是謂之懸飲。水不下行而懸於上也。與心胃痛相似。宜用十棗丸嚓化。或以生姜湯送下。

三飲下之水。胃不化氣。肺不化水。歸於四肢者。當汗出而不汗出。留於肌肉。身體疼重。蓋人身氣充則身輕。氣衰則身重。當發其汗。宜大青龍或小青龍湯主之。

四欬逆倚息不得臥。其形如腫。謂之支飲。欬逆倚息不得臥者。倚枕而息。不得平臥。經云。不能正偃者。胃中不和。正偃則欬甚。上迫於肺也。其形如腫者。欬論所謂聚於肺。關於胃也。使人多涕唾而面浮腫也。是謂支飲。水在心下。而上支肺葉也。

再釋欬逆倚息不得臥。以厭閱者之目。欬逆倚息不得臥者。不得平臥也。逆調論曰。陽明逆。不得從其道。則不得臥也。經又曰。胃不和則不安之謂也。夫不得臥而喘者是水氣之客也。夫水氣者。循津液而流行也。腎者水臟。主津液。主臥與喘也。按氣雖主於肺。而其根在腎。雖主於腎。而其源在肺。肺病則氣不化。腎病則水不化。水停心下。胃氣不和。陰陽不交。致咳逆倚息不得臥。是肺胃腎三家証也。故以小青龍湯主之。青龍湯下已。肺氣平。而胃腎之氣未平也。腎虛故多唾口燥。寸脈沉。尺脈微。手足厥逆。氣從小腹上衝胸咽。手足痺。麻。胃熱上薰其面。故其面翕熱如醉狀。因復下流陰股。小便難。時復冒者。下虛則厥。厥而必冒也。與茯苓五味甘草湯以治其氣衝也。衝氣卽低。而反更咳胸滿者。表寒散而裏寒復聚也。故去桂加乾姜細辛以溫中。欬滿卽止而更渴。衝氣復發者。以細辛乾姜爲熱藥。熱傷氣也。然服之當遂渴而渴反止者。心下有支飲也。心下有支飲者。法當冒。冒者必嘔。嘔者復納半夏以去水。其人形腫者。加杏仁主之。形腫者。屬肺痺也。其証當納麻黃。泄肺以腫。爲血虛。麻黃發其陽必厥。故不納麻黃。以杏仁代之。杏仁苦溫。與麻黃同其性升發。故能代麻黃治血虛形腫。若面熱如醉。此爲胃熱上衝。薰其面也。盖陽明胃脈榮於面。加大黃瀉胃熱

也。按尚有伏飲　留飲　溢飲　肺飲容再續錄

治疫三要

曹錫疇昌撰

原夫治疫之道其要有三。第一曰止嘔。其次曰定痛。又其次曰退熱。三者缺一不可。而尤以止嘔為最。嘔若不止。縱有起死回生之聖藥。何由入咽乎。而止嘔中又有二法焉。特詳言之。

陽證以氷為最。粵人呼為雪。故敝處有雪廠之稱。其實以水製成。即氷也。其法將氷敲碎。如指大。整塊吞下。其嘔立止。此法本諸西醫萬國藥方與西藥畧釋。俱皆有載。如無氷之處。以冷水代之。一切飲物。皆宜冷服。

陰證以射香為最。用正川射一分。清茶吞下。約十五分鐘久。即行服藥。定必止嘔。切勿以湯藥同服。反為不應。甚者須用滾水同研。俟麝香溶化。即行與服。或加火酒數滴研勻。滾水沖服。或用麝香酒亦佳。此酒須平時預備。如將麝香一錢。浸火酒三錢每酒三分。計有麝香一分之力。用時加水沖服。此西醫製法也。頗為利便。余喜用之。

緣酒能提其功用故也麝香止嘔法見張子和儒門事親子和喜用吐法間有吐不止者則用以止之惟時醫鮮用故少見多怪余初用時物議沸騰有謂服斷種者有謂不能作服劑者甚至有謂誤服殺人者不獨病家不肯服而藥肆聞入服劑亦不肯賣止得引古證今詳爲開導并將通用方之重用香香者示之始得釋然而近年則司空見慣甚至婦人女子亦能用之此無他以其效驗之速也西醫用水節將嗎啡射入皮內以止嘔不經臟腑間道入血頗爲直捷然仍不如麝香之有把握甲辰二月有一印度女子痢毒上攻大吐不止西醫節藥兩次迄無寸效卒用至麝香爲止余經用數年不驗者絕少惟服至兩次者有之客歲六月印人馬打內子患霍亂嘔吐極烈前後接續無一息間斷余用麝香撚成一小團强令咽下隨入隨出數次皆然及後靜言思之曰何苦結成團體以受其衝突卽將麝香與水研勻與之一服卽止良由胃內之血管甚微非此無由得達如險隘之地僅可單刀直入者何能排隊向前用藥川兵理無二致自茲以後則改用酒焉

此二法乃專指止嘔而言。不獨疫證爲然也。一切內外等證。凡有嘔吐者。無不神效。至於霍亂。亦每奏奇功。總言之。麝香治叶。用者固寥寥無幾。而冷水止嘔。聞者尤咄咄稱怪。而不知王士雄之霍亂論。言之屢矣。況有氷焉。奚取于水也。

以上兩節。係分陰陽論治。然亦不可固執。辛丑六月。余偶感時邪。嘔吐交作。其勢頗烈。但夜深難以購藥。祇向鄰近覓得氷一塊。經吞數次。而嘔性依然。直嘔至天明。瘵立作。余明知是熱證。遂煎白虎湯。吞麝香。一服即止。此熱證之用麝香者也。壬寅七月。有一何姓女弟子。素本中寒。慣服吳萸薑椒等藥。一日忽然胃病大作。發熱胸腹脹滿。氣高而喘。辛苦莫名。諸醫罔效。時余適在羊城未返。舉家惶懼。無所適從。幸有西人勸令服氷。時方寸已亂。姑且與服。服後熱退滿減。喘平。瞬息而愈。如仙丹焉。此寒證之以氷治愈者也。

考麝香乃宣通之品。寒熱均可暫用。請看紫雪丹。三黃丸。醒消丸。紫金錠。俱重用之。至氷性雖冷。殊非苦寒。每逢飲氷之後。口必發熱。故西醫謂其行血。良有以也。不得以凝寒結毒目之又北人遇雪雨耳氷硬不知痛癢倘卽就熱其耳必壞若强以雪抹之頃刻復元其行血之功如此又能止血去炎（紅腫痛熱也）夫失血發炎西醫亦有虛實之辨而均用之倘非十分偏勝者仍可暫用至於沉寒痼冷者又當別論

定痛

夫嘔旣止矣則以定痛爲急務否則必至痛死不能延至第三曆亦常有之事也然則何以處之此無他祇以辟瘟丹與之其痛立止間有痛止而遷延時日卒至不救者或有之服而不止者未之有也服後幾分鐘久其痛如失夫丸者緩也古有明文何若是之速實不明其妙服丸後痛止脈靜身凉此爲已愈身熱未退則以湯劑繼之若隔四五點鐘略有微痛者須再服一枚此乃藥氣已過非不效也請閱後杭州輪船一案自知所以余用此丹以止痛經已十餘年神効無匹非獨疫證爲然一切外科均能取效不必分陰陽也經驗多人余經手所治愈者十年來以千百計此丸製送多年每當患疫之時登門求藥者絡繹不絕每年約費數百金本擬將丸方刋

入集內。第方中所用化學製法。非連篇累牘未易詳明。請畧言之。凡嘔吐初止。水藥固非所宜。丸散尤須小與。多則易於觸嘔。且恐其壅滯胃口。以通爲補。況核是壅毒乎。藥以小爲宜。不待智者而知也。而中藥笨重者多。何能縮小。迨得假西法以製之。去其渣滓。取其精微。每顆只得五分。而以數兩藥鍊成。其氣雄力厚可知。茲限於篇幅。不能悉及。然尚不止此。其次所用草藥居多。其名目鄙俚。如阿婆巢阿公酸之類。更有有音無字者。且名目各處不同。名同實異者亦不少。又均屬一物而相類疑似可以僞充者甚多。故一向用此人採取。不敢更易別人。雖價値畧高在所不計。恐其將別種混充。以致有誤。此無他。名目不正。有以致之也。卽如山慈菇一味。本熟藥也。本草有載。而省中大藥肆皆不識。惟本港各處均有發售。第與書所載不同耳。夫熟藥形象氣味何如。均有書可攷。尚且如此。況無書載之草藥乎。安得如西醫之繪圖貼說。一目了然。俾人人皆可按圖索驥。深有望於醫學之改良也。

退熟

夫嘔痛熱謂之三關。苟能打破此三度關頭。彈指可登彌勒樓閣。以余所見能破第一度關者頗少。俱是嘔吐兩日。竟無一味藥到肚而死者甚多。至能破第二度關者。從未一覯。或限於地而耳目不周。亦未可知。惟以見聞所及則未之見也。若嘔痛既已。餘熱尚存。此爲第三度關頭。仍難蔑視。雖熱與痛每相因而至。痛甚熱劇。痛減熱除者。比比皆然。此節本可從畧。然仍有例外者。甚至痛止後而熱度反升。如邢昔之家人一案是已。至所用之藥。本難預決。須察其形狀體質何如。此爲要著。

如形氣實者

丹皮　黑梔　青蒿　紫花地丁　紫草茸　蒲公英　地骨　鱉甲　滑石

石羔　石斛　竹茹　蘆根　茅根　俱可選用

若形氣虛者

丹皮　蟬退　鱉甲　雄黃　青蒿　防風　荊芥　勾籐　蘇葉　薄荷

柴胡　白芍　俱可選用

無汗非那司天（西藥名）可借用頭痛安替批倫（西藥名）亦可惟有汗勿用熱減金雞納亦可至用多寡則視乎人之體質由三四厘至七八厘爲一服每日三次倘服後耳聾胸悶者勿服

余初治此症分表裏陰陽寒熱虛實處方以惡寒無汗爲表實宜表便秘爲裏實宜下有汗表虛忌表下利裏虛忌下紅腫高鬆有頂爲陽漫腫平塌無頭爲陰寒熱則以見證論治此乃千古不易之法程也及行之既久始知變通緣有汗者居多無汗亦不宜發表雖重用表藥汗亦不出但止痛後則不然（見後那昔家人〔案〕縱有便秘亦不敢下誤下必神昏而死自下利者爲邪陷入裏百不救一若間有不得不下者祇用導法（如水節之類更妙）仍無攻下之例攻則引邪入裏如開門揖盜非親歷者不知與溫病下不嫌早之語正正反對若不便六七日如無脹滿欲便等候聽之不必着急至陰陽寒熱與雜證同又不容不辨以上三法乃斬關奪隘之猛將用之得當自然迎刃而解用之不當其死也亦指顧間事耳可不愼歟

第一板　每張售大洋

第八十四期　大清郵政局特准掛號認爲新聞紙類

光緒三十四年四月朔日第八十四期

醫學報

每月兩期

上海望平街時中書局代發行

本館開設上海英大馬路西首德仁里一衖王問樵醫寓內

凡定八十五期至九十六期者連郵費在內列價於下

本埠

一份以上	每份小洋二角
十份以上	每份小洋一角六分

外埠

一份	計售大洋三角二分
二份以上	每份大洋二角六分
十份以上	每份大洋二角

補報價目表

期數	本埠	外埠
一至二十四	一元二角	一元三角
二十五至四十八	七角二分	八角二分
四十九至七十二	四角八分	五角八分
七十三至八十四	一角八分	二角三分

按本報現出至八十三期原定之七十三至八十四業已期滿倘欲續訂請迅寄報資前來以便按期寄奉　所有上屆報款之未清者務請即行惠寄幸勿蒂欠

分五釐外埠另定價目

請閱醫報以重生命啓

夫延年益壽。要在衛生。泰西各國。視爲性命之學。講究最精。我中國人。素尙虛文。不求學。而於衛生一道。更不關心。飲食失節。起居無時。種種習慣。令人生厭而不自覺者。而恒鄙薄之。目爲野蠻。識非人類。甚可恥也。又見病家延醫。不問耑科。徒慕虛譽。甚或迷神鬼。受愚師巫。酷好仙方。甘嘗覇藥。及至人財兩失。悔莫能追。尤可憐也。本報爲重生起見。不揣固陋。研究中西醫學。詳載衛生事宜。刊列醫界一覽表。註明某醫耑某科住處。醫金若干。以便病家延請。月逢朔望出版兩期。雖無宏文大著。以供學界研求。而補拾遺。其有裨於醫理衛生。實非淺鮮。願有道君子。體此好生之德。廣佈仁聲。勸人購俾挽頹風。同登壽域。則本館有厚望焉。謹爲之啟。

本埠閱報諸君鑒

本館新定本埠訂報例每季共六期計售小洋壹角訂定後由本館按期飭人分送每季另給酒資二十文外埠則仍以半年爲率不得援此爲例

新定告白刊例

本報近來愈推愈廣以一面印報一面印告白告白以關於醫藥及書籍爲限定價第一期每字五釐第二至第六期每字三釐第七期起每字二釐半長短均以一百字起碼多則以十字遞加木戳照算如登常年至念四期者每百字統年五元刊費均可先惠逾千者另議

本報緊要廣告

本報自八十五期始所列醫藥二表及各種緊要告白除每期排登本報外又另印傳單一萬張飭人分送本埠各店家及茶坊酒肆中以表揚諸君子隆名並不加取刊費藉與諸君子結緣聊盡本報提倡之意世之問藥求醫者其即以此爲指南之助也可

王問樵啟事

醫報困難已非一日鄙人續籌推廣添列一覽表詳誌各醫生姓名住址以便病家指請於醫界病家均有裨益至於助刊資充經費無非取衆擎易舉之意其列否聽人自願本報並無勒派情事況不置褒貶何至有關名譽不謂有某醫生昨至醫學研究所肆詆本報謂本報插入一覽表迹近表暴有碍醫界名譽未識該醫生何所見而云然也古人有言曰可爲智者道不可爲俗人言觀於此而益信已知我罪我其惟斯報乎

駁醫界一分子楊湘卿傳單

其傳單云醫學報之經理人即幇同拍照之洋奴　查去冬曾有某洋商創行名家簿遍發傳單招醫家拍照入會其買辦爲清河後人與本館總理未謀一面其事如風馬牛今本館既無洋商亦無拍照所謂[illegible]因拍照[illegible]本館所收刊資價實驗於告白[illegible]

因指所不成或[illegible]一覽者以圖利[illegible]開支外如有盈餘儲充醫學堂經[illegible]

所謂習同洋奴指作何人實屬荒謬

費會與各醫董言明今楊何愔慣重誣圖利耶況該洋行尙在

所立名家簿聞將出版揑言改爲一覽表試問誰爲之改耶

此報送醫家閱看病家並不得知是以同道中揚名於同道

本報注重衛生爲個人自治資料各界歡迎一紙風行遍傳各省每期出版萬張之多進步之速誠非初念所及料乃楊誣指本報僅送與醫界閱看耳豈自言固無足怪

使同道知價値之高下自形其醜成何體統

醫家診例大抵懸諸醫室表而出之正欲盡人知之也且有此定章以便病家延請若醫士高下在學識不在價値

識者自知如楊所言則其無診例可知偶遇病家請診勢必任意勒索不然素非豪富著名將何以贍家餬口也

況醫會中並未允愜

理人自有權衡醫會之允愜與否何勞足下過慮況醫報與醫會道同理合權別途殊宜非不學無術者所能知其底蘊楊乃牽涉醫會抑何傎也

各大家並不列表

本報爲閘君雪樵發起組織今屆四年之久此次接辦經何者爲大家何者爲小家原非本館所敢知惟表中所列約計會董九人議員及職員數十人如楊所言列表者非大家則人見楊不列表必以大家自之妙想天開洵不可及

報中盡是抄襲毫無學術閱之何

益本報論說均註明何人所撰何處來稿既誣本報盡是抄襲何不證某論出自某書某作者心服也姤婦鼓簧當不至此

吾醫學自有研究所醫會以保權利

醫會係結團體而設研究所爲研究醫理藥性活人生命之所既無權亦無利焉用保楊言權利並言保權利令人不解揣其意擬欲竊權圖利不遂而故發此媢語以自欺以欺人耳

何苦受洋奴之愚也

醫報係華醫之報並無洋人孰爲所指受愚更無着落總之楊之爲人可謂妄人也已矣

醫界一分子揚湘卿啓

按楊湘卿不知何等人物見其所發傳單重誣本報語多勁謬計在中傷本報名譽喪心病狂原不足較特恐閱報諸君及列表同道未免懷疑愼會受汚我筆擬要駁之

醫學研究所通告

啟者本所前經會中熱心諸君子公議保全醫界權利廣發傳單請各同道註册入會原爲共結團體講求學問起見入會不入會亦聽人自願不容勉强其註册費或年捐或月捐或將五元之數分期繳付或酌量減付均可各隨目前力量務祈各將平時臨診經驗方底及一切著作交下以便彙齊刋刻及登醫學報即可揚名現在部章愼重醫學勸各縣設一醫會本所因此敦勸如能中醫振興不致使東西醫奪我利益也至於調查考試一節聽憑官長想一時不能辦到不必慮也特此通告

本所總理顧賓秋謹白

上海工部衛生局預防癆症傳染之法

一住居上海之華人有四分之一患瘵身故　一癆症最易傳染然除滅淨盡亦自有法　一癆症初起係人感受病者毒菌入腹內以致染成是病然實驗其害之由來緣微生物根於病人痰內且及於病者與言笑噴嚏咳嗽之時隨口四射之涎末　一微生物由何而起係從癆症人發生其蕃不可計數者尤在痰為叢聚之處　一癆症之人吐出溼痰其毒尚難播散迨日久曬氣挾塵埃隨風颺散其害遂不可思議能使傳染無由此人而禍及他人　一沿路吐大為穢德況吐出之痰為患癆之人則遺害更覺無限故吐痰必盛以磁盂且盂內須除穢藥水或置清水更或向陰滯火爐之內吐痰如此方可無患　一既患癆症應隨防閑勿對人咳嗽

敬請醫藥兩界諸君子均鑒

本報取名醫學以探討病原講求藥性為宗旨醫藥兩界有應盡之義務本不得以他報比例也計周君雪樵創辦報迄今已逾四載因經費困難幾成中輟之勢同人等忝為醫界一分子特不辭譾陋代籌推廣辦法為持久之計經費一項不得不求助於醫藥兩界如諸君子有願月助經費洋兩元者即為本報之贊助員或慨助鉅資者為本報之名譽贊助員以後擬逐將贊助諸君之事蹟功名詳細編登本報以誌欽佩俟後經費稍裕即當將本報為每月六期延訂訪員專訪醫林軼事選登各埠醫學堂課藝以餉後學進步之遲速即以經費之盈絀衡之異日願可期亦皆諸君贊助之力也其令名盛德當與本報同垂不朽矣謹馨香禱祝以俟

本報創立中西藥物調查表啟

中國藥舖遍二十二行省當以億萬計其業不可謂不盛惟所製　藥大都皆尋常之品終鮮實效即有一二奇藥克奏全功又每為黠者假冒名是西藥非購者最易誤會殊非所以慎重生命也本館於八十一期起特創列中西藥物調查表慎選良藥若干種列諸表內俾病家知所擇從不再蹈誤購之患亦聊盡本報之天職也中西各藥如確有著名經驗之良藥無論其為病家所信服或醫界所習知者請將該藥名價目及主治何病由何處發行共若干種詳細開列清單並加蓋鋪號圖記飭人寄交本館俟本館採明屬實即為照登其刊費每期每行暫取洋兩聊資津貼俟本館經費稍裕一律豁免以盡義務惟列表以實事求是與尋常告白不同倘或意涉舖張語多泛指本報概不刊登以昭核實

本報招登醫界一覽表啟

滬上醫家鱗次櫛比指請者祗聞其名未見其人每多誤投之[illegible]患有不知其寓所尋訪終日而卒不遇匯請者其貽誤良非淺

爲本報有鑒於此特於八十一期起創列一醫界一覽表調查本埠各醫生姓名住址暨專治何科所定門出診
一一詳登表內俾病家按圖而索不再致誤投之弊每人每月計取刊費四角列雙行者加半願列者請詳細開列
單併蓋印章名圖記飭人寄交本報下期即照登不誤列表後按期飭送本報一份俾資考證

上海醫會通訊員
兼辦醫學報事務

〇〇〇〇〇〇〇〇〇〇〇〇〇
王問樵儒理男婦大方脈
〇〇〇〇〇〇〇〇〇〇〇〇〇

江灣蔡小香門人移寓
英大馬路五雲日升樓
西首德仁里一弄三家

鄙人向在壽康里行醫有年茲承周雪樵君委辦醫學報事宜因原址不敷辦公特於月朔起將本醫寓暨該報館一併遷至東首德仁里一弄恐病家未及週知特此廣告

徽州俞得琛夫子精理幼科男婦方脈

夫子奉辦賑捐來申現寓鐵馬路寶順里弄

門生侯春林謹告

上海振弱齋三才戒煙丸

此藥戒烟最爲穩妥經驗多人口碑載道名天地人才分三匣爲一套除癮一錢可服六個足月烟癮盡毫無流弊每套售洋兩元五角朔望九扣餘詳仿單王道戒烟以此爲最願有志者注試之

上海四馬路直西觀盛里七十三號本齋謹告

中西藥物調查表

三黃寶蠟丸

此係跌打損傷之要藥凡跌打損傷藥箭刀傷毒蛇毒虫瘋狗咬傷努力成癆瘀血凝滯痰迷心竅及破傷風婦軍惡毒不行瘀血奔心致生怪症乾血癆縮子入肉危在旦夕者立服四丸黃酒送下汗出即愈亦可外治此係後中要藥新由東三省帶來南省向無購處現託本館寄售家居者宜備一份以防意外大丸每粒二角小丸每角用法均詳仿單外埠函購一元起碼

醫學報館啓

滅臭聖藥

西國所出加波匿克酸等非不可辟臭然特亂之耳彼臭雖已此臭依然猶以暴易暴也惟此淨身粉則能使一切臭穢均變無臭其力量之大不可思議此粉出於香港凡西國男婦皆喜用之每年銷數不下數十萬罐雖奇臭如阿魏猫溺等亦能使其臭立刻消滅凡有狐臭（俗名猪狗臭）者但用一次即可一月無氣息用至二三次即可斷根有不信者用以淨脚立以鼻嗅之即可知言之非僞眞中國前所未有之奇藥也凡婦女香閨斷不可少文明人愛潔亦不可少家有病人不可少地方汚穢及有狐腋臭者尤不可少用法但以粉二三釐入清水少許溶化之搽擦臭穢處立刻便止每人每罐可用半年每罐取小銀三角有願購者可函告本館注明住址附郵費六分爲定即當專人送到整購四瓶收洋乙元

醫學報館啓

許製定痛靈丹

嘗聞天下之最苦者莫如痛痛傷心不能睡痛傷脾不能食不食不睡豈能久存所以病者求醫無非爲痛苦難堪醫生若能舉手定痛病者能食能睡有何性命之憂豈有不感激稱神乎此丹專治對口發背疔瘡九種胃氣各樣痛症無不奏效如神並治瘧疾淋濁屢試屢驗萬不失一是丹乃我家秘寶向不傳人今特出而濟世以公諸海內同道願業岐黃者聊爲臨症之一助爾茲託醫學報館代售每服特取半價大洋三角以備海內醫生及好善之家便於購送也

醫生許菊泉謹識

許製遺精必效丹

遺精一症患者日形困憊煩惱殊甚市上遺精丸名目雖多終鮮實效業師許菊泉夫子金陵七代儒醫也治外症尤推獨步所製遺精丸功效卓著不論有夢無夢或新或久兩瓶包可斷根每瓶價銀一元托醫學報館一家經售購者請認明英大馬路德仁里一弄第三百另四號門牌庶不致悞

門人夏應堂代啓

許製加料五寶丹

五寶丹治淋濁諸症盡人皆知惜市上所售不肯照方配合以致服者無效此非藥之咎也許君菊泉外科之聖手以此丹爲毒門要藥特加料照方修合所投輒效每藥肆所售迥然不同每匣計售大洋二元不折不扣由本館代售外埠信資自給服法另詳仿單

醫學報館啟

江陰醫會求本戒烟丸

戒癮易戒有病之癮難市上戒烟丸絕少計及此者茲江陰醫會創製特別求本戒烟丸係會友馮箴若君主持其事集諸名醫朝夕研究而成計分十種仿葛氏十藥神書之例以十干定名各就體質立方按症用藥咳治者甲字丸陰虧者用乙字丸陽虛者用丙字丸遺精滑泄者用丁字丸咳血吐血者用戊字丸淋濁者用己字丸[illegible]痛脹痛者用庚

字丸便血痔漏者用辛字丸脾泄腎泄者用壬字丸休息久痢者用癸字丸此與一方通治者大不相同所有戒癖原因癮來現象凡與烟癮最相密切者無不該括於十種之中而確無毒非烟灰等攙雜刻已歷戒多人卓著功效服丸與吸烟一樣起居動作飲食沒以一切如常毫無流弊所有詳細情形另有章程一冊仿單一紙取閱便知有志戒烟者即請函告本館可以代購甲字丸定價大洋五角其餘乙丙等丸九種皆定價大洋一元藥丸貴賤不同以分兩輕重分之有癮一錢者購藥一服癮多加購

醫學報館啟

本報贊助諸員題名錄

姓名	籍貫	通信處
王問樵君○	上元	英大馬路西德仁里
彭件漁君○	松江	胡家宅觀盛里
徐宗揚君○	嘉定	英界中旺街錢江里
唐乃安君○	上海	棋盤街中英大藥房
汪惕予君○	新安	英大馬路北廣西路
黃楚九君	上海	三馬路中法大藥房
席裕麒君○	洞庭	英大馬路壽康里
呂靜齋君○	江西	三馬路勒威大藥房
胡夢橋君○	寶山	外虹口正豐街
陳竹村君○	上海	新北門內舊教場

姓名	籍貫	通信處
丁福保君○	無錫	胡家宅德臨里街
朱子琴君○	上海	老北門內穿心里
馬逢伯君○	寶山	美界海甯路
徐起之君○	寶山	老閘橋浜北
徐少圃君○	寶山	外虹口永祥里
徐小圃君○	寶山	乍浦路三元宮
殷念萱君○	洞庭	大東門外郎家橋前
王子俊君	紹興	鐵大橋王泰生號
張彥邦君⊙	常熟	新馬路德華里

右錄以先後爲序不論醫界藥界凡願擔承義務及月助經費兩元者皆爲本報之贊助員除已排登姓氏外尚擬續將諸員之事蹟功名詳細編登本報以誌欽佩蒙繳月費敬於尊名下加○爲誌

醫界一覽表

英界

		醫例	寓所
王問樵〇江灣蔡小香傳	內科	門診四角出診一元	大馬路西德仁里一弄
彭伴漁〇松江人	內科	門診五角出診一元	胡家宅西首觀盛里
汪惕予〇新安人	西醫	另有細章	大馬路北廣西路
唐乃安〇上海人	西醫	另有細章	棋盤街中英大藥房
高長順　常州人	牙科	另有細章	大馬路西壽康里
陶佐卿〇金陵人	內外科	門診內五角外一元出診英界二元美法界四元	大馬路五福弄平阜里
馬永年〇鈞之子孟河人	內外科	門診三角出診一元	大馬路北香粉弄
劉松雲〇四川人	內科	不計	大馬路北恒豐里
毛炳煥〇甯波人	內科	門診三角出診一元	大馬路北勞合路
任際運〇無錫人	內外科	門診內科四角外科六角出診內科一元外科二元	市浜橋同春染坊對弄
張靜蓮　青浦人	男婦寒溫時病幼科專精推拿	門診五角出診二元	廣西路一百六十三號
徐宗揚〇嘉定人	外症傷科	門診一元接骨面議出診四元路遠酌加	中旺街錢江里內
錢榮桂〇越群人	內外喉科	門診四角出診面議	中旺街廣濟藥局
呂子珊〇甯波人	眼科	另有細章	中旺街錢江會館西首
李幹卿〇無錫人	內外喉科	門診四角出診一元	中旺街鳳鳴里口
陸慕君〇川沙莊貴嚴傳	幼科	門診四角出診一元	中旺街樂善里內
凌永言〇湖州人嘉六子江灣徐振山壻	兒女內科	門診五角病久遠來一元出診另有細章貧病送診	中旺街樂善里內

孔　凌　關　黎　邱　鄭　程　劉　張　崔　周　霍　蕭

姓名	籍貫	科目	診例	住址
蔣朝雲	台州人	內外科	不計	中旺街西市朝北門面
江蔭鄉	蘇州人	內科	門診四角出診一元	盆湯弄北高陽里
壽鏡澄	寶山人	內外科	門診四角出診二元	北石路新昌里
陳星階	陽湖人	內幼科	門診四角出診一元	北石路新昌里
馮舜卿	南京人	眼科	門診二角包醫面議	北石路萬春醫局
胡純香	平湖人	外科毒門	門診四角包醫面議	二馬路西首誦淸藥室
范湘舲	蘇州人	內外喉科	仍照舊章	二馬路西畫錦里
朱鏡澄	松江人	眼科	門診四角出診一元	三馬路何福祥綢緞莊
朱賓之	嘉定人	精理內外兒科 包醫花柳毒門	門診內科四角外毒六角 出診英界一元法界二元	三馬路北首福康里
張芹孫	嘉善人	內外科	門診四角出診元二	三馬路曲江里內
周惟明	寧波人	眼科	門診五角出診一元	三馬路鼎豐里大生堂
許菊泉	金陵人	內外科	門診四角出診一元	三馬路森泰醬園對門
郭杏卿	華亭人	內外科	不計	三馬路寶和里一弄
華竹留	蘇州人	內女科	門診四角出診一元	三馬路富春里三弄
諸錦章	浙江人	牙科	另有細章	四馬路中西藥房間壁
諸亮甫	浙紹人	牙科	另有細章	四馬路中西藥房對門
蔣雲洲	湖州人	痧痘幼科	門診五角出診二元	四馬路胡家宅福致里
殷秋江	上海人	內外針灸 咽喉臟腑	門診四角出診一元	四馬路觀盛里口
張濟淸	常州人	內科	門診四角出診一元	四馬路西山三會館
金志剛	蘇州人	內外科	門診四角出診元二	四馬路會香里一弄
張蘭蓀	無錫人	內科	門診四角出診一元	四馬路會香里二弄
侯堯夫	陝西長安人	內科	仍照前例貧病不計	四馬路西首跑馬廳口
張九皐	青浦人	內外眼科	門診四角出診照例	四馬路小花園西首
張熉齋	揚州人	內外眼科	門診四角出診一元	寶善街廣福里
張菊泉	松江人	眼科	不計	麥家圈對弄平和里內
王少香	通州人	毒門	另有細章	金隆里新太和對門

唐 庚 莊 陸 莫 趙 嚴 唐 簡 吳 楊 陶 朱 黃 王 江 黃 鮑 陳 許

草	上海人	內外傷科	門診四角出診一元四角 接骨入骱勞傷吐血面議	盆湯弄橋北西德安里
翰	紹興小穴人	男婦產科	門診二角出診一元	老白大橋堍新武昌路
臣	廣東南海人	內外女眼科 腳症痘疹	不計	四川路聚賢里
卿	○崇明人	內科	不計	北四川路德安里十弄
山	○寧波人	外科毒門	門診三角出診五角	盆湯弄泰安里九弄口
林	蘇州人	內外科	不計	北福建路中市
之	江灣人	幼科	門診四角出診一元	老閘橋浜北
甫	⊙嘉定人	內外四時針灸 包醫花柳毒門	門診三角出診一元 法界二元拔早加倍	老垃圾橋北慎餘南里
泉	⊙曉五子湖州人	內外幼科	門診三角出診一元	老垃圾橋延昌恒絲廠
林	廣東南海人	外傷科	不計	虹口天潼路
流	廣東番禺人	內外科	門診二角出診一元	崇明路青雲里口
棠	廣東河源人	內外科	門診四角出診 一元英法二元	青雲里大街
洲	祖傳東莞人	內外幼科	門診四角出診一元 法界二元路遠另議	青雲里總弄西第四家
丁	○廣東人	胎前產後痧痘驚風 咳嗽吐血癱瘓腳氣	門診四角 出診一元	青雲里東弄
初	⊙祖傳五代 廣東三水縣人	大小內外方脈 精究眼科痘疹	內診三角出診一元 遠者另議貧病送診	青雲里東一弄
流	⊙廣東八	內幼科	門診四角出診一元	青雲里二弄十四號
山	⊙廣東番禺人	內科痘疹	不計	青雲里四街 午後存元濟善堂施種牛痘
記	廣東番禺人	花柳毒門	不計	青雲里四弄
傑	⊙廣東南海人	精理內幼女科 四時癍痲痘疹	門診四角出診英界四元 法界五元美界面議	青雲里萬春園後弄
舫	○廣東香山人	內外科	門診四角出診二元	虹口武昌路振福隆號
	廣東香山縣	[illegible]科卜		

			醫例	寓所
平	廣東香山縣那洲人	瘋癇頸癧內外痔瘡小腸疝氣	不計	武昌路挹秀里內
楷	廣東南莞人	專理哮喘咽喉男婦外科雜症	門診不計出診一元	武昌路東洋廟對門
康	廣東新會人	眼科	門診三角貧病不計	蜜勒路永平街口
廷	祖傳廣東三水縣人	內幼眼科	門診四角出診一元路遠酌加貧病送診	蜜勒路福和堂藥舖
龍	廣東番禺人	內外大小兒科花柳毒門跌打損傷	門診四角出診一元	頭壩路德意里
春	山東歷城人	內外喉科	門診三角出診一元	承業里三弄
田	廣東南海人	外科	門診二角出診一元	虹口先裕里
村	廣東三水人	內外眼科	門診不計出診一元	虹口多壽里第二家
韜	廣東順德人	精理痲痘包醫花柳毒門幼科	不計	虹口靖遠街總弄
臣	莫釐人	精理男女兒科包醫喉眼毒門	門診內科三角西法外毒五角出診一元二角尚種牛痘	楊家坟山對面泰安里
煥	嶺南人	內外眼科	門診二角出診一元	虹口新興里大街南首
雲	上海人	咽喉外科	門診一元出診四元	蓬路高陞樓對弄

華界

			醫例	寓所
岑	上海人	幼科	門診三角出診一元	老北門內穿心街
甫	上海人	內外科	門診內科三角外科四角出診一元	老北門內穿心街中下午法界方板橋三新里
孫○	湖州人	內科	門診不計出診一元	老北門內喉家浜下午分廍六馬路仁壽里
容⊙	江蘇人	傷寒胎產	門診二角出診四角	喉家浜中市弄中
生	江蘇人	喉症外科	門診四角出診城內一元英界二元美界一元	新北門內七星井東首
香	上海人	外科毒門	門診五角出診一元	新北門內張新街
村	上海人	內外科	另有細章	新北門舊教場
山	菊泉子金陵人	內外科	門診三角出診不計	新北門內老街
懸⊙	江蘇人	眼科	門診三角出診一元	新北門內寶福寺東首

姓名籍貫	科	醫例	寓所
王之欽○錢江人	痔科毒門	門診四角出診一元	六馬路祈元里口
朱臣伯○東山人	內外喉科	門診三角出診五角	六馬路西吉慶坊
王雨香⊙江蘇人	外科毒門	門診一元出診四元	六馬路直西懷德堂兼售毒門丸散
顧少雲　上海人	外科傷科咽喉毒門	門診四角出診一元	六馬路同德里一弄
袁依琴○奉賢人	內外科	門診四角出診一元	馬立司馬德南里
施少齋○嘉定人	內幼科	門診三角出診元二	江西路鎮平里內
沙靜淵　鎮海人	內科	門診五角出診二元	甯波路慶隆里內
王子俊○紹興人	內科	不計	鐵大橋王泰生藥號
錢秀頌⊙太倉人	內科	門診四角出診一元	廈門路德豐北里
郁少甫○上海人	內科	門診四角出診一元	老閘橋南北京路西
金紹三○元和人	內喉科	門診四角出診一元	北京路南德豐里
林丹山○甯波人	內科	門診四角出診一元	偷鷄橋南德豐里
朱少坡○吳縣人	幼女科	門診五角出診一元	老垃圾橋南堍貽德里

法界

姓名籍貫	科	醫例	寓所
舒春林⊙鄭龍章甥甯波人	女科	門診四角出診二元	鄭家木橋南堍天錫里
汪竹晨○紹興人	內外毒門科	門診三角出診一元	鄭家木橋直街福壽里
周仲蓴　蘇州人	內科	門診四角出診一元	東新橋沿馬路
周鳳儀　甯波人	眼科	另有細章	菜市街中市
巫錦山　孟河人	內外科	門診四角出診一元	老北門外布莊街
費箴慎　松陵人	女喉科	門診四角出診法界一元美界三元英界城內二元	西興橋鴻源里
龔蔭卿⊙上海人	內外傷科	門診二角出診五角	褚家橋西首攷山路

美界

姓名籍貫	科	醫例	寓所
胡夢橋⊙六塲人	內科	門診三角出診一元	虹口正豐街義興米店

周朱張秦胡倪倪陸耿高張謝朱郎陶陳沈陳王　沈蔡陳王許楊

姓名	籍貫	科目	診金	住址
張頌淸	上海人	女科	門診四角出診一元	中虹橋東塢老三官堂
杜靜仙⊙	武河人	傷寒勞損女科產後兒科痘疹	門診四角喉症五角出診一元六角遠里一元遞加	中虹橋北泰順里
黃杏卿○	江蘇人	內科	門診三角出診一元	中虹橋直東新三官堂
周漢三	上海人	內外科	門診三角出診六角	新三官堂成順里
傅秉章	寧波人	內外科	門診三角	新三官堂餘慶里
徐少圃⊙	江灣人	內外幼科	門診三角出診一元	中虹橋東首永祥里
秦榮欽	寧波人	外科毒門	不計	中虹橋下同生祥弄
朱錦文⊙	常州人	內外科	門診三角出診六角	裏虹口永祥北里
王仲康	上海人	幼痘科	門診四角出診一元	裏虹口泰山堂藥號
徐小圃○	江灣人	內外幼科	門診三角出診一元	虹口乍浦路三元宮前
李香生	廣東人	內科	不計	三元宮對面巷內
金福山○	上海人	外傷科	門診四角出診一元	虹口乍浦路定安坊內
倪銘三⊙	無錫人	內幼科	門診四角出診一元	吳淞路長源里
吳金彪	海門人	幼針科	門診三角出診一元二	吳淞路猛將弄長安里
馬逢伯○	江灣人	內外喉科	門診五角出診一元	海寧路新造洋房內
李聲南⊙	廣東順德人	痘疹洋痘內外幼科	門診四角出診二元	北四川路仁智里十弄
許一鳳	四明人	內外喉科	門診三角出診一元	鐵馬路錢業會館東首
沈晴香	南滙人	內外喉科	門診四角出診一元	鐵馬路東德華里
朱堯臣⊙	餘姚人	內外幼科	門診四角出診二元	天后宮後面成大弄內
陸挺芝	浦東人	外科喉症	照例	成大弄悅來棧
張菊池	松江人 眼科傷科新法鑲牙	內科四時針灸咽喉花柳毒門	醫金面議	天后宮北育文書局後
施頌芳	松江人	西法外科	另有細章	天后宮育文書局隔壁

陳林徐金鄭顧趙朱韓范王金王胡

姓名	籍貫	科	診金	住址
之	滬蘇人	內科	門診一角出診四角	小東門內梧桐弄
吟	上海人	內科	門診三角出診五角	小東門內梧桐弄
春	上海人	內科	門診二角半出診半元	小東門天官牌
華	上海人	內科	門診送診出診一元	花草浜有餘里
君	上海人	內科	門診三角出診一元	小東門內四牌樓中
梅	金陵許壽田傳	內外科	門診二角出診另議	城隍廟東首德鄰里
田	上海人	內外科	門診輕二角重四角	邑届西首陳家棋杆里
冂	上海人	內外喉科	門診二角出診四角 城外一元路遠酌加	邑廟西首 下午分寓六馬路仁壽里
⊙關	鎮江人	內外科	門診二角出診半元	晝錦牌樓薛弄中
出	紹興人	牙科	另有細章	邑廟文昌殿內
民	珠街閣	內外科	門診四角出診一元	邑廟西首王醫馬弄
江	青浦人	內外科	門診二角出診四角	場水橋
康	疁城人	內外科	照常	大東門內火神廟東
萱	洞庭人	內科	門診不計出診一元	大東門外郎家橋
仁	上海人	眼瘋科	門診三角出診一元	大東門內火神廟內
九	杭州人	內外科	不計	道前街水仙宮北首
平	上海人	內外科	不計	道前街水仙宮隔壁
孫	上海人	內外科	不計	小南門內
坡	上海人	幼科	門診三角出診一元	火神廟西
心	浦東人	針科	不計	小東門外鹹瓜街
洲	通州人	傷科毒科	不計	十六舖內協興街九弄
兼	上海王子善授	內外科	門診三角出診五角	新馬頭外生義弄
堂	甯波人	內科	不計	生義馬路老馬路
九	通州人	內科	門診二角出診一元	如意街寶興祥客棧
仁	壽鏡澄門人	內外科	不計	洞庭山弄內
來	甯波人	眼科	門診六角包醫面議	南市裡芽家弄滋生堂
開	川沙人	內科	門診三角出診一元	大東門外如意街東首

如	姑蘇張裕林傳	內外喉科	門診三角出診六角	大東門外廟粽公所
仁	寧波人	內科	門診四角出診二元	大東門外施相公弄
材	上海人蘇州曹滄洲傳	內喉科	出資不計出診免轎	大東門外吳家弄口
餘	上海人	眼科	不計	大東門內西姚家弄
甫⊙	上海人	內科	門診四角出診一元	淨土菴浜濟生醫室
田	南滙人	幼科	門診三角出診一元	小南門外南倉街
卿	上海人	女幼科	不計	大南門內
誠	上海人	內科	另有細章	城內虹橋南首
仙	華亭人	內科	門診四角出診一元	大東門外太平弄
孫	上海人	眼科	不計	廣福寺西首 下午英大馬路保安堂
和	川沙人	幼科	不計	西門大街石皮弄口
三	秉之子松江人	內科	另有細章	城內彩衣街 下午分寓拋球場壻葉山
甫	蘇州人	內科	另有細章	城內艾家弄
初	江西人	眼科	門診三角出診一元	西門外泰亨里

右表以一年爲期每名每月計取刊費洋四角列雙行者加半刊費已繳者除給收條外又於尊名下加〇爲誌以昭核實

按列表刊例每字計大洋三釐每名核佔六十字地位（此指五號字而言）一月兩期共一百念字計大洋三角六分（小洋四角適合大洋三角六分）列表諸君不諳此例每有嗔本舘妄爲删減不遵照來稿排登不知人數衆多篇幅有限若悉照來稿排印則彼少此多爲足以昭公允故列表諸君以後如需照來稿排登務請預先關白該刊費可改以字數核算一每行四十五字兩期九十字計大洋二角七分多寡以此類推一如稿已排印不得再行增減致多週折其不滿年者仍以告白論概不列入此表願諸君諒之

朱讓卿君續交會費洋壹元

論胎息

古來修煉家。必以能煉至胎息爲入道。此蓋返本還原。眞氣彌滿。其呼吸無藉外來天陽之氣。而惟特與生俱來固有之元氣而已。夫一呼一吸之間。謂之曰息。息猶歇也。胎息者。言人在母胎中。並無呼吸。而其所息者。惟有眞氣之彌滿耳。全體新論言西國驗死兒者。投肺於水。以驗浮沈。卽知兒死腹中。抑產後。故殺以定其罪。蓋西國亦有溺孩之風。是以凡兒死。必報而剖驗。其肺其出胎後死者。則肺已受呼吸。中空而入水。浮在母腹。死者其肺未受呼吸。中實而入水沈也。此乃兒在胎中並無呼吸之實據。夫兒在母腹中。其胎盤猶樹之根也。其臍帶猶樹之本也。其小孩猶樹所結之實也。乃中醫不知兒在腹中生長之由。因設爲莫須有之想。以爲兒御血管隨母呼吸。所以得生。獨不思血管於何時御起。以養其胎。究竟所御血管。何以能晝夜不脫。不與食乳相同。況兒既出胎後。所御血管。究歸何往。西醫剖解精絕。並未明言此皆無稽憶說也。且兒在母腹中。其並無呼吸之據。更有可證者。夫一切動物。凡胎生而母有呼吸者。無論矣。其有卵生者。出卵後亦有呼吸。以受天陽之氣。當其在卵之中。實與天陽隔絕。無氣可通。何來呼吸。此尤明證。或曰胎中既無呼吸。何以有子鳴症。曰此乃母腹中有肺外餘氣。如氣在胃中。則爲噯氣。氣在腹中。則爲矢氣。氣在胞中。兒偶吸受。或啼一二聲。卽止。此更見兒有呼吸。卽在母腹中亦須時有啼聲而子鳴一症。決不止爲古今所僅見。而數百里內數十年中。不一或聞也。

訛傳夾陰病辯正

銘三倪庭槐來稿

嘗讀貴報例載中西醫學醫林軼事奇難雜證特別治法及名醫類案著論以誤辨正兼採西法之善長以補中法之未備無不一一刊登報牘以冀醫學之一助足見諸君熱心時事愼重衞生提倡醫學其有功於世豈淺鮮哉近來時醫見陰虛之人感邪而發者輒呼夾陰名曰夾陰傷寒喧傳於市相習成風牢不可破第無經典可稽實不知從何處學來想當時以訛傳誤與小兒驚風等同一僞名駭人之弊也蓋

舌鑑辨正

傷寒舌鑑一書久已膾炙人口此辨正書爲茂名梁特巖先生作由陶制軍公子葆廉部郎筆錄於蘭州節署凡三閱月而竟與舌鑑原書迥然不同而可補正原書之紕繆爲醫家診治之秘笈憑此驗舌於表裏寒熱虛實各症可以到手而辨但板存蘭州節署南中向無傳本茲由友人付之石印以廣流傳凡業醫者不可不人置一

素問氣運淺說

氣運之說久爲通儒所詬病然非素問之過也特後人不善讀素問耳此書爲朱雅南先生所著自出手眼闡盡旺旰成一耍心愜理之作雖泰西新學家亦當心折從前曾登之本報今另行排印成書由本館代售（每部小洋一角）

天下病不外乎陰與陽也在金匱則有合病併病以及藏腑皆病表裏同病並無所謂夾陰病也試問陰既有夾何獨陽無夾乎葉天士曰夫犯房勞而患客邪不過比平常較勝未必便是陰病誤治夾陰傷人頗多故不得不辨正之要知夾陰者即陰虛感邪偶行房事其病之發不過與平人加重一等所謂惡寒則寒之甚發熱則熱之甚施治之法亦不過先祛其邪而後補其虛不似傷寒直中少陰用四逆白通等湯以溫散之若一徑倒施其禍立至嘗論當世之人禀質既薄又多嗜好勞形苦志而不知息醉酒入房而不知節欲求其陰之不虛其何可得故年未半百而衰頹之形已著大非古人之飲食有節起居有常不勞於神以養性能寡於色以固精故能精神充足以延其年其法於陰陽之道豈可與世人同日而語哉然竊怪乎今之醫家以陰虛當作夾陰動輒溫補以竭其陰愈補愈劇至死不悟而不知實有類乎夾陰之病反不道及甚爲詫異蓋夾陰者御女致病之謂也今將御女致病之類乎夾陰者錄之於左金匱云瘥後早犯女色而病者名女勞復女犯者名男勞復其證頭

重目眩腰痛肢痠面熱如烘心胸煩悶治宜麥冬湯主之若舌出寸餘累日不收名曰陽强以冰片研細摻之即縮長至數寸者多不救又云男子新瘥餘熱未淨而女人與之交接得病者名陰易其證男子則陰腫入腹絞痛難認女子則乳抽裏急腰胯痛引腹內熱攻胸膈頭痛難當仰臥不安動搖不得最危之證治宜棍襠散主之愚按男女勞復陰陽二易之證觀其敘證用方一虛一實判分霄壤蓋虛者邪去正虛一經交接致腎水傷而慾火熾津液灼而胃土敗於是以麥冬滋腎水制心火通胃氣和經絡氣味甘平無毒神農本艸稱爲補中之上品若夫實者由病後餘熱逗留於肺一經交接精竅條開於是餘熱直入下焦此時補之不及攻之不達故古人用棍襠散之義最精取其以類相從能引熱邪仍歸原路而出故陰易須剪所交接女人身穿未浣之棍襠千金用月經赤帛後人用鼠矢秋石均從此脫胎陽易須剪所交接男子身穿未浣之棍襠並取近陰處之數寸燒灰服下奏效甚捷以其能以濁導濁之故也如近時張驤雲先生若遇此證有獨出心裁一方用麝香乙分許研

碎入臍內用活鴿子（男用雌女用雄）乙隻破其腹縛於臍上一週時發臭爲度蓋邪伏至陰之界非麝香無竅不入不能搜取鴿子活物飛禽走獸能升能降從臍竅提邪使出此外治之法有驗有不驗者較之用溫補設治有利無弊也以上諸證豈非有類乎今既辨正夾陰病細釋於前復又詳治方於後未識諸道長以爲然乎否乎

防疫預言　　南倉陳志鵷來稿

傳染疫症。人皆畏之。或有不察。悞食毒物。深入臟腑。而不自覺如臭荳腐乾一物是已。考其汁料內種種污穢。腐爛蟲毒。筆難勝紀。且有掘地溝以貯之。嗜茶齋者以爲美味。食後毒入臟腑。較之染鼠疫蟲疫等尤甚。夏秋時其瘟畜臭魚爛水菓冰凉物等則禁之。獨此臭毒物未有識及。仰望熱心諸　賢長大人設法施禁。勸令該荳腐店中永遠停售。少製一色美味之惡物。未必果損其利。使能人人戒食。定可解染疫之一部分也。

⊙夢中流血之奇聞⊙　日本郵船會社汽船山口丸陽歷一月十六日由橫濱入神戶港是夜十時該船二等室之僕人見機關部附近有一男子倒臥呻吟該僕即將此人抱起見其足穿草履頭包毛布照之以燈則滿面血跡眼鼻不分僕人大驚急報船長查知係中國留學生唐文源年二十三歲浙江仁和縣人由橫濱附船歸來者該船即報告神戶郵船會社支店報知神戶水上警察署該署立派蓑田警部偕同醫師至船查驗即由醫師施以手術遂漸漸醒覺詢據唐云是夜登床就寢睡熟夢中忽傷及面部痛極漸醒及至十點餘鐘益覺痛楚急自察視顏面殆無不傷鮮血淋漓沾染枕褥因之大驚急取毛布蒙首逸出此室痛甚遂倒云云警部據言詳加檢察果無被人加害形跡實係夢中自殺更驗血跡只注枕上一處前後互證實無可疑因即將唐送入神戶北長狹通四丁目兵神病院療治醫師審視其傷計十三處重輕不等幸受治後並無發異或可無性命之虞據醫師言前嘗有人夢中自縊而死亦與唐之睡眠中精神作用略同誠不可思議也

社友余彩軒醫案

婺源汪氏女十歲孟冬吸受冬溫發熱咳嗽溺短便溏紅疹已出熱亦漸減醫謂漏底傷寒升麻葛根并用是夜面赤氣急鼻扇胸挺中脘大痛舉家驚哭比曉余診之脈弦越而或動或止口不甚渴舌尖微紅見外症如是心頗畏之及索前方一閱始恍然升麻葛根之誤也蓋肺司肅降胃腑主通溫邪內犯肺胃通降之權實少邪重及誤治者每見氣喘鼻掀諸惡候故用藥以辛凉清肅宣通肺胃爲主惟最喜其瀉瀉則肺遺熱於大腸邪有出路最佳之兆邪輕者嘗見有不藥而愈邪重者若能泄瀉再加治之得法亦鮮有致殆此症正以便溏邪從下走故疹出熱減是求之不得者也奈何不審其屬熱屬寒屬虛屬實一見便瀉卽以升提致肺逆胃阻呈諸惡候心何忍乎學何疎乎予平淡肅肺和胃之藥一劑知三劑已又其子甫三歲數日後壯熱脈數煩渴面紅舌絳唇焦喉痛溺赤此邪熱內盛心營胃液俱被邪傷亦幸其便泄邪有出路余投大劑清營救液佐以解毒并囑飲蔗漿銀花露三劑始安其喉

內又囑延專科吹藥可見火淫爲患最深不宜輕用升提溫燥

婺源余鄰村胡姓子年廿八春間患泄瀉多方調治病反日劇延至夏杪已奄奄一息已聞余抵家而延診之脈微弱如無重按之兩尺尚見頭足虛浮氣短神憊唇舌滲淡粒米不一間略納粥飲卽腹脹且痛必完穀瀉下始舒診畢其母詢之曰小兒尙有生乎余曰見症悉爲可慮惟尺脈猶應指腎關尙未盡撤吾勉力圖之或可挽救惟服藥須恪守勿懈其母曰如蒙先生拯援致不如命乃製方以參朮姜附煖其火土升麻葛根提其餒陷白芍五味固其滑脫陳皮穀芽茯苓疏其腑道囑其連服六劑晝夜漸進三服卽瀉止知飢納粥不脹六劑後形脉大轉虛浮盡退仍前方減升葛附加益智山藥芡實生姜南棗又十劑形神復飲食倍昔舉家咸頌再生云後聞此症過服攻消滲利始得其因不然年富力强之際區區一瀉斷不致潰敗至斯其母未曾出方余閱者恐余踵前法也蓋亦愚甚

傷寒辨

會友朱恩華雅南氏撰

乙亥四月朔讀王安道先生溯洄集內有四氣所傷論張仲景傷寒立法考兩篇申明卽病不卽病之義累累千餘言其辭博矣猶非公論也不禁浩歎作傷寒辯

論曰。醫書傷寒論。爲治外感之矩矱。亦爲聚訟之葛籐。自王叔和有冬傷於寒卽病爲傷寒。不卽病至春病爲溫病。至夏病爲熱病之例。千百年來辯者不下數十人。各自是其是。無一公論。詩云。發言盈庭。誰敢執其咎。此之謂也。竊謂據傳莫如據經。據經莫如據理。夫卽病不卽病。叔和言也。靈素論略皆未載。而後世深信不疑者。殆以先入之言橫梗於心。非未遑細思之耳。或者曰。經云冬傷於寒。春病必溫。此叔和不卽病之原也。非經文耶。答曰。君曷不通玩上下文。經云。故重陰必陽。重陽必陰。故曰冬傷於寒。春必病溫。春傷於風。夏生飧泄。夏傷於暑。秋必痎瘧。秋傷於溼。冬生咳嗽云云。故曰以下八句。解上文九字之義。陰陽之理。極則必反。風本陽也。一變而爲飧泄之陰病。暑陽也。一變而爲痎瘧之陰病。濕與寒本陰也。一變而爲亢陽爍陰。則爲上焦之咳嗽。與發熱之溫病。惟善於奉養者。順四時而有生長收藏之妙用。固非言外感絕非言卽病不卽病之義也或又曰經云故藏於精者春不病溫又何謂也答曰此亦當繹上下文其上文曰夫精者身之本也其下文曰夏暑汗不出者秋成風瘧此平人之脉法也讀此而前說之義益彰蓋人身之精爲人身生長收藏化機之根本冬寒當藏而藏精未受傷春雖時氣偶乖人之生升之氣不虛溫邪不能害故不病溫若夏日當長不長汗不出而傷於暑精反受傷至秋則易感風而成風瘧此乃平人四時經脉生長收藏之大法度舉冬夏以發凡也卽冬傷於寒春必病溫夏傷於暑秋必病瘧之互文異詞也亦絕非言卽病不卽病之說也或曰然則素問熱論篇中所謂傷寒者又何所指而言耶答曰卽傷寒論之傷寒也或又曰仲聖首出麻桂諸方軒岐俱列發熱之證抑又何也答曰素問指天之六氣感於人之六經必先傷太陽所主之寒化太陽主人身最外之一層邪自外來身中寒氣之化機內遏失其神轉不回之要故首何特揭之曰太陽之爲病讀之爲兩字思過半矣夫脉浮頭項强痛而惡寒諸證非天之六氣之爲病乃人身本有太陽之寒化因感邪所傷

徐靈胎十六種（每部十六本價洋一元二角　由本館代售）

失其衛外爲固之常而爲此證病也寒水之氣化太陽之本也故名其書曰傷寒論傷寒者傷其表分之寒化也太陽也寒氣也二而一也一指經言一指氣言耳第以各人之稟賦不同六氣之合併難定太陽既傷若斯人陰虛而陽偏盛有發熱而渴不惡寒之溫病若斯人陽虛而陰氣勝有無熱惡寒之陰象是邪傷太陽之寒氣同因人偏陰偏陽而爲病迥異也豈仲景不知溫病而河間丹溪始發其端鞠通孟英乃暢其緒耶豈仲景不知中寒而扁鵲心書醫門法律反能宣明之耶傷寒論具在幸毋數典而忘其祖或又曰如子言創矣新矣姑聽之然熱論所云凡病傷寒而成溫者先夏至日者爲病溫後夏至日者爲病暑子將何以解之答曰讀凡字而知即病不即病爲蛇足也凡外來六淫之邪莫不先傷人身最外之太陽而後始能循次而入夫太陽之本氣寒也既傷太陽有不名曰寒而爲溫與暑之名者但以時值春令而患表病乃名其病曰溫時逢夏令而受感邪即名其病曰暑名以時易無足重輕也絕非即病不即病之謂也所以仲聖言溫（以見上文言暑傷寒末篇痓濕暍即暑也）無不系以太

陽且痙濕暍篇首揭之曰傷寒所致蓋春之溫邪夏之暑邪傷人身之形層者莫不由人身最外一層之太陽而內客也曰太陽曰傷寒所致者示人以此皆外感無預於內傷當須識此勿令誤也抑更有進者先夏至日時當溫矣乃或天氣大寒而春行冬令或天氣溫和而斯人太陽標陽不足偶冒春風或見脉緩汗出惡風之太陽中風證或見太陽病意寒脈緊身痛之傷寒證不得以溫令而名其病曰溫雖在季春何妨桂枝麻黃如後夏至日時已暑矣乃或天氣大寒而夏行冬令或天氣酷熱而斯人太陽標陽太虛本寒偏勝一觸風寒外有無熱惡寒之陰象大吐大下四肢厥逆脈微汗出是太陽少陰合病也不得以夏令而名其病曰暑雖逢三伏徑用附子乾薑反而觀之嚴冬之際地坼水氷若人身平素三陽偏勝冒雪衝寒初雖惡寒一二日即惡熱脈洪大汗出而渴豈因冬令而不服白虎加人參湯乎或人身平素陽氣偏盛陰液本虧感觱發栗冽之氣而反有太陽病發熱而渴不惡寒之證豈不用治溫之證治之而用桂枝麻黃可乎要之病若以時易名變病反因時誤六淫感

人雖異入必始於太陽故傷寒論不以時分溫暍而溫暍必系於太陽良有以也於此而知外感六氣之證皆可名曰傷寒讀傷寒論而不解寒字觸處皆成窒礙遑問其他或指寒爲冬令之病名豈冬令許人病寒而春夏秋不許人病寒耶或指寒爲寒邪傷寒論太陽篇中何故列白虎瀉心梔豉諸方用梔膏芩連之寒味耶且傷寒論首句當曰冬寒之爲病或曰傷寒某某經或曰寒病不應曰太陽之爲病也細繹經文至理自見推之中風爲中厥陰之風氣與傷寒爲傷太陽之寒氣其旨同其理一也或曰既謂傷寒爲傷太陽之寒氣中風爲中厥陰之風氣何以傷寒論既曰太陽又曰傷寒既曰厥陰又曰中風得毋贅辭乎答曰傷寒論內太陽傷寒四字連讀者祇一節厥陰中風四字連讀者亦祇一節太陽中篇言火攻之害云太陽傷寒者加溫鍼必驚也言見太陽之爲病因傷其本寒本寒無形之化機受傷而有形之經氣怫鬱而不伸加以溫鍼助其經中之血熱熱極生風肝木妄動必有驚證也（按肝藏血而含魂又金匱眞言論其病發驚駭）傷其本寒尚如此況太陽中風而感動厥陰化機者乎若寒字作

天寒。及寒邪解。治用溫鍼。宜合法矣。反增肝熱之證。何耶。六經中除此節外。無太陽傷寒連讀者。若邪傷太陽之寒氣。而感動厥陰之化機。病陽證陰。一氣一血。不相侔而反相合。最易眩惑而難同治。故太陽中風四字連讀者。凡七八見。至厥陰篇第二節。厥陰中風。脈微浮爲欲愈。不浮爲未愈。謂六淫之邪。始傷太陽。常也。邪傷太陽之寒氣。化機逆行。由太陽。陽明。少陽。太陰。少陰。乃至厥陰。歷日久。而邪傷遍。脈之不浮。亦常也。若六淫之邪。纔傷太陽之寒氣。而卽內傷。（中卽傷也其入於內故曰中）於厥陰。偷太陽之化機。猶在而脈微浮。猶可使邪氣借太陽以外達。若脈不浮。是無太陽之化機。邪將內陷。斷無外達之理。首節言其常。此節言其變。故太陽病時。未見厥陰之爲病。而見厥陰化機之動。卽用桂枝湯辛甘之劑。防微杜漸。其妙誠不可思議。玩此兩節。傷寒之寒字。非指寒時寒邪之義。卽中風之風字。亦非指風邪之義。或者乃謂南方無傷寒。豈南方之人。無太陽一經耶。但南方居恒𣽽濕。喜食酸辛。濕則地氣常存。三時燠熱而冬不冰。人身陽氣不潛而偏勝。酸辛則發散有餘。人身內津液不足而虛少。邪

成田

裕麟先生洞庭人也姓席氏爲東山望族累世簪纓　先生童年天資敏捷胸羅全史筆掃千軍而於仕途視若浮雲競競焉以濟世爲懷遂遊學日本畢業於醫校每念同胞罹此鴉片烟之害未嘗不三嘆而流涕也因立誓曰若不蕩盡烟魔終身不歸故土適得爾籐名醫爲之臂助搜羅奇書研究化理一日遊成田成田者日本著名之靈山也驛行藥縣地見一草色甚鮮形可愛爽採考性質與煙毒相

藥

草可謂天從人願矣近來嗜烟同胞受益匪淺先生且以經理白飾不善謝名更足徵實心濟世僕之鄉人服此亞支奶脫離黑籍者日衆爰贈一額富不啻焚香膜拜爲國民也謹序
前都察院左都御史趙養廉題贈

傷太陽即見發熱而渴不惡寒之溫病地勢人事然也不揣其本而齊其末豈六淫之客於人身不由表而徑入裏耶杜撰春溫暑溫秋溫冬溫之名目吁無人不溫無時不溫而傷寒論反爲無用之高談自宋至今歲將千載自近至遠二十四省一口同聲牢不可破甚則指溫爲瘟醫道之不墜於地也幾希

後附一氣分爲六氣圖說於傷寒論寒字字義頗有關切故附錄

一氣分爲

素問玉版論要篇神轉不回回則不轉乃失其機

四週出入之象

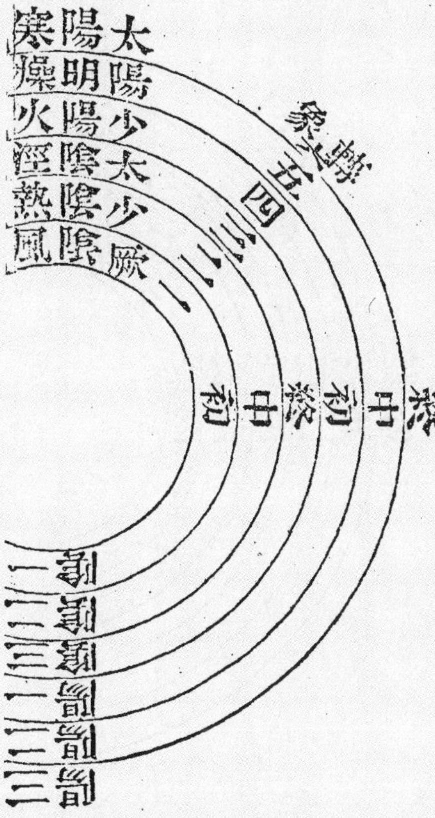

太陽寒　陽明燥　少陽火　太陰溼　少陰熱　厥陰風

轉之象　五　四　三　二　一

終　中　初　終　中　初

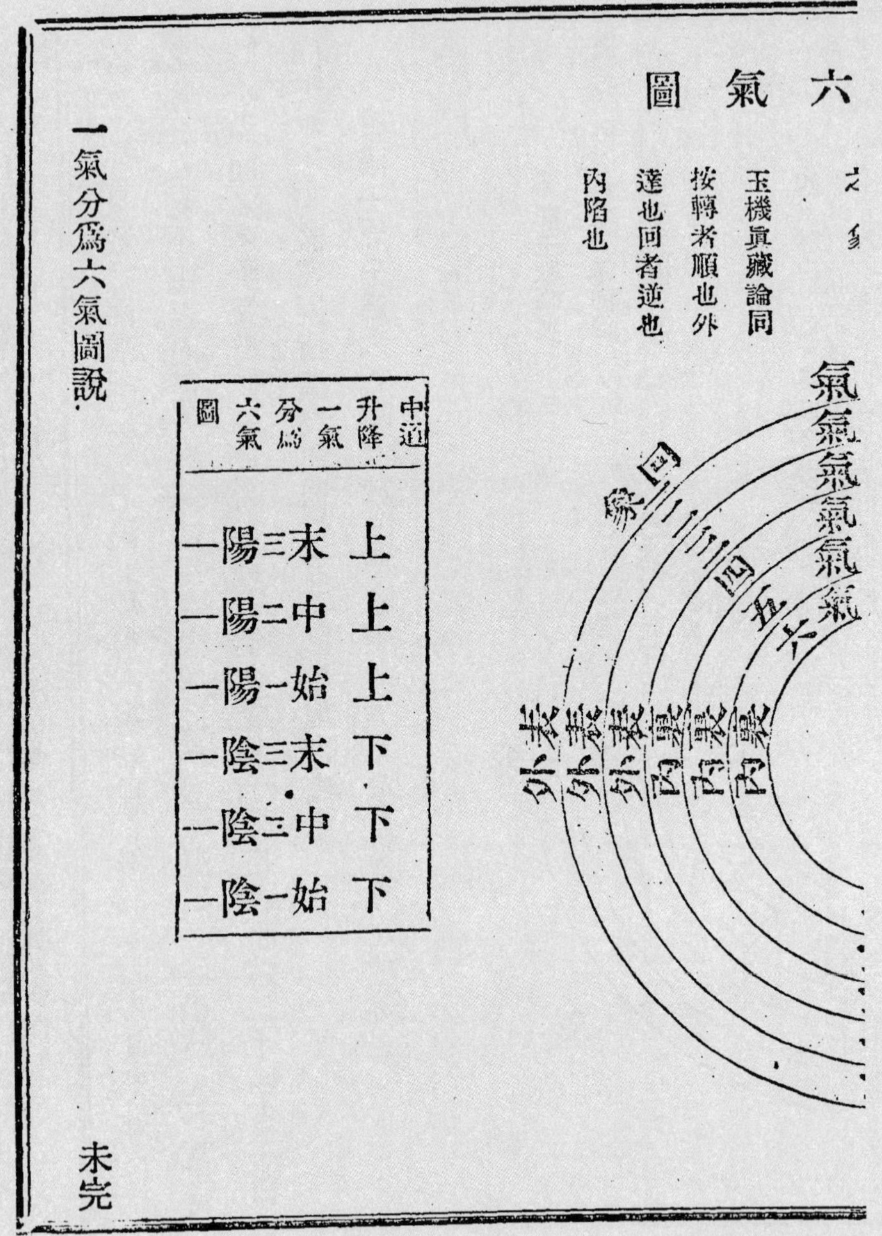
六氣圖
玉機眞藏論同
按轉者順也外
達也回者逆也
內陷也
回象
一 二 三 四 五 六
氣 氣 氣 氣 氣 氣
表外 表外 表外 裏內 裏內 裏內
中道升降一氣分爲六氣圖
上末三陽
上中二陽
上始一陽
下末三陰
下中二陰
下始一陰
一氣分爲六氣圖說
未完

第八十五期　大清郵政局特准掛號認爲新聞紙類

光緒三十四年四月望日第八十五期

醫學報

每月兩期

上海望平街時中書局代發行

本館開設上海英大馬路西首德仁里一衖王問樵醫廬內

凡定八十五期至九十六期者連郵費在內列價於下

本埠

一份以上　每份大洋二角四分

十份以上　每份大洋二角

外埠

一份　計售大洋三角八分

二份以上　每份大洋三角二分

十份以上　每份大洋二角六分

補報價目表

期數	本埠	外埠
一至二十四	一元二角	一元三角
二十五至四十八	七角二分	八角二分
四十九至七十二	四角八分	五角八分
七十三至八十四	二角四分	三角

本報代派處　本埠英界胡家宅寶安里上海醫會　三馬路畫錦里西首勒威大藥房　法界老北門外大街汪裕泰茶葉店　西門外乾昌和醬鋪　西門內穿心河橋東首大街大全堂藥店　美界老閘橋北採山堂藥鋪

外埠　紹興寶珠橋何廉臣先生　又紹興派報處周德鈞先生　杭州清泰門內許衙巷張伴農先生　又忠清街

謝旦初先生　湖州所前街傅稼[illegible]先生　又長興[illegible]先生　又[illegible]步橋徐紫璈先生　又和平鎮客民保甲局沈莘農先生　揚州古旗亭東立達小學校　寶應縣城內縣橋西配記香棧姚鑫梁先生　香港卜環作畏街濟生堂藥店　松江廟南翔鎮石皮街張爾梅先生　又張堰鎮何獻臣先生　張堰西鄉何望遠先生　蘇州吉由巷醫學公社林先耕先生　安徽全椒圖書館　常熟南門外石遜步橋丁樸存先生　姜堰郵政局施墨池先生　又布政巷醫學研究會　太倉醫學會　東台小海祥記鹽局袁堯官先生　徽州歙縣水南祁林程鳴原先生　邵伯鎮大街甡記　金陵白酒坊濮鳳笙先生

本館代售醫書

名醫萬方類編洋四元○人體解剖生理圖洋二元四角○中西醫學辟書洋一元五角○徐靈胎十六種洋一元一角○全體闡微洋一元○太醫院程文洋七角○素問氣運淺說洋一角○舌鑑辨正洋三角○肺病問答洋三角

代售各種靈藥

滅臭聖藥每瓣小洋三角○蔡製女科戒烟丸每匣大洋七角○又婦女療虛藥汁每瓶價銀二元○又女科調經末藥每服小洋二角○三黃寶蠟丸大丸每粒二角小丸每粒一角○許製定痛靈丹每瓶小洋三角○又遺精必效丹每瓶價銀一元○又加料五寶丹每匣價銀二元○黃製天然戒烟丸每瓶價銀一元每打十元○又艾羅補腦汁每瓶價銀二元四角每打念四元○江陰醫會求本戒烟丸甲丸定價大洋五角其餘乙丙等丸皆定價大洋一元

請閱醫報以重生命啓

夫延年益壽要在衛生。泰西各國視爲性命之學。講究最精。我中國人素尚虛文。不求實學。而於衛生一道更不關心。飲食失節。起居無時。種種習慣。令人生厭而不自覺者。西人恒鄙薄之。目爲野蠻。譏非人類。甚可恥也。又見病家延醫不問耑科。徒慕虛譽。甚或迷信神鬼。受愚師巫。酷好仙方。甘嘗覇藥。及至人財兩失。悔莫能追。尤可憐也。本報爲重生命起見。不揣固陋。研究中西醫學。詳載衛生事宜。刋列醫界一覽表。註明某醫耑某科。住某處。醫金若干。以便病家延請。月逢朔望出版兩期。雖無宏文大著。以供學界研求。而補闕拾遺。其有裨於醫理衛生。實非淺鮮。願　有道君子。體此好生之德。廣佈仁聲。勸人購閱。俾挽頹風。同登壽域。則本館有厚望焉。謹爲之啟

本報加價廣告

因紙價陡漲印工又鉅本報歷承諸君子噓植本不敢妄自居奇實緣所收較所出不甚鉅不得已爰於八十五期始每張加洋五釐聊資津貼乞閱報諸君垂諒爲幸

新定告白刊例

近來愈推愈廣以一面印報一面印告白告白以關於醫藥及書籍爲限定價第一期每字五釐第二至第六期三釐第七期起每字二釐半長短均以一百字起碼多則以十字遞加木戳照算如登常年至念四期者每百字五元刊費均叨先惠逾丁者另議

本館敬啟

本報現出至八十五期原定之七十三至八十四業已期滿倘蒙續訂請迅寄報資以便照前按寄所有上屆之報欵未清者統希卽行下幸勿蒂欠又各處寄來郵票積壓甚夥嗣後如承諸君訂閱本報以及各埠代派處須用現洋或交郵局滙兑惟不滿一元者仍可以郵票代之耑此布聞伏希公鑒

問樵啟事

醫報困難已非一日鄙人續籌推廣添列一覽表詳誌各醫生姓名住址以便病家指請於醫界病家均有裨益至於助資充經費無非取衆擎易舉之意其列否聽人自願本報並無勒派情事況不置褒貶至有關名譽不謂有某醫生昨至醫學研究所肆詆本報謂本報插入一覽表迹近表有碍醫界名譽未識該醫生何所見而云然也古人有言曰可爲智者道不可爲俗人覩於此而益信已知我罪我其惟斯報乎

駁醫界一分子楊湘卿傳單

醫學報之經理人卽帮同拍照之洋奴　查去冬曾有某洋商創行名家薄遍發傳單招醫家拍照入會其買辦爲清河後人與本館總理未謀一面其事如[illegible]牛今本館既無洋商亦無拍照帮同洋奴指在何人實屬荒謬

因拍照不成改爲一覽表以圖利　本館所收刊資價實廉於告白除開支外如有盈餘係充醫學堂經[illegible]與各醫董言明今楊何悋慣重誣圖利耶況該洋行尚在[illegible]名家薄聞將出版揑言改爲一覽表試問誰爲之改耶

此報送醫家閱看病家並不得知是以

道中揚名於同道　本報注重衛生爲個人自治資料各界歡迎一紙風行遍傳各省每期出版萬張之多進步之速誠非初念所及料乃楊誣指本報匯送與醫界閱看耳聾目盲固無足怪

同道知價値之高下自形其醜成何體統　醫家診例大抵懸諸醫室表而出之正欲盡人知之也且有此定章以便病家延請若醫生高下在學識不在價値自知如楊所言則其無診例可知偶遇病家請診勢意勒索不然素非豪富著名將何以贍家餬口也

況醫會中並未允愜　本報爲周君雪樵發起組織今屆四年之久此次接辦經自有權衡醫會之允愜與否何勞足下過慮況醫報與醫會道同理別途殊宜非不學無術者所能知其底蘊楊乃牽涉醫會抑何愼也

各大家並不列表　何者爲大家何者爲小家原非本館知惟表中所列約計會董允人議員及職員數十八如楊所言列非大家則人見楊不列表必以大家目之妙想天開洵不可及

報中盡是抄襲毫無學術閱之何　本報論說均註明何人所撰何處來稿既誣本報盡是抄襲何不證某論出自某書述作者心服也妒婦鼓簧當不至此

吾醫學自有研究所醫會以保權利　醫會係結團而設研究所爲研究醫理藥性活人生命之所既無權亦無利焉用保楊言權利保權利令人不解揣其意擬欲竊權圖利不遂而故發此媚語以自欺欺人耳

何苦受洋奴之愚也　醫報醫之報並無洋人執事所指受恐更落總之楊之爲人可謂妄人也已矣

醫界一分子揚湘卿啓

按揚湘卿不知何等人物見其所發傳單重誣本報語多勃謬計在中傷本報名譽喪心病狂原不足較特恐閱報諸君及列表同道未免懷疑悞會爰汚我筆撮要駁之

醫學研究所通告

啟者本所前經會中熱心諸君子公議保全醫界權利廣發傳單請各同道註册入會原爲共結團體講求學問起見入會不入會聽人自願不容勉強其註册費或年捐或月捐或將五元之數分期繳付或酌量減付可各隨目前力量務祈各將平時臨診經驗方底及一切著作交下以便彙齊刊刻及醫學報卽可揚名現在部章愼重醫學勸各縣設一醫會本所因此敦勸如能中醫振不致使東西醫奪我利益也至於調查考試一節聽憑官長想一時不能辦到不必慮特此通告

本所總理顧賓秋謹白

上海醫會通訊員
兼辦醫學報事務
○○王問樵儒理男婦大方脈○○

鄙人向在壽康里行醫有年茲承周雪樵君委辦醫學報事宜因原址不敷辦公特將本醫寓暨該報館一併遷至英大馬路五雲日升樓西首德仁里一弄第三家 特此廣告

敬請醫藥兩界諸君子均鑒

本報取名醫學以探討病原講求藥性爲宗旨醫藥兩界各有應盡之義務本不得以他報比例也計周君雪樵創辦此報迄今已逾四載因經費困難幾成中輟之勢同人等忝爲醫界一分子特不辭譾陋代籌推廣辦法爲持久之計惟經費一項不得不求助於醫藥兩界如諸君子有願月助經費洋兩元者即爲本報之贊助員或豪慨助鉅資者當推爲本報之名譽贊助員以後擬逐將贊助諸君之事蹟功名詳細編登本報以誌欽佩俟後經費稍裕即當將本報改爲每月六期延訂訪員專訪醫林軼事選登各埠醫學堂課藝以餉後學進步之遲速即以經費之盈絀衡之異日效顯可期亦皆諸君贊助之力也其令名盛德當與本報同垂不朽矣謹馨香禱祝以俟

本報贊助諸員題名錄

姓名	籍貫	通信處
王問樵君○	上元	英大馬路西德仁里
彭伴漁君○	松江	胡家宅觀盛里
徐宗揚君○	嘉定	英界中旺街錢江里
唐乃安君○	上海	棋盤街中英大藥房
汪惕予君○	新安	英大馬路北廣西路
黃楚九君	上海	三馬路中法大藥房
席裕麒君○	洞庭	英大馬路壽康里
胡靜齋君○	江西	三馬路勒威大藥房
[illegible]	[illegible]	[illegible]

姓名	籍貫	通信處
丁福保君	無錫	胡家宅德臨里
朱子琴君○	上海	老北門內穿心
馬逢伯君○	寶山	美界海寗路
徐起之君○	寶山	老閘橋浜北
徐少圃君○	寶山	外虹口永祥里
徐小圃君○	寶山	乍浦路三元宮前
殷念萱君○	洞庭	大東門外郎家橋
王子俊君	紹興	鐵大橋王泰生號
張彥邦君○	常熟	新馬路德華里

呂夢椿君◎寶山[illegible]外[illegible]豐街

陳竹村君◎上海　新北門內舊教場

右錄以先後爲序不論醫界藥界凡願擔承義務及月助經費兩元者皆爲本報之贊助員除已排登姓氏外尙擬續將諸員之事蹟功名詳細編登本報以誌欽佩蒙繳月費敬於尊名下加◎爲誌

本報創立中西藥物調查表啟

中國藥舖遍二十二行省富以億萬計其業不可謂不盛惟所製〻藥大都皆尋常之品終鮮實效卽有一二奇藥克奏全功又每爲黠者倣冒名是而藥非購者最易誤會殊非所以愼重生命也本館於八十一期起特創列中西藥物調查表愼選良藥若干種列諸表內俾病家知所擇從不再蹈誤購之患亦聊盡本報之天職也中西各藥房如確有著名經驗之良藥無論其爲病家所信服或醫界所習知者請將該藥名價目及主治何病由何處發行共計若干種詳細開列清單並加蓋戳號圖記飭人寄交本館俟本館探明碻實卽當照登其刊費每期每行暫取洋兩角聊資津貼俟本館經費稍裕一律蠲免以盡義務惟列表以實事求是與尋常告白不同倘或意涉舖張語多泛指者本報概不刊登以昭核實

中西藥物調查表

滅臭聖藥

西國所出加波匿克酸等非不可辟臭然特亂之耳彼臭雖已此臭依然猶以暴易暴也惟此淨身粉則能使一切臭穢均變無臭其力量之大不可思議此粉出於香港凡西國男婦皆喜用之每年銷數不下數十萬罐雖奇臭如阿魏猫溺等亦能使其臭立刻消滅凡有狐臭（俗名猪狗臭）者但用一次卽可一月無氣息用至二三次卽可斷根有不信者用以淨脚立以鼻嗅之卽可知言之非僞眞中國前所未有之奇藥也凡婦女香閨斷不可少文明人愛潔亦不可少家有病人不可少地方汚穢及有狐腋臭者尤不可少用法但以粉二三厘入清水少許研化之揉擦臭穢處立刻便止每人每罐可用半年每罐取小銀三角有願購者可函告本館注明住址附郵票六分爲定卽當專人送到臺購四瓶收洋乙元

醫學報館啓

蔡製婦女療虛藥汁

[illegible]煞費苦心將婦科各經補約以新法提取精液貯以磁瓶每服一茶匙以開水沖薄約一茶杯之譜早晚計服二[illegible]月後自有奇驗味極甘芳較膏滋尤爲適口不論有癮無癮有病無病或新戒煙而因體氣不充者如將此汁早[illegible]法沖服厥功甚偉實有發聵振聾之妙調經種子之奇也較之市上所售各補汁不啻判若霄壤也彼大家命婦[illegible]名媛或具芙蓉之癖或之螽斯之慶苟以此汁充作常服補劑則他日育麟有兆奉職無虧當可操左券以待矣[illegible]價銀二元由本館代售敬告女界愼毋觀望自誤也幸甚

蔡製女科調經末藥

[illegible]一項乃蔡氏祖傳秘方虔誠修合迭奏奇功向在大場鎮本宅發售已垂百有餘年四遠馳名門常如市專治婦[illegible]前產後及經候愆期等症有藥到病除之妙上海托本館一家經售每服價洋二角外埠函購信資自給

醫學報館啟

蔡製女科戒烟丸

[illegible]之難不難於除夙癮而難於除夙疾也女子之煙癮與男子不同男子藉于消遣者居多而女子則大半爲病情[illegible]況一入煙途則家政弛嗣續艱所受種種隱患較男子爲尤烈故其戒也亦較男子爲尤難今市上所售戒煙藥[illegible]雖多類皆爲男子而設從未聞有議及婦女者此無他欲除夙癮必先除夙疾婦女之戒煙固較難於男子者也[illegible]香茂才江灣之名女科也門庭如市久爲遐邇所共知因見禁烟在即特殫精竭慮酌古衡今將生平所經驗婦[illegible]經要藥佐以新發明之尅烟草及種種珍貴補品不惜鉅資創製此丸以拯婦女之溺於黑籍者發行二年戒絕[illegible]不勝屈茲已衆口爭傳矣每匣一兩裝丸六百粒計售大洋七角大匣四兩計售大洋二元六角批發每斤裝[illegible]六匣計售大洋十元不拆不扣外埠函購原班回件茲因診務紛繁不暇兼顧托本館代爲經理不恐冒牌疊出[illegible]本館一家經售並不託人分銷以清界限敬告女界有志戒煙者有此妙劑極早回頭幸毋失之交臂也一切功[illegible]法另詳仿單

醫學報館啟

三黃寶蠟丸

[illegible]跌打損傷之聖藥凡跌打損傷藥箭刀傷毒蛇毒虫瘋狗咬傷努力成癆瘀血凝滯痰迷心竅及破傷風婦人產[illegible]瘀不行瘀血奔心致生怪症乾血癆鉛子入肉危在旦夕者立服四丸黃酒送下汗出即愈亦可外治此係中國[illegible]要藥新由東三省帶來南省向無購處現託本館寄售家居者宜備一份以防意外大丸每粒二角小丸每粒一[illegible]法均詳仿單外埠函購一元起碼

醫學報館啟

許製定痛靈丹

[illegible]天下之最苦者莫如痛痛傷心不能睡痛傷脾不能食不食不睡豈能久存所以病者求醫無非爲痛苦難堪醫[illegible]

若能鼎手定痛病者能食能睡有何性命之憂豈有不感激稱神乎此丹專治對口發背疔瘡九種胃氣各樣痛症不奏效如神並治癧疾淋濁屢試屢驗萬不失一是丹乃我家秘寶向不傳人今特出而濟世以公諸海內同道來岐黃者聊為隱症之一助爾茲託醫學報館代售每服暫取半價大洋三角以備海內醫生及好善之家便於購也

醫生許菊泉謹識

許製遺精必效丹

一症患者日形困憊煩惱殊甚市上遺精丸名目雖多終鮮實效業師許菊泉夫子金陵七代儒醫也治外症尤獨步所製遺精丸功效卓著不論有夢無夢或暫或久兩瓶包可斷根每瓶價銀一元托醫學報館一家經售購者認明英大馬路德仁里一弄第三百另四號門牌庶不致悞

門人夏應堂代啟

許製加料五寶丹

丹治淋濁諸症盡人皆知惜市上所售不肯照方配合以致服者無效此非藥之咎也許君菊泉外科之聖手以為毒門要藥特加料照方修台所投輒效每藥肆所售迥然不同每匣計售大洋二元不折不扣由本館代售外資自給服法另詳仿單

醫學報館啟

江陰醫會求本戒烟丸

易戒有病之癮難市上戒烟丸絕少計及此者茲江陰醫會創製特別求本戒烟丸係會友馮箴若君主持其事名醫朝夕研究而成計分十種仿葛氏十藥神書之例以十干定名各就體質立方按症用藥統治者甲字丸陰用乙字丸陽虛者用丙字丸遺精滑泄者用丁字丸咳血咯血者用戊字丸淋濁者用己字丸痞滿脹痛者用庚便血痔漏者用辛字丸脾泄腎泄者用壬字丸休息久痢者用癸字丸此與一方通治者大不相同所有成癖原來現象凡與烟癮最相密切者無不該括於十種之中而確無嗎非烟灰等攙雜刻已歷戒多人卓著功效服戒烟丸烟一概起居動作飲食溲便一切如常毫無流弊所有詳細情形另有章程一冊仿單一紙取閱便知有志戒請函告本館可以代購甲字丸定價大洋五角其餘乙丙等丸九種皆定價大洋一元藥丸貴賤不同以分兩輕之有癮一錢者購藥一服癮多加購

醫學報館啟

報招登醫界一覽表啟

滬上醫家鱗次櫛比指請者祗聞其名未見其人每多誤投之弊更有不知其寓所尋訪終日而卒不獲躊躇者其貽誤良非淺鮮報有鑒於此特於八十一期起創列一醫界一覽表調查本埠各醫生姓名住址暨專治何科所定門診出診規例詳登表內俾病家按圖而索不再致誤投之弊每人每月計取刊費四角列雙行者加半願列者請詳細開列清蓋印尊名圖記飭人寄交本報下期即照登不誤列表後按期飭送本報一份俾資考證

醫界一覽表

英界

姓名	科別	醫例	寓所
王問樵○江灣蔡小香傳	內科	門診四角出診一元	大馬路西德仁里一弄
彭件漁○松江人	內科	門診五角出診一元	胡家宅西首觀盛里
張靜蓮　青浦人	內幼科	門診五角出診二元	廣西路一百六十三號
汪惕予○新安人	西醫	另有細章	大馬路北廣西路
唐乃安○上海人	西醫	另有細章	棋盤街中英大藥房
任際運○無錫人	內外科	門診內科四角外科六角 出診內科一元外科二元	市浜橋同春染坊對弄
高長順　常州人	牙科	另有細章	大馬路西壽康里
陶佐卿○金陵人	內外科	門診內五角外一元出診 英界二元美法界四元	大馬路五福弄平阜里
馬永年○鈞之子孟河人	內外科	門診三角出診一元	大馬路北香粉弄
劉松雲○四川人	內科	不計	大馬路北恒豐里
毛炳煥○甯波人	內科	門診三角出診一元	大馬路北勞合路
徐宗揚○嘉定人	外症傷科	門診一元接骨面議 出診四元路遠酌加	中旺街錢江里內
呂子珊○甯波人	眼科	另有細章	中旺街錢江會館西首
李幹卿○無錫人	內外喉科	門診四角出診一元	中旺街鳳鳴里口
陸慕君○川沙莊貴嚴傳	幼科	門診四角出診一元	中旺街樂善里內
凌永言○湖州人嘉六子 江灣徐振山塀	兒女內科	門診五角病久遠來一元 出診另有細章貧病送診	中旺街樂善里內
蔣朝雲○台州人	內外科	不計	中旺街西市朝北門面
江蔭鄦○蘇州人	內科	門診四角出診一元	盆湯弄北高陽里九號
[illegible]○[illegible]人	內[illegible]科	[illegible]	[illegible]

書錦澄○	寶山人	內外科	門診四角出診一元	北石路新昌里
陳星階○	陽湖人	內幼科	門診四角出診一元	北石路新昌里
馮舜卿○	南京人	眼科	門診二角包醫面議	北石路萬春醫局
胡純香○	平湖人	外科毒門	門診四角包醫面議	二馬路西首誦清藥室
宋鏡澄○	松江人	眼科	門診四角出診一元	三馬路何福祥綢緞莊
朱賓之○	嘉定人	內外毒門	門診四角出診一元	三馬路北首福康里
張芹孫○	嘉善人	內外科	門診四角出診元二	三馬路曲江里內
周惟明○	寧波人一堂子	眼科	門診五角出診一元	三馬路鼎豐里大姓堂
許菊泉○	金陵人	內外科	門診四角出診一元	三馬路森泰醬園對門
華竹留○	蘇州人	內女科	門診四角出診一元	三馬路富春里三弄
諸錦章○	浙江人	牙科	另有細章	四馬路中西藥房間壁
諸亮甫○	浙紹人	牙科	另有細章	四馬路中西藥房對門
蔣雲洲○	湖州人	痧痘幼科	門診五角出診二元	四馬路胡家宅福致里
殷秋江	上海人	內外喉科	門診四角出診一元	四馬路觀盛里口
張濟清○	常州人	內科	門診四角出診一元	四馬路三山會館西首
金志剛○	蘇州人	內外科	門診四角出診元二	四馬路會香里一弄
張蘭蓀○	無錫人	內科	門診四角出診一元	四馬路會香里二弄
侯堯夫	陝西長安人	內科	仍照前例貧病不計	四馬路西首跑馬廳口
張九皋	青浦人	內外眼科	門診四角出診照例	四馬路小花園西首
張雪芳	青浦陳蓮舫傳	內外科	門診四角出診元二	四馬路永慶里鼎升棧
張煨齋○	揚州人	內外眼科	門診四角出診一元	寶善街廣福里
張菊泉○	松江人	眼科	不計	麥家圈對弄平和里內
王少香○	通州人	毒門	另有細章	金隆里新太和對門
張康民○	平江人	驚痧外科	不計	六馬路東安里內
王之欽○	錢塘人	瘄科毒門	門診四角出診一元	六馬路祥元里口
朱臣伯○	東山人	內外喉科	門診三角出診五角	六馬路西吉慶坊
王雨香○	江蘇人	外科毒門	門診一元出診四元	六馬路直西懷德堂兪僊毒門丸散

卿○	崇明人	內科	不計	北四川路德安里十弄
山○	寧波人	外科毒門	門診三角出診五角	盆湯弄泰安里九弄口
林⊙	蘇州人	內外科	不計	北福建路中市
之	江灣人	幼科	門診四角出診一元	老閘橋浜北
甫⊙	嘉定人	內外四時針灸 句醫花柳毒門	門診三角出診一元 法界二元拔早加倍	老垃圾橋北愼餘南里
泉⊙	曉五子湖州人	內外幼科	門診三角出診一元	老垃圾橋延昌恒絲廠
林	廣東南海人	外傷科	不計	虹口天潼路
流	廣東番禺人	內外科	門診二角出診一元	崇明路青雲里口
榮⊙	廣東河源人	內外科	門診四角出診一元	青雲里大街
洲	祖傳東莞人	內外幼科	門診四角出診一元 法界二元路遠另議	青雲里總弄西第四家
門○	廣東人	胎前產後痧痘驚風 咳嗽吐血癱瘓脚氣	門診四角 出診一元	青雲里東弄
初⊙	祖傳五代 廣東三水縣人	大小內外方脉 精究眼科痘疹	門診三角出診一元 遠者另議貧病送診	青雲里東一弄
流⊙	廣東人	內幼科	門診四角出診一元	青雲里二弄十四號
山⊙	廣東番禺人	內科痘疹	不計	青雲里四衖 午後在元濟善堂施種牛痘
記	廣東番禺人	花柳毒門	不計	青雲里四弄
濂⊙	廣東南海人	精理內幼女科 四時瘋痲痘疹	門診四角出診英界四元 法界五元美界面議	青雲里萬春園後弄
舫○	廣東香山人	內外科	門診四角出診二元	虹口武昌路振福隆號
昇⊙	廣東香山縣 那洲人	腐爛頭癧內外 痔瘡小腸疝氣	不計	武昌路挹秀里內
楷	廣東東莞人	內外喉科	門診不計出診一元	武昌路東洋廟對門
康	廣東新會人	眼科	門診三角貧病不計	蜜勒路永平街口
廷	祖傳廣東人	內幼眼科	門診四角出診一元	蜜勒路福和堂藥舖
龍	廣東番禺人	內外傷科	門診四角出診一元	頭壩路德意里內

春	山東歷城人	內外喉科	門診三角出診一元	承業里三弄
田⊙	廣東南海人	外科	門診二角出診一元	虹口光裕里
村	廣東三水人	內外眼科	門診不計出診一元	虹口多壽里第二家
驪⊙	廣東順德人	精理痲痘幼科 包醫花柳毒門	不計	虹口靖遠街總弄
臣	莫釐人	精理男女兒科 包醫喉眼毒門	門診內科三角西法外毒五角出診一元二角布種牛痘	楊家坟山對面泰安里
煥	嶺南人	內外眼科	門診二角出診一元	虹口新興里大街南首
雲	上海人	咽喉外科	門診一元出診四元	蓬路高陞樓對弄

華界

			醫例	寓所
琴⊙	上海人	幼科	門診三角出診一元	老北門內穿心街
甫⊙	上海人	內外科	門診內科三角外科四角出診一元	老北門內穿心街中 下午法界方板橋三新里
孫○	湖州人	內科	門診不計出診一元	老北門內候家浜 下午分寓六馬路仁壽里
蓉⊙	江蘇人	傷寒胎產	門診二角出診四角	喉家浜中市弄中
生⊙	江蘇人	喉症外科	門診四角出診城內一元英界二元美界一元	新北門內七星井東首
香⊙	上海人	外科毒門	門診五角出診一元	新北門內張新街
村⊙	上海人	內外科	另有細章	新北門舊教場
山	菊泉子金陵人	內外科	門診三角出診不計	新北門內老街
德⊙	南滙朱雲山傳	眼科	門診三角出診一元	新北門內廣福寺東首
封	江蘇人	內科	門診二角出診四角	小東門內梧桐弄
之	上海人	內科	門診三角出診五角	小東門內梧桐弄
吟⊙	上海人	內科	門診二角出診半元	小東門內天官牌樓
春⊙	上海人	內科	門診送診出診一元	花草浜有餘里
華	上海人	內科	門診三角出診一元	小東門內四牌樓中
君	金陵許壽田傳	內外科	門診二角出診另議	城隍廟東首德鄰里

法界

姓名籍貫	科	醫例	寓所
袁依琴○奉賢人	內外科	門診四角出診一元	馬立司馬德南里
施少齋○嘉定人	內幼科	門診三角出診一元二	江西路鎮平里內
沙靜淵○鎮海人	內科	門診五角出診二元	寗波路隆慶里內
王子俊⊙紹興山陰人	內科	不計	鐵大橋王泰生藥酒號
錢秀頌○太倉人	內科	門診四角出診一元	厦門路德豐北里
郁少甫○上海人	內科	門診四角出診一元	老閘橋南北京路西
林丹山○寗波人	內科	門診四角出診一元	偷雞橋南德豐里
朱少坡○吳縣人	幼女科	門診五角出診一元	老垃圾橋南堍貽德里

法界

姓名籍貫	科	醫例	寓所
舒春林○鄭龍章甥寗波人	女科	門診四角出診二元	鄭家木橋南堍天錫里
汪竹晨○紹興人	內外毒門	門診三角出診一元	鄭家木橋直街福壽里
周仲蓂○蘇州人	內科	門診四角出診一元	東新橋沿馬路
周鳳儀　寗波人	眼科	另有細章	棻市街中市
張柳康　上海人	內外科	門診四角出診元二	棻市街寶裕里
巫錦山　盂河人	內外科	門診四角出診一元	老北門外布莊街
費益慎　松陵人	女喉科	門診四角出診法界一元美界三元英界城內二元	西興橋鴻源里
張桐伯　江蘇人	內外科	不計	八仙橋西首樹德里

美界

姓名籍貫	科	醫例	寓所
胡夢橋⊙大場人	內科	門診三角出診一元	虹口正豐街義興米店
張頌清　上海人	女科	門診四角出診一元	中虹橋東堍老三官堂
杜靜仙⊙武河人	傷寒勞損女科胎產兒科痘疹	門診四角喉症五角出診一元六角遠里一元遞加	中虹橋東泰順里
黃杏卿○江蘇人	內科	門診三角出診一元	中虹橋直東新三官堂
周漢臣　上海人	內外科	門診三角出診六角	新[illegible]官堂[illegible]頂里

傅秉章	寧波人	內外科	門診三角出診面議	新三官堂餘慶里
徐少圃 ⊙	江灣人	內外幼科	門診三角出診一元	中虹橋東首永祥里
秦榮欽	寧波人	外科毒門	不計	中虹橋下同生祥弄
王仲康	上海人	幼痘科	門診四角出診一元	裏虹口泰山堂藥號
徐小圃 ○	江灣人	內外幼科	門診三角出診一元	虹口乍浦路三元宮前
李香生 ○	廣東人	內科	不計	三元宮對面巷內
金福山 ○	上海人	外傷科	門診四角出診一元	虹口乍浦路定安坊內
倪銘三 ⊙	無錫人	內幼科	門診四角出診一元	吳淞路長源里
吳金彪	海門人	幼針科	門診三角出診元二	吳淞路猛將弄長安里
馬逢伯 ○	江灣人	內外喉科	門診五角出診二元	海寧路新造洋房內
李聲南 ○	廣東順德人	內外幼科	門診四角出診二元	北四川路仁智里十弄
許一鳳 ○	四明人	內外喉科	門診三角出診一元	鐵馬路錢業會館東首
沈晴香	南滙人	內外喉科	門診四角出診一元	鐵馬路東德華里
朱堯臣 ⊙	餘姚人	內外幼科	門診四角出診二元	天后宮後面成大弄內
陸挺芝	浦東人	外科喉症	照例	成大弄內悅來棧
張菊池	松江人	內科四時針灸 咽喉花柳毒門	醫金面議	天后宮北育文書局後
施頌芳	松江人	西法外科	另有細章	天后宮育文書局隔壁
陳九皋	上海人	內外傷科	門診四角出診一元四角 接骨入骱勞傷吐血面議	盆湯弄橋北西德安里
章伯翰	紹興小穴人	男婦產科	門診二角出診一元	老白大橋堍新武昌路
許鼎臣	廣東南海人	內外女眼科 脚症痘痧	不計	四川路聚賢里
顧少山	川沙人	外科	門診不計出診一元	白大橋北仁智里二弄

梅	上海人	內外科	門診輕二角重四角	邑廟西首陳家棋杆內
田	⊙ 上海人	內外喉科	門診二角出診四角 城外一元路遠酌加	邑廟西首 下午分寓六馬路新仁壽里
蘭	⊙ 鎮江人	內外科	門診二角出診半元	晝錦牌樓辟弄中
田	紹興人	牙科	另有細章	邑廟文昌殿內
良	珠街閣	內外科	門診四角出診一元	邑廟西首王醫馬弄
江	青浦人	內外科	門診二角出診四角	場水橋西首
田	江蘇吳縣人	內科	門診不計出診一元	泉漳會館弄福興里內
康	⊙ 嘐城人	內外科	照常	大東門內火神廟東首
萱	⊙ 洞庭人	內科	門診不計出診一元	大東門外郎家橋
仁	上海人	眼瘋科	門診三角出診一元	大東門內火神廟內
葆	上海人	幼科	不計	大東門內中唐家弄
生	湖州烏程人	推拿幼科	門診四角出診一元	大東門外電燈公司東
塘	南滙人	內科	不計	大東門外電燈公司後
鈞	蘇州人	內科痧痘	門診二角出診五角	大東門外紫霞殿隔壁
元	⊙ 杭州人	內外科	不計	道前街水仙宮北首
年	⊙ 上海人	內外科	不計	道前街水仙宮隔壁
葆	⊙ 上海人	內外科	不計	小南門內
坡	⊙ 上海人	幼科	門診三角出診一元	火神廟西首
心	浦東人	針科	不計	外鹹瓜街古雲臺內
洲	通州人	傷科毒門	不計	十六鋪內協興街九號
石	浦東顧蘭蓀傳	喉科	不計	新碼頭永安里
青	浦東人	外科	不計	新碼頭永安里
證	上海人	內科	不計	生義弄內安順里
英	湖州人	內科	不計	商船公局
波	上海人	婦幼喉科	門診三角出診一元	董家渡梅家弄
香	江蘇人	毒門	另有細章	十六鋪內協興街衖內
春	浙江人	內外毒門	另有細章	十六鋪新太平弄內

籍貫	科目	診資	地址
浙江人	內外毒門科	另有細章	十六舖新太平弄內
上海王于善授	內外科	門診三角出診五角	新馬頭外生義弄
甯波人	內外科	不計	生義馬路老馬路
通州人	內科	門診二角出診一元	如意街寶興祥客棧
壽鏡澄門人	內外科	不計	洞庭山弄內
甯波人	眼科	門診六角包醫面議	南市裡茅家弄滋生堂
川沙人	內科	門診三角出診一元	大東門外如意街東首
姑蘇張筱林傳	內外喉科	門診三角出診六角	大東門外廠粽公所
甯波人	內科	門診四角出診二元	大東門外施相公弄
蘇州曹滄洲傳	內喉科	診資不計出診免轎	大東門外吳家弄口
⊙上海人	眼科	不計	大東門內西姚家弄
⊙上海人	內科	門診四角出診一元	淨土菴浜濟生醫室
⊙南滙人	幼科	門診三角出診一元	小南門外南倉街
廬州合肥人	內科	門診二角出診不計	小南門外南倉街
⊙上海人	眼科	不計	廣福寺西首 下午英大馬路保安堂
子子香上海人	內外喉科	不計	西門內大街翁家弄口
⊙川沙人	幼科	不計	西門大街石皮弄東口
⊙秉之子松江人	內科	另有細章	城內彩衣街 下午分寓拋球塲埽葉山房
⊙蘇州人	內科	另有細章	城內艾家弄
〇江西人	眼科	門診三角出診一元	西門外泰亨里

右表以一年爲期每名每月計取刊費洋四角列雙行者加半刊費已繳者除給收條外又於尊名下加〇爲誌以昭核實

傷寒辨【續】

今以一圈分爲六層。是將一元眞氣。分爲六氣。六氣、卽六經也。氣機自下而上。自內而外。眞氣充滿周身。布護一定不易。外邪入內。先犯外之第一層。第一層乃太陽寒水氣化出路。邪阻出路。卽見畏風惡寒諸證。治之不當。邪犯第二層。二層乃陽明燥金氣化所主。外邪至此化爲燥象。故有惡熱口渴諸證。治之不當。眞氣退縮。邪氣漸入。犯第三層。三層乃少陽相火氣化所主。居半表（一陽外轉爲陽氣之將生退回爲陽氣之將滅）半裏（一陽外轉爲陰中生陽之始內回爲陽將入陰之初）之間。治之不當。邪氣漸至第四層。四層、乃太陰濕土氣化所主。邪與濕合。化成溼象。治之不當。邪氣漸至第五層。五層乃少陰熱氣所主。惟少陰有兩法。一邪偏於熱。或陰虧之體。則從少陰心火爲病。化成熱象。故有黃連阿膠及大承氣之法。一邪偏於寒。或陽衰之人。則從少陰腎水爲病。化成寒象。故有白通四逆通脈之方。蓋熱者水火合化者也。治之不當。邪氣漸至第六層。六層、乃厥陰風木氣化所主。厥陰亦有兩法。一邪偏於熱。或稟賦偏盛於陽。從風化而爲陽病。下攻而便膿血。上攻而爲喉痺。卽陰極生陽之象也。一邪偏於寒。或賦質偏盛於陰。從陰化而爲寒病。多見四肢厥逆。爪甲青黑。腹痛囊縮。卽陰之絕陰之象也。仲聖標出六經提綱病情。爲認邪之法。又立出六經主治方藥。爲治邪之法。其間隨邪變化。勢難盡舉。學者細讀三百九十七法。一百一十三方。便得步步規矩之道。

右蜀南臨邛鄭壽全欽安氏所著。醫法圓通中圖說也。華畧爲增減。以暢其義。鄭氏又云。正自外傷。邪自外入。（卽外感也）正自內傷。邪自內出。（卽內傷也）是病雖有外感內傷之別。而不能離夫氣。善夫釋名釋病字。病並也。並與正氣在膚體中也。合鄭氏之說。先獲我心。其中微妙。推演無窮。

按邪犯第一層太陽寒水氣化出路。卽病畏風惡寒諸證。治之不當。邪氣漸至第二層而三層。而四層而五層。而六層。循序內入。不過依形層淺深之序以言之。何能執泥。殊不知邪既犯第一層。第一層眞氣原已浸衰。若其餘五層何層眞氣不充。邪卽犯何層。卽見何層病證。故傷寒論合病併病。名目繁多。變化莫測。各隨其

全體闡微

全體闡微係美國柯爲良譯爲全體書中最精要之書各國專門醫學堂均以此爲課本坊間售者其價殊昂每部索洋一元四角茲由友人以廉價托本館出售（每部四大厚本價銀一元）

何層覗所見之兼證可考也。

按人之有身之先父之精珠母之經珠相合而成一點水質中含動氣。故精蟲離體壯者過時其尾尙有擺動之勢其所以擺動者氣之伸縮使然也其說詳諸全體書中 形如蚪蝌。頭部完全脊亦隱約可覩。日本男女婚姻衞生學所繪者放大精蟲圖最爲明晰 徵諸靈樞若合符節。經脈篇曰人始生先成精精成而腦髓生 素問名其氣曰眞氣。金匱要畧曰元眞。後世稱爲先天之祖氣。靈樞決氣篇曰兩神相搏合而成形常先身生是謂精蓋兩神者父母眞氣渾而爲一者也故素問首篇曰上古天眞論 皆是也。

由是而知精中動機。息息相續。自流質而成凝質。漸成礦質。誠如靈樞經脈篇云。骨爲幹。脈爲營。筋爲剛。肉爲牆。皮膚堅而毛髮長。然後始離母胎。漸食水穀。穀入於胃。脈道以通。血氣乃行。再考泰西論地球本日球中爆出一火球。通體赤熱。因氣相吸。圓轉不已。既接空氣。外面漸冷。漸縮。愈縮愈堅。凸凹不平。山川現焉。地心之熱。終古常然。地心若不熱。萬物俱不能生。人身之氣。一如地球。自內而外。積微而顯。分爲六層。不過以深淺別之。出而不返。賴血管以循環牽制。不致一洩無餘中道。又升降不已。以濟其磅礴外達之勢。視此一氣分爲六氣兩圖頂圖可悟出順逆裏表也入也深也淺也之次第。長圖可研升自下而上之精氣降自上而下之津液隱在內而淡曰陰顯在外而盛曰陽之形容。實有斯理。非徒托空言也。

客曰。人身一氣耳。何以分爲二。陰陽更何以分爲六。三陰三陽方今西學日新。貴實驗而黜虛談。何必陰陽。答曰。西學尙實驗而不言陰陽。不知西學分上下。別內外乎。如有上下內外。則陰陽二字。乃上下。內外。之公共代名詞。明明實驗。何嘗虛談。有上下。即有陰陽。有內外。即有陰陽。分之爲二可也。分之爲六亦可也。何以言之。上下內外者。靜詞也。升降出入者。動詞也。人身氣化神機。氣一而已。有上下。必有升降。有內外。定有出入。氣之自內而外者。內固有始。由始而中。由中而終。外亦必有始。由始而中。由中而終。此轉而外達者也。回而內逆者。反是。氣之自下而上者。下固有始。由始而中。由中而終。上亦有始。由始而中。由中而終。此轉而外達者也。回而內逆者。反是。此圓圖長圖之象說也。若氣無升降出入。則人死矣。

客曰。圓圖長圖。均以轉而外達也爲順。回而內陷也爲逆。何也。答曰。氣者、水得熱而化汽。汽質輕清而上升外出。性也。亦理也。依於性理之常。故曰順。違於性理之常。則曰逆。非虛談也。

客曰、然則氣之有升無降。有出無入乎。答曰、人生所以重夫水穀也。水者、汽之原。穀者、血之基也。水得熱化汽。斷無下降內入之理。必熱勢漸衰。汽質將成流質。始克下降內入。故由內(裏也)而外(表也)者。有血液之循環內迴。以牽制之。而不致一洩無餘。其由下而上者。有津液之凝結下流而成水質。水質得熱。而復化為汽。汽復上升。升而復降。化化無窮。但由內而外之汽不能驟退。退則外邪感之。即惡寒。若內之氣。不足不能充塞於極表皮膚之外(太陽所主)。則必畏寒。非同中道升降之汽。降而復升也。按血之內迴。尤賴吸液管核以吸入汽之下降。必同津液而下行。若水質得熱而化汽。質祇能外出上升。故圓圖長圖以上升外轉為順也。

客曰、既曰一陰二陰三陰。又曰、一陽二陽三陽。本一陰而分三層(初中終)。一陽而分三層(初中終)。名分而實未分也。姑罷之。然又分厥陰少陰太陰。少陽陽明太陽。則又

醫學報

何也。答曰、厥少太即陰氣。初中末。之代詞也。少明太即陽氣。初中末。之代詞也。
客曰。陰氣陽氣同一初中末。而厥少初也少明中也不同何也。答曰此形容氣自微而顯者也、水流質也。得熱而汽生焉、水陰也。得熱成汽之時。無中生有。莫可名言。名之曰厥。厥者、此汽初有之謂也。若夫少陰是由內而外。達汽勢方興。如樞之外轉。不息者也。中也。太陰乃陰氣勃興未出地上之象。然陰氣既已盛極。有不得不出地之勢。故曰太究未出地。氣不能散。有溼象焉。終也。少陽者。繼陰氣外盛之極自內達外之初。陽氣初有者也。陽明則踵盛增旺。無以復加。莫可名言。名之曰明。明者最盛之謂也。雖太陽爲陽之極。而日午月圓。已至盛極。必衰之地。步陽之末也。氣之終也。反不若陽明之盛也。六者但可以象尋。求不可以跡泥也。或曰厥者、逆也。汽生於水。水性潤下。化氣而反上升。故曰厥。無中生有。故又如風象也。明者、盛也。氣至陽中之陽。水質幾盡化爲汽質。故曰明。若水質虧乏。則乾涸而焦枯。故又曰燥。若斯人水質充足。化汽有繼。則六氣咸周。邪不能入。故太陽居六經之最外。

舌鑑辨正

傷寒舌鑑一書久已膾炙人口此辨正書爲茂名梁特巖先生作由陶制軍公子葆廉部郎筆錄於蘭州節署凡三閱月而竟與舌鑑原書迥然不同而可補正原書之紕繆爲醫家診治之秘笈憑此驗舌於表裏寒熱虛實各症可以到手而辨但板存蘭州節署南中向無傳本茲由友人付之石印以廣流傳凡業醫者不可不人置一

一層而氣以通暢爲順也

客曰。既曰一二三之次序。何復云太少厥明。徒眩人何。答曰。此內經醫學專家名詞。兩者分之最嚴者也。凡經中曰一二三者。言氣外轉之力量。曰太少厥明者。言經盛衰之氣象。力量有開闔樞之功能。氣象有風熱濕火燥寒之形容。文字界限。逈不相通。言功能。毋庸涉及骸質。言形容。必須兼諸經脈。

客曰。力量氣象。已擾不清。功能形容。益亂人意。不若西醫有實驗之可考。答曰。子未讀內經。讀內經未曾尋繹其旨趣耳。素問凡言一陰二陰三陰。一陽二陽三陽者。已包括開闔樞之功能在。闔言厥陰少陰太陰少陽陽明太陽者。無非風寒暑濕燥火之形容。盡人可解。知其宗旨。一言而終。不善讀者。流散無窮。自擾之耳。完

外術醫治犯罪之奇聞　（續）八十二期

十九世下半期頭蓋學停滯不進之故一因於上言腦學未精一因於有催眠術及宗教迷信之障碍　至孔白氏則曾調查多數之瘋人院其所獲頭蓋學各種證據

茲不贅述但就其診病所記與瘋院管理人所記二者比較卽可瞭然矣

（甲瘋人）．管理所記曰偏狂且富有財產孔白所記其腦中取獲部甚發達

（乙瘋人）　管理所記曰精神擾亂且稽算不停孔白所記其腦中智力部甚大算數部亦甚大

（丙瘋人）　管理所記曰於各種機械學均有奇才其摹仿力甚大每遇激動怒形於面孔白所記其腦中智力部摹仿部爭鬬部毀滅部均楷大一希詮部仁愛部缺乏一激烈部極發達恐處自盡一心有所感觸必盡現於其面

試觀上表可知頭蓋學之重要矣孔白之所記僅研究其頭蓋形式而得之至管理所記卽係觀察其行爲而知之也

當今頭蓋學家之最著名者固不乏其人惟推哈蘭達醫士及蓮蘭師君二人爲巨擘哈君所試驗者實開是學之新紀元倘智學家能於哈君所得者更形進步則吾輩將見醫院可代牢獄將各罪犯施以外科割法而刑罰可廢於是高爾氏所發明者將列於世界最大發明之學術矣　（已完）

衛生學講義卷二

周雪樵編

衛生　學校

校地　選擇校地。必先觀其四隣之狀况如何。蓋兒童之志將發達。每隨其天眞。而模擬諸種事物。學校近墳墓。則兒童必演埋葬之事。近兵營。則其游戲多戰爭。近商賈。則其游嬉多猥褻。害德性壞良知。此孟母所以三遷也。故建築學校之土地。以閒靜不喧。遠家屋。近森林爲善。然過遠。則少小兒童。登校歸家極不便。且雨雪時。路途泥濘。尤苦跋涉。不得已則建於市內民間。察其四隣之狀況。高築石垣。以爲區畫。亦無不可。然使登校歸家。有一定距離。則亦利於衛生。何則。徒步遠行。足養英氣。嚴寒風雪。縱或感冒。久之卽成習慣。皮膚抵力愈强。雖犯雨雪。亦不爲害。故畢竟以遠於民間爲佳。

以衛生學論。建築校地。則以郊外之樹林中爲善。蓋森林之中。空氣清潔。且四隅無汚穢之氣。惟樹木近接校舍。則障碍日光。須設法防之。土地宜高燥。不宜卑濕。以丘陵山腹等處爲佳。若四圍有高陵丘崖圍繞。則雨水灌流地土常濕。空氣不易流通。必不得已。則地下須築成暗渠。務使其水速流且其近傍不可有沼泥池水之類蓋沼泥多積穢。其害最甚。濁氣薰蒸。易於致病。故有小沼澤。當以沙泥塡滿之。使其水他流。若過大不能塡。則周圍宜多植樹木。又如近製造所。則當其製物時。甚害空氣。且煙煤從風吹至。惡臭襲鼻。蒸汽機喧騰盈耳。須嚴避之。

病院墓地避病院。及公衆人家等處。須隔離之。若其近傍獨有病院。亦大害衛生。

選擇校地。不可不知常風。如東京以南風爲常風。若當其風源以建學校。則有害衛生。

當風而植樹木。冬令則可以禦風。夏時則可以蔽日。其他保存家屋。兒童衛生。大有利益。尤以植松柏及落葉樹爲佳。

地質　土地性質不一。或由砂土而成。或由巖石而成。或由黏土而成。或由塵埃及有機物而成。氣孔或粗鬆。或密緻。或則卑濕。或則乾燥。因其性濕差異。遂於衛生有重大關係。建學校時。當先察其土地。適於衛生規則與否。又土地於傳染病。有密接關係。故檢查土地。必詳究其氣孔容量。及毛細管吸引力之强弱。不可忽也。若氣孔爲水窒塞。則其空氣。必全被驅除。又使空氣與濕氣相和。若加以溫度。則腐敗極易可爲傳染病之媒介。故土地氣孔粗密。於衛生關係極大。建設學校者。當加之意也。以衛生化學。分析土地。若含有機物與硝類。則其土地必不潔。而爲傳染病之巢窟。不可不避之。且有一種病發生極快。抵抗力薄弱之小兒極易感受。常見一小學校生徒中三分之一。同時皆罹是病。不可不注意也。

建築學校適宜之土地。以砂石巖塊者。雨水速流者。氣孔細小者爲佳。若氣孔粗大。則不潔物極易停滯。且腐敗極速。必不得已。則當掘去其土地上層。從他處搬運衛生土地以補之。始不爲害。

在山間僻地田舍村落。建設學校。求其於教育及衛生兩適之地不難。在都會及人家稠密處則甚難。故不可不先施預防法。試觀都會學校生徒之疾病死亡。恒多於圉舍學校。可見土地之關係於衛生矣。

歐洲諸國。建設學校之規則極嚴。如建一小學。必待中央政府之許可。以豫防不衛生之校舍。我國學部。何不倣而行之乎。

飲料水　凡每人每日之飲料水。約七合半。若學校有五百生徒。則每日有三石七斗五升足矣。水料既少。似亦可從他處。擇其良者運來。然當建學校時。必宜先查之。何處可掘井。何處有不潔物。何處多汚穢。皆須一一判明。否則有害衛生不淺也。然供生徒用者。可煑沸之。蓋水一煑。則其中所含微生物可撲滅。無感染之虞。夏時傳染病流行時。必當煑沸而後飲。

空氣　試驗空氣法有二。一檢查土地中所含之空氣。一試驗雰圍氣。此兩者之良否。與兒童之健康相接。土地氣孔內所含之空氣。所謂地氣是也。地水上升。則氣孔內所含之空氣。悉數放出。與雰圍氣混。從呼吸而達於肺內。其良否恒視其地方之清穢。雰圍氣與人有直接關係者。爲一種熱病。其傳播之媒介。卽地氣也。

杪舍形狀　校舍形狀。雖由校地廣狹方向而異。然不可不斟酌也。校舍以長方形爲最善。若設多數教室。則必有一定之距離。若學校爲口字形。則任將其兩方取適當方向可也。然建此等校舍之初。若不悉心研究。則不但浪擲巨金。且直爲疾病之製造場。

教室幅員。　教室幅員由生徒之多寡而異。德國千八百六十七年一月十六日所發之布告云。各村小學校。能容兒童七十人至九十人者。則定其教室之廣如下。

寬七邁當。　深十邁當。　室高三・五邁當。

能容兒童四十至六十人者。　寬七邁當。　深九邁當。　室高三・五邁當。歐洲教室除以上所揭外。各國規則。亦無一定。要皆計其室內所容之人。而後測算其空氣與光線。其最少之限。悉由呼吸與聽視而定。定教室幅員者可鑑之。

出入口及憩所　生徒出入口。其寬必六尺以上。高亦如之。其階以木爲之。決不可用石。拭靴之物。以格子竹簀爲適當。如不吝費用。則橡皮亦可。小學校不可用金石等器具。其口閾必與地平線連。不用門限可也。又當專設一處。置屣與傘等。以木牌記姓名區別之。免出入時混雜也。生徒携帶品。皆置於憩所。勢必然也。最好則以廊下充之。蓋憩所之光線換氣清潔等。亦必與教室同。

牀。牀之高必用三尺以上。其木料必須密削之。切勿使之生間隙。又須置極乾燥處。於寒氣劇烈之地。當爲二重之牀。其空隙處。可置木粉枯草穀殼等乾燥物。冬期可防風吹入床下。床下以土臺爲基。可多置塞風穴。每日拔其穴。使流通牀下空氣。又牀下空氣。勿使流入室內。否則有害。牀宜極清潔。勿使積蓄塵埃。

天窗。天窻非教室要物。然於暗處則必設之。其高度考之德國所設。常離牀四邁當。

壁。壁之塗色。於衛生極有關係。蓋壁色如何。關于室之明暗。室之明暗。關於兒童之視力。故其色澤與光綫合。則室內明朗。然使反射力過劇。則眼目疲勞。易致眩暈。白色最甚。其他青紅紫等色。刺激眼者。亦皆有害。當以灰色爲最善。次則薄綠色薄

成田

裕麟先生洞庭人也姓席氏爲東山望族累世簪纓　先生童年天資敏捷胸羅全史筆掃千軍而於仕途視若浮雲競競焉以濟世爲懷遂遊學日本畢業於醫校每念同胞罹此鴉片烟之害未嘗不三嘆而流涕也因立誓曰若不蕩盡烟魔終身不歸故土適得爾條名醫爲之臂助搜羅奇書研究化一日遊成田成田者日本著名之靈山也屬千葉縣地見一草色甚鮮形可賞爽探考性質與煙毒

藥

草可謂天從人願矣近來嗜烟同胞受益匪淺先生且以經理白餘不善謝名更足徵實心濟世僕之
鄉人服此亞支奶脫離黑籍者日衆爰贈一額當不啻焚香膜拜爲國民也謹序
前都察院左都御史趙養廉題贈

藍色淡黃色淡青色亦可。

廊　廊爲學校中之一要部。然人皆忽之。以爲此不過學校中一裝飾物耳。故其地位皆甚狹小。不知廊之用甚多。雨雪時可以爲游戲場。爲休憩所。有一舉兩得之便廊必北向。若向南方。則爲至愚。蓋南方爲採光必要之方也。溫煖之地。廊下可附設腰板障子。寒冷之地可間爲內廊。冬期置煖爐以爲游戲場之用。如外廊若畏雨雪。可設腰板以防之。

階　階可作一直線。中間設跳舞場。若作螺絲階。則甚危險。小學校決不可爲。階必設手欄。其高以二尺至二尺五寸爲度。且須極堅固。

厠　厠亦爲學校中之一部。以離校愈遠則愈妙。若在小學校。過遠固不便。然至少亦必隔校舍十數丈。且又須查其當風日向。不可設當風之處。新建築之學校。則其厠必以石疊成之。塗以油砂。埋以管渠。使流於遠處糞池。若學校教授男女兩種者。則厠必分離之。教員與生徒之厠。亦須異處。又便所必依生徒之數而定。如十二人至十五人。共便所一。若在中學校。則二十人共厠一個。亦足矣。若戶牖有鎖鑰。則便門必須嚴閉。又便房中。必設天窗。使臭氣透出。便所出入口。其門限不可過高。使兒童易於出入。便口可爲一長方形之桶箱。一可避墜落危險。一可免前後遺不潔物。男生小便所。其便溝宜深。又須使其流去。且須以竹或細木設爲手欄。以免兒童墜落。便所周圍。可植松杉等樹木。然欲構造完備。則莫如水厠。絕無臭氣也。

光線分量　敎室中。每生徒一人。至少亦須受六寸六分之窗面。故窗之大小。雖必由敎室面積而定。然亦不可不預算生徒之數也。至校舍光線。則必須直射。蓋反射光線。其光散亂。有害目力。

敎室與窗之面積。至少居六分之一。若近傍有大厦高樓。或有樹木。則遮害光線。其比例至少須四分之一。

凡學校進於上級。則所執之業愈繁。書籍亦細微。需光亦必愈多。既建之學校。固無庸啓也。新築學校。則不可不咨於衛生家而善爲之。其最善之法。莫如凡有建新學

第一板　　每張售大

第八十六期　大清郵政局特准掛號認為新聞紙類

光緒三十四年五月朔日第八十六期

醫學報

每月兩期

上海望平街時中書局代發行

本館開設上海英大馬路西首德仁里一衖王問樵醫寓內

凡定八十五期至九十六期者連郵費在內列價於下

本埠
一份以上　每份大洋二角四分
十份以上　每份大洋二角

外埠
一份　計售大洋三角六分
二份以上　每份大洋三角
十份以上　每份大洋二角六分

補報價目表

期數	本埠	外埠
一至二十四	一元二角	一元三角
二十五至四十八	七角二分	八角二分
四十九至七十二	四角八分	五角八分
七十三至八十四	二角四分	三角

本報代派處　本埠英界胡家宅寶安里上海醫會　三馬路畫錦里西首勒威大藥房　法界老北門外大街汪裕泰茶葉店　西門外乾昌和[illegible]舖　西門內穿心河橋東首大街大全堂藥店　英界老閘橋北採山堂藥舖

外埠　紹興寶珠橋何廉臣先生　又紹興派報處周德鈞先生　杭州清泰門內許衙巷張半農先生　又忠清街[illegible]

[illegible]先生　又[illegible]魚巷朱子恩先生　又淘沙弄徐紫瑚先生　又和平鎮[illegible]

洋二分外埠另定價目

民保甲局沈莘農先生　揚州古旗亭東立達小學校　寶應縣城內縣橋生酤記香棧姚甃深先生　香港
作長街濟生堂藥店　松江風南翔鎮石皮街張鴻梅先生　又張堰鎮何獻臣先生　張堰西鄉何學遠先生
蘇州吉由巷醫學公社　林先耕先生　安徽金椒圖書館　常熟南門外石遜步橋丁樸存先生　姜堰郵政局
嬰池先生　又布政巷醫學研究會　太倉醫學會　東台小海祥記鹽局裴堯官先生　徽州歙縣水南祈林程
鳴原先生　邵伯鎮大街姓記　金陵白酒坊濮鳳笙先生

本館代售醫書

名醫萬方類編洋四元〇八體解剖生理圖洋二元四角〇中西醫學粹書洋一元五角〇徐靈胎十六種洋一元角〇全體闡微洋一元〇太醫院脈文洋七角〇藥問科運淺說洋一角〇舌鑑辨正洋三角〇肺病問答洋三角

代售各種靈藥

滅臭蛀藥每瓶小洋三角〇蔡製女科戒烟丸每匣大洋七角〇又婦女療癧藥汁每瓶價銀二元〇又女科調經藥每服小洋二角〇三黃寶蠟丸大丸每粒二角小丸每粒一角〇許製定痛靈丹每瓶小洋三角〇又還精必效每瓶價銀一元〇又加料五寶丹每匣價銀二元〇黃製天然戒烟丸每瓶價銀一元每打十元〇又艾羅補腦汁瓶價銀二元四角每打念四元〇江陰醫會求本戒烟丸甲丸定價大洋五角其餘乙丙等丸皆定價大洋一元

請閱醫報以重生命啓

夫延年益壽。要在衛生。泰西各國。視為性命之學。講究最精。我中國人素尚虛文。不求學而於衛生一道。更不關心。飲食失節。起居無時。種種習慣。令人生厭而不自覺者。西人恒鄙薄之。目為野蠻。識非人類。甚可恥也。又見病家延醫。不問耑科。徒慕虛譽。甚或迷神鬼。受愚師巫。酷好仙方。甘嘗莿藥。及至人財兩失。悔莫能追。尤可憐也。本報為重生起見。不揣固陋。研究中西醫學。詳載衛生事宜。刊列醫界一覽表。註明某醫耑某科。住處。醫金若干。以便病家延請。月逢朔望。出版兩期。雖無宏文大著。以供學界研求。而補拾遺。其有裨於醫理衛生。實非淺鮮。願　有道君子。體此好生之德。廣佈仁聲。勸人購閱。俾挽頹風。同登壽域。則本館有厚望焉。謹為之啓。

本埠閱報諸君鑒

館新定本埠訂報例每季共六期計售大洋一角二分訂定後由本館按期飭人分送季另給酒資二十文外埠則仍以半年爲率不得援此爲例

外埠定報諸君鑒

報素荷諸君子擔認欵感莫名惟前定之七十三至八十四止早已期滿其有未經續而仍按期寄奉者實緣多年社友本館未忍恝置焉果蒙續定乞迅寄報資前來否則請函知俾卽截止所有上届之報欵未清者統希卽行惠下幸勿蒂欠各處寄來郵積壓甚夥嗣後如承諸君訂閱本報以及各埠代派處均須現洋或交郵局滙兑惟不一元者仍可以郵票代之耑此布聞伏希公鑒

本報加價廣告

因紙價陡漲印工又鉅本報歷承諸君子噓植本不敢妄自居奇實緣所收較所出不甚鉅不得已爰於八十五期始每張加洋五釐聊資津貼乞閱報諸君亟諒爲幸

新定告白刊例

報近來愈推愈廣以一面印報一面印告白告白以關於醫藥及書籍爲限定價第一期每字五釐第二至第六期三釐第七期起每字二釐半長短均以一百字起碼多則以十字遞加不襯照算如登常年至念四期者每百字五元刊費均叨先惠逾千者另議

問樵啟事

醫報困難已非一日鄙人續籌推廣添列一覽表詳誌各醫生姓名住址以便病家指請於醫界病家均有裨益至於助資充經費無非取衆擎易舉之意其列否聽人自願本報並無勒派情事况不置褒貶至有關名譽不謂有某醫生昨至醫學研究所肆詆本報謂本報插入一覽表迹近表有碍醫界名譽未識該醫生何所見而云然也古人有言曰可爲智者道不可爲俗人觀於此而益信已知我罪我其惟斯報乎

請醫藥兩界諸君子鑒

有應盡之義務本不得以他故比例也計周君雪樵創辦此迄今已逾四載因經費困難幾成中輟之勢同人等忝為醫界一分子特不辭譾陋代籌推廣辦法為持久之計惟費一項不得不求助於醫藥兩界如諸君子有願月助□費洋兩元者即為本報之贊助員或慨助鉅資者當推本報之名譽贊助員以後擬逐將贊助諸君之事蹟功名詳細編登本報以誌欽佩俟後經費稍裕即當將本報改每月六期延訂訪員專訪醫林軼事選登各埠醫學堂課藝以餉後學進步之遲速即以經費之盈絀衡之異日效可期亦皆諸君贊助之力也其令名盛德當與本報同垂不朽矣謹馨香禱祝以俟

本報創立中西藥物調查表啟

中國藥舖遍二十二行省當以億終計其業不可謂不盛惟所製藥大都皆尋常之品萬鮮實效即有一二藥克奏全功又每為黠者敢冒名是而藥非購者最易誤會殊非所以慎重生命也本館於八十一期起特創列中西藥物調查表慎選良藥若干種列諸表內俾病家知所擇從不再蹈誤購之患亦聊盡本報之天職也中西各藥房備有著名經驗之良藥無論其為病家所信服或醫界所習知者請將該藥名目及主治何病由何處發行共計若干種詳細開列清單並加蓋尊號圖記飭人寄交本館俟本館採明確實即當照登其刊費每期每行暫取洋兩角貴津貼於本館經費稍裕一律豁免以盡義務惟列表以實事求是與尋常告白不同倘或意涉鋪張語多泛指者本報概不刊登以昭核實

本報招登醫界一覽表啟

滬上醫家鱗次櫛比指請者祗聞其名未見其人每多誤投之弊近有不知其寓所尋訪終日而卒不獲踵請者其貽誤良非淺鮮本報有鑒於此特於八十一期起創列一醫界一覽表調查本埠各醫生姓名住址暨專治何科所定門出診規例一一詳登表內俾病家按圖而索不再致誤投之弊每人每月計取刊費四角列雙行者加半願列者請詳細開列清冊蓋印尊名圖記飭人寄交本報下期即照登不誤列表後按期飭送本報一份俾資考證

單愆期之原因

○本報初擬將所列醫藥一二表及各種緊要告白除每期排登本報外另印傳單一萬張飭人分送本埠各店家及茶坊酒肆中以表揚諸君子隆名聊盡本報提倡之意嗣因公同集議不如多印報紙充分送商學二界俾以廣見聞而暢銷路報送滿兩月然後再送傳單故自八十四期始每期添印本報五千張飭人四處分送傳單一項約於六月初亦可出版矣恐勞懸盼特再奉聞

本館謹啟

醫回滬

○廖吉人大令去年應皖省于宦之聘今已回滬仍寓新馬路醫園弄對面常應診

掛號處謹白

本報贊助諸員題名錄

姓名		籍貫	通信處
王問樵君	○	上元	英大馬路西德仁里
彭件漁君	○	松江	胡家宅觀盛里
徐宗揚君		嘉定	英界中旺街錢江里
唐乃安君	○	上海	棋盤街中英大藥房
汪惕予君	○	新安	英大馬路北廣西路
黃楚九君		上海	三馬路中法大藥房
席裕麒君	○	洞庭	英大馬路壽康里
呂靜齋君	○	江西	三馬路勒威大藥房
胡夢橋君	○	寶山	外虹口正豐街
陳竹村君		上海	新北門內舊教場

姓名		籍貫	通信處
丁福保君		無錫	胡家宅德臨里
朱子琴君		上海	老北門內穿心
馬逢伯君		寶山	美界海甯路
徐起之君		寶山	老閘橋浜北
徐少圃君	○	寶山	外虹口永祥里
徐小圃君	○	寶山	乍浦路三元宮
殷念萱君		洞庭	大東門外郎家
王子俊君		紹興	鐵大橋王泰生
張彥邦君		常熟	新馬路德華里

右錄以先後爲序不論醫界藥界凡願擔承義務及月助經費兩元者皆爲本報之助員除已排登姓氏外尚擬續將諸員之事蹟功名詳細編登本報以誌欽佩蒙繳費敬於尊名下加○爲誌

中國醫學會簡章

一命名　中國醫學會曰中國者言不限於一隅也

二會所　暫以醫學報館爲本會事務所

三緣起　本會之設有二因焉其一以醫家診事較忙不能尅期至會從容研究特爲會羣其心而不羣其身交換其智識而不泯其光陰凡內地各州各府千里萬里

可入會其二因年來各地醫會漸多但皆限於一隅故欲聯絡各會成一醫界大團

四 區域 凡衛生學生理學全體學病理學診斷學方藥學及一切格致物理汽化動物學之有關醫學者皆爲會員所研究之事

五 宗旨 改良醫學博採東西國醫理發明新理新治法收集思廣益之效

六 會費 本會延書記一人專司會內一切事務凡入會者每人每年捐銀一元以作會費有能多捐者尤佳第一次會費於入會時先繳以後收繳會費隨時登報

七 會友資格 一凡有志醫學不論已未行醫均可入會 二婦科產科兒科內科外傷科藥學針灸理化等宜各專一學或兼通數門 三願人會者請將姓氏年歲職住址宗旨及會費郵寄卽行登報爲入會之憑倘有遷徙宜告知事務所俟本會成後當公舉會長一人評議員若干人

八 會友義務 一宜力任改良醫學事 二會友有疑問各就所知以答 三如有心及秘力驗方等宣之於衆 三會友議論儘可辨難務求攻理但不得任意衝擊肆調罵致傷團體 四醫報爲會友交通之輪電公共之產業若會友學識優長者宜以著作俾得精湛家資富裕者宜助以財力俾可廓充交游宏廣者宜任以勸閱俾推廣

九 會友權利 一會友互相通問苦於不知住址者可由事務所代爲轉寄 二會友疑問案等若會外有來稿須儘會友先登 三報中另闢會友心得錄專載會友之著作札記可爲登報徵醫林之偉論 四會友須購東西醫器具及新出醫書等事所可以代勞 五會友有刊印報書本館可以寄售 六會友有委託之件本館及人力能爲之者皆可應命

十 章程 此章程係一人所擬必經全體會員公決方爲定章如有意見各異或有應增應刪各條均可隨時辨論更改以期盡善若不加辨論者卽爲允許須各遵守按本會會友現已得五十餘人其姓氏職籍每逢三六九十二月按季彙登醫報以勿誤

[illegible]上海醫會通訊員兼辦醫學報事務○○○○○○○○○○○○○○王問樵儒理男婦大方脈○○○○○○○○○○○○○○

鄙人向在壽康里行醫有年茲承周雪樵君委辦醫學報事宜因原址不敷辦公特將本醫寓[illegible]該報館一併遷至英大馬路五雲日升樓西首德仁里一弄第三家　特此廣告

[illegible]振弱齋三才戒煙丸

此藥戒烟最爲穩妥經驗多人口碑載道名天地人三才分三匣爲一套除癮一錢可服六個足月烟癮盡除[illegible]無流弊每套售洋兩元五角朔望九扣餘詳仿單王道戒烟以此爲最願有志者注意[illegible]試之

上海四馬路直西觀盛里七十三號本齋謹告

來滬開診

周君毓岑江蘇如皋之明經也以名儒爲名醫凡男婦大小方脈無不[illegible]精通而於喉科一道尤有心得今來滬入醫學會研究我等請其開診濟世現寓外虹口[illegible]和里一弄一家醫例門診叁角出診一元路遠酌加患二豎者幸勿交臂失之

同鄉[illegible]金玉成符秉鈞陸衡甫翟八盛曹鉅卿徐全連繆三林周子眞公啟

中西藥物調查表

滅臭聖藥

西國所出加波匿克酸等非不可辟臭然特亂之耳彼臭雖已此臭依然猶以暴易暴也惟此淨身粉則能使一切臭[illegible]均變無臭其力量大不可思議此粉出於香港凡西國男婦皆喜用之每年銷數不下數十萬罐雖奇臭如阿魏[illegible]溺等亦能使其臭立刻消滅凡有狐臭(俗名猪狗臭)者但用一次即可一月無氣息用至二三次即可斷根有不[illegible]者用以淨脚立以鼻嗅之即可知言之非僞眞中國前所未有之奇藥也凡婦女香閨斷不可少文明人愛潔亦不[illegible]少家有病人不可少地方汚穢及有狐腋臭者尤不可少用法但以粉二三厘入清水少許溶化之揉擦臭穢處立[illegible]便止每人每罐可用半年每罐取小銀三角有願購者可函告本館注明住址附郵費六分爲定即當專人送到[illegible]四瓶收洋乙元

醫學報館啓

三黃寶蠟丸

係跌打損傷之聖藥凡跌打損傷藥箭刀傷青蛇毒虫瘋狗咬傷努力成癆瘀血凝滯痰迷心竅及破傷風婦人產悲瘀不行瘀血奔心致生怪症乾血癆鎗子入肉危在旦夕者立服四丸黃酒送下汗出即愈亦可外治此係中國中要藥新由東三省帶來南省向無購處現託本館寄售家居者宜備一份以防意外大丸每粒二角小丸每粒一用法均詳仿單外埠函購一元起碼

醫學報館啓

許製定痛靈丹

開大下之最苦者莫如痛痛傷心不能睡痛傷脾不能食不食不睡豈能久存所以病者求醫無非為痛苦難堪醫若能手定痛病者能食能睡有何性命之憂豈有不感激稱神乎此丹專治對口發背疔瘡九種胃氣各樣痛症不奏效如神並治瘧疾淋濁屢試屢驗萬不失一是丹乃我家秘寶向不傳人今特出而濟世以公諸海內同道業岐黃者聊為臨症之一助爾茲託醫學報館代售每服酌取半價大洋三角以備海內醫生及好善之家便於購也

醫生許菊泉謹識

許製遺精必效丹

精一症患者日形困憊煩惱殊甚市上遺精丸名目雖多終鮮實效業師許菊泉夫子金陵七代儒醫也治外症尤獨步所製遺精丸功效卓著不論有夢無夢或新或久兩瓶包可斷根每瓶價銀一元托醫學報館一家經售購者認明英大馬路德仁里一弄第三百另四號門牌庶不致悞

門人夏應堂代啓

許製加料五寶丹

寶丹治淋濁諸症盡人皆知惜市上所售不肯照方配合以致服者無效此非藥之咎也許君菊泉外科之聖手以丹為毒門要藥特加料照方修合所投輒效與藥肆所售迥然不同每瓶計售大洋二元不折不扣由本館代售外發自給埠求本丸服法另詳仿單

醫學報館啓

江陰醫會求本戒烟丸

癮易戒有病之癮難市上戒烟丸絕少計及此者茲江陰醫會創製特別求本戒烟丸係會友馮箴若君主持其事諸名醫朝夕研究而成計分十種仿葛氏十藥神書之例以十干定名各就體質立方按症用藥統治者甲字丸陰者用乙字丸陽虛者用丙字丸遺精滑泄者用丁字丸咳血咯血者用戊字丸淋濁白帶者用己字丸痞滿脹痛者用庚丸便血痔漏者用辛字丸脾泄腎泄者用壬字丸休息久痢者用癸字丸此與一方通治者大不相同所有成癖原癮來現象凡與烟癮最相密切者無不該括於十種之中而確無馬非烟灰等搀雜劑已歷戒多人卓著功效服丸吸烟一切起居動作飲食役使一切如常毫無流弊所有詳細情形另有章程一冊仿單一紙取閱便知有志戒烟即請函告本館可以代購甲字丸定價大洋五角其餘乙丙等丸九種皆定價大洋一元藥丸貴賤不同以分兩輕分之有癮一錢者購藥一服癮多加購

醫學報館啓

醫界一覽表

英界

姓名籍貫	科	醫例	寓所
王問樵○江灣蔡小香傳	內科	門診四角出診一元	大馬路西德仁里一弄
彭仲漁○松江人	內科	門診五角出診一元	胡家宅西首觀盛里
張靜蓮○青浦人	內幼科	門診五角出診二元	廣西路一百六十三號
汪惕予○新安人	西醫	另有細章	大馬路北廣西路
唐乃安○上海人	西醫	另有細章	棋盤街中英大藥房
任際運○無錫人	內外科	門診內科四角外科六角 出診內科一元外科二元	市浜橋同春染坊對弄
高長順　常州人	牙科	另有細章	大馬路西壽康里
陶佐卿　金陵人	內外科	門診內五角外一元出診 英界二元法界四元	大馬路五福弄平阜里
馬永年○鈞之子孟河人	內外科	門診三角出診一元	大馬路北香粉弄
劉松雲○四川人	內科	不計	大馬路北恒豐里
毛炳煥○甯波人	痲瘄內科	門診三角出診一元	大馬路北勞合路
徐宗揚○嘉定人	外症傷科	門診一元接骨面議 出診四元路遠酌加	中旺街錢江里內
呂子珊　甯波人	眼科	另有細章	中旺街錢江會館西首
李幹卿○無錫人	內外喉科	門診四角出診一元	中旺街鳳鳴里口
陸慕君○川沙莊貴巖傳	幼科	門診四角出診一元	中旺街樂善里內
凌永言○湖州人嘉六子 江灣徐振山壻	兒女內科	門診五角病久還來一元 出診另有細章貧病送診	中旺街樂善里內
江蔭鄉○蘇州人	內科	門診四角出診一元	盆湯弄北高陽里九號
壽鏡澄○寶山人	內外科	門診四角出診二元	北石路新昌里
[illegible]星階○陽湖人	內幼科	門診四角出診一元	北石路新昌里
[illegible]○[illegible]湖人	外科[illegible]	門診[illegible]	[illegible]馬路[illegible]首[illegible]

章　許　顧邵虞許徐　吳　黃徐　孔　凌關黎邱鄭　程　劉　張　崔　周盧蕭

[illegible]　方　礁　財竹蓮

[illegible]紱香○平湖人	外科毒門	門診四角包醫面議	二馬路西首誦清樂室
張頤卿　嘉興人	咽喉外科毒門	門診四角出診壹元	三馬路石路西同芳里
宋秉璋　蘇州人	內外喉科	門診三角出診六角	三馬路鼎泰綢緞號內
宋鏡澄○松江人	眼科	門診四角出診一元	三馬路何福祥綢緞莊
朱資之○嘉定人	內外毒門	門診四角出診一元	三馬路北首福康里
張芹孫　嘉善人	內外科	門診四角出診元二	三馬路曲江里內
周惟明○甯波人一堂子	眼科	門診五角出診一元	三馬路鼎豐里大牲堂
許菊泉○金陵人	內外科	門診四角出診一元	三馬路森泰醬園對門
華竹留　蘇州人	內女科	門診四角出診一元	三馬路畐春里三弄
諸錦章○浙江人	牙科	另有細章	四馬路中西藥房間壁
諸亮甫○浙紹人	牙科	另有細章	四馬路中西藥房對門
居業子　直隸人	內科	另有細章	四馬路東合興萬福利
殷秋江　上海人	內外喉科	門診四角出診一元	四馬路觀盛里口
張濟清○常州人	內科	門診四角出診一元	四馬路三山會館西首
金志剛○蘇州人	內外科	門診四角出診元二	四馬路會香里一弄
張蘭蓀○無錫人	內科	門診四角出診一元	四馬路會香里二弄
侯堯夫○陝西長安人	內科	仍照前例貧病不計	四馬路西首跑馬廳口
張九臯○青浦人	內外眼科	門診四角出診照例	四馬路小花園西首
張雪芳○青浦陳蓮舫傳	內外科	門診四角出診元二	四馬路永慶里鼎升棧
張煨齋○揚州人	內外眼科	門診四角出診一元	寶善街廣福里
張菊泉○松江人	眼科	不計	麥家圈對弄平和里內
王少香○江蘇人	外科毒門	門診一元出診四元	西棋盤街金隆里口新泰和館對門愼德堂內兼售毒門丸散
張康民○平江人	驚痧外科	不計	六馬路東安里內
朱臣伯○東山人	內外喉科	門診三角出診五角	六馬路西吉慶坊
王雨香○江蘇人	外科毒門	門診一元出診四元	六馬路直西懷德堂兼售毒門丸散
顧少雲○上海人	外傷喉科	門診四角出診一元	六馬路同德里一弄

唐月　庾玉　莊蓮　莫如　趙蓀　嚴蔚　唐梅　簡小　楊松　陶

朱　黃　王　江　蔡　鮑　陳　許　朱　鄒　呂　湯

紹興小穴人	男婦產科	門診二角出診一元	老白大橋堍新武昌路
◎廣東南海人	內外女眼科 脚症痘疹	不計	四川路聚賢里
◯川沙人	外科	門診不計出診一元	白大橋北仁智里二弄
江蘇人	瘋科針灸	不計	北高壽里二弄第六家
蛟川人	內幼科	仍照舊例	文監師路德榮里三弄
◯崇明人	內科	不計	北山西路德安里十弄
寗波人	外科毒門	門診三角出診五角	盆湯弄泰安里九弄口
◉莫釐人	精理男女兒科 包醫喉眼毒門	門診內科三角西法外毒五角出診一元二角 當種牛痘	楊家坟山對門泰安里十二弄口
◉蘇州人	內外科	不計	北福建路中市
江灣人	幼科	門診四角出診一元	老閘橋浜北
◉嘉定人	內外四時針灸 包醫花柳毒門	門診三角出診二元 法界二元拔早加倍	老垃圾橋北愼餘南里
◉曉五子湖州人	內外幼科	門診三角出診一元	老垃圾橋延昌恒絲廠
廣東南海人	外瘍科	不計	虹口天潼路
◯廣東番禺人	內外科	門診二角出診一元	崇明路青雲里口
◉廣東河源人	內外科	門診四角出診一元	青雲里大街
祖傳東莞人	內外幼科	門診四角出診一元 法界二元路遠另議	青雲里總弄西第四家
◯廣東人	胎前產後痧痘驚風 咳嗽吐血癧瘓脚氣	門診四角出診一元	青雲里東弄
◉祖傳五代 廣東三水縣人	大小內外方脉 精究眼科痘疹	門診三角出診一元 遠者另議貧病送診	青雲里東一弄
◉廣東人	內幼科	門診四角出診一元	青雲里二弄十四號
◉廣東番禺人	內科痘疹	不計	青雲里四街 午後在元濟善堂施種牛痘
廣東番禺人	花柳毒門	不計	青雲里四弄
◉廣東人	外科毒門	不計	虹口武昌路東首
◉廣東香山人	內外科	門診四角出診[illegible]	虹口武昌路[illegible]

籍貫	科目	醫例	寓所
廣東香山縣那洲人	瘍爛頸癧內外痔瘡小腸疝氣	不計	武昌路挹秀里內
廣東東莞人	內外喉科	門診不計出診一元	武昌路東洋廟對門
廣東新會人	眼科	門診三角貧病不計	蜜勒路永平街口
廣東番禺人	內外傷科	門診四角出診一元	頭壩路德意里內
山東歷城人	內外喉科	門診三角出診一元	承業里三弄
廣東南海人	外科	門診二角出診一元	虹口光裕里
廣東三水人	內外眼科	門診不計出診一元	虹口多壽里第二家
廣東順德人	精理痲痘幼科 包醫花柳毒門	不計	虹口靖遠街總弄
嶺南人	內外眼科	門診二角出診一元	虹口新興里大街南首
上海人	咽喉外科	門診一元出診四元	蓬路高陞樓對弄

華界

籍貫	科目	醫例	寓所
上海人	幼科	門診三角出診一元	老北門內穿心街
上海人	內外科	門診內科三角外科四角出診一元	老北門內穿心街中 下午法界方板橋三新里
湖州人	內科	門診不計出診一元	老北門內侯家浜 下午分廟六馬路仁壽里
江蘇人	傷寒胎產	門診二角出診四角	喉家浜中市弄中
江蘇人	喉症外科	門診四角出診城內一元英界二元美界一元	新北門內七星井東首
上海人	外科毒門	門診五角出診一元	新北門內張新街
上海人	內外科	另有細章	新北門舊教場
菊泉子金陵人	內外科	門診三角出診不計	新北門內老街
南滙朱雲山傳	眼科	門診三角出診一元	新北門內廣福寺東首
江蘇人	內科	門診二角出診四角	小東門內梧桐弄
上海人	內科	門診三角出診五角	小東門內梧桐弄

姓名	籍貫	科目	醫例	寓所
袁依琴	奉賢人	內外科	門診四角出診一元	[illegible]
傅春波	南京人	針科	門診一元遠者遞加	新閘大街仁濟里一弄
施少齋○	嘉定人	內幼科	門診三角出診一元二	江西路鎮平里內
沙靜淵	鎮海人	內科	門診五角出診一元	寧波路隆慶里內
王子麥	紹興山陰人	內科	不計	鐵大橋王泰生藥酒號
錢秀頌○	太倉人	內科	門診四角出診一元	厦門路德豐北里
郁少甫○	上海人	內科	門診四角出診一元	老閘橋南北京路西
林丹山○	寧波人	內科	門診四角出診一元	偷雞橋南德豐里

法界

姓名	籍貫	科目	醫例	寓所
舒春林○	鄭龍章甥寧波人	女科	門診四角出診一二元	鄭家木橋南塊天錫里
汪竹晨○	紹興人	內外毒門	門診三角出診一元	鄭家木橋直街福壽里
周仲壽○	蘇州人	內科	門診四角出診一元	東新橋沿馬路
李鴻炳	江蘇人	咽喉外科毒門	門診不計出診壹元	法界東新橋寶裕里
周鳳儀	寧波人	眼科	另有細章	榮市街中市
張柳康○	上海人	內外科	門診四角出診一元二	榮市街寶裕里
巫錦山⊙	孟河人	內外科	門診四角出診一元	老北門外布莊街
費益愼	松陵人	女喉科	門診四角出診法界一元美界三元英界城內二元	西興橋鴻源里
張桐伯	江蘇人	內外科	不計	八仙橋西首樹德里

美界

姓名	籍貫	科目	醫例	寓所
胡夢橋⊙	大場人	內科	門診三角出診一元	虹口正豐街義興米店
周毓岑	如皋人	內喉科	門診叁角出診一元	外虹口福和里一弄
趙鴻飛	寧波人	內外婦科	醫例不計	虹口蓬路德榮里一弄
張頌清	上海人	女科	門診四角出診一元	中虹橋東埭老三官堂

諸王陳蔡沈 王陳沈陳王陶殷朱項汪汪仲謝張高耿陸倪沈趙胡朱

姓名籍貫	科目	診例	住址
杜靜仙⊙武河人	傷寒勞損女科胎產兒科痘疹	門診四角喉症五角出診一元六角遠里一元遞加	中虹橋東泰順里
貢杏卿○江蘇人	內科	門診三角出診一元	中虹橋直東新三官堂
周漢三　上海人	內外科	門診三角出診六角	新三官堂成順里
傅秉章　寧波人	內外科	門診三角出診面議	新三官堂餘慶里
徐少圃⊙江灣人	內外幼科	門診三角出診一元	中虹橋東首永祥里
王仲康⊙上海人	幼痘科	門診四角出診一元	裏虹口泰山堂藥號
徐小圃○江灣人	內外幼科	門診三角出診一元	虹口乍浦路三元宮前
李香生○廣東人	內科	不計	三元宮對面巷內
金福山○上海人	外傷科	門診四角出診一元	虹口乍浦路定安坊內
倪銘三　無錫人	內幼科	門診四角出診一元	吳淞路長源里
吳金彪　海門人	幼針科	門診三角出診元二	吳淞路猛將弄長安里
馬逢伯○江灣人	內外喉科	門診五角出診二元	海甯路新造洋房內
李聲南○廣東順德人	內外幼科	門診四角出診二元	北四川路仁智里十弄
許一鳳　四明人	內外喉科	門診三角出診一元	鐵馬路錢業會館東首
沈晴香　南滙人	內外喉科	門診四角出診一元	鐵馬路東德華里
何蓉舫　餘姚人	內科	門診不計出診壹元	鐵馬路鴻興里內
楊季明　嘉定人	內外科	門診四角出診壹元	天后宮北寶順里七弄
朱堯臣⊙餘姚人	內外幼科	門診四角出診二元	天后宮後面成大弄內
陸挺芝　浦東人	外科喉症	照例	成大弄內悅來棧
張菊池　松江人	內科四時針灸咽喉花柳毒門	醫金面議	天后宮北育文書局後
施頌芳　松江人	西法外科	另有細章	天后宮育文書局隔壁
陳九皋○上海人	內外傷科	門診四角出診一元四角接骨入骱勞傷吐血面議	盆湯弄橋北西德安里

曾　王　王　秦　張　朱　周　陳　林　徐　金　鄭　顧　劉　范　金　王　金　胡

[illegible]	⊙上海人	內[illegible]科	門診[illegible]	[illegible]
[illegible]	⊙上海人	內科	門診二角出診一元	小東門內四牌樓中
[illegible]	⊙金陵許壽田傳	內外科	門診二角出診另議	城隍廟東首德鄰里
[illegible]	⊙上海人	內外科	門診輕二角重四角	邑屆西首陳家桄杆內
[illegible]	⊙上海人	內外喉科	門診二角出診四角城外一元路遠酌加	邑廟西首下午分寓六馬路新仁壽里
[illegible]	鎮江人	內外科	門診二角廿診半元	晝錦牌樓薛弄中
[illegible]	⊙紹興人	牙科	另有細章	邑廟文昌殿內
[illegible]	珠街閣人	內外科	門診四角出診一元	邑廟西首王醫馬弄
[illegible]	青浦人	內外科	門診二角出診四角	塲水橋西首
[illegible]	江蘇吳縣人	內科	門診不計出診一元	泉漳會館弄福興里內
[illegible]	⊙曙城人	內外科	照常	大東門內火神廟東首
[illegible]	洞庭人	內科	門診不計出診一元	大東門外郎家橋
[illegible]	上海人	眼瘋科	門診三角出診一元	大東門內火神廟內
[illegible]	⊙上海人	幼科	不計	大東門內中唐家弄
[illegible]	⊙湖州烏程人	推拿幼科	門診四角出診一元	大東門外電燈公司東
[illegible]	南滙人	內科	不計	大東門外電燈公司後
[illegible]	蘇州人	內科痧痘	門診二角出診五角	大東門外紫霞殿隔壁
[illegible]	杭州人	內外科	不計	道前街水仙宮北首
[illegible]	上海人	內外科	不計	道前街水仙宮隔壁
[illegible]	上海人	內外科	不計	小南門內
[illegible]	⊙上海人	幼科	門診三角出診一元	火神廟西首
[illegible]	浦東人	針科	不計	外鹹瓜街古雲臺內
[illegible]	通州人	傷科毒[illegible]	不計	十六舖內協興街九號
[illegible]	○浦東顧蘭蓀傳	喉科	不計	新碼頭永安里
[illegible]	○浦東人	外科	不計	新碼頭永安里
[illegible]	○上海人	內科	不計	生義弄內安順里
[illegible]	湖州人	內科	不計	[illegible]公司

籍貫	科目	診例	住址
上海人	婦幼喉科	門診三角出診一元	董家渡梅家弄
江蘇人	毒門	另有細章	十六舖內協興街街內
浙江人	內外毒門	另有細章	十六舖新太平弄內
○通州人	內科	門診二角出診一元	新意街寶興祥客棧
○壽鏡澄門人	內外科	不計	洞庭山弄內
寗波人	眼科	門診六角包醫面議	南市裡茅家弄滋生堂
○川沙人	內科	門診三角出診一元	大東門外如意街東首
姑蘇張筱林傳	內外喉科	門診三角出診六角	大東門外廠粽公所
⊙寗波人	內科	門診四角出診二元	大東門外施相公弄
蘇州曹滄洲傳	內喉科	診資不計出診免轎	大東門外吳家弄口
⊙上海人	眼科	不計	大東門內西姚家弄
⊙上海人	內科	門診四角出診一元	淨土菴浜濟生醫室
⊙南滙人	幼科	門診三角出診一元	小南門外南倉街
盧州合肥人	內科	門診二角出診不計	小南門外南倉街
⊙上海人	眼科	不計	廣福寺西首 下午英大馬路保安堂
子子香上海人	內外喉科	不計	西門內大街翁家弄口
⊙川沙人	幼科	不計	西門大街石皮弄東口
⊙秉之子松江人	精理內科	另有細章	城內彩衣街 下午小窩拋球塲葉山房
○江西人	眼科	門診三角出診一元	西門外泰亨里

右表以一年爲期每名每月計取刊費洋四角列雙行者加半刊費已繳者除給收條外又於尊名下加○爲誌以昭核實

考試醫生章程

江督端午帥將就中西醫院特開研習醫學專科現先招集考試所定考試醫生章程如左

計開考試醫生章程

一醫界範圍甚廣今以地方行政所關先就江南省城立有牌號及定有賑金之醫士一體考選其有知醫而不問世只與戚黨酬應者及曾游學醫科得有文憑者考否聽便不在此限

一各醫生統限於五月十五日以前赴提學使署報名投考將姓名牌號籍貫及所業何科現居何處逐一註明聽候定期考試届時由提學使牌示通知其現未懸牌亦願與考者一體報名

一各醫生所報專科如內科外科女科幼科之類以及產科痘科喉科牙科等於某科之中專擇一事者是猶大學選科之例亦可聽其擇報凡報一科或兼數科者

均聽

一考試出題祇就醫學普通知識所必有者發爲總題但期明於醫術並不苛其文藻其餘發問數條各就本科難易不等亦不限令全答取覘程度高下以定等差

一考試各醫生按照學堂章程分爲五等其最優等優等者各給應得文憑並記名候給醫學差委中等者給予中等文憑以上均聽其懸牌行醫不懸者仍聽其便其下等及最下等者不給文憑不准行醫

一經此次考選之後各將所得某等文憑註明於牌上凡無文憑者不得懸牌倘此次未經考試或考後補習有進者應候再考如有混行懸牌者由地方官隨時查禁

二十世紀新內經序

無錫丁福保識

余幼多疾病。治經之暇。喜習醫術。吾家固多藏書。自靈素難經傷寒金匱甲乙千金等。以迄近世百家之書。悉詳且備。故暇輒瀏覽域於古紙。倏忽十年。少長跡至滬因

成田

裕麒先生洞庭人也姓席氏爲東山望族累世簪纓　先生童年穎敏提胸羅全史筆掃千軍而於仕途視若浮雲驟歎爲以濟世爲懷遂遊學日本畢業於醫校有念同胞被此鴉片烟之害未曾不三嘆而流涕也因立誓曰若不蕩盡烟魔終身不歸故土適得爾所名醫爲之贊助搜羅奇書研究化理[illegible]

聖藥

草可謂天從人願矣近來嗜烟同胞受益匪淺先生且以經理自信不善謝名更足徵實心濟世僕鄉人服此亞支奶脫離黑籍者日衆爰贈一額當不啻焚香膜拜爲國民也謹序

前都察院左都御史趙養廉題贈

購讀東西洋轉譯之解剖學生理學醫學若涉大海若撥雲霧學術以相衡而見拙始知徒讀古書之誤人也

古之論骨也曰天有三百六十五度人骨節數亦三百六十五隱以配天夫人骨數僅二百餘童稚畧授以生理學者類能言之男若女老若稚其骨數之多與寡且異其論脉也分寸關尺三部曰寸屬心肺關屬肝膽尺屬腎而不知脉之爲用以驗周身之病則可曰某脉屬於某臟則不可其論消化也曰脾動磨胃不知胃液膽液咸具有消化力磨胃之說何證他如肺五葉而爲六葉肝五葉而爲七葉則誤其形狀脾左而爲右肝右而爲左則誤其位置心運血而爲神明之主腎主溺而爲藏精之府則誤其功用精囊居膀胱之後膵臟居胃臟之後則并其名而不知曰某病應太白星某病應熒惑星曰巳亥之歲君火升天子午之歲太陰升天丑未之歲少陽升天讖諱之說舛訛龐駁則又不可索解者矣

余甄錄曩所編譯之組織解剖生理病理產科等篇若干首以古醫書之舛訛者附

注於各條之下。名曰新內經。欲使世之人。一見而知爲醫家之書也。或問之曰。黃帝內經。見於漢書藝文志。生數千年後而蹈其名。毋乃僭乎。曰內經乃秦漢時方士之僞託者。魏伯陽亦著內經一卷。見於抱朴子遐覽篇。新內經之名。乃與反離騷反恨賦之作等耳。非如楊子太玄之擬易。文中子中說之擬論語。僭胡爲者。

壬寅五月。桐城吳先生摯甫曾告我曰。吾國醫學之壞。壞於儒所傳素問難經。殆皆僞著。五臟部位皆顛倒錯亂。其故因漢時有古文今文兩家之學。古文皆名儒。今則皆利祿之士。古文言五臟與西說合。今文即左肝而右肺者。漢末鄭康成氏爲古文家而論五臟。猥取今說。自是以後。及二千年。蹈襲勿敢變。而鄭氏實尸其咎。又曰吾國古醫以張仲景孫思邈爲最。而仲景傷寒論所稱之十二經。考諸西醫解剖之學。始知其誤。孫思邈千金方所論之五臟。亦類取今文之說。吾國醫學之所以不昌也。吾子勉之。此又吾國劬學者之所深思而洞悉者。

雖然。吾國開化最早。徵諸新學說。其絀若此。無已。徵諸於舊。明崇禎時有英醫名哈斐者始考知人身血液循環之理歐西舊學爲之丕變而中國秦漢時已洞曉之素問曰脉者血之府也又曰風雨之傷人也客於皮膚入於孫脉孫脉滿入於絡脉絡脉滿則輸於大經脉又曰經脉流行不止環周不休靈樞經曰經脉者常不可見也脉之見者皆絡脉也周營不休如環無端又曰胃者水穀之海泌糟粕蒸津液化其精微上注於肺脉化而爲血以奉生身莫貴於此孫脉者即今所言之毛細管也絡脉者靜脈管也經脉者動脉管也古之人論循環器及食物化血之理已洞徹閫奥如此此西國哈斐前所未知者後之學者墨守舊說而退立於劣敗之地嗚呼非古之人有以誤之實後之人自誤之甯不悲歟余不揣冒昧欲以不敢自誤者而語諸人蕪雜錯漏在所不免每一展卷又愧悚交集旁皇竟日者矣

闢泥時治病論

周仲彝來稿

天有四時以布五運而分六氣人在氣交之中果能奉若天道存養保全則寒暑溫涼既循乎天地自然之氣而表裏府藏遂免夫陰陽偏勝之患所謂清靜則肉腠閉

拒。雖有大風苛毒。莫之能害。病何由生。乃人心爭趨乖巧。元氣日漓。性命日脆。而陰陽風雨晦明六氣。又撼之於外。此疾病所由起焉。然則言病者。當窮乎人事之變。而不當泥夫天時之常。故仲景論中。並無春溫夏熱冬寒之說。第就人身表裏府藏上。審其六氣中之病屬何氣。六經中之病在何經。如同一太陽病。而以證之有汗無汗。脉之浮緩浮緊。分別爲風爲寒。又以口之渴不渴。分別是溫非溫。同一渴。而又以惡寒不惡寒。分別是熱非熱。蓋熱病之惡寒而渴。不唯與中風傷寒之惡寒不同。並與溫病之但熱不寒。亦絕不相類。似此剖晰精詳。自一經有一經之定證。一病有一病之治法。因其證之異同。斯病名定而治法判焉。迨傳變之後。由表入裏。隨證通變。又施種種救逆之法。此醫之所以聖也。後人不察。乃執內經冬傷於寒。春必病溫。人傷於寒。則爲病熱諸文。遂謂冬月發者爲正傷寒。春爲溫。夏爲熱。噫。執是說焉。則必冬月之人盡傷於寒。春皆病溫。夏皆病熱而後可。不然。冬月大寒時。豈無患太陽病發熱而渴者乎。夏月大暑時。豈無患太陽病惡寒無汗者乎。然則治之之法。將從時乎抑從證乎。惑滋甚矣。此説實倡自叔和之序例。而疑團至今未破。要之仲景之圓機活法。初未嘗泥定四時言病。但教人從平脉辨證上認取切實下手功夫。能從此處審實病因。辨別眞確。自不得以風混寒。亦不至以熱亂寒矣。泥時云乎哉。

按治病守望問聞切。辨虛實陰陽。察四時氣候。明人地相宜。用藥具活潑之機。立方化拘泥之見。庶無往不利。而可謂醫之良矣。然求近時名醫頗不易得。周君此論雖迹近離經。要亦不爲無見。故錄之以供醫林研究（漁誌）

續痰飲

五伏飲。膈上病痰。肺氣不得下降。故胸滿而喘咳。默默不欲食。肺家實。氣逆上而不下降也。唾者。薄痰上有白沫。肺主皮毛。虛則風必乘之。風論云。風氣藏於皮膚之中。內不得通。外不得泄。風者善行而數變也。腠理開則洒然寒。閉則熱而悶。故寒熱。風從太陽入。故背痛腰疼。腠理開則風氣外泄而寒。則爲寒中而泣出。閉則風氣牽引經脉。振振身瞤。劇者必有伏飲。飲深而痰淺也。見活人書。云中脘有痰。亦令人增寒發熱。惡風。自汗。胸膈痞滿。有類傷寒。但頭不痛。項不強。爲異耳。

六留飲。夫心下有留飲。其人背寒如掌大。留飲者。脇下痛引缺盆。咳嗽則轉甚。胸中有留飲。其人短氣而渴。四肢歷節痛。脈沈者有留飲。蓋肺葉前長後短。不能遮蔽心下。故心下有留飲。其人背寒掌大。心下在中。脇下在兩旁。手足少陽脈皆從缺盆循脇。留飲在脇下。阻其脈氣。故脇下痛引缺盆。肺之胞膜連脇。咳嗽則牽引之。故痛轉甚。胸中有留飲。則氣實。實則短氣。水在肺。欲飲水。故渴。四肢歷節痛而脈沉者。沉爲水。水飲留於胸中而流於關節也。又病脈伏。其人欲自利。利反快。雖利心下續堅滿。此爲留飲欲去故也。甘遂半夏湯主之。水病脈沉。沉極則伏。欲自利。利反快者。水有下趨之勢。雖心下續堅滿者。旋消旋積。內飲就瀆而外飲又歸壑也。此爲留飲欲去之故。當因其勢而利導之。甘遂瀉經隧水。逐留飲。癥堅積聚。利水。半夏利水。治心下堅。胸脹咳逆。芍藥破堅積。泄血痺。利小便。甘艸補中土。以厚堤防。和蜜煎者。恐甘遂性速。用甘艸以緩之也。

（未完）

校者皆須府縣派吏監督之。如是實行。則吾邦人種。強於地球。可計日而待者也。

換氣法　動物吸養氣、呼炭養。大人一回所吸之氣。約二合五勺。一分時共吸二十四。則每一日所吸之氣。總計十三石七斗二升。其重量約二十八九斤。然此等重量。尚在靜止時。若身體運動。則其量增加甚且倍之。今記其兒童一時間所呼出之炭養。及其年齡之不同如左。

(年齡)	(時間)	(炭養之量)	
十六歲之男子	一時間	一七。四	即八升七合
十七歲之女子	同	一二。七	即六升四合五勺
十歲之童男	同	一〇。三	即五升一合五勺
十歲之童女	同	九。七	即四升八合五勺
九歲之童女唱歌時	同	一六。七	即八升三合五勺
十三歲之童男唱歌時	同	七七。〇	即三石八升五合

排除炭酸。非獨肺也。皮膚之表面亦能。之教室。集生徒時。時間既久。若無新空氣流入則炭養變多。其性質遂爲之不潔。故多人羣集於一室。則空氣有損。致害人之健康。

空氣不流通之教室。當生徒羣集時。其毒物直充滿空氣內。非但有害呼吸已也。當呼氣變爲水時。鬱積室內。增進溫度。皮膚必甚不舒。大人二十四時間。從體中排出之水。約十二兩至十五兩。

書桌椅子及姿勢　予嘗觀學校病之發生。大半由器具不良所致。故當構造之時。極宜注意。凡生徒之近視眼及少女之罹脊椎彎曲症者。其始皆由於桌椅之不適宜。久之則消化不易。肺臟而脹不全。因是而生結核病。膨女子之發頭痛。發衄血。並生甲狀腺腫。亦原因於是也。

適當之桌椅並正姿勢　欲定適當之桌椅。並正姿勢。宜先定距離差等諸要點。距離者。指椅子之前緣。與書桌內緣之間而言。有加距離。減距離。莫距離之別。減距離者。言椅子之前緣。伸進於書桌內緣。而相重疊也。加距離者。言書桌與椅子相隔也。莫距離者。言書桌內緣之延長線。與椅子之前緣線相一致。而爲一直線也。差等者。指桌面之水平線與椅子坐面之水平線間而言。

習字圖畫算術時。爲正姿勢。則使椅子與書桌相近。而爲減距離。兩臂少張。所屈之前腕。於肘關節之邊。爲三角形。其下面傍桌之內緣。然萬不可使體之重量由臂支之。體之上部。當少仰。不可倚胸部於桌。其全胸向桌之處。頭部微傾於前。眼正視紙與眼之間。可有三十至三十五仙迷（即一尺至一尺二寸）之距離。光綫由左方射入。上脚全部。安置於椅面。下脚微向前直置之。蹠據其全部於脚踏。是爲之正形勢云。

讀書時。桌與椅之間。或爲莫距離。或爲加距離。然眼與紙面之間。須有一定之距離。

不適當桌旋及不正姿勢　近時所用之桌椅。頗不適於衛生。常因此而生種種之害。試列舉諸弊如左。

一　桌椅之大小一律。而生徒有大小之差異。故常不適用。

二　書桌過長。一桌坐四人至八人之生徒。

三　書桌過高。生徒之坐雖便。然當學算及習字時。身體離桌之內緣過遠。即生脊椎彎曲。左肩舉昂。及近視眼諸病。

四　差等之比例。不適於衛身。如書桌過低。椅子過高。兒童之眼。去桌面過遠。欲明視紙上之字。不得不屈伏其身體。亦能致脊椎彎曲。左肩舉昂。頭部充血。肺臟壓迫等病。

五　椅子過高。則兒童之脚。不能貼地。過低則膝骨節屈曲而成銳角。或不得不伸張於前方。膝骨節屈曲。每易疲勞。伸張前方。其位置又極不良。若兩脚懸吊。足蹠不能觸接於脚踏。則大妨脚部血液之循環。且生疲勞。致姿勢亦遂不正。

六　桌面過於狹小。或欹斜過甚。皆不適宜。故除畫學用之桌外。桌面似不不必欹斜。若欲用之。則少呈斜勢可也。

七　椅面過狹。不足容上脚全部。則生徒之身體。當屈伏於前方。

八　椅子或桌下。須設踏板。

九　椅子無靠背。常使兒童之體不正。蓋椅子無靠背。勢必暫藉筋肉之力伸直脊椎。以取正姿勢。疲勞已甚。而頭部即由自己之重力屈曲前方。則脊椎亦必前灣。遂生種種不治之症。至女子則筋力尤弱。更易疲勞。故罹脊椎灣曲症者尤多。

十　書桌過高低。同一受害。

桌椅構造不良之弊。其原因與事實。已如上節所述矣。以下更論豫防此弊之法。

書桌與椅子之高度及其構造　凡書桌椅子。如衣服然。各隨人身而異。若學校中各隨生徒而製作適宜之桌椅。經費未免過多。然使從衞生上之原則。而定一最簡易之標準。則可以與學生之年級相別。或年齡相別。而適合於發育之程度。幼者列前。長者列後。則不但於衞生上視力聽力有益。即於管理上亦頗有益。然則桌椅之大小順序而列。固可無損於整理也。

桌椅之高度。以適合兒童發育之程度爲目的。當習字圖畫算術及讀書時。正卓姿勢。眼與紙之間須有一定之距離。距離及差等相調節。則桌椅之間自有相合之姿勢。故桌與椅不可不連結之使卓面得以隨意紳縮。而其構造須有一定之標準。今舉最簡易最切實之方法如左。

椅子之高。與下脚之長相同。　椅子之幅。與上脚之長相同。

椅子所當注意者，坐面是也。論其簡便。則必使扁平，然從衛生上論之。當附凹凸之形。何則大腿骨後面向前作弓狀。其筋肉亦得舒展。若坐面水平。則大腿骨之後面亦必密着。由是身體卽有傾前之虞。

椅靠者椅子所不可缺之物也。今之椅靠。果關於何目的。予實不解。其坐面甚狹。不足容大腿之半。其椅靠無後邊。不足支脊椎。製此不正之形勢。豈得謂之椅靠也哉。

椅靠有三種。一於腰椎部。二於肩部。三於腰椎肩部並用之。據教授馬依愛爾氏於解剖學上所論。謂椅靠密接於腰椎部。最爲適當。其接於肩部者。斷不可用。蓋腰椎部之椅靠。是能支體之重量。其高以坐面上十五仙迷至二十仙迷（卽五寸至六

舌鑑辨正

傷寒舌鑑一書久已膾炙人口此辨正書爲茂名梁特巖先生作由陶制軍公子葆廉部郎筆錄於蘭州節署凡三閱月而竟與舌鑑原書迥然不同而可補正原書之紕繆爲醫家診治之秘笈憑此驗舌於表裏寒熱虛實各症可以到手而辨但板[illegible]蘭州而醫界向無專本茲由友人付之石印[illegible]

素問氣運淺說（每部二本小洋三角）

請君

氣運之說久爲通儒所詬病然非素問之過也特後人不善讀素問耳此書爲朱雅南先生所著自出手眼闢盡町畦成一堅心愜理之作雖泰西新學家亦當心折從前曾登之本報今另行排印成書由本館代售（每部小洋一角）

寸五分）其幅八至十仙迷。（即二寸六分至三寸三分）上下兩桌爲圓形其前方突出一仙迷半。（即五分）充填於腰椎之凹部。

蓋一人所需椅子之長。須在一尺五寸以上。以至二尺爲度。圖畫等之椅子。自二尺三寸乃至二尺五寸。桌之廣長亦如之。

坐面狹小。則習字時。恆與隣席者相觸。工學士蘭富爾氏攷椅子之坐面。除必需之部外。其剩餘之部分。切除其前方九至十仙迷之深。削圓其隅角。此法德國之小學校皆採用之。洵能得十分之餘地。便於直立。且工價亦廉。蓋椅子與棹相同。面積不必廣大。能支臂部與體足矣。其長如之。兩側二寸至三寸爲率。其短則以次相差。桌之平面有大小二枚之蓋。大者入書籍紙墨。小者置硯與水壺。

書籍　書籍者。教育上最要之器具也。其適合與否。任教育家之判斷。若從衛生而論。則文字細微。印刷不明。紙質惡陋。常影響及生徒之視力。而近視眼及不正之形體。皆由此原因也。書籍文字過於細微。欲明視之勢。必以眼目近接書籍。久之即成近視。或成脊椎灣曲之病。故小學校所用書籍。其文字須粗大。但文字旣大。又不可不增益書籍之紙數。紙數旣增。價値必貴。是影響及教育財力上。亦頗不少。此種問題頗覺困難。要之書籍不得用極細微之文字。蓋文字之小大。實與近視眼有密接之關係也。

塗板　塗板須有眞黑色。若黑色已退之塗板。則用時文字不明。日光反射。大有害於學生之視力。其製法最上者。塗黑漆。俟其乾燥。以砂砥之。使光澤消去。雖費用較大。然能持久。黑澁塗板。每年約增塗兩三回。亦頗有利也。

塗板向生徒之正面。光綫從左方進入。有一定之高。其最前列之桌。當與塗板相隔六尺以上。寬七邁當以上之敎室。塗板之幅。須在九尺以上。

第一板　　每張售大

第八十七期　大清郵政局特准掛號認爲新聞紙類

光緒三十四年五月望日第八十七期

醫學報

每月兩期

上
平
中
代

本館開設上海英大馬路西首德仁里一衖王問樵醫寓內

凡定八十五期至九十六期者連郵費在內列價於下

本埠	一份以上	每份大洋二角四分
	十份以上	每份大洋二角
外埠	一份	計售大洋三角六分
	二份以上	每份大洋三角
	十份以上	每份大洋二角六分

補報價目表

期數	本埠	外埠
一至二十四	一元	一元
二十五至四十八	七角	八角
四十九至七十二	四角	五角
七十三至八十四	二角	三角

各埠代派處

大洋二分外埠另定價目

日本 東京成城學校徐季蓀先生 八番尾山旅館鷹家福先生

漢口 華景街新慶里李蕙芳先生 敎練所馮滌齋先生

蘇州 葑門滾繡巷陳劍魂先生 又金獅巷東口朱讓卿先生 滄浪亭高等學堂 吉由巷醫學公社 閶門外落地捐局鄒景叔先生

寧波 湖西花園弄邵家大廳王藎臣先生 浮橋兩等小學校

杭州 忠清里柏子巷口謝且初先生 湧金門直街紫城巷醫學校杜同甲先生 仁和縣署官醫林劍冶先生 惠興女學校貴中權先生 車駕橋行臺東翰林第陳通甫先生 湖墅寶泰米行勁子祥

揚州 古旗亭東立達小學校 東臺聚東門吉記

山東 泰安府城內韓氏小學校 門裡裕後堂王紉齋先生 諸城縣東小門內李少航先生 又南袞州府嶧縣城牌坊街陳廉卿先生

廣東 省城西關黎崇正草堂 新寧縣浮石高等學堂

山西 太原府上馬街醫學館 周雪樵先生

河南 開封府西街全省師範學堂 沙市江瀆巷錢聚大雜貨號

常州 打索巷慶和錢莊 宜興泰和堂藥號 打鐵巷學生會 又鴻源信局 又恒仁裕衣莊 常熟南門外石遜步橋丁樸存先生

太倉 城內寶秧橋繆蔚甫先生、又醫學會吳仲蘭先生

香港 上環乍畏街濟生堂藥材行 曹錫疇先生

湖北 荊州城內大街戴和之先生 沙洋天主堂彭玉田先生

紹興 寶珠橋何廉臣先生 城內各報代派處周德君先生 王衙弄口孫瑞生彩蛋坊孫夢蘭先生 餘姚轉民坎墩鄒邕穀先生

鎮江 廣安祥號內羅蓉卿先生 丹陽西門大街謝克臣先生

福建 福州南台中洲街中英藥房 海州板浦鎮尙志學堂

江西 南昌醫學堂 吉安府鹽碼頭五洲大藥房

廣州 第七甫廿七號寶芝園藥號 沙基橋中天大藥房

松江 呂巷錢杏蓀先生 西門外興祿茶食號 張堰何廣大

北京 梁家園醫學研究會 天津日日新聞報館

南京 南門白酒坊濮鳳笙 城內二道高井南巷

湖州 長興東魚巷口朱子 所前街傅稚雲先生

汕頭 潮安街仁盛號吳協 靑州施醫院令因

陝西 商南縣署常克仁 省城內保吉巷張

安慶 建德縣三里街天 又仰家橋洪文儀

安徽 巢縣炯煬祖樹和 徽州府歙縣藝學

蕪湖 洋橋南晉康公司 黃錫猷先生

無錫 北門外吊橋下俞 東河頭許宅鄧沛

嘉定 南門內沈家弄朱 西門外太元藥號

本館代售醫書

名醫萬方類編洋四元〇人體解剖生理圖洋二元四角〇中西醫學羣書洋一元五角〇徐靈胎十六
二角〇全體闡微洋一元〇太醫院程文洋七角〇素問氣運淺說洋角一〇舌鑑辨正洋三角〇肺病
角

上海醫會通訊處〇〇〇〇〇〇〇〇〇〇〇〇〇〇〇〇〇〇 鄙人向在壽康里行醫有

代售各種靈藥

滅臭聖藥每罐小洋三角〇蔡氏女科戒烟丸每匣大洋七角〇又婦女療癧藥汁每瓶價銀二元〇又女科調經末藥每服小洋二角〇三黃寶蠟丸大丸每粒三角小丸每粒一角〇許製定痛靈丹每瓶小洋三角〇又遺精必效丹每瓶價銀一元〇又加料五寶丹每匣價銀二元〇黃製天然戒烟丸每瓶價銀一元每打十元〇又艾羅補腦汁每瓶價銀二元四角每打念四元〇江陰醫會求本戒烟丸甲丸定價大洋五角其餘乙丙等丸皆定價大洋一元

本埠閱報諸君鑒

本館新定本埠訂報例每季共六期計售大洋一角二分訂定後由本館按期飭人分送每季另給酒資二十文外埠則仍以半年爲率不得援此爲例

外埠定報諸君鑒

本報素荷諸君子擔認欽感莫名惟前定之七十三至八十四止早已期滿其有未經續訂而仍按期寄奉者實緣多年社友本館未忍恝置焉果蒙續定乞迅寄報資前來否則亦請函知俾卽截止所有上屆之報欵未清者統希卽行惠下幸勿蒂欠各處寄來郵票積壓甚夥嗣後如承諸君訂閱本報以及各埠代派處均須現洋或交郵局滙兑惟不滿一元者仍可以郵票代之耑此布聞伏希公鑒

新定告白刊例

本報近來愈推愈廣以一面印報一面印告白告白以關於醫藥及書籍爲限定價第一期每字五釐第二至第六期每字三釐第七期起每字二釐半長短均以一百字起碼多則以十字遞加木截照算如登常年至念四期者每百字統年五元刊費均叨先惠逾千者另議

王問樵啟事

敬啟者周君雪樵創辦醫報於今四年矣不脛而走早爲醫界所歡迎茲周君已應太原醫學館正教習之聘因乏人經理自願將一應一應事宜悉推歸鄙人接辦故於二月朔起除周君仍按期寄售外更延會友彭泮漁君丁福保君同同筆政鄭端甫君襄理報務以資熟諫俾集籌推廣辦法以後閱報諸君子

如有惠件請寄上海英大馬路德仁里一弄本醫寓內飭交敝人收受可也凡有關於該報之事統請移玉至該館與鄙人接洽為盼專此佈聞伏希公鑒

竹氏產婆學

每部六角上海棋盤街文明書局科學書局中國圖書公司均有出售

敬請醫藥兩界諸君子均鑒

本報以名醫學以探討病原講求藥性為宗旨醫藥兩界各有應盡之義務本不得以他報比例也計同君尊樵創辦此報迄今已逾四載因經費困難幾成中輟之勢同人等忝為醫界一分子特不辭謭陋代籌推廣辦法為持久之計惟經費一項不得不求助於醫藥兩界如諸君子有願月助經費洋兩元者即為本報之贊助員或慕概助鉅資者當推為本報之名譽贊助員以誌欽佩俟後經費稍裕即當將本報改為每月六期延訂訪員專訪醫林軼事選登各埠醫學堂課藝以餉後學進步之遲速即以經費之盈絀衡之異日效願可期亦皆諸君贊助之力也其令名盛德當與本報同垂不朽矣謹馨香禱祝以俟

本報創立中西藥物調查表啟

中國藥舖遍二十二行省當以億終計其業不可謂不盛惟所製之藥大都皆尋常之品萬鮮實效即有一二奇藥克奏全功又每為黠者假冒名是而藥非購者最易誤會殊非所以慎重生命也本館於八十一期起特創列中西藥物調查表慎選良藥若干種列諸表內俾病家知所擇從不再蹈誤購之患亦聊盡本報之天職也中西各藥房如確有著名經驗之良藥無論其為病家所信服或醫界所習知者請將該藥名價目及主治何病由何處發行共計若干種詳細開列清單並加蓋尊號圖記飭人寄交本館俟本館探明屬實即當照登其刊費每期每行暫取洋兩角聊資津貼俟本館經費稍裕一律蠲免以盡義務惟列表以實事求是與尋常告白不同倘或意涉舖張語多泛指者本報概不刊登以昭核實

本報招登醫界一覽表啟

滬上醫家鱗次櫛比指請者祇聞其名未見其人每多誤投之弊更有不知其寓所尋訪終日而卒不獲踵請者且貽誤良非淺鮮焉本報有鑒於此特於八十一期起創列醫界一覽表調查本埠各醫生姓名住址暨專治何科所定門診出診規例一一詳登表內俾病家按圖而索不再致誤投之弊每人每月計取刊費四角列雙行者加半願列者請詳細開列清單併蓋印尊名圖記飭人寄交本報下期即照登不誤列表後按期飭送本報一份俾資考證

名醫滬回○廖吉人大令去年應皖省于宦之聘今已回滬仍寓新馬路醫園弄對面照常應診

掛號處謹白

……○○○○○○○○○○○○○○○址不敷辦公特將本醫[illegible]
館一併遷至英大馬路五雲日升樓西首德仁里一弄第三家　特此廣

本報贊助諸員題名錄

姓名	籍貫	通信處
王問樵君 ○	上元	英大馬路西德仁里
彭件漁君 ○	松江	胡家宅觀盛里
徐宗揚君	嘉定	英界中旺街錢江里
唐乃安君 ○	上海	棋盤街中英大藥房
汪惕予君 ○	新安	英大馬路北廣西路
黃楚九君	上海	三馬路中法大藥房
席裕麒君 ○	洞庭	英大馬路壽康里
呂靜齋君 ○	江西	三馬路勒威大藥房
胡夢橋君 ○	寶山	外虹口正豐街
陳竹村君	上海	新北門內舊教場

姓名	籍貫	通信處
丁福保君	無錫	胡家宅德
朱子琴君	上海	老北門內
馬逢伯君	寶山	美界海寧
徐起之君	寶山	老閘橋浜
徐少圃君 ○	寶山	外虹口永
徐小圃君 ○	寶山	乍浦路三
殷念萱君	洞庭	大東門外
王子俊君	紹興	鐵大橋王
張彥邦君	常熟	新馬路德
姚良成君	泉唐	新衙門後

右錄以先後爲序不論醫界藥界凡願擔承義務及月助經費兩元者皆爲本
助員除已排登姓氏外尚擬續將諸員之事蹟功名詳細編登本報以誌欽佩
費敬於尊名下加○爲誌

中國醫學會簡章

一命名　中國醫學會曰中國者言不限於一隅也

二會所　暫以醫學報館爲本會事務所

三緣起　本會之設有二因焉其一以醫家診事較忙不能尅期至會從容研究

(禮拜一) (醫學報告白)

會羣其心而不羣其身交換其智識而不浪擲其光陰凡內地各州各府千里萬
可入會其二因年來各地醫會漸多但皆限於一隅故欲聯絡各會成一醫界大
四 區域 凡衞生學生理學全體學病理學診斷學方藥學及一切格致物理汽化
物學之有關醫學者皆爲會員所研究之事
五 宗旨 改良醫學博採東西國醫理發明新理新治法收集思廣益之
六 會費 本會延書記一人專司會內一切事務凡入會者每人每年捐銀一元
費有能多捐者尤佳第一次會費於入會時先繳以後收繳會費隨時登報
七 會友資格 一凡有志醫學不論已未行醫均可入會 二婦科產科兒科內
傷科藥學針灸理化等宜各專一學或兼通數門 三願入會者請將姓氏年
住址宗旨及會費郵寄卽行登報爲入會之憑倘有遷徙宜告知事務所俟本
後當公舉會長一人評議員若干人
八 會友義務 一宜力任改良醫學事 二會友有疑問各就所知以答 三如
及秘方驗方等宣之於衆 三會友議論儘可辨難務求攻理但不得任意衛
讕駡致傷團體 四醫報爲會友交通之輪電公共之産業若會友學識優長
以著作俾得精湛 家資富裕者宜助以財力俾可廓充 交游宏廣者宜任以勸
廣推
九 會友權利 一會友互相通問苦於不知住址者可由事務所代爲轉寄 二
疑問可爲登報徵醫林之偉論 三報中另闢會友心得錄專載會友之著作
案等若會外有來稿須儘會友先登 四會友須購東西醫器及新出醫書
所可以代勞 五會友有刋印報書本館可以奇售 六會友有委託之件本
人力能爲之者皆可應命
十 章程 此章程係一人所擬必經全體會員公決方爲定章如有意見各異或
應增應刪應各條均可隨時辨論更改以期盡善若不加辨論者卽爲允許須
按本會會友現已得五十餘人其姓氏職籍每逢三六九十二月按季彙登醫
勿誤

[illegible]以此爲最願有志者沾嘗試之　上海四馬路直西觀盛里七十三號本齋謹告

廣告

上海巡警總局官醫龍雲澤之男婦外內方脈

寓二馬路跑馬廳安康里北弄　號房具

如有局中局外延診者請至該處可也午後三點鐘出診

傳單愆期之因原○本報初擬將所列醫藥二表及各種緊要告白除每期排登本報外另印傳單一萬張飭人分送本埠各店家及茶坊酒肆中以表揚諸君子隆名聊盡本報提倡之意嗣因公同集議不如多印報紙先分送商學二界俾以廣見聞而暢銷路俟報送滿兩月然後再送傳單故自八十四期始每期添印本報五千張飭人四處分送而傳單一項約於六月初亦可出版矣恐勞懸盼特再奉聞　本館謹啓

來滬開診

周君毓岑汪蘇如臯之明經也以名儒爲名醫凡男婦大小方脈無不精通而於喉科一道尤有心得今來滬入醫學會研究我等請其開診濟世現寓外虹口福和里一弄一家醫例門診叁角出診一元路遠酌加患二豎者幸勿交臂失之　同鄉人金玉成符秉鐸陸衡甫翟八盛曹鈺卿徐全連繆三林周子眞公啟

中西藥物調查表

滅臭聖藥

西國所出加波匿克酸等非不可辟臭然特亂之耳彼臭雖已此臭依然猶以暴易暴也惟此淨身粉則能使一切臭猫均變無臭其力量之大不可思議此粉出於香港凡西國男婦皆喜用之每年銷數不下數十萬罇雖奇臭如阿魏穢溺等亦能使其臭立刻消滅凡有狐臭（俗名猪狗臭）者但用一次即可一月無氣息用至二三次即可斷根有不信者用以淨腳立以鼻嗅之即可知言之非僞眞中國前所未有之奇藥也凡婦女香閨斷不可少文明人愛潔亦不可少家有病人不可少地方污穢及有狐腋臭者尤不可少用法但以粉二三匣入清水少許研化之搽擦臭穢處立刻使止每人每罇可用半年每罇取小銀三角有願購者可函告本館注明住址附郵票六分爲定郵當專人送到躉購四瓶收洋乙元　醫學報館啓

三黃寶蠟丸

此係跌打損傷之聖藥凡跌打損傷藥箭刀傷青蛇毒虫瘋狗咬傷努力成癆瘀血凝滯痰迷心竅及破傷風婦人產後惡露不行瘀血奔心致生怪症乾血癆鎗子入肉危在旦夕者立服四丸黃酒送下汗出即愈亦可外治此係中國軍中要藥新由東三省帶來南省向無購處現託本館寄售家居者宜備一份以防意外大丸每粒二角小丸每粒一角用法均詳仿單外埠函購一元起碼

醫學報館啓

許製定痛靈丹

嘗聞天下之最苦者莫如痛痛傷心不能睡痛傷脾不能食不食不睡豈能久存所以病者求醫無非爲痛苦難堪醫生若能舉手定痛病者能食能睡有何性命之憂豈有不感激稱神乎此丹專治對口發背疔瘡九種胃氣各樣痛症無不奏效如神並治瘧疾淋濁屢試屢驗萬不失一是丹乃我家秘寶向不傳人今特出而濟世以公諸海內同道願業岐黃者聊爲臨症之一助爾茲託醫學報館代售每服暫取半價大洋三角以備海內醫生及好善之家便於購送也

醫生許菊泉謹識

許製遺精必效丹

遺精一症患者日形困憊煩惱殊甚市上遺精丸名目雖多終鮮實效業師許菊泉夫子金陵七代儒醫也治外症尤推獨步所製遺精丸功效卓著不論有夢無夢或暫或久兩瓶包可斷根每瓶價銀一元託醫學報館一家經售購者請認明英大馬路德仁里一弄第三百另四號門牌庶不致悞

門人夏應堂代啟

許製加料五寶丹

五寶丹治林濁諸症盡人皆知惜市上所售不肯照方配合以致服者無效此非藥之咎也許君菊泉外科之聖手以此丹爲毒門要藥特加料照方修合所投輒效與藥肆所售迥然不同每匣計售大洋二元不折不扣由本館代售外埠信資自給求本丸服法另詳仿單

醫學報館啟

江陰醫會求本戒烟丸

戒癮易戒有病之癮難市上戒烟丸絕少計及此者茲江陰醫會創製特別求本戒烟丸係會友馮箴若君主持其事集諸名醫朝夕研究而成計分十種仿葛氏十藥神書之例以十干定名各就體質立方按症用藥統治者甲字丸陰虧者用乙字丸陽虛者用丙字丸遺精滑泄者用丁字丸咳血咯血者用戊字丸淋濁者用己字丸痞滿脹痛者用庚字丸便血痔漏者用辛字丸脾泄腎泄者用壬字丸休息久痢者用癸字丸此與一方通治者大不相同所有成癖原因癮來現象凡與烟癮最相密切者無不該括於十種之中而確無馬非烟灰等攙雜刻已歷戒多人卓著功效服丸與吸烟一樣起居動作飲食溲便一切如常毫無流弊所有詳細情形另有章程一冊仿單一紙取閱便知有志戒烟者即請函告本館可以代購甲字丸定價大洋五角其餘乙丙等丸九種皆定價大洋一元藥丸貴賤不同以分兩輕重分之有癮一錢者購藥一服癮多加購

醫學報館啟

光緒三十

醫界一覽表

英界

姓名籍貫	科	醫例	寓所
王問樵○江灣蔡小香傳	內科	門診四角出診一元	大馬路西德[illegible]
彭伴漁○松江人	內幼科	門診五角出診一元	四馬路直西西[illegible]
張靜蓮○青浦人	內科	門診五角出診二元	廣西路一百[illegible]
汪惕予○新安人	西醫	另有細章	大馬路北廣西[illegible]
唐乃安○上海人	西醫	另有細章	棋盤街中英[illegible]
任際運○無錫人	內外科	門診內科四角外科六角 出診內科一元外科二元	市浜橋同春[illegible]
高長順○常州人	牙科	另有細章	大馬路西壽康
陶佐卿○金陵人	內外科	門診五角內外一元出診 英界二元美法界四元	大馬路五福弄
馬永年○鈞之子孟河人	內外科	門診三角出診一元	大馬路北香粉
劉松雲○四川人	內科	不計	大馬路北恒豐
毛炳煥○甯波人	痲瘄內科	門診三角出診一元	大馬路北勞合
徐宗揚○嘉定人	外症傷科	門診一元接骨面議 出診四元路遠酌加	中旺街錢江里
呂子珊○甯波人	眼科	另有細章	中旺街錢江會
李幹卿○無錫人	內外喉科	門診四角出診一元	中旺街鳳鳴里
陸慕君○川沙莊貴嚴傳	幼科	門診四角出診一元	中旺街樂善里
凌永言○湖州人鼎六子 江寧余辰山胥	兒攻內科	門診五角病久遠來一元 出診另有細章[illegible]	中旺街樂善里

凌永言	江灣徐振山婿	[illegible]內科	出診另有細章貧病送診	中明街樂善里
江蔭鄉	蘇州人	內科	門診四角出診一元	盆湯弄北高陽
壽鏡澄	寶山人	內外科	門診四角出診二元	北石路新昌里
陳星階	陽湖人	內幼科	門診四角出診一元	北石路新昌里
胡純香	平湖人	外科毒門	門診四角包醫面議	二馬路西首誦
張頤卿	嘉興人	咽喉外科毒門	門診四角出診一元	三馬路石路西
吳秉璋	蘇州人	內外喉科	門診三角出診六角	三馬路鼎泰綢
宋鏡澄	松江人	眼科	門診四角出診一元	三馬路何福祥
朱贊之	嘉定人	內外毒門	門診四角出診一元	三馬路北首福
張芹孫	嘉善人	內外科	門診四角出診一元	三馬路曲江里
周惟明	寧波人一堂子	眼科	門診五角出診一元	三馬路鼎豐里
華竹留	蘇州人	內女科	門診四角出診一元	三馬路富春里
諸錦章	浙江人	牙科	另有細章	四馬路中西藥
諸亮甫	浙紹人	牙科	另有細章	四馬路中西藥
殷秋江	上海人	內外喉科	門診四角出診一元	四馬路觀盛里
張濟清	常州人	內科	門診四角出診一元	四馬路三山會
金志剛	蘇州人	內外科	門診四角出診二元	四馬路會香里
張蘭蓀	無錫人	內科	門診四角出診一元	四馬路會香里
侯堯夫	陝西長安人	內科	仍照前例貧病不計	四馬路西首跑
張九皋	青浦人	內外眼科	門診四角出診照例	四馬路小花園
張雪芳	青浦陳蓮舫傳	內外科	門診四角出診二元	四馬路永慶里
張烺齋	揚州人	內外眼科	門診四角出診一元	寶善街廣福里
張菊泉	松江人	眼科	不計	麥家圈對弄平
王少香	江蘇人	外科毒門	門診一元出診四元	西棋盤街金隆里九 對門慎德堂內兼[illegible]
張康民	平江人	驚瘀外科	不計	六馬路東安里
朱臣伯	東山人	內外喉科	門診三角出診五角	六馬路西吉慶
王雨香	江蘇人	外科毒門	門診一元出診四元	六馬路直西懷德

汪利生◉	湖州烏程人	推拿幼科	門診四角出診一元	大東門外電燈公司東
汪松蟾	南滙人	內科	不計	大東門外電燈公司後
何良鈞	蘇州人	內科痧痘	門診二角出診五角	大東門外紫霞殿隔壁
謝夢九	杭州人	內外科	不計	道前街水仙宮北首
張慶平	上海人	內外科	門診三角出診一元	道前街水仙宮隔壁
高春孫	上海人	內外科	不計	小南門內
耿湘坡○	上海人	幼科	門診三角出診一元	火神廟西首
陸衡心	浦東人	針科	不計	外鹹瓜街古雲臺內
倪武洲○	通州人	傷科毒門	不計	十六鋪內協興街九號
沈竹君○	浦東顧蘭蓀傳	喉科	不計	新碼頭永安里
趙步青○	浦東人	外科	不計	新碼頭永安里
胡白證	上海人	內科	不計	生義弄內安順里
朱問夷	湖州人	內科	不計	商船公局
曾子友	上海人	婦幼喉科	門診三角出診一元	董家渡梅家弄
王國香	江蘇人	毒門	另有細章	十六鋪內協興街街內
王圖香	浙江人	內外毒門	另有細章	十六鋪新太平弄內
秦子九○	通州人	內科	門診二角出診一元	新意街寶興祥客棧
朱清來	寧波人	眼科	門診六角包醫面議	南市裏茅家弄滋生堂
周湘淵○	川沙人	內科	門診四角出診一元	大東門外如意街東首
陳杏如	姑蘇張筱林傳	內外喉科	門診三角出診六角	大東門外麻粽公所
林力仁○	寧波人	內科	門診四角出診二元	大東門外施相公弄
徐楚材	蘇州曹滄洲傳	內喉科	診資不計出診免轎	大東門外吳界弄口
金三餘○	上海人	眼科	不計	大東門內西姚家弄
鄭端甫○	上海人	幼科	門診四角出診一元	小南門外南倉街
劉道安	廬州合肥人	內科	門診二角出診不計	小南門外南倉街
范香孫○	上海人	眼科	不計	廣福寺西首 下午英大馬路保安堂

金竹香	子子香上海人	內外喉科	不計	西門內大街翁家弄口
王叔和〇	川沙人	幼科	不計	西門大街石皮弄東口
金品三〇	秉之子松江人	精理內科	另有細章	城內彩衣街 下午分寓拋球場擷葉山房
胡複初〇	江西人	眼科	門診三角出診一元	西門外泰亨里
余寶卿	南匯人	咽喉外科針灸	門診不計	愛而近路三百廿三號
徐沁閣	寗波人	內外毒門	門診內四外八 兒科五角	穿虹浜同福里西六弄
姚艮成	泉唐人	內外喉科毒門	門診四角出診一元美奐法各兩元貧病不計	新衙門後華興里九弄
霍季康	江蘇人	毒門外科	門診一元出診四元	三馬路美仁里第二家
劉春蓀	浙江人	西法牙科	另有細章	盆湯弄愛華藥房內
許麗川	金陵人	內外科	門診三角出診六角	望平街南同慶公棧
顧渭川	孟河人	內科	門診五角出診二元	大馬路南香粉弄西首
梁舟屏	廣東新會人	內科	門診四角出診一元	青雲里
侯也春	南翔人	內女科	四診四角出診一元	南香粉弄寶德里對門
胡煒臣	武進人	內外科	門診不計出診一元	虹口火車站南存厚里
戴少甫	杏堂孫蘇州人	內外科	門診三角出診一元	大馬路香粉弄高安里
傅春波	南京人	針科	門診一元一角貧者不計 出診四元四角遠者遞加	新閘大街仁濟里一弄
鄒炳奎	江蘇人	驚痧瘋科針灸 包醫猪羊癲風	門診不計包醫面識	愛而近路北高福里 二弄第六家
居業子	直隸人	內科	另有細章	吉祥街鴻發棧內
許菊泉	壽田子金陵人	內外科	門診五角出診二元 路遠照加 拔早加倍	大馬路西首德仁里一弄 第四家即醫學報館內

右表以一年爲期每名每月計取刊費洋四角列雙行者加半刊費已繳者隨給收條外又於尊名下加〇爲誌以昭核實

袁依琴　奉賢人　內外科　門診四角出診一元　馬立司馬德
沙靜淵　鎮海人　內科　門診五角出診二元　甯波路隆慶里
王子俊　紹興山陰人　內科　不計　鐵大橋王泰生
錢秀頌○　太倉人　內科　門診四角出診一元　厦門路德豐北
郁少甫○　上海人　內科　門診四角出診一元　老閘橋南北京
林丹山○　甯波人　內科　門診四角出診一元　偷雞橋南德豐

法界

舒春林○　鄭龍章甥甯波人　女科　醫例　門診四角出診二元　寓所　鄭家木橋南堍
汪竹晨○　紹興人　內外毒門　門診三角出診一元　鄭家木橋直街
周仲蓴○　蘇州人　內科　門診四角出診一元　東新橋沿馬路
李鴻炳　江蘇人　咽喉外科毒門　門診不計出診一元　法界東新橋寶
周鳳儀　甯波人　眼科　另有細章　菜市街中市
張柳康○　上海人　內外科　門診四角出診二元　菜市街寶裕里
巫錦山○　孟河人　內外科　門診四角出診一元　老北門外布莊
張桐伯　江蘇人　內外科　不計　八仙橋西首樹

美界

胡夢橋○　大場人　內科　醫例　門診三角出診一元　寓所　虹口正豐街義
周毓岑　如皋人　內喉科　門診三角出診一元　外虹口福私里
趙鴻飛　甯波人　內外婦科　醫例不計　虹口蓬路德榮里
張頌清　上海人　女科　門診四角出診一元　中虹橋東堍老
杜靜仙○　武河人　傷寒勞損女科　胎產兒科痘疹　門診四角喉痧五角出診一元六角遠里一元遞加　中虹橋東泰順里
黃杏卿○　江蘇人　內科　門診三角出診一元　中虹橋直東新
周漢三　上海人　內外科　門診三角出診六角　新三官堂成

界一覽表

傅秉章■寧波人	內外科	門診三角出診面議	新三官堂飴慶里
徐少圃○江灣人	內外幼科	門診三角出診一元	中虹橋東首永祥里
王仲康○上海人	幼痘科	門診四角出診一元	裏虹口泰山堂藥
徐小圃○江灣人	內外幼科	門診三角出診一元	虹口乍浦路三元
李香生○廣東人	內科	不計	三元宮對面巷內
金福山○上海人	外傷科	門診四角出診一元	虹口乍浦路定安
倪銘三　無錫人	內幼科	門診四角出診一元	吳淞路長源里
吳金彪　海門人	幼針科	門診三角出診二元	吳淞路猛將弄長
馬逢伯○江灣人	內外喉科	門診五角出診二元	海甯路新造洋房
李聲南○廣東順德人	內外幼科	門診四角出診二元	北四川路仁智里
何蓉舫　餘姚人	內科	門診不計出診一元	鐵馬路瀛興里內
楊季明　嘉定人	內外科	門診四角出診一元	天后宮北寶順里
朱堯臣○餘姚人	內外幼科	門診四角出診二元	天后宮後面成大
陸挺芝　浦東人	外科喉症	照例	成大弄內悅來棧
張菊池　松江人	內科四時針灸 咽喉花柳毒門	醫金面議	天后宮北育文書
施仲芳　松江人	西法外科	另有細章	天后宮育文書局
陳九皋○上海人	內外傷科	門診四角出診一元四角 接骨入骱勞傷吐血面議	盆湯弄橋北西德
章伯翰　紹興小穴人	男婦產科	門診二角出診一元	老白大橋堍新武
許鼎臣　廣東南海人	內外女眼科、脚症痘疹	不計	四川路聚賢里
顧少山○川沙人	外喉科	門診不計出診一元	白大橋北仁智里
虞寶甫　蛟川人	內幼科	仍照舊例	文監師路德榮里
許培卿○崇明人	內科	不計	北山西路德安里

弄號 弄里

徐芝山○寧波人	外科毒門	門診三角出診五角	盆湯弄黎安里九弄口
吳介臣○莫釐人	精理男女兒科 包醫喉眼毒門	門診內科三角[illegible]法外毒五角出診一元二角[illegible]種牛痘	楊家墳山對門泰安里十一弄口
黃杏林○蘇州人	內外科	不計	北福建路中市
徐起之 江灣人	幼科	門診四角出診一元	老閘橋浜北
孔吉甫○嘉定人	內外四時針灸 包醫花柳毒門	門診三角出診一元 法界二元拔早加倍	老垃圾橋北愼餘南里
凌爽泉○曉九子湖州人	內外幼科	門診三角出診一元	老垃圾橋延昌恒絲廠
邱懋榮○廣東河源人	內外科	門診四角出診一元	青雲里大街
程雪門○廣東人	胎前產後痧痘驚風 咳嗽吐血癰痰脚氣	門診四角 出診一元	青雲里東弄
張方流○廣東人	內幼科	門診四角出診一元	青雲里二弄十四號廠
崔礪山○廣東番禺人	內科痘痧	不計	青雲里四弄 午後在元濟善堂施種牛痘
盧竹脩○廣東人	外科毒門	不計	虹口武昌里東首
蕭蓮舫○廣東香山人	內外科	門診四角出診二元	虹口武昌路振福隆號
唐月昇○廣東香山縣北洲人	爛頸癧內外 痔瘡小腸疝	不計	武昌路德和堂藥舖
莊運康○廣東新會人	眼科	門診三角貧病不計	密勒路永平街口
莫如龍○廣東番禺人	內外傷科	門診四角出診一元	頭壩路德意里內
趙葆春 山東歷城人	內外喉科	門診不計出診一元	承業里三弄
唐梅村○廣東三水人	內外眼科	門診不計出診一元	虹口多壽里第二家
楊松煥○廣東南海人	內外眼科	門診二角出診一元	虹口新興里大街南首
陶慶雲○上海人	咽喉外科	門診一元出診四元	蓬路高陞樓對弄

華界

姓名籍貫	醫例	診金	寓所
朱子琴〇上海人	幼科	門診三角出診一元	老北門內穿心街
黃粹甫〇上海人	內外科	門診內科三角外科四角	老北門內穿心街中 下午法界方板橋三新里
王貽孫〇湖州人	內科	門診不計出診一元	老北門內候家浜 下午分寓六馬路壽仁里
江秋蓉〇江蘇人	傷寒胎產	門診二角出診四角	喉家浜中市弄中
蔡道生〇江蘇人	喉症外科	門診四角出診城內一元英界二元美界一元	新北門內七星井東首
鮑國香〇上海人	外科毒門	門診五角出診一元	新北門內張新街
陳竹村上海人	內外科	另有細章	新北門舊教場
許春山菊泉子金陵人	內外科	門診三角出診不計	新北門內老街
朱明德南滙朱雲山傳	眼科	門診三角出診一元	新北門內廣福寺東首
鄒桐封江蘇人	內科	門診二角出診四角	小東門內梧桐弄
呂潤之〇上海人	內科	門診三角出診五角	小東門內梧桐弄
楊味吟〇上海人	內科	門診二角出診半元	小東門內天官牌樓
許靄春〇上海人	內科	門診送診出診一元	花草浜有餘里
王梓華〇上海人	內科	門診三角出診一元	小東門內四牌樓中
陳竹君金陵許壽田傳	內外科	門診二角出診另議	城隍廟東首德鄰里
蔡鏡梅〇上海人	內外科	門診輕二角重四角	邑廟西首陳家棋杆內
沈心田〇上海人	內外喉科	門診二角出診四角城外一元路遠酌加	邑廟西首 下午〃寓六馬路新仁壽里
王友蘭鎮江人	內外科	門診二角出診半元	畫錦牌樓薛弄中
陳心田〇紹興人	牙科	另有細章	邑廟文昌殿內
沈友艮珠街閣人	內外科	門診四角出診一元	邑廟西首王醫馬弄
陳春江青浦人	內外科	門診二角出診四角	場水橋西首
王濟田江蘇吳縣人	內科	門診不計出診一元	泉漳會館弄福興里內
陶寅康〇嘐城人	內外科	照常	大東門內火神廟東首
殷念萱洞庭人	內科	門診不計出診一元	老閘橋北
朱[illegible]上海人	眼[illegible]科	門診[illegible]出診[illegible]	[illegible]

續徵會賛姓氏錄　殷念萱　李鼐　朱讓卿　周傳三　王懋吉

醫學源流考　（漁述）

粤自伏羲闡運氣傳有天元玉册。神農嘗百草。傳有神農本草經。軒轅明大道。傳有素問靈樞。淮南子云。神農嘗百草。一日而遇七十毒。此寓言也。蓋神農爲上古聖人。具生知之智。故能辨天下品物性味功能寒熱溫平分君臣佐使合世人疾病所宜。開萬世之聾聵救斯民之夭札也。漢書藝文志曰。内經十八卷。素問九卷。靈樞九卷。乃其數焉。蓋黄帝臨觀八極。考建五常。以人身負陰而抱陽。食味而被色。寒暑相盪。喜怒交侵。乃與岐伯鬼臾區等。上窮天紀下極地理遠取諸物近取諸身更相問難。闡發元微別藏府明經絡而内經成也第其理道淵深文辭古雅非諳熟精思鮮有得其能者也。此四書雖云傳自上古固未必然蓋上古未著文字。師學相承。天元玉册三十卷。至唐王冰始傳於世。必啓元子述舊聞而敷衍以成者也。神農本草經三卷。列上中下三品。計三百六十五種。至後漢仲景元化輩。始因古事附以新說。通爲編述。始見經錄。故所載郡縣。有後漢地名也。梁陶宏景又增之。以硃書本經。墨書別錄。傳寫既久。硃墨錯亂。遂令後人以爲非神農書。以此故也。素問九卷。必周秦間人。傳述舊聞。因經作傳。著之竹帛。傳及後世。經傳混淆。故議者以爲戰國時書也。隋全元起列爲訓解。惜其書不傳。唐王冰因原本殘缺。採陰陽大論以補之。正錯簡。刪繁雜。而詳爲次註。其所補所加之處。皆以硃書別之。傳錄者不知而盡以墨書。則差誤不明矣。至宋林億輩。校正改誤。又六千餘字。分爲二十四卷。八十一篇。宜後人疑爲非軒岐書也。靈樞九卷。論針灸之道。與素問通號內經。至南宋史崧始傳於世。最爲晚出。或以爲王冰所依託。然所言俞穴脈絡之曲折。醫者亦終莫能外。蓋其書雖僞。其法則古所傳也。然其文字古奥。名數繁多。觀者蹙頞顰眉。醫家率廢而不讀。至明始有馬元臺之註也。原夫上古先師僦貸季。理色脈而通神明。醫之端肇於此。歧伯與鬼臾區伯高少俞俞揃桐君雷公。皆黃帝臣。佐君以値內經者也。商時伊尹作湯液本草。明輕清重濁。晰陰陽升降。及十二經表裏之宜。制方之祖也。（未完）

成

裕麒先生洞庭人也姓席氏爲東山望族累世簪纓　先生童年天資敏捷胸羅全史筆掃千軍而於仕途視若浮雲兢兢焉以濟世爲懷遂遊學日本肄業於醫校每念同胞罹此鴉片烟之害未嘗不三歎而流涕也因立誓曰若不蕩盡烟魔終身不歸故壯歲適得[illegible]名爵爲之臂助搜羅奇書研究化理[illegible]

聖藥

[illegible]可謂天從人願矣近來嗜烟同胞受益匪淺先生且以經理白餅不吝謝名更足徵實心濟世僕之[illegible]人服此弫支奶脫離黑籍者日衆爰贈一額當不啻焚香膜拜爲國民也謹序

前都察院左都御史趙[illegible]廉題贈

題竹氏產婆學

（梅）

竹氏產婆學。日本醫學士竹中成憲著也。論姙婦之視象。及分娩時子宮開口期、產出期、後產期之現象。又產婦之攝生法。育兒法。產婦母子之疾病各種之手術。至詳且備。校刊既畢。乃題其簡端曰。

生產。爲人類不能免之事。又爲婦女顚連困苦極艱險之事。產婆。又爲婦女生產時至不可缺者。產婆之爲役。司母子之生命。若此其關係於吾國之民命也。亦重且鉅。吾國之產婦。有因臨盆早而死者。有因產婆不諳手術。致難產而死者。甚有强取胞衣。誤曳出子宮。或肝臟頃刻而隕命者。嗚呼。吾政府吾官吏吾公民。其若何監督之拯救之。條誡而限制之。以保全民命也乎。

日本法令。非修一年以上之產婆學術者。不許應試。試驗落第者。不許登產婆名錄。不登錄者。不許爲產婆。私爲產婆者。處罰金五十元。爲人墮胎而犯關於其職業上之罪者。處禁錮以上之刑。試驗時之規則。（內務省令第四十七號）詳述於左。以備吾公民之採擇。

第一條　產婆試驗報名之期日。舉行之期日。及地址。係地方長官所諭示。

第二條　試驗之科目如左。

學說

第一　正規之姙娠分娩、及其辨理之法。

第二　正規產蓐之經過、及蓐婦生兒之看護法。

第三　異常之姙娠分娩、及其辨理之法。

第四　姙婦、產婦、蓐婦、生兒之疾病。消毒之方法。及產婆應知之法規。

實地

第一　實地試驗。或模型試驗。

第三條　學說試驗不合格者。不得受實地試驗。

第四條　學說試驗合格。而實地試驗不合格者。或不受實地試驗者。得於下次再受實地試驗。

第五條　產婆受試驗者。當添產婆學校產婆養成所等之卒業證書、或修業證書、及產婆或醫師二名證明之修業履歷書、報名於地方長官。但依第四條受實地試驗者。當添學說試驗合格之證明書。地方官長若許可如前項報名時。即可應考。若不受其報名單。則却下之。

第六條　報名產婆試驗者。當收入政府捺印之印紙。納付試驗金一圓。但此納付之試驗金不給還。依第四條。雖僅報實地試驗者。而本條之試驗金亦當納付。

第七條　地方長官、於學說試驗及實地試驗者、給與合格之證書。學說試驗合格者。僅給以證明書。

第八條　地方長官、當定關於受驗人應知之法規及其他試驗場整理之條規。揭示於試驗場。違背受驗人應知之法規。及其他前項之條規者。該官吏得命退場。（未完）

陰陽五行新說

崇明陳養眞來稿

陰陽起點。不知始自何時。按太古名辭單簡。然名辭雖簡。意義自備。乃以太陽爲標準。凡日影先高而後低。先淺而後深。陰者陽之反焉。用代表裏、上下、前後、左右、寒熱、凸凹、一切諸名辭。故靈素傷寒論書有以陰陽作表裏解義。有作寒熱解義。十二經之分陰陽。亦以陰陽分配前後、表裏、左右、上下焉。後人舉事物之理。納之陰陽。成爲專門之學。此陰陽原始之徵也。

史記黃帝作五行。後世習用生尅。而不究其原理。致爲今人訾議。五行者。太古物理。綱領地球體用學焉。如泥沙塵石之類土。銀錫銅鐵之類金。風雲雨露霜雪霧氣之類水。森森草木之植物。飛潛走游動物之類木。火者母也。獨無屬。五行生者。分子之義。非生物之謂焉。（幾何原理無不可有）行者。運行不息之謂焉。摶摶大土。非太陽流汁之成乎。火勢熖然。五行混亂。（土爲渾質即地球土有寄旺四行等物歸土之義）火生土也。迨年年歲歲。火炎漸熄。物體由散而易凝者惟金。金性沉重。愛力相併。金從土分。土生金也。金體固結。氣自排泄。土質附金。清輕上浮。重濁中凝。氣水同源。金生水也。金水既分。乾坤乃定。植物始生。顧植物萌生。須根據乎土壤。而謂木從水生。似爲未洽。然生物之點。由水族之萍藻。而鱗介。而草木。而昆蟲。而禽獸。而人類。植物資生。雖翕土質。而滋養必源於水。（木由水力運行吸集土質而生是水爲本而土爲標也）故有離乎土而生者矣。未有離乎水而生者也。（未完）

診脈用錶以定遲速說

切脈之遲速。病勢之輕重。定病機之進退。古法診脈。以呼吸定遲速。而呼吸有長短。未必盡能核準。以意爲之。速者不謂其遲。遲者不謂其速而已。且今日之脈速若干。與昨日之脈速若干。兩相比較。確無定數。不如用時錶實驗診脈之法較爲準也。尋常時錶內。有針三枝、一最遲者、一晝夜走兩週。一稍遲者、每點鐘走一週。一最快者、名曰杪針、一分鐘走一週。遇診脈時則專用此杪針。看杪針走一週。數脈息跳動若干。其法以手診脉。以目視杪針。默計脈息之跳數。目視杪針之走動。從杪針之何處數起。仍數至何處爲止。計脈之跳數若干。論平脉。約一分鐘八十跳。或八十五跳。多則熱增。少則熱減。此極易之法也。余常面授童子。頃刻即明白於心矣。

人之脉息遲速各有不同　一日得數友。敘談一室。見予診脉用錶。咸異之。各以脉請診。有每秒針一週。脉動七十至者。有七十五至者。有八十五至者。有九十三至者。其不同有如此。若以呼吸診脉。何能一一定其遲速哉。　老年人脉有遲至六十至者。少年人脉有速至一百至者。週歲內小孩有一百三十至者。此老幼脉之不同也。男子之脉。平人在八十至以上。婦人之脉。則在九十至以上。以婦人氣歛於內。熱少外達。故脉數於男。以錶試之。釐毫不爽。此男女脉之不同也。　平人早晨脉八十至者。到黃昏後常加至八十五至。或九十至。小孩尤甚。此早晚脉之不同也。　平人睡時如脉息七十五至。坐時則可加至八十至。立時可加至八十五至。走時可加至九十至。奔走時可加至一百餘至。此動靜脉之不同也。　至於飢時脉遲。飽時脉數。醉時脉尤數。均可以錶証明之。尤有奇者。胎兒在母腹中。欲預知其男女。用聞症筒聽之。若心跳在一百四十至左右者爲男。在一百六十至左右者爲女。蓋心跳聲與脉息至數相同也。於以知女脈恒數。男脈恒遲。雖在胎內。可以預知男女。此法余曾試過二次均驗。然則持錶以定遲數。其爲用不亦大乎。（未完）

記侯春林

婺源俞世球來稿

寶山縣陳家巷之侯家宅。侯君春林。名智元。幼患癱瘓。遂成廢人。得祖父孝廉公傳以醫術。因行其道。雖年纔而立。而鄰邑延請者。不絕於道。己丑春。見余於南翔分防任。所治幼科醫案。伊必手錄而存之。季秋。浼黃岱甫千戎致詞。曰。侯春林。慕君幼科。欲求傳授。余聞而驚。深謝不敏。今年春。黃君又曰。春林謂先生將解任。誰能週恤窮孩。不如速傳之。或者可代療百一。余聞感甚。遂以九年上各大憲條陳。整頓醫生一則。抄煩黃君轉致。並囑其購閱幼幼集成。幼科鐵鏡。福幼編。活幼心法等書。越數日。黃君云。春林本欲赴署行弟子禮。因殘廢恐不週。訂於明日遣輿人負於敝署。敦請駕臨。而叨教益。先具門人帖。余感而允之。至則盛設以待。面貌端雅。談論風生。只有左手食中兩指可能運動。餘則因病成廢。其左手兩指。非但能切脈開方。并工書。而善。豈不然。殘疾人其將何以處之。非天不絕人路。蓋有祖德以庇蔭也。況累世書香乎。嗣余解任。作詩送行。結句云自笑孱軀同朽木也隨桃李傍門墻。蓋指余在南翔創設槎溪會課。得門生甚多。雖同門而別開生面。豈不更趣乎。來書詢問醫道。條以答之。

（未完）

我道不孤

我中國當此立憲時代。報界日見發達。開通民智。社會有裨。實非淺鮮。第醫界出報。殊不多見。非醫界無文才。實醫界少通才耳。蓋才儲八斗。而不明醫理者。不能辦此報。知醫理而食古不化。鄙棄東西醫學。自命不凡者。亦不能辦此報。故報界雖日見發達。而醫界報章。絕無僅有。即如本館之醫學報。自周君雪樵創辦。同人承接以來。時歷四年之久。荷蒙海內中西名醫。不吝珠玉。送稿贊助。集腋成裘。出報僅八十七期。一紙風行。歡迎頗衆。萌芽甫發。萎瘁堪虞。乃本報一經發起之後。除自新醫院汪君創辦之醫學世界。業經出版外。繼之者。又有城內沉香閣、醫學研究所董事、顧君

全體闡微（全體闡微係美國柯爲良譯爲全體書中最簡要之書各國專門醫學堂均以此爲課本坊間售者其價殊昂每部索洋一元四角茲由友人以廉價托本館出售（每部四大厚本價銀一元））

賓秋議創上海醫報出版之期聞亦不遠。將見兩雄並峙。鼎足成三。鉅著宏文。中西一貫。醫學昌明。當在指顧間矣。我道不孤。曷勝欣幸。爰泚筆而記之。（漁）

紹郡醫藥學研究社簡章

一定名　本社遵照　欽定大學堂章程第四節第四條醫科分醫學藥學二門故定名爲醫藥學研究

二宗旨　本社專門研究中西及日本醫藥科學以交換智識輸入新理爲闡發吾國固有之醫藥學爲宗旨

三社員　社長一人副社長二人評議員十四人社董若干人編輯一人書記一人會記一人庶務一人社員贊成員名譽員均無定員

四職權　社員中職務及權限訂定如下

(甲)社長須醫理優長品行端正者由社員中公舉凡社中整理事宜編輯醫報均由社長主任並有開會邀集社員之權

(乙)副社長須才識幹練名譽素著者由社員中公舉凡社中一切事務副社長均有協助之責如社長不能到社副社長亦有開會邀集社員之權

(丙)評議員由社員中公舉歷有經驗持論和平者凡社中施行事宜及研究醫藥學上之問題評議員中以多數議決之

(丁)社長副社長評議員均以一年爲一任連舉者得聯任

(戊)凡素識醫理願入本社照章納費者均得爲本社社員

（己）由贊成員名譽贊成員中公邀若干人爲本社社董有糾察社中施行事宜之權

（庚）書記擔任繕錄評議及研究各件此外如有經驗治驗方及新書新報中有關於醫藥之事者悉須錄存副本

（辛）會計任收支經費及報告年結等事

（壬）庶務任社中一應雜事及發行雜誌

（癸）編輯書記會計庶務等員均由社長於社員中聘任薄送薪水

五經費　凡入社者須納入社費墨銀一元於入社時先繳常年費每月墨銀三角於每月第一次開會時繳清　凡與本社旨趣不合者不能入社　凡精通醫學聲望素著雖行醫他處或僻在鄉鎮不能按期到會而願欲助本社經費或以著述相助者公推爲本社贊成員　凡素有聲望之紳者及商學界中能熱心佽助本社經費者公推爲本社名譽贊成員其慨捐鉅款或以舊藏醫藥學巨帙見惠者當別留紀念以誌高誼

六編輯醫報　本社延聘專員編輯醫藥學報月出一期社員中或有家傳驗方或有心得醫理或臨會時互有發明或臨症時確有治驗均編入醫報中每月發行以供海內同人之討論凡本社員每月各分贈一册

七會所　本社暫假藥業會館爲開會研究之所俟有的欵再另行設立社所

八會期　本社每月開常會二次於朔望下午三點鐘開會社員必須按時到會各將所有心得付書記錄存以便編入醫報每年開大會二次以三月二十日九月二十日爲大會期社中如須更張辦法於大會時决議實行

肺癆病學

無錫丁福保仲祜閱
無錫俞鼎勳伯銘編
上元王　楨問樵校

第一節　肺癆之定名

久虛。不。復。謂。之。損。損。極。不。復。謂。之。癆。癆。症。既。成。五。臟。不。利。推。其。致。病。之。由。起。於。肺。壞。者。多。第。肺。壞。之。端。不。一。而。定。有百日癆者。有周年癆者。有肺生結核者。有肺體發炎者。有肺生癆瘵質者。病原既。異。形狀各。殊。若不。統。論。辨。症。何。以。設。法。施。治。

第二節　肺癆之症候

春。分。地。氣。上。升。晨起陽氣上。舉。當此。之。時。肺爲。燥。氣。所。迫。漸。覺。微。欬。痰。中。略。帶。紅。血。初。不。知。其。爲。肺。癆。也迨後呼吸短促。肢體疲倦。形容消瘦。最易出汗。畏寒。胃呆納減。

泄瀉。頭痛。脉滑而見細數。此俱爲初期之症候。而肺體已爲結核蔓延。而發爛焉。

（一）肺癆爲時症激動之情形　肺癆病發出未幾。卽在一月之內傷命者。謂之快癆病。然而久延者多。如延至數十日。或數月。或數年。偶爲外來之風寒暑濕燥火傷及肺氣。欬更加劇。濁痰膠粘。內含細小圓點。浮沈於灰黑膩痰之內。如以顯微鏡觀之。此卽結核菌與潰爛之肺也。肺旣潰爛。肺絡之血因隨此之痰而欬出心胸有射跳之痛。頭面有虛火之炎。音爲之失。聲爲之啞。雖爲時病之感觸。抑亦保養之非宜也。

（二）肺癆危篤時之情形　肺陰久傷。不復病情日見危篤。由是欬嗽難。呼吸促。痰多。脉數。色奪。神夭。下午身寒。入暮面赤。手心足底。熱如火燒。夜寐盜汗。小溲色黃。下沈桃紅色之粉末。舌色光絳。而無潤液。雖食量加增。性靈不改。而且自望其速愈。預想以後遊玩之事。在病人而以爲可恃者。實則病不少減。晨起每多冷汗。出言略有沙聲。形消髮脫。面浮足腫。虛熱更甚。脉極軟弱。急而亂。傷命之兆。實基

舌鑑辨正

傷寒舌鑑一書久已膾炙人口此辨正書爲茂名梁特巖先生作由陶制軍公子葆廉部郎筆[illegible]於蘭州節署凡三閱月而竟與舌鑑原書迥然不同而可補正原書之紕繆爲醫家診治之秘笈憑此驗舌於表裏寒熱虛實各症可以到[illegible]

於此間有咽喉潰爛胸隔疼痛者其故因肋膜亦略有發炎之處也又有大便溏泄時或瀉痢者其故由結核下陷累及腸中而成瘡也大凡肺癆病症可暫治而以後復發或再治而後仍發者發則肺體日漸腐爛上半成一孔其孔漸大則肺漸消自後肺體消盡功用全失其人即死矣

（三）肺癆體格之形狀　少年形色衰奪見症已屬癆怯其身略高而瘦削頸長而細胸逼而狹呼吸障礙筋骨軟弱毛髮細柔睫毛較長兩眼大而發光皮膚薄而過白十指纖長而微蹺曲經脈浮露而色青藍性情暴躁不耐煩勞喉內多痰言語低濇性喜動作極易倦怠面目黧黑皮如土色乾嗆短欬入暮尤頻夜汗始於面頸人漸消瘦無胃如其父母亦係此症察之牙肉之上紅線浮露者雖一切欬嗽與肺之病狀尚未顯著亦可決其爲癆虛而無疑義矣

（四）肺癆虛熱之度數　陰傷於下虛火上炎病勢至此愈形火速稍有驚恐心跳脈數按脈之象虛軟易下察其身熱之狀有每日一次者亦有每日兩次者朝

輕晚重。壯熱夜汗。起時熱不甚重。其輕者。寒暑表九十八度。其重者。寒暑表亦不過一百零二度耳。察熱度之高低便可知病勢之輕重如始自肺炎變壞者則身熱愈高肺體愈壞焉但是肺癆之熱不可與他病之熱相提並論也雖肺炎肋膜炎氣管枝炎積久不治者亦能或爲肺癆之症然而肺癆慢性病也肺炎肋膜炎氣管枝炎急病而熱病也於二者之中決安危定生死患肺病而體質薄弱之人必不患肺炎肋膜炎氣管枝炎之病惟壯者間或有之耳

（五）肺癆唾痰之形象　肺陰不生食化爲痰欬聲不斷痰有泡沫痰將出時時欲嘔噁有食後常因欬多而嘔者有食物嗆入氣管而欬嘔大作者其初咯吐不爽。音啞聲嘶症與氣管枝炎相同。以後涎膿不稠青黃無泡形如綿絮細如羊毛。吐在水內。則沈而散。並有膿水沈下。他如症兼肺炎者則痰色灰黃膠粘牽連成塊。狀如疊錢。不論久暫。俱能有血。如在顯微鏡下觀之。其內又含光粉坭土之物焉。按痰之多少人各不同初起痰少者至肺變壞則痰愈多又因其肺爛之大小

第八十八期　大清郵政局特准掛號認爲新聞紙類

光緒三十四年六月朔日第八十八期

醫學報

每月兩期

本館開設上海英大馬路西首德仁里一衖王問樵醫寓內

凡定八十五期至九十六期者連郵費在內列價於下

本埠
一份以上　每份大洋二角四分
十份以上　每份大洋二角
凡蒙訂購本報例以半年起碼
如由本館封寄另加郵費六分

外埠
一份　計售大洋三角六分
二份以上　每份大洋三角
十份以上　每份大洋二角六分

補報價目表

期數		
一至二十四	本埠	外埠
二十五至四十八	本埠	外埠
四十九至七十二	本埠	外埠
七十三至八十四	本埠	外埠

各埠代派處

洋二分外埠另定價目

日本 東京成城學校徐季蓀先生 八番尾山旅館厲家福先生

漢口 華景街新慶里李藹芳先生 教練所馮滌齋先生

蘇州 葑門滾繡巷陳劍魂先生 又金獅巷東口朱韻卿先生

甯波 湖西花園弄邵家大廳王藎臣先生 浮橋兩等小學校

杭州 忠清里柏子巷口謝旦初先生 湧金門直街紫城巷醫學校杜同甲先生

楊州 古旗亭東立達小學校 東臺聚東門吉記

山東 泰安府城內韓氏小學校 門裡裕後堂王紉齋先生

廣東 省城西關黎崇正草堂 新寧縣浮石高等學堂

山西 太原府上馬街醫學館 周雪樵先生

河南 開封府西街全省師範學堂 沙市江瀆廟錢聚大雜貨號

常州 打索巷慶和錢莊 宜興泰和堂藥號

太倉 城內寶秧橋繆蘅甫先生 又醫學會吳仲蘭先生

香港 上環乍畏街濟生堂藥材行 曹錫疇先生

湖北 荊州城內大街戴和之先生 沙洋天主堂彭玉田先生

滄浪亭高等學堂 吉由巷醫學公社 閶門外落地捐局鄒景叔先生

紹興 寶珠橋何廉臣先生 王衙弄口孫瑞生彩蛋坊孫夢蘭 城內各報代派處周德君先生 餘姚轉民坎墩鄭邑穀

仁和縣署官醫林劍治先生 車駕橋行臺東翰林第陳通 惠興女學校貴中權先生 湖墅寶泰米行魏子

鎮江 廣安祥號內羅琴卿先生 丹陽西門大街謝克臣先生

諸城縣東小門內李少航先生 又南 袞州府嶧縣城牌坊街陳廉卿先生

福建 福州南台中洲街中英藥房 海州板浦鎮尙志學堂

江西 南昌醫學堂 吉安府 鹽碼頭五洲大藥房

廣州 第七甫廿七號寶芝園藥號 沙基橋中天大藥房

打鐵巷學生會 又鴻源信局 又恒仁裕衣莊 常熟南門外石遜步橋丁樸存先生

松江 呂巷錢杏蓀先生 西門外 興祿茶食號 張堰何廣大

北京 梁家園醫學研究 天津日日新聞報

南京 南門白酒坊濮 城內二道高井

湖州 長興東魚巷口 所前街傅稚雲

汕頭 潮安街仁盛號 靑州施醫院合

陝西 商南縣署常克 省城內保吉巷

安慶 建德縣三里街 又仰家橋洪文

安徽 巢縣烔煬祖尉 徽州府歙縣勸

蕪湖 洋橋南晉康公 黃錫猷先生

無錫 北門外吊橋下 東河頭許宅鄒

嘉定 南門內沈家弄 西門外太元齋

新定告白刊例

本報近來愈推愈廣以一面印報一面印告白告白以關於醫藥及書籍爲限定價第一期每字五釐期每字三厘第七期起每字二厘半長短均以一百字起碼多則以十字遞加木戳照算如登常年至百字統年五元刋費均叨先惠逾千者另議

上海醫會通訊員〇〇〇〇〇〇〇〇〇〇〇〇〇〇〇〇〇〇〇〇 鄙人向在壽康里行醫有

本館代售醫書

名醫萬方類編洋四元〇人體解剖生理圖洋二元四角〇中西醫學羣書洋一元五角〇徐靈胎十六種洋一二角〇全體闡微洋一元〇太醫院程文洋七角〇素問氣運淺說洋角一〇舌鑑辨正洋三角〇肺病問答洋一角

代售各種靈藥

滅臭聖藥每罐小洋三角〇蔡製女科戒烟丸每匣大洋七角〇又婦女療癧藥汁每瓶價銀二元〇又女科調末藥每服小洋二角〇三黃寶蠟丸大丸每粒三角小丸每粒一角〇許製定痛靈丹每瓶小洋三角〇又遺精效丹每瓶價銀一元〇又加料五寶丹每匣價銀二元〇黃製天然戒烟丸每瓶價銀一元每打十元〇又艾羅腦汁每瓶價銀二元四角每打念四元〇江陰醫會求本戒烟丸甲丸定價大洋五角其餘乙丙等丸皆定價大一元

本埠閱報諸君鑒

本館新定本埠訂報例每季共六期計售大洋一角二分訂定後由本館按期飭人分送每季另給酒資二十文外埠則仍以半年爲率不得援此爲例

本館廣告

本館因各處寄來郵票積壓甚夥嗣後如承諸君訂閱本報以及各埠代派處均請改用現洋或交郵局滙兑惟不滿一元者仍可以郵票代之所有上屆之報欵未清者統希即行惠下幸勿蒂欠耑此布聞伏希公鑒

王問樵啟事

敬啟者周君雪樵創辦醫報於今四年矣不脛而走早爲醫界所歡迎茲周君已應太原醫學館正教習之聘因乏人經理自願將一應事宜悉推歸鄙人接辦故於二月朔起除周君仍按期寄售外更延會友彭泮漁君丁福保君同同筆政鄭端甫君襄理報務以資熟練俾集籌推廣辦法以後閱報諸君子如有惠件請寄上海英大馬路德仁里一弄本醫寓內飭交敝人收受可也凡有關於該報之事統請移玉至該館與鄙人接洽爲盼專此佈聞伏希公鑒

報館 先生　生　生　號 君 生 君　六 每

敬請醫藥兩界諸君子均鑒

本報以研究醫學以探討病原講求藥性爲宗旨醫藥兩界各有應盡之義務本不得以他報比例也計周君雪樵創辦此報迄今已逾四載因經費困難幾成中輟之勢同人等忝爲醫界一分子特不辭謭陋代籌推廣辦法爲持久之計惟經費一項不得不求助於醫藥兩界如諸君子有願月助經費洋兩元者卽爲本報之贊助員或蒙慨助鉅資者當推爲本報之名譽贊助員以㨿擬遂將贊助諸君之事蹟功名詳細編登本報以誌欽佩俟後經費稍裕卽當將本報改爲每月六期延訂訪員專訪醫林軼事選登各埠醫學堂課藝以餉後學進步之遲速卽以經費之盈絀衡之異日效願可期亦皆諸君贊助之力也其令名盛德當與本報同垂不朽矣謹馨香禱祝以俟

本報招登醫界一覽表啓

滬上醫家鱗次櫛比指請者祇聞其名未見其人每多誤投之弊更有不知其寓所尋訪終日而卒不獲踵請者其貽誤良非淺鮮焉本報有鑒於此特於八十一期起創列一醫界一覽表調查本埠各醫生姓名住址暨專治何科所定門診出診規例一一詳登表內俾病家按圖而索不再致誤投之弊每人每月計取刊費四角列雙行者加半願列者請詳細開列清單併蓋印尊名圖記飭人寄交本報下期卽照登不誤列表後按期飭送本報一份俾資考證

傳單愆期之原因

本報初擬將所列醫藥二表及各種緊要告白除每期排登本報外另印傳單一萬張飭人分送本埠各店家及茶坊酒肆中以表揚諸君子隆名聊盡本報提倡之意嗣因公同集議不如多印報紙先分送商學二界俾以廣見聞而暢銷路俟報送滿兩月然後再送傳單故自八十四期始每期添印本報五千張飭人四處分送而傳單一項約於六月初亦可出版矣恐勞懸盼特再奉聞

本館謹啓

中國醫學會簡章

一命名　中國醫學會曰中國者言不限於一隅也
二會所　暫以醫學報館爲本會事務所
三緣起　本會之設有二因焉其一以醫家診事較忙不能尅期至會從容研究
會羣其心而不羣其身交換其智識而不浪擲其光陰凡內地各州各府千里
可入會其二因年來各地醫會漸多但皆限於一隅故欲聯絡各會成一醫界
四區域　凡衛生學生理學全體學病理學診斷學方藥學及一切格致物理迄
物學之有關醫學者皆爲會員所研究之事
五宗旨　改良醫學　博採東西國醫理　發明新理新治法　收集思廣益之
六會費　本會延書記一人專司會內一切事務凡入會者每人每年捐銀一元
費有能多捐者尤佳　第一次會費於入會時先繳以後收繳會費隨時登報
七會友資格　一凡有志醫學不論已未行醫均可入會　二婦科產科兒科內
傷科藥學針灸理化等宜各專一學或兼通數門　三願入會者請將姓氏年
住址宗旨及會費郵寄卽行登報爲入會之憑倘有遷徙宜告知事務所俟本
後當公舉會長一人評議員若干人
八會友義務　一宜力任改良醫學事　二會友有疑問各就所知以答　三如
及秘方驗方等宜之於衆　三會友議論儘可辨難務求攻理但不得任意衝
讕駡致傷團體　四醫報爲會友交通之輪電公共之產業若會友學識優長
以著作俾得精湛家資富裕者宜助以財力俾可廓充交游宏廣者宜任以勸
廣推
九會友權利　一會友互相通問苦於不知住址者可由事務所代爲轉寄　二、
疑問可爲登報徵醫林之偉論　三報中另闢會友心得錄專載會友之著作

疑問可爲登報徵醫林之偉論　三報中另闢會友心得錄專載會友之著作

案等若會外有來稿須儘會友先登　四會友須購東西醫器具及新出醫書等

所可以代勞　五會友有刊印報書本館可以寄售　六會友有委託之件本館

人力能爲之者皆可應命

十　章程此章程係一人所擬必經全體會員公決方爲定章如有意見各異或在

應增應刪應各條均可隨時辨論更改以期盡善若不加辨論者即爲允許須

按本會會友現已得五十餘人其姓氏職籍每逢三六九十二月按季彙登醫報

勿誤

外埠定報諸君鑒

本報素荷諸君子擔認欽感莫名惟前定之七十三至八十四止早已期滿其有未

訂而仍按期寄奉者實緣多年社友本館未忍恝置焉果蒙續定乞迅寄報資前來

亦請函知俾即截止所有上屆之報欵未清者統希即行惠下幸勿蒂欠各處

票積壓甚夥嗣後如承諸君訂閱本報以及各埠代派處均須現洋或交郵局滙兌

滿一元者仍可以郵票代之耑此布聞伏希公鑒

特門醫噓

天地爲人而開無人無世界人賴醫藥而活無醫無衛生

行道高明頗多所惜者知內不知外知外不知內或知內

水難靈故於接骨止血止痛取鎗子濟多不濟事吾鄉瞿楚寶先生其家內科衣

元明代傳至清先生鄉試屢薦不第紹術活人無算因謙恭慷慨得遇高人授受

言神水接骨下疳楊梅瘡瘍雜症吾輩屢見起色亦外科中之華陀也五月去京

人挽留先生在申壽世住麥家圈慶雲里才記棧我輩願門診脉金不計出診上

中戶四元下戶二元轎資遠近照例有沉疴者其就先生以早起之

同人　李亮丞　李鴻圖　何松亭　王福齋　謹告

徽州俞得琈夫子精理幼科男婦方脈

夫子奉辦賑捐來申現寓鐵馬格寶弄

門生侯春林謹告

試之

上海四馬路直西觀盛里七十三號本齋謹告

本報創立中西藥物調查表啟

中國藥舖遍二十二行省當與億終計其業可不謂不盛惟所製之藥大都皆以常之品萬鮮實效卽有一二奇藥克奏全功又每爲黠者倣冒名是而藥非購者最易誤會殊非所以愼重生命也本館於八十一期起特創列中西藥物調查表愼選良藥若干種列諸表內俾病家知所擇從不再蹈誤購之患亦聊盡本報之天職也中西各藥房具確有著名經驗之良藥無論其爲病家所信服或醫界所習知者請將該藥名價目及主治何病由何處發行共計若干種詳細開列清單並加蓋尊號圖記飭人寄交本館俟本館探明屬實卽當照登其刊費每期每行暫收洋兩角聊資津貼俟本館經費稍裕一律蠲免以盡義務惟列表以實事求是與尋常告白不同倘或意涉鋪張語多泛指者本報概不刊登以昭核實

中西藥物調查表

滅臭聖藥

西國所出加波匿克酸等非不可辟臭然特亂之耳彼臭雖已此臭依然猶以暴易暴也惟此淨身粉則能使一切臭猫均變無臭其力量之大不可思議此粉出於香港凡西國男婦皆喜用之每年銷數不下數十萬罐雖奇臭如豆豉穢溺等亦能使其臭立刻消滅凡有狐臭（俗名猪狗臭）者但用一次卽可一月無氣息用至二三次卽可斷根擦有不信者用以淨脚立以鼻嗅之卽可知言之非僞眞中國前所未有之奇藥也凡婦女香閨斷不可少文明人根潔亦不可少家有病人不可少地方汚穢及有狐腋臭者尤不可少用法但以粉二三厘入清水少許研化之搽愛臭穢處立刻使止每人每罐可用半年每罐取小銀三角有願購者可函告本館注明住址附郵票六分爲定卽當專人送到躉購四瓶收洋乙元

醫學報館啓

三黃寶蠟丸

此係跌打損傷之聖藥凡跌打損傷藥箭刀傷青蛇毒虫瘋狗咬傷努力成癆瘀血凝滯痰迷心竅及破傷風婦人產後惡露不行瘀血奔心致生怪症乾血癆鎗子入肉危在旦夕者立服四丸黄酒送下汗出卽愈亦可外治此係中國軍中要藥新由東三省帶來南省向無購處現託本館寄售家居者宜備一份以防意外大丸每粒二角小丸每粒一角用法均詳仿單外埠函購一元起碼

醫學報館啓

許製定痛靈丹

嘗聞天下之最苦者莫如痛痛傷心不能睡痛傷脾不能食不食不睡豈能久存所以病者求醫無非為痛苦難堪醫生若能舉手定痛病者能食能睡有何性命之憂豈有不感激稱神乎此丹專治對口發背疔瘡九種胃氣各樣痛症無不奏效如神並治瘧疾淋濁屢試屢驗萬不失一是丹乃我家秘寶向不傳人今特出而濟世以公諸海內同道願業岐黃者聊為臨症之一助爾茲託醫學報館代售每服暫取半價大洋三角以備海內醫生及好善之家便於購送也

醫生許菊泉謹識

許製遺精必效丹

遺精一症患者日形困憊煩惱殊甚市上遺精丸名目雖多終鮮實效業師許菊泉夫子金陵七代儒醫也治外症尤推獨步所製遺精丸功效卓著不論有夢無夢或暫或久兩瓶包可斷根每瓶價銀一元托醫學報館一家經售購者請認明英大馬路德仁里一弄第三百另四號門牌庶不致悞

門人夏應堂代啟

許製加料五寶丹

五寶丹治林濁諸症盡人皆知惜市上所售不肯照方配合以致服者無效此非藥之咎也許君菊泉外科之聖手以此丹為毒門要藥特加料照方修合所投輒效與藥肆所售迥然不同每匣計售大洋二元不折不扣由本館代售外埠信資自給求本丸服法另詳仿單

醫學報館啟

江陰醫會求本戒烟丸

戒癮易戒有病之癮難市上戒烟丸絕少計及此者茲江陰醫會創製特別求本戒烟丸係會友馮箴若君主持其事集諸名醫朝夕研究而成計分十種仿葛氏十藥神書之例以十干定名各就體質立方按症用藥統治者甲字丸陰虧者用乙字丸陽虛者用丙字丸遺精滑泄者用丁字丸咳血咯血者用戊字丸淋濁者用己字丸痞滿脹痛者用庚字丸便血痔漏者用辛字丸脾泄腎泄者用壬字丸休息久痢者用癸字丸此與一方通治者大不相同所有成癖原因癮來現象凡與烟癮最相密切者無不該括於十種之中而確撫馬非烟灰等攙雜刻已歷戒多人卓著功效服丸與吸烟一樣起居動作飲食溲便一切如常毫無流弊所有詳細情形另有章程一冊仿單一紙取閱便知有志戒烟者即請函告本館可以代購甲字丸定價大洋五角其餘乙丙等丸九種皆定價大洋一元藥丸貴賤不同以分兩輕重分之有癮一錢者購藥一服癮多加購

醫學報館啟

來滬開診

周君毓岑汪蘇如臯之明經也以名儒為名醫凡男婦大小方脈無不精通而於喉科一道尤有心得今來滬入醫學會研究我等請其開診濟世現寓外虹口福和里一弄一家醫例門診叁角出診一元路遠酌加患二豎者幸勿交臂失之

同鄉人金玉成符秉鐸陸衡甫翟八盛曹鉅卿徐全連繆三林周子眞公啟

光緒三十

本報贊助諸員題名錄

姓名		籍貫	通信處
王問樵君	○	上元	英大馬路西德仁里
許菊泉君	○	江甯	同上醫學報館內
彭仲漁君	○	松江	四馬路直西觀盛里
徐宗揚君		嘉定	英界中旺街錢江里
唐乃安君	○	上海	棋盤街中英大藥房
汪惕予君		新安	英大馬路北貴州路
黃楚九君		甯波	三馬路中法大藥房
席裕麒君	○	洞庭	英大馬路西壽康里
呂靜齋君		江西	三馬路勒威大藥房
王子俊君		紹興	鐵大橋堍王泰生號

姓名		籍貫	通信處
丁福保君		無錫	愛文義路自新
殷念萱君		洞庭	英大馬路後致
胡夢橋君	○	寶山	外虹口正豐街
馬逢伯君	○	寶山	美界海甯路
徐起之君		寶山	老閘橋浜北
徐少圃君	○	寶山	白大橋北朝東
徐小圃君	○	寶山	乍浦路三元宮
姚艮成君	○	泉唐	新衙門後華興
朱子琴君		上海	老北門內穿心
陳竹村君		上海	新北門內舊教

右錄以先後爲序不論醫界藥界凡願擔承義務及月助經費兩元者皆爲本報
助員除已排登姓氏外尙擬續將諸員之事蹟功名詳細編登本報以誌欽佩蒙
贊敬於尊名下加○爲誌

醫界一覽表

英界

姓名	籍貫	專科	醫例	寓所
王問樵〇	江灣蔡小香傳 本報總理員	精理內科	門診四角出診一元	大馬路西首全安茶居壁德仁里一弄第四家
許菊泉〇	金陵人壽田子 本報贊助員	內外科	門診五角出診二元 路遠照加拔早另議	同上即醫學報館內
彭伴漁〇	松江人 本報協理員	精理內科	門診五角出診一元	四馬路直西觀盛里
徐宗揚〇	嘉定人 本報贊助員	外症傷科	門診一元接骨面議 出診四元路遠酌加	中旺街錢江里內
汪惕予〇	自新醫院校長 本報贊助員	西醫	另有細章	大馬路北貴州路
唐乃安〇	上海人 本報贊助員	西醫	另有細章	棋盤街中英大藥房
殷念萱	洞庭人 本報贊助員	內科	門診不計出診一元	大馬路後致遠街
王子俊二	紹興山陰人 本報贊助員	內科	不計	鐵大橋王泰生藥
高長順	常州人	牙科	另有細章	大馬路西壽康里
毛炳煥〇	寧波人	痲瘄內科	門診三角出診一元	大馬路北勞合路
傅春波	南京人	針科	門診一元一角貧病不計 出診四元四角遠者遞加	新閘大街仁濟里
任際運	無錫人	內外科	門診內科四角外科六角 出診內科一元外科二元	市浜橋同春染坊
劉春蓀	浙江人	西法牙科	另有細章	盆湯弄愛華藥房
江蔭薌〇	蘇州人	內科	門診四角出診一元	盆湯弄北高陽里
陶佐卿	金陵人	內外科	門診內五角外一元出診 英界二元美法界四元	大馬路五福弄平
壽鏡澄	寶山人	內外科	門診四角出診二元	北石路新昌里
陳星階	陽湖人	內幼科	門診四角出診一元	北石路新昌里
戴少甫	蘇州人杏堂孫	內外科	門診三角出診一元	大馬路香粉弄高
顧渭川	五河人	內外科	門	大馬

姓名	籍貫	科目	診例	住址
徐小圃○	江灣人杏圃次子 本報贊助員	內外幼科	門診三角出診一元	虹口乍浦路三元宮前
徐起之	江灣人 本報贊助員	幼科	門診四角出診一元	老閘橋浜北
馬逢伯○	江灣人 本報贊助員	內外喉科	門診五角出診二元	海寗路新造洋房內
姚艮成○	泉唐人 本報贊助員	內外喉科毒門	門診四角出診一元美英法各兩元	新衙門後華興坊九弄
處寳甫	蛟川人	內科	仍照舊例	文監師路德榮里三弄
周毓岑	如皐人	內幼喉科	門診三角出診一元	外虹口福和里一弄
張頌清	上海人	女科	門診四角出診一元	中虹橋東堍老三官堂
黃杏卿○	江蘇人	內科	門診三角出診一元	中虹橋直東新三官堂
周漢三	上海人	內外科	門診三角出診六角	新三官堂成順里
王仲康	上海人	幼痘科	門診四角出診一元	裏虹口泰山堂藥號
金福山○	上海人	外傷科	門診四角出診一元	虹口乍浦路定安坊內
倪銘三	無錫人	內幼科	門診四角出診一元	吳淞路長源里
吳金彪	海門人	幼針科	門診三角出診元二	吳淞路猛將弄長安里
徐沁閣	寗波人	內外毒門	門診內外兒科四八五角	穿虹浜同福里西六弄
顧少山	川沙人	外科	門診不計出診一元	白大橋北仁智里二弄
朱堯臣○	餘姚人	內外幼科	門診四角出診二元	天后宮後面成大弄內
陸挺芝○	浦東人	外科喉症	照例	成大弄內悅來棧
楊季明	嘉定人	內外科	門診四角出診一元	天后宮北寳順里七弄

[illegible]伯芳	松江人	西法牙科	另有細章	天后宮育文書局隔壁
張菊池	松江人	內科四時針灸 咽喉花柳毒門	醫金面議	天后宮北育文書局後
何蓉舫	餘姚人	內科	門診不計出診一元	鐵馬路鴻興里內
徐芝山	寧波人	外科毒門	門診三角出診五角	盆湯弄泰安里九弄口
吳介臣	莫釐人	精理男女兒科 包醫喉眼毒門	門診內科三角西法外毒五角出診一元二角 耑種牛痘	楊家墳山對門泰安里十一弄口
許培卿	崇明人	內科	不計	北山西路德安里十弄
黃杏林	蘇州人	內外科	不計	北福建路中市
孔吉甫	嘉定人	內外四時針灸 包醫花柳毒門	門診三角出診一元 法界二元 拔早加倍	老垃圾橋北慎餘南里
余寶卿	南匯人	咽喉外科針灸	門診不計	愛而近路三百廿三號
鄒炳奎	江蘇人	驚痧瘋科針灸 包醫猪羊癲風	門診不計包醫面議	愛而近路北高壽里二弄第六家
趙葆春	山東歷城人	內外喉科	門診三角出診一元	承業里三弄
胡煒臣	武進人	內外科	門診不計出診一元	虹口火車站南存厚里
楊松煥	廣東南海人	內外眼科	門診二角出診一元	虹口新興里大街南首
唐梅村	廣東三水人	內外眼科	門診不計出診一元	虹口多壽里第二家
盧竹脩	廣東人	外科毒門	不計	虹口武昌里東首
唐月昇	廣東香山縣邪洲人	腐爛頸癧內外痔瘡小腸疝	不計	武昌路德和堂藥舖
莫如龍	廣東番禺人	內外傷科	門診四角出診一元	頭壩路德意里內
李香生	廣東人	內科	不計	三元宮對面巷內
邱懋榮	廣東河源人	內外科	門診四角出診一元	青雲里大街
梁舟屏	廣東新會人	內科	門診四角出診一元	青雲里
程雪門	廣東人	胎前產後痧痘驚風 咳嗽吐血癰瘓脚氣	門診四角出診一元	青雲里東弄
張方流	廣東人	內幼科	門診四角出診一元	青雲里二弄十四號廠
崔礪山	廣東番禺人	內科痘疹	不計	青雲里四弄 午後在元濟善堂贈醫
許[illegible]	[illegible]	內外女眼科		

姓名	籍貫	科目	診例	住址
[illegible]	[illegible]	[illegible]科	[illegible]診四角出診一元	南香粉弄贊德里
馬永年	○孟河人鈞之子	內外科	門診三角出診一元	大馬路北香粉弄里
劉松雲	○四川人	內科	不計	大馬路北恆豐里
陸慕君	○川沙莊貴嚴傳	幼科	門診四角出診一元	中旺街樂善里內
凌永言	○湖州人嘉六子 江灣徐振山婿	兒女內科	門診五角病久遠來一元 出診另有細章貧病送診	中旺街樂善里內
李幹卿	無錫人	內外喉科	門診四角出診一元	中旺街鳳鳴里口
胡蒓香	○平湖人	外科毒門	門診四角包醫面議	二馬路西首誦清[illegible]
許麗川	金陵人	內外毒門	門診三角出診六角	望平街南同慶公[illegible]
吳秉璋	蘇州人	內外喉科	門診三角出診六角	三馬路鼎泰綢緞[illegible]
宋鏡澄	○松江人紫槎長子	眼、科	門診四角出診一元	三馬路何福祥綢[illegible]
王少香	○江蘇人	外科毒門	門診一元出診四元	三馬路美仁里第二家 愼德堂兼售毒門丸散
張芹孫	嘉善人	內外科	門診四角出診二元	三馬路曲江里內
周惟明	○寧波人一堂子	眼科	門診五角出診一元	三馬路鼎豐里大[illegible]
華竹留	蘇州人	內女科	門診四角出診一元	三馬路富春里三弄
張靜蓮	靑浦人	內幼科	門診五角出診二元	英大馬路虹廟對門
張九皋	○靑浦人	內外眼科	門診四角出診照例	四馬路小花園西首
張濟清	○常州人	內科	門診四角出診一元	四馬路三山會館西
殷秋江	上海人	內外喉科	門診四角出診一元	四馬路直西觀盛里
金志剛	蘇州人	內外科	門診四角出診二元	四馬路會香里一弄
張烜齋	揚州人	內外眼科	門診四角出診一元	五馬路寶善街廣福
張康民	○平江人	驚痧外科毒門	不計	六馬路東安里內
朱臣伯	○東山人	內外喉科毒門	門診三角出診五角	六馬路西吉慶坊
王貽孫	○湖州人	內科	門診不計出診一元	常廣六馬路仁壽里內 分寓老北門內侯家浜
王雨香	○江蘇人	外科毒門	門診一元出診四元	六馬路直西懷德堂兼售毒門丸散
袁依琴	奉賢人	內外科	門診四角出診一元	馬立司馬德兩里
[illegible]	[illegible]海人	[illegible]科	[illegible]	[illegible]

醫界一覽表

		專科	醫例	寓所
沙靜淵	鎮海人	內科	門診五角出診五元	寧波路隆慶里內 [illegible]
蔡小香○	江灣人硯香子 本報贊成員	女科	門診九角六角 出診二元四元	老閘萬樓後街奚宅
郁少甫○	上海人	內科	門診四角出診一元	老閘橋南北京路西首
林丹山	寧波人	內科	門診四角出診一元	偷雞橋南德豐里
錢秀頌	太倉人	內科	門診四角出診一元	廈門路德豐北里

法界

		專科	醫例	寓所
居業子	直隸人	內科	另有細章	吉祥街鴻發棧內
巫錦山○	孟河人	內外科	門診四角出診一元	老北門外布莊街
舒春林○	寧波人鄭龍章甥	女科	門診四角出診二元	鄭家木橋南堍天錫里
汪竹晨○	紹興人	內外毒門	門診三角出診一元	鄭家木橋直街福壽里
張柳康○	上海人	內外科	門診四角出診二元	菜市街寶裕里
周鳳儀	寧波人	眼科	另有細章	菜市街中市
李鴻炳	江蘇人	咽喉外科毒門	門診不計出診一元	法界東新橋寶裕里
周仲蓴○	蘇州人	內科	門診四角出診一元	東新橋沿馬路
費益順	松陵人	女喉科	門診四角出診法界一元 美界三元英界城內二元	西興橋鴻源里
張桐伯	江蘇人	內外科	不計	八仙橋西首樹德里

美界

		專科	醫例	寓所
胡夢橋○	大場人 本報贊助員	內科	門診三角出診一元	虹口正豐街義興米店
徐少圃○	江灣人杏圃長子 本報贊助員	內外幼科	門診三角出診一元	老白大橋堍朝東弄內

姓名	專科	醫例	寓所
[illegible]南◎廣東順德人	內外幼科	門診四角出診二元	北四川路仁智里十弄

華界

姓名	專科	醫例	寓所
朱子琴　上海人 本報贊助員	幼科	門診三角出診一元	老北門內穿心街
陳竹村　上海人 本報贊助員	內外科	另有細章	新北門內舊教場
黃粹甫◎上海人	內外科	門診內科三角外科四角	老北門內穿心街中 下午洋界方板橋三新里
蔡道生◎江蘇人	喉症外科	門診四角出診城內一元英界二元美界一元	新北門內七星井東首
鮑國香　上海人	外科毒門	門診五角出診一元	新北門內張新街
許春山　菊泉子金陵人	內外科	門診三角出診不計	新北門內老街
朱明德　南滙朱雲山傳	眼科	門診三角出診一元	新北門內廣福寺東首
沈友良　珠街閣	內外科	門診四角出診一元	邑廟西首王醫馬弄
沈心田　上海人	內外喉科	門診二角出診四角城外一元路遠酌加	邑廟西首 下午分寓六馬路新仁壽里
蔡鏡梅◎上海人	內外科	門診輕二角重四角	邑廟西首陳家棋杆內
陳心田◎紹興人	牙科	另有細章	邑廟文昌殿內
王友蘭　鎮江人	內外科	門診二角出診半元	晝錦牌樓薛弄中
許靄春◎上海人	內科	門診送診出診一元	花草浜有餘里
鄒桐封　江蘇人	內科	門診二角出診四角	小東門內梧桐弄
呂潤之◎上海人	內科	門診三角出診五角	小東門內梧桐弄
楊味吟◎上海人	內科	門診二角出診半元租界一元	小東門內天官牌樓
王梓華◎上海人	內科	門診三角出診一元	小東門內四牌樓中
陶寅康◎嘐城人	內外科	照常	大東門內火神廟東首
[illegible]湘坡◎上海人	幼科	門診三角出診一元	火神廟西首
[illegible]梅孫◎上海人	幼科	不計	大東門內中唐家弄
[illegible]慶平◎上海人	內外科	門診三角出診一元	道前街水仙宮隔壁

號	籍貫	科目	診費	住址
[illegible]○	[illegible]之子松江人	精理內科	另有細章	城內彩衣街下午分寓拋球場掃葉山房
利生○	湖州烏程人	推拿幼科	門診四角出診一元	大東門外電燈公司東
松蟾	南滙人	內科	不計	大東門外電燈公司後
三餘○	上海人	精理眼科	不計	大東門內西姚家弄
楚材	蘇州曹滄洲傳	內喉科	診資不計出診免轎	大東門外吳界弄口
杏如	姑蘇張筱林傳	內外喉科	門診三角出診六角	大東門外麻粽公所
湘淵○	川沙人	內科	門診四角出診一元	大東門外如意街東首
衡心	浦東人	針科	不計	外鹹瓜街古雲臺內
武洲	通州人	傷科毒門	不計	十六舖內協興街九號
國香	江蘇人	毒門	另有細章	十六舖內協興街衖內
圃香	浙江人	內外毒門	另有細章	十六舖新太平弄內
竹君	浦東顧蘭蓀傳	喉科	不計	新碼頭永安里
步青	浦東人	外科	不計	新碼頭永安里
百澄	上海人	內科	不計	生義弄內安順里
問夷	湖州人	內科	不計	商船公局
子友	上海人	婦幼喉科	門診三角出診一元	董家渡梅家弄
雨田○	[illegible]滙人	幼科	門診三角出診一元	董家渡梅家弄
道安	廬州合肥人	內科	門診二角出診不計	小南門外南倉街
端甫○	上海人	內科	門診四角出診一元	小南門外南倉街
竹香○	上海人痧痘	內外喉科	不計	西門內大街翁家弄口
叔和○	川沙人	幼科	不計	西門大街石皮弄東口
複初○	江西人	眼科	門診三角出診一元	西門外泰亨里

右表以一年為期每名每月計取刊費洋四角列雙行者加半刊費已繳者除收給

條外又於尊名下加○為誌以昭核實

御醫方脉恭紀

五月初二日。陳秉鈞請得　皇上脉左右皆静而和。關部細軟。寸尺平調。所見諸
無非虛發。耳響發堵。實者風與火。若虛。主腦筋不得充盈也。腰痠足痛。實者濕與
若虛。主血管不得流貫也。補腦補血。似乎相宜。惟現在當長夏氣候。脾胃司令。著
在清升濁降。所以滋膩重濁諸品。在所不合。仍須調胃和脾。謹擬清煦湯飲。隨時
進。杭菊花五分　桑寄生三錢　鮮荷葉一角去蒂　紅皮棗三枚　右味或
或泡用以代茶代藥

五月初七日。陳秉鈞請得　皇上脉左三部細軟。屬陰虛於下。右部均浮。屬陽冒
上。以致耳蒙發堵。足跟痠痛。近復陰不歛陽。陽旺內迫。關門失固。遺泄之後。腰跨
痛更增。甚至口乾。心坎滿悶交作。坐臥倦懶。現在脾胃當令。燥則生風。滯則醞濕。
之氣與陰虛。風與濕。極爲用事。謹擬簡括數味。伏乞　聖裁。　西洋參一錢　炒
斷三錢　黑芝蔴三錢炒熟去屑　抱茯神三錢　右味濃煎用桑寄膏五錢調

服　桑寄生四兩煎一二次去渣存汁和白蜜六錢收膏聽用

五月初九日。陳秉鈞請得　皇上脉左右皆軟。兩尺尤甚。由於夏季損氣。氣失運行。經云、百病生於氣。表虛爲氣散。裏滯爲氣阻。冲和之氣致偏。氣火上升則耳病。氣痺不宣則足病。氣之所以虧者。又歸腎。腎關久不爲固。所謂精生氣。氣化神之用。有所不足。腰跨之痛。有增少減。且神倦無力。心煩口渴食物遲遲。大便見溏。總核病機。按以時令。擬甘溫其氣。參以柔肝養心。　黨參二錢　生白芍一錢五分　炒焦夏麯一錢五分　野於朮一錢　炙甘草五分　白茯神三錢　引用桑寄生三錢　陳橘絡五分

五月初十日。陳秉鈞請得　皇上脉右寸濡細。屬肺氣之虛。左寸細小。屬心陰之弱。左關屬肝。右屬脾胃。見爲細弦。係木邪侮中。兩尺屬腎。一主火。一主水。按之無力。當是水火兩虧之象。三焦俱及。諸體失舒。所以腰跨痛脹。大便溏稀。上起舌泡。下發遺泄。無非陽不潛藏。生風鬱熱。現在耳竅蒙堵。鳴響更甚。再謹擬和陽潸陰之法。伏乞

[illegible]成

裕麒先生洞庭人也姓席氏爲東山望族累世簪纓　先生童年天資敏捷胸羅全史筆掃千軍而於仕途視若浮雲競競焉以濟世爲懷遂遊學日本畢業於醫校每念同胞罹此鴉片烟之害未嘗不三[illegible]

聖[illegible]草可謂天從人願矣近來嗜烟同胞受益匪淺先生[illegible]經[illegible]白費不[illegible]誠名更足徵實心濟世者

藥

鄉人服此亞支奶脫離黑籍者日衆爰贈一額當不啻焚香膜拜爲國民也謹序

前都察院左都御史趙養廉題贈

聖裁。 黨參一錢五分 白蒺藜三錢去刺 抱茯神三錢辰砂拌 原金石斛三錢 寸麥冬一錢五分去心 生白芍一錢五分 扁豆衣一錢五分炒 雙鈎藤一錢五分 引用路路通三枚 蓮子心七根 桑寄生三錢 陽春砂仁三分

醫學源流考（續）

春秋時有秦越人。鄭人也。家於盧。因命曰盧醫。得仙客長桑君。飲以上池水。傳以禁方。術與軒轅時扁鵲相類。因仍號扁鵲。作難經八十一章。以靈素之微言奧旨。引端未發者。設爲問答之語。以敷暢經旨。發揮至道。剖晰疑義。又能自出機杼。獨闡妙道。未嘗見於內經。而實能顯內經之奧旨。補內經之所未發。此蓋別有師承。足與內經並垂千古。眞讀內經之津梁也。惜其誤以命門一穴。指爲右腎。考之明堂銅人諸經。灼然見知者之一失也。秦有醫緩。視晉景公疾。曰疾在膏肓。藥不可爲也。又醫和。視晉平公疾。曰近女室晦。內熱蠱疾。不可爲也。戰國時。宋有良醫文摯。觀人之背。而能知人之心竅也。西漢文帝時。有淳于意。臨淄人也。得公乘陽慶公孫光之傳。識見神

異。而迴風杳風。未詳其旨。爲齊太倉長。因曰倉公。太史公有扁鵲倉公列傳也。平帝時、有樓護。精醫術。亦見史傳。東漢靈帝時、有張伯祖。學有淵源。皆出於本草經、內經、湯液。著藏經二卷。仲景師而廣之。獻帝時、有張機。字仲景。南陽人。舉孝廉。官長沙太守。謂天布五行以運萬類人禀五常以有五藏經絡府俞陰陽會通元冥幽微變化難極自非才高識妙豈能探其理旨哉觀今之醫不念思求經旨。以演其所知。各承家技。終始順舊。省疾問病。務在口給。差誤不少矣。概舉世之昏迷。痛夭札之莫救。乃勤求古訓。博採衆方。撰用素問、難經、陰陽大論、胎臚藥錄、并平脈辨症。爲傷寒雜病論。合十六卷。雖未能盡愈諸疾。庶可以見病知源。若能尋余所集。思過半矣。觀此一則。知仲景探賾索隱實究天人合一之理是以立法制方神妙不測持脈辨症不可思議。此乃天地之化機。聖人之妙用與天地同不朽者也故後世尊爲醫聖繼往開來承千秋之統緒。立萬世之法程。雖扁鵲倉公無以加焉蓋東漢以前師弟授受皆以禁方相傳至此書出而古來之方始傳於世傳至西晉。書多殘缺。王叔和爲之編次。

遂分傷寒論、金匱要畧爲二書。傷寒論冠以序例。爲醫傷寒之鼻祖。至宋林億輩校正。分爲十卷。三百九十七法。一百一十三方。自金成無已創註以來。踵之者百餘家。必改叔和次序。而輒加辯駁。以爲原本不如此。因致聚訟紛紜。竄改殆盡。抑思原本次序既已散亡。苟無叔和。安有此書。且諸人所編。果能合仲景原文否耶。庶悉叔和所定爲可信。所以無已之註。猶爲古本也。仲景傷寒論。實爲庸醫誤治而設。所以正治之法。一經不過三四條。餘皆救誤之法。蓋傷寒病變萬端。傳經無定。古人因病以施方。無編方以待病。故其文亦變動不居。讀傷寒論者。知此書皆設想懸擬之書。則無往不得其義矣。金匱要畧。世罕傳本。宋王洙始於秘閣錄出。自明趙以德著金匱衍義。分二十四卷。列二十五門。二百六十二方。繼之者十餘人。惟國朝徐忠可註。頗爲顯明也。仲景金匱要畧。乃治雜病之書。其中缺略處頗多。而上古聖人以湯液治病之法。惟賴此書之存。實方書之祖也。其論病皆本於內經。而神明變化之。其用藥悉本於神農本草。而融會貫通之。其方則皆上古聖人歷代相傳之經方。間有隨症

加減之法其脈法亦皆內經及歷代相傳之眞訣

（未完）

題竹氏產婆學（續）

產婆試驗受驗人應知之法規

第一條　產婆試驗舉行之期日場所、及報名期日、出示告之、

第二條　受產婆試驗者。至報名之期日。當將詳細之履歷書。經町村役場。以呈於縣廳。

第三條、受驗人當於試驗期日午前某時。禀明試驗場。以達於試驗委員。

第四條　學說試驗以筆答。實地試驗以口述。

第五條　受驗人當携帶筆墨硯等物。但筆答之用紙。則給與之。

第六條　受驗人不得携帶書籍、及其他之書類。入試驗場。

第七條　有一科以上未經試驗者。則此期之試驗爲不終。

吾譯述至此。吾不禁廢書而嘆吾國所稱之廳州縣約千三百有餘。一廳州縣計產

婆三十人則吾國之產婆爲四萬萃四萬人而試驗之（如日本之學說試驗、止規之實地試驗）閱如杳如更數十載無敢應者產婆姑不足言今之號爲醫號爲治愈巨紳之良醫者其數十百倍於產婆其知識程度吾不敢言又試萃二十二行省之業醫者試以產科學普通知識之所應有事則瞠目撟舌而不能對上焉者模糊影響穿鑿附會冀以藉口其爲害社會一也四萬餘之產婆不識字不能讀書吾無責焉吾恐良醫之讀此者亦可屈指而數計吾之不辭勞瘁之譯此書也爲公民告爲官吏告爲吾國政府告後之言地方自治者其能阻遏產婆醫生殺害人民於指顧間否耶（已完）

陰陽五行新說（續）

水生木也。木水既生。萬物繁茂。人道乃成。茹毛飲血。變爲烹飪熟食矣。燎原而燃者惟木。如雷電之火。擊石之火。醫經爲君火之著形。非相火之本位焉。木生火也。（火非炭質不燃）尅者用也。鈍頑金質。變爲弧角平圓。鎔鍊成材者。非鑪冶之功耶。火力尅金則利器生而百工興矣。扶疎林木。施以規矩準繩者。非斧斤之利耶。金力尅木。則宮室創而器具足矣。人類蕃孳易鮮食爲穀食而稼穡興。荒土墾闢。則農夫之五穀播植矣。顧田器之屬皆金焉。而謂木力尅土。毋乃謬乎。然渾然而鈍者惟金。尖細鋒刃者惟木。耜鋤犂耙均冶工之化金爲木。金其質而木其形性焉。惟木乃能尅土。洪水滔滔。泛濫橫行。人民之漂泊者有之。財產之蕩然者有之。故上世擇峻嶺高原。聚族而居。遞土質漸集。高阜爲平原。卑淺爲江河。水由中行。民獲生養休息矣。夫土性崇厚。水性就下。各盡其性而得用者。惟土能尅水也。火烈炎炎。焦灼酷烈。使無水氣營養。則草木之萌芽生理之血輪勢將消滅無遺。故水火相濟。則枝葉蕃而花實結。腦力强而智識優。學術文治進化矣。夫火性炎上。水性就下。乃相反而得相用者。惟水能尅火也。五行者渾然而形性秩序而循環。力等則相制。不等則相侮也。如火之侮水。水之侮土。土之侮木。木之侮金。金之侮火。不等之相侮也。如火之生土。土之生金。金之生水。水之生木。木之生火。秩序而循環也。

（未完）

診脈用錶以定遲速說

長邑徐慕行之婦患産後熱病。邀予往診。時在下午。診得脈息一百二十至。至晚復診。則加至一百三十至。至第二日早晨脈不退。反加至一百四十至。知其病進。時醫家病家尚以爲病已小愈。予謝不敏而歸。後逾旬日果不起。蓋夜間脈數有加。乃其常也。至早晨則應退十餘至。乃竟不退而反加十餘至。故知其病進也。羣頌予精於脈理。然非用錶實驗烏能如是。　金利潛君之同族中有某家患疫連喪二人。後其幼子又病。羣醫鑒於前失。咸以爲危。利潛邀予往診。切得脈七十餘至。遽斷之曰無妨。蓋熱病之後。脈既不數。又不遲。從容和緩。知其病勢已退也。後果漸愈。諸如此類者甚多。不及備載。夫醫家之診病也。見病家延他醫、服他方。必以爲未當也。及延已診。服已方。必以爲可小愈。至明日復診。卽病未稍減者。亦自以爲小愈。甚至病增而彼不覺察者。此醫家自命不凡之通病。而早有一望愈之成見故也。在病家亦然。其視病人也。父母兄弟。親戚故舊。無不望其小愈。甚至病漸加增。彼不覺察。亦謂之小愈。

此無他。亦早有望其小愈之成見故也。夫醫家病家各有成見。則病之眞能小愈與否。既無憑據。遷延時日。終歸誤事而後已。若用錶診脉。以今日之脉息若干至。與昨日之脉息若干至。兩相比較。確切不移。則知病勢之進退。斷不敢隨口謂小愈矣。吾故曰診脉能用錶。可以知病勢之輕重。定病機之進退。願同道試之。余言非河漢也。

按切脉知浮沉遲數者固易明虛實陰陽者實難右說用時表驗脉之遲速取醫家病家共見之義確可取法若以之授徒而廢去閱歷研究恐僅知其易而不知其難一旦應世立方未必固能中病立起沉疴質諸同道以爲何如（漁誌）

社友沈寶楠醫案

沈瑞伯之小女。年五歲。患腹痛。病五日。不能進食。邀予診之。見前服二方。一主消導。一主散寒。均無效。診其脉和平。身無寒熱。面色鮮明。苔亦正色。莫知其病之由來。唯大便五日不通。進粥食輒吐。尋思既久。忽聞病者自呼腹病。幾不可忍。逾時病止。安知無恙。知其必係蛔蟲爲病也。用西藥山道年治之。並用洋瀉叶、泡湯吞服。孰知服藥卽吐。次日改用　烏梅一錢五分　川椒三分　大黃一錢　芒消八分　使君子壳三錢等藥。服後不吐。次晨大便下有蛔蟲三條。再服再瀉。共出蛔蟲九條而愈。瑞伯曰此病或以爲停食。或以爲受寒。君獨以爲病蟲何也。荅曰停食之病。每有頭痛發熱。倦卧之証。受寒之病。面色悽慘。其痛亦綿綿不已。今其腹痛乍發乍止。又無別項見症。予因知爲蛔蟲病也。仲景云蚘蟲之爲病。令人吐涎心痛。發作有時。又曰蚘上入膈故煩。須臾復止。夫腹痛乍發乍止。卽發作有時。須臾復止之意也。方用烏梅丸之意。取烏梅川椒。一酸一辛。加使君子壳以治其蛔。又以調胃承氣湯以通便秘。去甘草、者避其嘔也。此方大苦大鹹。具沉降之性。故服之不嘔。始克見效。至於山道年。乃治蛔靈藥。幾於百發百中。（唯腦熱忌用誤則每發癇）此症不驗。乃能吐之。故未可輕視也。至洋瀉叶。味既不苦。又能必瀉而無流弊。於小兒不肯服苦藥者。最相宜也。

荅侯春林（續）

承詢小兒出痳喉痛。（鄙見）須於升痲葛根湯。加甘桔湯。多用桔梗。少用甘草。若不。用。

甘草不名甘桔湯矣

詢小兒汗下後。熱退復熱。此係表裏俱虛氣不歸元非眞熱也若用解表或用寒涼必額上出汗而脫矣所送拙著痳痘新編。虛熱門可採用也。

詢小兒痢疾鄙見除驚癎痳痘外。與大人同。不過痢疾發熱者非解表和裏不可若徒攻裏非特纏綿難愈且成腫脹甚至噤口而死解表則非荆防惟葛根最要之藥

詢小兒鼓脹。鄙見此症皆出於久病。或痘後。痳後。吐瀉後。或悞服寒凉轉爲慢脾。其復光光溜溜。宛如鼓形。必須急補脾陽急養腎陰庶可挽回。僕於福幼編加味理中地黃湯。少用附子。加澤瀉、茯苓、車前子。每每獲效。若再消導或利水必致陰囊脹裂而死

詢小兒疳積。活幼心法辨之最明痳痘新編疳疾門。亦已摘入可採用之。僕每以奇效加味消積肥兒丸之料。用炒粳米粉作糕。治嬰孩肚大青筋瀉痢等症。黃千戎之幼女。則已效矣。請詢而仿之。

（已完）

以洩其痰之多寡如潰爛至一大孔者則所出之膿多於唾痰病人低睡則孔中積聚膿水而轉身欬動則湧如流泉矣

第三節　肺癆之原因

人生於世於護持健康之道不可須臾離也否則今日之强壯者亦必如疾病災患之臨於其身我國肺癆之多日與文明之進步而俱進推是病之原因有謂因於肺內生長結核者有謂因於肺炎氣管枝炎者各執一詞無有定評考其原語曰不治疾然究非眞不治之症患之之始察其原因對症施治亦未必不能全愈也

（一）因於遺傳之肺癆　父母之於兒女性情相似面貌皆同徵之肺癆何獨不然閒考各醫論說言各不同有謂確屬父母虛癆傳之兒女者亦有謂其父母並無癆疾惟身體衰頹所生兒女體質亦虛或因此而成癆疾者由是治無善法纏綿不已此正所謂歷代相承之症也

（二）因於體格生成之肺癆　筋骨强壯氣血交榮卽疫癘時病尙無傳染之相

侵何有於虛癆之足慮然而中年男子之中特有一種生成之法頸長肩聳胸狹指瘦指爪彎曲脉象細數心跳多痰形消膚白上唇薄弱齒白整齊髮細易脫顴色鮮紅舌苔光絳早起多汗手心灼熱肩胛脊部毳毛叢生而且在健康人之皮膚夏期以手觸之按之如冰者在此種人之皮膚異常溫燥不覺其冷人若具此體格最宜防成肺病

(三)因於年齡之肺癆　男女易發是症之度爲春情發動期卽二十歲未滿之頃也故持子者尤爲注意如若過此以往在三十歲以下之時而爲七情六淫所感者尤不可不慎焉

(四)因於各種病症之肺癆　氣分先虛風邪外湊種種病症由此而起其初因肺炎氣管枝炎世俗所謂傷風欬嗽而轉爲癆症者雖或不多見之然而發炎既久漸入氣管之底變成結核肺被戕賊潰爛叢生强壯者亦可有之血弱者自然易起凡此之類成症最速其死亦快他如出痳痘瘡疔毒氣喘瘰癧嗆欬不能如

舌鑑辨正

傷寒舌鑑一書久已膾炙人口此辨正書爲茂名梁特巖先生作由陶制軍公子霖廉部郎[illegible]錄於蘭州節署凡三閱月而竟與舌鑑原書迥然不同而可補正原書之紕繆爲醫家診治之秘笈憑此驗舌於表裏寒熱虛實各症可以對

法治愈者。亦所以成肺癆之因。然此為外來之天氣所感非人力之所可預防。嘗觀虛弱之人。失其保護健康之道。在男子則房勞手淫。辛苦勞倦。在婦女則小產血崩。或產後失調。或乳哺嬰兒太久。或因表瀉而流血。或因歛濇而閉經。或因月經之不調。或因帶下之連綿。症雖不屬於肺經要亦不離乎癆怯。蓋一則因身體衰弱各臟之功用已盡。一則因肺先受病積血為之發炎起病。固不因於一端。病勢實同歸於一致。但成症之初傷風或有或無不可執一而論也

（五）由因於出洋游學之肺癆　近頃肺癆之多。言之令人痛心。於學生尤甚。凡出洋無事不歸國者。或因於思家之念切。或因於憂國之心深。卽業成而歸者。或因於跋涉之過勞。或因於抱學之不用。由此積勞成怨。積怨生憂。憂慮傷心。肺病易起。歷觀生命保險者之死亡表。罹是病而死者最多。明治三十一年。東京十五區八郡之患肺癆者。死亡統計。其數為千五百人。然職此之故。非所以阻學生向學之心。實所以為學生明預防之法。明治三十二年。文部省會第三十號頒行學校

傳染病預防法。其第一條。卽爲學校首宜預防之傳染病。第一類之肺癆是也。是病。不問教員。諸士有患之者。其父母恐宜告知。以求相當之治法。

（六）因於工藝之肺癆　造作工藝之所日受烟塵穢雜各種有毒之氣。令人掩鼻不可。嚮爾而且。感寒。受熱。汲汲焉。有不可終日之勢。如或造烟之人。其烟灰吸人氣管。久則令氣管與肺並炎。又做針工人。石匠。作螺螄紐子之工人。磨坊舂米工人。常吸入細微之物。惹動有毒之氣。皆可起此症也。又有鋼器埠工匠。因鋼塵飛揚。呼吸入肺。多有肺經腐爛者。先起於肺。生細菌也。

（七）因於運動不宜之肺癆　寂坐。固易生愁。過勞。亦易傷力。兒童讀書。無功常爲。其精神之不足。日暮勤工。不輟。未免爲氣血之凝滯。曲腰鞠氣。本有碍於肺經。惑志動心。尤爲人所切戒。故一動一作。防範當嚴。凡憂鬱激怒。思慮過度。無非成症之媒。而好色手淫。邪慾失志。皆起癆怯之藪焉。

（八）因於食物不合之肺癆　食物貴乎精潔。饑飽尤宜留心。如或飲酒無度。海

每張　一板

第八十九期

（大清郵政局特准掛號認爲新聞紙類）

光緒三十四年六月望日第八十九期

醫學報

每月兩期

上海平街中書代發

本館開設上海英大馬路西首德仁里一衖王問樵醫寓內

凡定八十五期至九十六期者連郵費在內列價於下

本埠	
一份以上	每份大洋二角四分
十份以上	每份大洋二角

凡豪訂購本報例以半年起碼

如由本館封寄另加郵費六分

外埠	
一份	計售大洋三角六分
二份以上	每份大洋三角
十份以上	每份大洋二角六分

補報價目表

期數	埠	價
一至二十四	本埠	一
	外埠	一
二十五至四十八	本埠	七角
	外埠	八角
四十九至七十二	本埠	四角
	外埠	五角
七十三至八十四	本埠	二角
	外埠	三

售大洋二分外埠另定價目

各埠代派處

日本　東京成城學校徐季蓀先生　八番尾山旅館厲家福先生

漢口　華景街新慶里李夢芳先生　教練所馮滌齋先生

蘇州　葑門滾繡巷東劍魂先生　又金獅巷東口朱讓卿先生　滄浪亭高等學堂　吉由巷醫學公社　閶門外落地捐局鄒景叔先生

寗波　湖西花園弄邵家大廳王蓋臣先生　浮橋兩等小學校

杭州　忠清里柏子巷口謝旦初先生　湧金門直街紫城巷醫學校杜同甲先生　仁和縣署官醫林劍冶先生　車駕橋行臺東翰林第陳通甫　惠興女學校貴中權先生　湖墅寶泰米行魏子祥

楊州　左旗亭東立達小學校　東臺聚東門吉記

山東　泰安府城內韓氏小學校　門裡裕後堂王紉齋先生　諸城縣東小門內李少航先生　又南　袞州府嶧縣城牌坊街陳廉卿先生

廣東　省城西關黎崇正草堂　新寧縣浮石高等學堂

山西　太原府上馬街醫學館　周雪樵先生

河南　開封府西街全省師範學堂　沙市江瀆觀錢聚大雜貨號

常州　打索巷慶和錢莊　元興泰和堂藥號　打鐵巷學生會　又鴻源信局　又恒仁裕衣莊　常熟南門外石遜步橋丁樸存先生

太倉　城內賓秧橋繆蘅甫先生　又醫學會吳仲蘭先生

香港　上環乍畏街濟生堂藥材行　曹錫疇先生

湖北　荊州城內大街戴和之先生　沙洋天主堂彭玉田先生

紹興　寶珠橋何廉臣先生　王衙弄口孫瑞生彩蛋坊孫夢蘭先生　城內各報代派處周德君先生　餘姚轉民坎墩鄭邑穀先生

鎮江　廣安祥號內羅蓉卿先生　丹陽西門大街謝克臣先生

福建　福州南台中洲街中英藥房　海州板浦鎮尚志學堂

江西　南昌醫學堂　吉安府　鹽碼頭五洲大藥房

廣州　第七甫廿七號寶芝園藥號　沙基橋中天大藥房

松江　呂巷錢杏蓀先生　西門外　興祿茶食號　張堰何廣大

北京　梁家園醫學研究會　天津日日新聞報館

南京　南門白酒坊濮鳳　城內二道高井南

湖州　長興東魚巷口朱　所前街傅稱雲先

汕頭　潮安街仁盛號吳　青州施醫院令因

陝西　商南縣署常克仁　省城內保吉巷張

安慶　建德縣三里街天　又仰家橋洪文會

安徽　巢縣炯煬祖樹印　徽州府歙縣勸學

蕪湖　洋橋南晉康公司　黃錫猷先生

無錫　北門外吊橋下　東河頭許宅鄒

嘉定　南門內沈家弄　西門外太元澄

新定告白刊例

本報近來愈推愈廣以一面印報一面印告白告白以關於醫藥及書籍為限定價第一期每字五釐期每字三厘第七期起每字二厘半長短均以一百字起碼多則以十字遞加木截照算如登常年至百字統年五元刊費均叨先惠逾千者另議

本館代售醫書

名醫萬方類編洋四元〇人體解剖生理圖洋二元四角〇中西醫學羣書洋一元五角〇徐靈胎十六種洋一元二角〇全體闡微洋一元〇太醫院程文洋七角〇素問氣運淺說洋一角〇舌鑑辨正洋三角〇肺病問答洋三角〇竹氏產婆學洋六角〇自用電氣療法新編洋七角

代售各種靈藥

滅臭聖藥每罐小洋三角〇蔡製女科戒烟丸每匣大洋七角〇又婦女療虛藥汁每瓶價銀二元〇又女科調經末藥每服小洋二角〇三黃寶蠟丸大丸每粒三角小丸每粒一角〇許製定痛靈丹每瓶小洋三角〇又遺精必效丹每瓶價銀一元〇又加料五寶丹每匣價銀二元〇黃製天然戒烟丸每瓶價銀一元每打十元〇又艾羅補腦汁每瓶價銀二元四角每打念四元〇江陰醫會求本戒烟丸甲丸定價大洋五角其餘乙丙等丸皆定價大洋一元

本報續印九十六期全份醫學報分裝四部共十六冊出售預約劵約期取書祇收半價廣告

本館疊接各埠代派處來函皆以本報發行以來歡迎頗衆海內醫家因未窺全豹於心未愜爭欲訂購全份醫報囑本館續印訂書定價出售以慰海內醫家之望云本報承諸君痂嗜亟應遵辦特因言之匪艱行之維艱預算排印裝訂非千金不辦設不再版無以饜閱者之心如慮遵辦則力有不逮故由同人思得一兩全之法一面籌集資本將全份醫報用上等白光厚紙一律翻印分釘四大部一年一部每部分裝四冊售銀一元五角全份四部減售八折一面出售預約劵以百號爲率每號祇收半價扣實價銀三元號滿停售購者從速該報准九月底先出(一至四十八)兩部至年底續出(四十九至九十六)兩部)凡購有預約劵者槪分兩期取書不再找價外埠計加二次郵費洋六角無劵者統照定價出售例不減讓以昭核實本館劵印無多轉瞬售罄欲購全份者請速惠訂爲盼此佈

敬請醫藥兩界諸君子均鑒

本報取名醫學以探討病原講求藥性爲宗旨醫藥界兩各有應盡之義務本不得以他報比例也計周君雪樵創辦此報迄今已逾四載因經費困難幾成中輟之勢同人等忝爲醫界一分子特不辭譾陋代籌推廣辦法爲持久

辦此報迄今已逾四載因經費困難幾成中輟之勢同人等忝爲醫界一分子特不辭譾陋代籌推廣辦法爲持久之計惟經費一項不得不求助於醫藥兩界如諸君子有願月助經費半兩元者卽爲本報之贊助員或慨助鉅資者當推爲本報之名譽贊助員以後擬逐將贊助諸君之事蹟功名詳細編登本報以誌欽佩俟後經費稍裕卽當將本報改爲每月六期延訂訪員專訪醫林軼事選登各埠醫學堂課藝以餉後學進步之遲速卽以經費之盈絀衡之異日效願可期亦皆諸君贊助之力也其令名盛德當與本報同垂不朽矣謹爇香禱祝以俟

本報招登醫界一覽表啟

滬上醫家鱗次櫛比指請者祇聞其名未見其人每多誤投之弊更有不知其寓所尋訪終日而卒不獲運請者其貽誤良非淺鮮焉本報有鑒於此特於八十一期起創列一醫界一覽表調查本埠各醫生姓名住址暨專治何科所定門診出診規例一一詳登表內俾病家按圖而索不再致誤投之弊每人每月計取刊費四角列雙行者加半願列者請詳細開列清單併蓋印鑑名圖記飭人寄交本報下期卽照登不誤列表後按期飭送本報一份俾資考證

上海醫會通訊員　兼辦醫學報事務

○○○○○○○○○○○○○○

○○王問樵儒理男婦大方脈○○

○○○○○○○○○○○○○○

鄙人向在壽康里行醫有年茲承周雪樵君委辦醫學報事宜因原址不敷辦公特將本醫寓暨該報館一併遷至英大馬路五雲日昇樓西首德仁里一弄第四家特此廣告

上海振弱齋三才戒煙丸

此藥戒烟最爲穩妥經驗多人口碑載道名天地人三才分三匣爲一套除癮一錢可服六個足月烟癮盡除毫無流弊每套售洋元三朔望九扣餘詳仿單王道戒烟以此爲最願有志者注意試之

發行所在上海四馬路直西觀盛里七十三號　祝蘭舫　崔吟梅謹白

竹氏產婆學

每部六角上海棋盤街文明書局科學書局中國圖書公司英大馬路德仁里醫學報館均有出售

門人夏應堂廣告

金陵許菊泉夫子因病停診倏經三載茲幸全愈現寓英大馬路五雲日昇樓西首德仁里一弄醫學報館內照常應診恐病家或未週知特此奉告

廣告　上海巡警總局官醫龔澤之男婦內外方脈

寓二馬路跑馬廳安康里北弄　號房具

如有局中局外延診者請至該處可也午後三點鐘出診

新購置中東新醫書及各種標本模型俾會友研究學術以增長醫科之新智識故於六月望

○○○中國醫學會通[illegible]○無從咨訪可檢閱報中會友題名錄及所撰論[illegible]醫[illegible]
○○○○○○○○○○○○之多寡俟選定再行報告總期各會友一視同仁堅[illegible]

中國醫學會簡章

一 命名　中國醫學會曰中國者言不限於一隅也

二 會所　暫以醫學報館爲本會事務所

三 緣起　本會之設有二因焉其一以醫家診事較忙不能尅期至會從容研究會羣其心而不羣其身交換其智識而不浪擲其光陰凡內地各州各府千[illegible]可入會其二因年來各地醫會漸多但皆限於一隅故欲聯絡各會成一醫[illegible]

四 區域　凡衛生學生理學全體學病理學診斷學方藥學及一切格致物理[illegible]物學之有關醫學者皆爲會員所研究之事

五 宗旨　改良醫學博採東西國醫理發明新理新治法　收集思廣益之

六 會費　本會延書記一人專司會內一切事務凡入會者每人每年捐銀一元費有能多捐者尤佳第一次會費於入會時先繳以後收繳會費隨時登報[illegible]

七 會友資格　一凡有志醫學不論已未行醫均可入會　二婦科產科兒科內傷科藥學針灸理化等宜各專一學或兼通數門　三願入會者請將姓氏年住址宗旨及會費郵寄即行登報爲入會之憑倘有遷徙宜告知事務所俟本後當公舉會長一人評議員若干人

八 會友義務　一宜力任改良醫學事　二會友有疑問各就所知以答　三如及秘方驗方等宣之於衆　三會友議論盡可辨難務求攻理但不得任意衛讕罵致傷團體　四醫報爲會友交通之輪電公共之產業若會友學識優長以著作俾得精湛家資富裕者宜助以財力俾可廓充交游宏廣者宜任以勤推廣

九 會友權利　一會友互相通問苦於不知住址者可由事務所代爲轉寄　二疑問可爲登報徵醫林之偉論　三報中另闢會友心得錄專載會友之著作案等若會外有來稿須儘會友先登　四會友須購東西醫器具及新出醫書所可以代勞　五會友有刊印報書本館可以寄售　六會友有委託之件本

(禮拜一)　(中國醫學會廣告)

人力能爲之者皆可應命

十、章程

此章程係一人所擬必經全體會員公決方爲定章如有意見各異或應增應刪各條均可隨時辨論更改以期盡善若不加辨論者卽爲允許須各

會友題名錄　以入會先後爲序

名	字	籍	職銜	通信處
周維翰	雪樵	常州陽湖	廩貢生	山西太原府上馬街醫學館
朱恩華	雅南	甯國府旌德		楊州古旗亭東立達小學校
孫吉熊	夢蘭	紹興	廩生	王衙弄口孫瑞生彩蛋坊
魏壽彭	天柱	紹興會稽	監生	斗門鎮
周服聖	伏生	紹興山陰	附生	安昌鎮葆豫堂藥店
曹昌	錫疇	廣州新安		香港登龍洲託上環濟生堂
沈寶枬	莘農	鎮江溧陽	雜職	湖州和平鎮客民
褚召葰	頤庵	蘇州元和	附縣丞	上海西門外馬家橋江蘇[illegible]
袁章和	堯官	揚州興化	附貢生	泰屬丁溪併場小海祥記[illegible]
韓澄	靖盦	杭州仁和		杭州寶善橋青龍街
錢祖繩	杏蓀	松江婁縣	雲騎尉	金山縣呂巷鎮
李惟藩	嘯	湖州南潯	附生	嘉興北門外塘灣奐源盛[illegible]
朱獻廷	讓卿	嘉興海鹽	附生	心橋堍
高汝賢	德生	紹興會稽		東鄉樊川學堂
謝光昱	日初	紹興蕭山	佾生	杭州忠清大街柏子巷口
林大夔	先耕	蘇州元和	附生	吉由巷醫學公社
謝光煦	桂	嘉興石門		
兪本立	道生	松江金山	直州同	干巷鎮
馮銘	箴若	常州江陰	歲貢生訓導	布政坊巷醫學研究會

則本會庶能爲社友盡義務焉耑此佈聞伏希公鑒

此書體植

姓名	字	籍貫	出身	住址
沈乾照	韻濤	泗州		寶應小南門內
黃歧	鎬京	紹興蕭山		臨浦鎮
黃元吉	文生	紹興蕭山	監生	
黃承禧	端如	太倉崇明	附生	海門滿洋沙聚星鎮東南禮安堂
秦福基	第花	湖州烏程	附貢生	蘇州婁門內傳芳巷
薛正祥	端雲	揚州泰州	監生	北門外清化橋河西北首
陳奎堂	永璣	紹興山陰	監生	上海大東門外元成藥材行
詹鴻恩	大來	揚州東台	監生	何埰場柿軒巷
曾達理	洞天	安慶懷寧		平望九華寺
繆祖善	厚傳	蘇州吳縣		閶邱坊巷
傅嚴	稗雲	湖州		所前街
余驚振	彩軒	徽州婺源		崇明
汪開宗	蠡耕	徽州婺源	附貢生	
江福鱗	玉卿	徽州婺源	職員師範生	
陳驚	振虞	崧江金山	附生	松隱鎮
戚衛生	根孚	松江華亭		亭林鎮
錢榮光	詢芳	常州江陰	訓導	
王景華	士翹	蘇州新陽		常熟南門外君子居
任養和	桐軒	揚州甘某		儀徵十二圩淮鹽總棧署西
金韶	惠卿	台州太平	增生	尚書坊
徐永賢	錦榮	寧波慈北		上海虹口吳淞路猛將堂弄
邱樹梧	檀蓀	廣州順德	監貢知縣	香港崇辨活人盧
殷恒懷	念萱	蘇州洞庭山		上海英大馬路後致遠街
顧景培	植卿	廣信玉山		儀徵十二圩淮鹽總棧東首

Name	Courtesy name	Native place	Qualification	Address
許丙垣	紫藩	嘉興秀水	廩貢生	新塍
屠筠	友梅	常州武進		鐵市巷圖書館
蔡鍾駿	小香	太倉寶山	附貢生	世居江灣鎮分寓老閘橋南堍
王楨	問樵	江寧上元	附生	上海英大馬路德仁里一弄
彭繩祖	伴漁	松江華亭	附生	上海四馬路直西觀盛里
汪惕予		徽州新安	附生	上海坭城橋外自新醫院
丁福保	梅先	常州無錫	廩貢生	上海英大馬路貴州路二號
許釗	菊泉	江寧上元	廩貢生	上海德仁里醫學報館
姚艮成	少蓀	浙江錢塘	道庫大使	上海新署後華興坊九弄
李鼎	少航	山東諸城		縣東小門內環山堂
周尊山		荊州江陵		沙市江瀆觀錢聚大雜貨號
王懋吉	仲蓀	鎮江金壇	廩生	丹陽門外呂坵鎮
徐德勝	宗揚	太倉嘉定	候選州同	上海英租界中旺街錢江里
廖吉人		太倉嘉定	候選縣	上海新馬路醬園弄對面
龔澤之				上海二馬路安康里北弄
徐國興	起之	太倉寶山	附生	上海老閘橋浜北
馬秉義	逢伯	太倉寶山	候選知州	上海美租界海寧路
胡德馨	則學	徽州歙縣	候選縣	上海西門外湖山羊認捐局

敬啟者本會承海內諸名醫輸貲入會成立有年第今歲以來間有尚未蒙續交會費訂購醫報者其殆事冗未及置念耶倘荷始終贊成請迅將會費續繳幷訂閱醫報以通聲氣而續前盟本會實所盼禱焉敬候

台命乞即　示覆爲感此請

諸同社先生惠鑒

本會事務所書記員謹告

光緒三十

本報贊助諸員題名錄

姓名		籍貫	通信處
王問樵君	○	上元	英大馬路西德仁里
許菊泉君	○	江甯	同上醫學報館內
彭件漁君	○	松江	四馬路直西觀盛里
徐宗揚君		嘉定	英界中旺街錢江里
唐乃安君	○	上海	棋盤街中英大藥房
汪惕予君		新安	英大馬路北貴州路
黃楚九君		甯波	三馬路中法大藥房
席裕麒君	○	洞庭	英大馬路中西甯康里
呂靜齋君		江西	三馬路勒威大藥房
王子俊君		紹興	鐵大橋堍王泰生號

姓名		籍貫	通信處
丁福保君		無錫	愛文義路自
殷念萱君		洞庭	英大馬路後
胡夢橋君	○	寶山	外虹口正豐
馬逢伯君	○	寶山	美界海甯路
徐起之君		寶山	老閘橋北浜
徐少圃君	○	寶山	白大橋北朝
徐小圃君	○	寶山	乍浦路三元
姚艮成君	○	泉唐	新衙門後華
朱子琴君		上海	老北門內穿
陳竹村君		上海	新北門內舊

右錄以先後爲序不論醫界藥界凡願擔承義務及月助經費兩元者皆爲本

助員除已排登姓氏外尚擬續將諸員之事蹟功名詳細編登本報以誌欽佩

費敬於尊名下加○爲誌

醫界一覽表

英界

		專	醫例	寓所
王問樵○	江灣蔡小香傳 本報總理員	精理內科	門診四角出診一元	大馬路西首仝安茶號德仁里一弄第四
許菊泉○	金陵人壽田子 本報贊助員	內外科	門診五角出診二元 路遠照加拔早另議	同上即醫報學館
彭伴漁○	松江人 本報協理員	精理內科	門診五角出診一元	四馬路直西觀成
徐宗揚○	嘉定人 本報贊助員	外症傷科	門診一元接骨面議 出診四元路遠酌加	中旺街錢江里
汪惕予○	自新醫院校長 本報贊助員	西醫	另有細章	大馬路北貴州
唐乃安○	上海人 本報贊助員	西醫	另有細章	棋盤街中英大
殷念萱	洞庭人 本報贊助員	內科	門診不計出診一元	大馬路後致遠
王子俊○	紹興山陰人 本報贊助員	內科	不計	鐵大橋王泰生
高長順	常州人	牙科	另有細章	大馬路西壽康
毛炳煥○	寗波人	痲瘄內科	門診三角出診一元	大馬路北勞合
傅春波	南京人	針科	門診一元一角貧病不計 出診四元四角遠者遞加	新閘大街仁濟
任際運	無錫人	內外科	門診內科四角外科六角 出診內科一元外科二元	市浜橋同春染
劉春蓀	浙江人	西法牙科	另有細章	盆湯弄愛華藥
江蔭薌○	蘇州人	內科	門診四角出診一元	盆湯弄北高陽
陶佐卿	金陵人	內外科	門診內五角外一元出診 英界二元美法界四元	大馬路五福弄
壽鏡澄	寶山人	內外科	門診四角出診二元	北石路新昌里
陳星階	陽湖人	內幼科	門診四角出診一元	北石路新昌里
戴少甫	蘇州人杏堂孫	內外科	門診三角出診一元	大馬路香粉弄
顧渭川	盂河人	內科	門診五角出診二元	大馬路南香粉

姓名	籍貫	科目	診金	住址
徐小圃○	江灣人杏圃次子 本報贊助員	內外幼科	門診三角出診一元	虹口乍浦路三元宮前
徐起之	江灣人 本報贊助員	幼科	門診四角出診一元	老閘橋浜北
馬逢伯○	江灣人 本報贊助員	內外喉科	門診五角出診二元	海甯路新造洋房內
姚艮成○	泉唐人 本報贊助員	內外喉科毒門	門診四角出診一元美英洋各兩元	新衙門後華興坊九弄
虞寶甫○	蛟川人	內幼科	仍照舊例	文監師路德榮里三弄
張頌清	上海人	女科	門診四角出診一元	中虹橋東堍老三官堂
黃杏卿○	江蘇人	內科	門診三角出診一元	中虹橋直東新三官堂
周漢三	上海人	內外科	門診三角出診六角	新三官堂成順里
王仲康○	上海人	幼痘科	門診四角出診一元	裏虹口泰山堂藥號
金福山○	上海人	外傷科	門診四角出診一元	虹口乍浦路定安坊內
倪銘三	無錫人	內幼科	門診四角出診一元	吳淞路長源里
徐沁閣	甯波人	內外毒門	門診內外兒科四八五角	穿虹浜同福里西六弄
顧少山	川沙人	外科	門診不計出診一元	白大橋北仁智里二弄
朱堯臣○	餘姚人	內外幼科	門診四角出診二元	天后宮後面成大弄內
陸挺芝○	浦東人	外科喉症	照例	成大弄內悅來棧
楊季明	嘉定人	內外科	門診四角出診一元	天后宮北寶順里七弄
施仲芳○	松江人	西法牙科	另有細章	天后宮育文書局隔壁
張菊池	松江人	內科四時針灸 咽喉花柳毒門	醫金面議	天后宮北育文書局後
何蓉舫	餘姚人	內科	門診不計出診一元	鐵馬路鴻興里內
徐芝山	甯波人	外科毒門	門診三角出診五角	盆湯弄泰安里九弄口

姓名	籍貫	科目	診費	住址
吳介臣	莫釐人	精理男女兒科 包醫喉眼毒門	門診內科三角每[illegible]角出診一元二角常種牛痘	[illegible]山對門[illegible]安里十一弄口
黃杏林	蘇州人	內外科	不計	北福建路中市
孔吉甫	嘉定人	內外四時針灸 包醫花柳毒門	門診三角出診一元 法界二元拔早加倍	老垃圾橋北慎餘南里
張芳坪	浦東人	內婦幼科	門診四角出診壹元	新衙門照墻前
余寶卿	南匯人	咽喉外科針灸	門診不計	愛而近路三百廿三號
鄒炳奎	江蘇人	驚痧瘋科針灸 包醫猪羊癲風	門診不計包醫面議	愛而近路北高壽里 二弄第六家
趙葆春	山東歷城人	內外喉科	門診三角出診一元	承業里三弄
胡煒臣	武進人	內外科	門診不計出診一元	虹口火車站南存厚里
吳金彪	海門人	幼針科	門診三角出診二元	吳淞路猛將弄長安里
楊松煥	廣東南海人	內外眼科	門診二角出診一元	虹口新興里大街南首
唐梅村	廣東三水人	內外眼科	門診不計出診一元	虹口多壽里第二家
盧竹脩	廣東人	外科毒門	不計	虹口武昌里東首
唐月昇	廣東香山縣 邪洲人	腐爛頸癧內外 痔瘡小腸疝	不計	武昌路德和堂藥舖
莫如龍	廣東番禺人	內外傷科	門診四角出診一元	頭壩路德意里內
李香生	廣東人	內科	不計	三元宮對面巷內
邱懋榮	廣東河源人	內外科	門診四角出診一元	青雲里大街
梁舟屏	廣東新會人	內科	門診四角出診一元	青雲里
程雪門	廣東人	胎前產後痧痘驚風 咳嗽吐血癱瘓喘氣	門診四角 出診一元	青雲里東弄
張方流	廣東人	內幼科	門診四角出診一元	青雲里二弄十四號廠
崔礪山	廣東番禺人	內科痘疹	不計	青雲里四弄 午後在元濟善堂贈醫
許鼎臣	廣東南海人	內外女眼科 脚症痘疹	不計	四川路聚賢里
李聲南	廣東順德人	內外幼科	門診四角出診二元	北四川路仁智里十弄

華界

姓名	籍貫	科目	診例	寓址
[illegible]	[illegible]	內外科	門診三角出診[illegible]	大馬路北[illegible]
劉松雲	四川人	內　外科	不計	大馬路北恒豐
錢榮桂	越郡人	精理痧症	門診四角出診面議	中旺街廣濟[illegible]
陸慕君	川沙莊貴嚴傳	幼科	門診四角出診一元	中旺街樂善里
凌永言	湖州人嘉六子 江灣徐振山婿	兒女內科	門診五角 有久遠來一元 出診另有細章 貧病送診	中旺街樂善里
李幹卿	無錫人	內外喉科	門診四角出診一元	中旺街鳳鳴里
胡莼香	平湖人	外科毒門	門診四角包醫面議	二馬路西首誦
許麗川	金陵人	內外毒門	門診三角出診六角	望平街南司慶
吳秉璋	蘇州人	內外喉科	門診三角出診六角	三馬路鼎泰綢
宋鏡澄	松江人 紫槎長子	眼科	門診四角出診一元	三馬路何福祥
張芹孫	嘉善人	內外科	門診四角出診元二	三馬路曲江里
周惟明	寧波人 一堂子	眼科	門診五角出診一元	三馬路鼎豐里
華竹留	蘇州人	內女科	門診四角出診一元	三馬路富春里
張靜蓮	青浦人	內幼科	門診五角出診二元	英大馬路虹廟
張九皋	青浦人	內外眼科	門診四角出診照例	四馬路小花園
張濟清	常州人	內科	門診四角出診一元	四馬路三山會
殷秋江	上海人	內外喉科	門診四角出診一元	四馬路直西觀
金子康	蘇州人	內外科	門診四角出診二元	四馬路會香里
張烺齋	揚州人	內外眼科	門診四角出診一元	五馬路寶善街
張康民	平江人	驚痧 外科毒門	不計	六馬路東安里
朱臣伯	東山人	內外 喉科毒門	門診三角出診五角	六馬路西吉慶
王貽孫	湖州人	內科	門診不計出診一元	常廣六馬路仁壽里 分寓老北門內侯家
王雨香	江蘇人	外科毒門	門診一元出診四元	六馬路直西懷德堂 兼售毒門丸散

醫界一覽表

姓名籍貫	專科	醫例	寓所
袁依琴○奉賢人	內外科	門診四角出診一元	馬立司馬德南里
沙靜淵 鎮海人	內科	門診五角出診二元	甯波路隆慶里內
蔡小香○江灣人硯香子 本報贊成員	女科	門診五角六角 出診二元四元	老閘萬福樓後[illegible]
郁少甫○上海人	內科	門診四角出診一元	老閘橋南北京路
林丹山 甯波人	內科	門診四角出診一元	偸鷄橋南德豐里
錢秀頌 太倉人	內科	門診四角出診一元	廈門路德豐北里

法界

姓名籍貫	專科	醫例	寓所
巫錦山○孟河人	內外科	門診四角出診一元	老北門外布莊街
舒春林○甯波人鄭龍章甥	女科	門診四角出診二元、	鄭家木橋南埦
張美堂○甯波人	咽喉男婦兒科	門診兩角出診六角	鄭家木橋直街
汪竹晨○紹興人	內外毒門	門診三角出診一元	鄭家木橋直街
張柳康○上海人	內外科	門診四角出診二元	桒市街寶裕里
周鳳儀 甯波人	眼科	另有細章	桒市街中市
李鴻炳 江蘇人	咽喉外科毒門	門診不計出診一元	法界東新橋寶
周仲蕘○蘇州人	內科	門診四角出診一元	東新橋沿馬路
費谷順 松陵人	女喉科	門診四角出診法界一元 美界三元英界城內二元	西興橋鴻源里
張桐伯 江蘇人	內外科	不計	八仙橋西首樹

美界

姓名籍貫	專科	醫例	寓所
胡夢橋○大場人 本報贊助員	內科	門診三角出診一元	虹口正豐街義
徐少圃○江灣人杏圃長子 本報贊助員	內外幼科	門診三角出診一元	老白大橋埦胡

[illegible]本報贊助員	[illegible]科	門診[illegible]出診[illegible]	老北門[illegible]街
陳竹村 上海人 本報贊助員	內外科	另有細章	新北門內舊教場
黃粹甫〇上海人	內外科	門診內科三角 外科四角	老北門內穿心街中 下午英界方板橋三新里
蔡道生〇江蘇人	喉症外科	門診四角出診城內一元英界二元美界三元	新北門內七星井東首
鮑國香 上海人	外科毒門	門診五角出診一元	新北門內張新街
許春山〇菊泉子金陵人	內外科	門診三角出診不計	新北門內老街
朱明德 南滙朱雲山傳	眼科	門診三角出診一元	新北門內廣福寺東首
莊香孫〇上海人	胎產全科	門診四角出診壹元	淘沙場高坭墩澄清里
沈友良 珠街閣	內外科	門診四角出診一元	邑廟西首王醫馬弄
沈心田〇上海人	內外科	門診二角出診四角 城外一元路遠酌加	邑廟西首 下午分寓六馬路新仁壽里
蔡鏡梅〇上海人	內外科	門診輕二角重四角	邑廟西首陳家棋杆內
陳心田〇紹興人	牙科	另有細章	邑廟文昌殿內
王友蘭 鎮江人	內外科	門診二角出診半元	畫錦牌樓薛弄中
許靄春〇上海人	內科	門診送診出診一元	花草浜有餘里
鄒桐封 江蘇人	內科	門診二角出診四角	小東門內梧桐弄
呂潤之〇上海人	內科	門診三角出診五角	小東門內梧桐弄
楊味吟〇上海人	內科	門診二角出診半元租界一元	小東門內天官牌樓
王梓華〇上海人	內科	門診三角出診一元	小東門內四牌樓中
薛寶琦〇上海人	幼科推拿	門診三角出診六角	縣前場水橋電燈東弄
陶寅東〇曙城人	內外科	照常	大東門內火神廟東首
耿湘坡〇上海人	幼科	門診三角出診一元	火神廟西首
項梅孫〇上海人	幼科	不計	大東門內中唐家弄
張慶平〇上海人	內外科	門診三角出診一元	道前街水仙宮隔壁
金品三〇秉之子松江人	精理內科	另有細章	城內彩衣街 下午分寓拋球場掃葉山房

汪松蟾		南滙人	內科	不計	大東門外電燈公司後
金三餘	○	上海人	精理眼科	不計	大東門內西姚家弄
徐楚材		蘇州曹滄洲傳	內喉科	診資不計出診免轎	大東門外吳界弄口
陳杏如		姑蘇張筱林傳	內外喉科	門診三角出診六角	大東門外麻粽公所
周湘淵	○	川沙人	內科	門診四角出診一元	大東門外如意街東首
陸衡心		浦東人	針科	不計	外鹹瓜街古雲臺內
倪武洲	○	通州人	傷科毒門	不計	十六舖內協興街九號
王國香		江蘇人	毒門	另有細章	十六舖內協興街街內
沈竹君		浦東顧蘭蓀傳	喉科	不計	新碼頭永安里
趙步青		浦東人	外科	不計	新碼頭永安里
胡百澄		上海人	內科	不計	生義弄內安順里
朱問夷		湖州人	內科	不計	商船公局
曾子友		上海人	婦幼喉科	門診三角出診一元	董家渡梅家弄
顧雨田	○	滙人	幼科	門診三角出診一元	董家渡梅家弄
劉道安		廬州合肥人	內科	門診二角出診不計	小南門外南倉街
鄭端甫	○	上海人	內科	門診四角出診一元	小南門外南倉街
金竹香	○	上海人	痧痘內外喉科	不計	西門內大街翁家弄口
王叔和	○	川沙人	幼科	不計	西門大街石皮弄東口
胡德馨	○	徽州人	內科	門診五角出診壹元	西門外湖山羊認捐局
胡復初	○	江西人	眼科	門診三角出診一元	西門外泰亨里

右表以一年為期每名每月計取刊費洋四角列雙行者加半刊費已繳者除給收條外又於尊名下加○為誌以昭核實

會友題名錄

會費收訖

王懋吉字仲蓀年三十五歲金壇縣學廩生住丹陽門外呂坵鎮因痛醫學腐敗生命可危特發憤讀父遺書兼購新醫書數種昕夕瀏覽以繼父志并願購閱醫學報以廣衛生之見識亦醫林後起之秀也爰泚筆記之

來函選錄

久欽　山斗緣隔關河願切識荆術思附蔭恭維著祺履祉動定逾恒頌禱無量弟不學無術每念慎疾爲聖賢所切戒衛生尤中外之普通故於平居時涉獵羣書抱拯急扶危之理想初及於親朋繼推夫社會者已閱有年正月間因貴報推闡醫理頗有價値故備資預訂歷蒙按期照寄感何可言（中畧）貴報例章尚有每月出資弍元許爲贊助弟學識謭陋何敢擔此資格惟望醫界發達首在經濟充餘故謹遵定例勉効棉力寄奉英洋兩元作爲本月捐需以後弟僑寓滬濱請尊處屆期飭人續收可也肅泐敬請　台安　愚小弟姚艮成頓首　五月十一日

攷香椽香欒佛手類同異種性苦辛酸理氣止嘔健脾消食快膈化痰醫家用之最廣獨不知苦辛之品久服傷胃反動肝氣近來藥肆配售鮮佛手一味不分閩廣地道服之更無益處若論斯痰主治莫似代代花芳香醒脾理氣化痰並無劣性氣味方中略用幾分甚屬相宜蓋代代本艸爲香欒夏初生白花今人焙乾拌茶葉常服辟穢加殮洵佳品也乞登醫學報以告同人爲幸　知愚軒主人謹頓首拜稿

醫學報館諸位先生鑒昨閱　貴報我道不孤一則以鄙人創議上海醫報昌明醫學鼎足成三荷蒙表揚愧感交集第上海醫報係醫會同人發起組織而成其間擔任筆墨及經理一切約有百餘人緣皆道况匆忙不克專司其事故輪流主任每期以十人分任各職而下期亦必更調鄙人學淺才疎安敢稍參末議且蝟務紛紜何暇及此不過偶有著作附其驥尾而已今以衆人之創舉成一己之隆名非但於心不安抑且無以對創議諸君也請即更正曷勝感禱肅此敬頌

蓁安維照不具　顧賓秋頓首六月初二日

成

裕麒先生洞庭人也姓席氏爲東山望族累世簪纓　先生童年天資敏捷胸羅全史筆掃千軍而於仕途視若浮雲競競焉以濟世爲懷遂遊學日本畢業於醫校每念同胞罹此鴉片烟之害未嘗不三

日嘆而流涕也因立誓曰若不蕩盡烟魔終身不歸故土適得關滕名醫爲之贊助覺羅奇書研究此理

事草可謂天從人願矣近來嗜烟同胞受益匪淺先生且以經理白餅不善謀名更足徵實心濟世僕之
鄉人服此亞支奶脫離黑籍者日衆爰贈一額當不啻焚香膜拜爲國民也謹序
前都察院左都御史趙餋廉題贈

藥

醫學源流考（再續）

其治病無不精切周到無一毫遊移舛錯之處實能洞見本源審察毫末故所投必效如桴鼓之相應誠醫方之經也惜其所載諸病未能全備未知有殘缺與否然諸大症之綱領亦已粗具後之學者。以此爲經。而參考推廣之。已思過半矣。衞沉仲景弟子。著小兒顱顖經二卷。漢魏華陀。字元化、沛國譙人。針灸湯丸應手取效刳腹湔腸神怪百端著中藏經二卷。內服圖說。其遺意也。魏吳普廣陵人。元化弟子。著吳氏本草一卷。李當之。元化弟子。著李氏藥錄。西晉有王叔和高平人。編次傷寒論。金匱要略。雖有所顚倒。二書實賴以傳。亦可爲仲景之功臣也。又着脈經十卷。明三部九候辨人迎氣口分門別類條分縷析其原亦本內經而漢以後之說一無所遺匯集學言使後世有所考見亦不可少之作也奈何高陽生以僞訣竊名。貽禍蒼生耶。皇甫謐字士安。號元晏先生。撰甲乙經八卷。獨杼微、妙直接軒岐精稿可徵曠越前古。葛洪字稚川。號抱朴子。句容人。著肘後備急方八卷、神仙傳、載董奉之杏林。蘇仙公之橘井。此醫之仙著也。東晉有范汪。字元平。着東陽方。劉宋有雷斆者。著雷公炮炙論三卷。齊有褚澄。字彥通。陽瞿人。撰褚氏遺書一卷。發氣血陰陽之奧。謂廣嗣祈男。可以必得。師尼寡婦治各不同。吐血便血戒飲寒涼。頗著卓識。至謂女人脈反於男。以心肺列於兩尺。此其謬也。梁有陶宏景。字通明。號隱居先生。秣陵人。着名醫別錄七卷。北齊有徐之才。字士茂。丹陽人。撰雷公藥對二卷。蓋黃帝時雷公所著之才增飾之耳。隋有巢元方。撰病源論五十卷。凡六十七門。一千七百二十論。論病之源條分縷析。得未曾有。然但詳風寒。不及濕熱。毋乃偏乎。楊上善以太素名家。徵休徵咎。悉於神靈。而還按內經。終無此旨。意其神於風鑑。假以託名耳。全元起內經訓解。即非字字印泥。而深心體會。已得大旨。惜其書不傳也。唐有孫思邈。京兆人。謂人命至重。貴於千金。一方濟之。德踰於此。撰千金方三十卷。脈經一卷。用意之奇。用藥之巧。亦自成一家。其論粗工禍人。至爲憤切。用心仁厚。何以加焉。許應宗。義興人。謂醫者意也。思慮精則得之。脈之候幽而難明。吾意所解。口莫能宣也。故不著書。甄權撰脈經。韋訊號慈藏。後人祀之。稱爲藥王。王冰號啓元子。師事元珠先生。官至太僕。著天元玉册三十卷。元珠密語十卷。昭明隱旨三卷。素問註解二十四卷。推運氣之微。窮經絡之理。靡有闕遺。亦一時之傑也。（未完）

辨症譯編　續第八十期稿

僧洞天譯述

⊙久頭風又名鼻齆

〇慢性鼻加答兒

●Rhinitis. Catarrhalis. Chronica.

此症概分二種、（甲）慢性鼻腔炎、

（原因及剖檢）由於急性感冒、反覆續發。腺病貧血者。亦關於本病之發生。或塵埃、吃烟。隔塞鼻之彎曲部。見該處粘膜腫脹、肥大增加、幷見組疎之紅色重症、則粘膜茸腫。生不平之顆粒狀。

（症候）鼻呼吸、及嗅味、感覺、妨害。喇叭管、及中耳、發炎。頭痛、重聽。甚至同時咽喉炎。

起反射神經症。惹起偏頭痛、眩暈。抑或有氣管枝、喘息症。同時發見。

(療法)以平流電氣燒灼其肥大部分。唯輕症、則投以硝酸銀幷腐蝕之。不必用電氣燒灼也。

(乙)慢性萎縮性鼻腔炎　(臭鼻)

(原因及剖檢)其來於小兒之潛延不明。或者、罹於急性病(痲疹等)而發。粘膜、血管、及腺質、幷骨萎縮。鼻腔非常開大。鼻甲介益細小。其分泌物、爲乾固膿性。帶綠黃色固着之痂皮。常放腐敗性臭氣。

(症候)嗅官失用。鼻腔乾燥、罄咳。時催起嘔心咳嗽。以鼻咽鏡檢查。則見患部紅色。被以痂皮。甚或生淺深不等之潰瘍。通常咽喉粘膜。亦被侵患。其臭惡均從鼻孔放出。又有中耳同時發炎者亦不少。

(療法)梅毒或結核、之一般療法。其本病局所療法。卽一開二十倍或三十倍石炭酸水。或一開五百倍或千倍昇汞水等。按時灌鼻。由此可漸奏效耳。其用藥之注意。或由鼻孔灌入。或由前方頭部。自口內。用屈形灌水器注入。其水向鼻孔流出。

最為完善。倘無屈形灌水器。即以通常水節。由鼻孔灌入亦可。但有藥液、竄入喇叭管、及中耳。由是屢招不良之結果。故人每喜用「ブラウ子」氏灌鼻法。再以硼酸、明礬等末塗布及吹入。或用百露拔兒撒讀、即秘魯脂含孕。每日交換塡塞可也。

〇處方

〇昇汞 即雙綠汞　〇、三
蒸餾水 即汽水　一〇〇、〇
右洗鼻料

〇硝酸銀　〇、五
汽水　一五、〇
右塗布料

〇撒酸 即沙先酸　〇、三
單寧酸 即炭匿酸　三、〇
硼酸　三、〇
右適宜鼻中散布及吹入料

〇鹽剝 即强鋏　五、〇
水　二〇〇、〇
右為微溫注鼻料

⊙按以上兩種鼻加答兒。中醫書、以前之急性感冒傷風症。曰虛邪賊風。陽先受之。傷於風者。上先受之。經文 病因則曰、更衣脫帽。沐浴當風。皮毛之間。卒然受邪。是為外因衣。被過厚。上焦壅熱。內熱生風。是爲內因。抑或肺家素有痰熱。復被風邪束縛。內邪不得舒洩。謂之寒暄。此表裏兩因之實症也。有平昔元氣虛弱。表腠疎鬆。稍有不謹。卽罹風邪感冒。此表裏兩因之虛症也。　治法主以桂枝湯。或小青龍湯、香蘇飲、川芎茶調散、二陳湯等。然有汗當實表。無汗當疎邪。內熱當清火。實表亦不可太補。疎邪不可太峻。清火不宜太涼。若肺虛傷風者。先當祛邪。遂卽養正。先後緩急。不可偏廢。神而用之可也。士材

於後之慢性鼻加答兒。其大意以爲肺藏位高。體脆性寒。又畏熱。鼻爲肺竅。若心肺有病。則氣息不利。丹溪　又曰鼻乃清氣出入之道。塞則氣壅熱鬱。清濁溷亂。爲鼽。爲淵。鼽者鼻流清涕熱微。淵者鼻流濁涕熱重。間有屬寒者必涕清不臭。但覺腥穢。宜辛溫塡補。禁用凉劑。但鬱熱者多。腦寒者少。須審別施治。彙補　治法多以防風湯。加羌活、薄荷、荆芥、細辛、辛夷、白芷。如內火加山梔、連翹、花粉、桔梗、元參、桑皮、或內外兼病。用雙解散。內熱過盛。用凉膈散之類。或外用山梔子存性研末。搐入

鼻中立愈。大概治病須融會貫通。不可執一知一見以爲是而自悞悞人。愼之。

（此稿已完）

中暑中熱辨　（楨）

嘗見治夏令熱症者。每每進用大順散。悞人匪淺。大順散。乃乾姜、肉桂、杏仁、甘草、散寒燥濕之藥。殊不知在天爲暑。在地爲熱。潔古曰。中熱爲陽症。爲有餘。中暑爲陰症。爲不足。經曰。脉虛身熱。得之傷暑。方書又云。靜而得之謂之中暑。動而得之謂之中熱。可見中暑者少。中熱者多。中暑者。乃納凉於靜室。大扇風車。嗜食瓜菓。致生寒症。或頭疼、身痛、惡寒、發熱、嘔吐、腹痛、四肢厥冷。中熱者。自汗、口渴、煩心、溺赤、身熱脉虛。故吳鶴臯曰。大順散。非治暑。乃治暑月飲冷受傷於脾胃耳。今人一概治中熱。豈不指鹿爲馬。中熱輕者、益元散。重者、白虎湯。其有閉暑者。內伏暑氣。而外爲風寒所閉。其頭痛、發熱、惡寒者、風寒也。口渴、煩心者。暑氣也。四味香薷飲。加荆芥、秦艽、主之。又有暑天受濕。嘔吐瀉利。發爲霍亂。此停食所致。宜分寒熱。熱者。口必渴。黃連香薷飲。

寒者。口不渴。霍香正氣散。更有乾霍亂。即熱霍亂。欲吐不吐。欲瀉不瀉。攪腸大痛。危在頃刻。急以燒鹽和陰陽水吐之。或以陳香圓煎湯更佳。俗名攪腸痧。又名烏痧脹。此係穢氣閉塞經隧。氣滯血凝。脾土壅滿。不能轉輸。失天地運行之常。則脹閉而危矣。曾於夏秋間治絞腸痧。先用陰陽水探吐。或用玉樞丹一錠。或用至寶丹三分。冷水磨服。續進二香散。即三味香薷飲。藿香正氣散合方。並用姜葱香油食鹽同搗炒熱。以布包熨其兩足。從上而下。不可間斷。免致轉筋入腹。每每獲效。況南方風氣柔弱。加以地氣濕蒸。若正氣設或有隙。則邪從口鼻而入。驟者當時即發。緩者於秋後爲患。其候也。脉滯舌膩。或微寒。或單熱。脘痞氣窒。口渴煩寃。午後更甚。天明得汗稍緩。必至兩三候外。方得全解。如元氣不支。或調理非法。不治者多。比之傷寒其熱覺緩。比之瘧疾。寒熱又不分明。其變幻與傷寒無二。其愈期反覺纏綿。若表之汗不易徹。攻之便易溏瀉。過清則肢冷嘔噦。過燥則唇齒燥裂。總之當以感症之法治之。要知伏暑爲病。非比風寒之邪一汗而解。溫熱之氣投凉即安。夫暑與濕爲熏蒸粘膩。

之邪也。最難驟愈。若治不中竅。暑熱從陽上熏而傷陰。化燥。濕邪從陰下沉而傷陽。變濁。以致神昏、耳聾、舌乾、齦白、脘痞、嘔噁、洞泄、肢冷。每多束手。竟至莫救。當宗劉河間三焦論立法。認明暑濕二氣。何者為先。其陰虛火旺者。邪歸營分為多。陽虛濕勝者。邪傷氣分為多。在氣如葉天士甘露消毒丹之類。在營如葉天士神犀丹之類。開閉逐穢。如牛黃丸至寶丹之類。至於病重症危。屬熱邪橫逆。不但人參不可輕用。而桂附乾姜。服之無不立斃。此皆述於前人所論。非臆說也。祈高明採擇焉可耳。

腸癰症

社友沈莘農來稿

沈瑞伯之婦。患少腹疼痛。屢藥不效。邀予往。診得脉數有力。少腹陣痛。偏於右邊。兩足縮不能伸。伸則少腹更痛。已七八日矣。初起惡寒發熱無汗。現身有微熱。而背陣陣惡寒。不能食。稍有嘔噁。大便不通者亦七八日矣。口渴苔淨。查閱前方。作肝氣治。用烏藥、延胡、川楝等不效。予先用補丸二粒。以通其大便。疎方用二兩散。銀花、當尾、甘草、生芪、山甲、角刺、茜草、丹皮、赤芍、等。至晚大便通。續下血膿少許。次日復用草麻油瀉之。又下四次均係血膿。痛少減。脚亦漸能舒展。續下血膿六七日而愈。

瑞伯曰此痛或指爲肝氣。或爲痛經。或爲受源所致君何所見而斷爲腸癰也。答曰痛經肝氣均在少腹之中。此偏於右。乃大腸上廻部位。故非之。問曰然則何以知其爲癰。而不指爲便結也。曰凡忽寒忽熱。熱退不淸。無一定之時刻者非瘧也。兼有一處疼痛者乃內癰之證也。況兩足能縮不能伸。卽俗語所謂縮脚腸癰。又西醫云脚肌與腹肌相連。脚縮則腹肌舒。脚伸則腹肌直。欲縮其脚者。所以寬腹之肌。而護其痛也。唯此癰在大腸上廻。離肛門較遠。既化膿後。務期盡下。若留滯腸間。恐變爲痢。故大便不厭其下也。此症若早用二兩散。山甲角刺等味可以消散。則斷不致如此痛苦倍嘗。而醫多棘手者矣。

傅穉雲云。腸癰之病。產後最多。因瘀血未淨之故也。乃此病亦在產後未滿百日之內。予診時未曾留意。今聞傅君言。頗與此病相合。因坿錄之。

綿體有變壞之處或日酖肥鮮消化器失養營之機由此積血生炎氣管窒塞中年患此切宜防之

（九）因於居室不合之肺癆　房室臭濁不通風氣則生活之機不利汚濁之氣難消故居室狹隘日夜工作者多罹是症而多人聚集之區卽如渡船囹圄妓院賭場揀選煙葉煙骨之處及墟落伙店戲館會場煙塵穢雜肺家難受又如潮濕低下溝渠淤塞或天時寒煖驟變或熱地人遷居冷地與濕寒日久之地而成此症尤爲容易則人之欲免此病者何如不擇汚下而遷居高山之爲愈也

（十）因於衣服不適之肺癆　衣服單薄冷風吹襲乘之壓迫胸膈障碍呼吸又或重疊受熱出汗傷風脫着不愼氣管發炎皆所以成肺癆也而且中土有纏足之風西洋有束腰之習因此體質虛弱氣血不和積久成損可不戒乎

第四節　肺癆之診斷

肺癆而遷延日久固易於分辨而不待診斷也但在初起之時揣度最難如有結核

菌蔓延於全肺之上並有胸前別病則尤令人更難揣度者矣當此之時各症甚多。如力乏。肉削。汗出。食滯。便泄。欬血。痰粘。心跳。頭痛。混淆之處。不可究詰。醫家遇此。稍一不愼。無不悞失治之機。如能憑其脉象觀其痰形則症情又何難乎立判也迨後反覆數次。虛熱更甚。氣管流液。呼吸並數。舌滑深紅。足腫口瘡。而且失其筋肉與身力甚速。斯時如用聞症筩聽之早知其病之廣闊而不可收拾矣至若病不深重。亦非遺傳。而身力與肉所失者少。脉與呼吸。亦不加數。晚間無汗。亦無泄瀉。且無別種連累之病。則雖少年患此亦可遷延至老而無患焉。

（一）　肺癆與胃病之分辨　肺癆起後數月。醫家固屬易辨。惟是初起之時與胃不消化者判斷最易混雜蓋以胃敗之時欬痰亦見其多若是胸部聲狀與胸前左右氣管皆無受鬱不舒之象則其欬嗽非因氣管受病可知矣

（二）　肺癆與瘧疾之分辨　南方地屬熱帶天氣溫和則癆症寒熱又與患瘧之人相彷彿因瘧亦有欬嗽故也癆症重時虛熱不解若不留心察明乃或誤指爲

舌鑑辨正

傷寒舌鑑一書久已膾炙人口此辨正書爲茂名梁特巖先生作由陶制軍公子葆廉部郎錄於蘭州節署凡三閱月而竟與舌鑑原書迥然不同而可補正原書之此繆爲醫家診治之秘笈憑此驗舌於表裏寒熱虛實各症可以到

瘧則失其治矣。大凡虛癆之症。拍聽胸前。聲狀迥異。必先數日而起欬嗽。身弱力少。而後身熱。瘧症則先有身熱。後始乏力。癆症無脾大之患。瘧症則必有之。癆熱非金雞納霜所能止。瘧症服之立效。如能即此數端而徵之。固不待智者而立辨矣。

（三）肺癆與聲管病之分辨　有謂肺病。乃繼聲管而起者。殊不知肺部處於聲管之下。其病常為之掩蓋。故此時肺之容積已小。音聲尚未之損。變及至結核菌蔓延而至聲管之口。則欬音不清。言語無聲。可知結核菌仍生於肺部也。雖然。於此而欲明辨之。必非一朝一夕之功。因肺與聲管。乃相連而不離者耳。

（四）肺病有結核菌癆瘵質之分辨　結核癆瘵。皆系癆症。究其理由實非一致。若不察其病原。何以定其治法。大凡癆瘵質者。多因遺傳之症。結核菌者。常由瘰癧而起。且起症生於三十歲以下。過三十歲則絕無矣。癆瘵質雖起於中年者多。而老與少者皆有之。且起時隱秘不甚顯明。至有欬時僅見氣管枝炎而已。若氣管與肺並炎則屬於結核之症也癆瘵質則欬血最多結核菌則欬血甚少癆瘵質則延及四處拍聽未能盡悉結核菌則聲狀顯然按之自可立辨癆瘵質則聲管之病狀居多結核菌則聲管之病狀甚少若以二者相提而並論之則癆瘵較諸結核尤爲神速而凶險焉

（五）肺病海綿體變壞之分辨　海綿體變壞之內傷則殊易辨別蓋其病勢既緩必待氣管枝炎已久而生肺炎以至肺內發膿潰爛海綿體變壞殆盡而後已耳

第五節　肺癆之脉象

肺癆脉象甚數每一分時客一百至較諸無病者每一分時必多至三十至或二十至也凡診人之脉一分時內常大於九十至者則防成肺癆之病雖以脉數之病甚多而病已愈則脉亦復其常矣故以脉象辨之則知此時左右兩肺已在上半生發結核菌惟尙未腐爛而已

第一板　每張售大[illegible]

光緒三十四年七月朔日第九十期

醫學報

每月兩期

上海[illegible]
平街[illegible]
中書[illegible]
代發[illegible]

本館開設上海英大馬路西首德仁里一衖王問樵醫寓內

凡定八十五期至九十六期者連郵費在內列價於下

本埠	外埠
份以上　每份大洋 角四分	一份　計售大洋三角六分
十份以上每份大洋二角	二份以上　每份大洋三角
凡蒙訂購本報例以半年起碼	十份以上　每份大洋二角六分
如由本館封寄另加郵費六分	

補報價目表

期數	本埠	外埠
一至二十四	一元二[illegible]	一元三[illegible]
二十五至四十八	七角二分	八角二分
四十九至七十二	四角八分	五角八分
七十三至八十四	二角四分	三[illegible]

各埠代派處

洋二分外埠另定價目

日本　東京成城學校余□孫先生　八番尾山旅館□家□先生

漢口　華景街五慶里□藝芳先生　教練所馮蘇齋先生

蘇州　葑門滾繡巷東劉魂先生　金獅巷東口朱讓卿先生

寧波　湖西花園弄邵家大廳王蓋　□先生浮橋兩等小學校

杭州　忠清里柏子巷口謝旦初先　湧金門直街紫城巷醫學校

揚州　古旗亭東立達小學校　東臺聚東門吉記

山東　泰安府城內韓氏小學校　門裡裕後堂王級齋先生

廣東　省城西□黎崇正學堂　新寧縣浮石高等學堂

山西　太原府上馬街醫學館　周□樵先生

河南　□封府西街全省師範學堂　沙市江濱□發聚大雜貨號

常州　打索巷豐和錢莊打鐵巷學生會　宜興泰和堂藥號常熟南門外石

太倉　城內□秧橋繆衢甫先生　醫學會吳仲蘭先生

香港　上環□長街濟生堂藥材行　曾錫疇先生

湖北　荊州城內大街戴和之先生　沙洋天主堂彭玉田先生　滄浪亭高等學堂吉由巷醫學公社　閶門外落地□局鄒景叔先生

紹興　寶珠橋同廉臣先生王衙弄口　城內各報代派處周德君先生　生仁和縣署官醫林劍冶先生車儒　杜同甲先生惠興女學校貴中權先生

鎮江　廣安祥號內羅蓉興先生　丹陽西門大街謝克吉先生　諸城縣東小門內李少航先生南　兗州府嵊縣城牌坊街陳廉卿先生

福建　福州南臺中州街中央藥房　海州板浦鎮尚志學堂

江西　南昌醫學堂吉安府　總碼頭五洲大藥房

廣州　第七市念七號大寶芝園藥號　沙基橋中天大藥房　又鴻源信局又恒仁裕衣莊

松江　遜步橋丁樸存先生　呂巷錢杏蓀先生西門外　興祿茶食號張堰何廣大

北京　琹家園醫學研究會　天津日日新聞報館

南京　南門白酒坊濮鳳笙先生　城內二道高井南洋官報

湖州　長興東魚巷口朱子愚先　沂前街傅稚雲先生

孫瑞生彩蛋坊孫夢蘭先生　餘姚轉民欣墩鄭邕穀先生　橋行泰東翰林第陳通甫先生　湖墅寶泰米行魏子祥先生

汕頭　湖安街仁盛號吳松溪先　潮州施醫院合因□先生

陝西　商南縣署常克仁先生　省城保吉巷張鶴田先生

安慶　建德縣三里街天主堂　又仰家橋洪文儀先生

安徽　巢縣炯煬□樹和醫室　徽州府歙縣勸學所

蕪湖　洋橋南胥康公司間壁　黃錫猷先生

無錫　北門外吊橋下俞泰隆先生　東河頭許宅鄭沛如先生

嘉定　南門內沈家弄朱東蓴先生　西門外太元藥號王紹

新定告白刊例

本報近來愈推愈廣以一面印報一面印告白告白以關於醫藥及書籍爲限定價第一期每字五釐第二至第
每字三厘第七期起每字二厘半長短均以一百字起碼多則以十字遞加不𢇁照算如登常年至念四期者無
統年五元刊費均叨先惠逾千者另議

中國醫學會通告

本會業由王彭二君籌集經費在醫學報館同門另闢雅
起數請各會友公同投票選舉會長一人副會長二人評
無從咨訪可檢閱報中會友題名錄及所撰論稿醫案便

廣告

上海巡警總局官醫龔澤之男婦內外方脈

寓二馬路跑馬廳安康里北弄　號房具

如有局中局外延診者請至該處可也午後三點鐘出診

名醫回滬

廖吉人大令去年應皖省于宦之聘今已回滬仍寓新馬路醫園弄對面照常應診

掛號處謹白

本館代售醫書

人體解剖生理圖洋二元四角○又新式解剖圖洋三元二角○又小號人體生理圖洋五角○又病源細菌圖譜洋二元○人體解剖模型圖掛軸連附屬品說明書等洋五元○名醫萬方類編洋四元○中西醫學羣書洋一元五角○徐靈胎十六種洋一元二角○全體闡微洋一元○太醫院程文洋七角○素問氣運淺說洋一角○舌鑑辨正洋一角○肺病問答洋三角

代售各種靈藥

臭聖藥每罐小洋三角○蔡製女科戒烟丸每匣大洋七角○又婦女療虛藥汁每瓶價銀二元○又女科調經末每服小洋二角○三黃寶蠟丸大丸每粒三角小丸每粒一角○許製定痛靈丹每瓶小洋三角○又遺精必效丹每瓶價銀一元○又加料五寶丹每匣價銀二元○黃製天然戒烟丸每瓶價銀一元每打十元○又艾羅補腦汁每價銀二元四角每打念四元○江陰醫會求本戒烟丸甲丸定價大洋五角其餘乙丙等丸皆定價大洋一元

續印全份醫學報招股簡章

此為續印全份醫報之股非辦理醫學報之股也所有編輯校閱皆同人擔認義務除項開支外並無額外洋費以示撙節而昭大公●一每股計墨銀十元共集一百股合資本洋一千元正除本館同人先認五十股外其餘另行招集●一不論本埠外省皆入股該報全份告成併准將股單每股換取全份醫報四部如不願者聽●一倘購預券滿五號者亦另贈全報一部以酬其勞●一官利紅利兩項俟議決再行佈告

本報續印九十六期全份醫學報分裝四部共十六册出售預約券約期取書祇收半價廣告

本館疊接

埠代派處來函皆以本報發行以來歡迎頗衆海內醫家因未窺全豹於心未愜爭欲購全份醫報囑本館續印訂書定價出售以慰海內醫林之望云本報承諸君加嗜亟遵辦特因言之匪艱行之維艱預算排印裝訂非千金不辦設不再版無以饜閱者之如遽遵辦則力有不逮故由同人思得一兩全之法一面籌集資本將全份醫報用上白光厚紙一律翻印分釘四大部一年一部每部分裝四冊售銀一元五角全份四部售八折一面出售預約券以百號爲率每號祇收半價扣實價銀三元號滿停售購者速該報准九月底先出（一至四十八）兩部至年底續出（四十九至九十六）兩部凡有預約券者概分兩期取書不再找價外埠僅加二次郵費洋六角無券者統照定價售例不減讓以昭核實本館券印無多轉瞬售罄欲購全份者請速惠訂爲盼此佈

海醫會通訊員
辦醫學報事務
王問樵儒理男婦大方脈

鄙人向在壽康里行醫有年茲承周雪樵君委辦醫學報事宜因原址不敷辦公特將本醫寓該報館一併遷至英大馬路五雲日升樓西首德仁里一弄第四家特此廣告

振弱齋三才戒煙丸

此藥戒烟最爲穩妥經驗多人口碑載道名天地人三才分三匣爲一套除癮一錢可服六個足月烟癮盡除無流弊每套售洋三元朔望九扣餘詳仿單王道戒烟以此爲最願有志者注意試之

發行所在上海四馬路直西觀盛里七十三號

祝蘭舫　崔吟梅謹白

氏產婆學

每部六角上海棋盤街文明書局科學書局中國圖書公司英大馬路德仁里醫學報館均有出售

夏應堂廣告

金陵許菊泉夫子因病停診條經三載茲幸全愈現寓英大馬路五雲日昇樓西首德仁里一弄醫學報館內照常應診恐病家或未週知特此奉告

購置中東新醫書及各種標本模型俾會友研究學術以增長醫科之新智識故於六月望二人以分任會中諸務凡未入會者請速入會其已入會者倘因同社之人散處各埠一時路或以學術宣長或[illegible]

中國醫學會簡章

一　命名　中國醫學會曰中國者言不限於一隅也

二　會所　暫以醫學報館爲本會事務所

三　緣起　本會之設有二因焉其一以醫家診事較忙不能尅期至會從容研究特會羣其心而不羣其身交換其智識而不涙擲其光陰凡內地各州各府千里萬可入會其二因年來各地醫會漸多但皆限於一隅故欲聯絡各會成一醫界大

四　區域　凡衛生學生理學全體學病理學診斷學方藥學及一切格致物理汽化物學之有關醫學者皆爲會員所研究之事

五　宗旨　改良醫學　博採東西國醫理　發明新理新治法　收集思廣益之效

六　會費　本會延書記一人專司會內一切事務凡入會者每人每年捐銀一元以費有能多捐者尤佳第一次會費於入會時先繳以後收繳會費隨時登報

七　會友資格　一凡有志醫學不論已未行醫均可入會　二婦科產科兒科內科傷科藥學針灸理化等宜各專一學或兼通數門　三願入會者請將姓氏年歲住址宗旨及會費郵寄卽行登報爲入會之憑倘有遷徙宜告知事務所俟本會後當公舉會長一人評議員若干人

八　會友義務　一宜力任改良醫學事　二會友有疑問各就所知以答　三如有及秘方驗方等宣之於衆　三會友議論儘可辨難務求攻理但不得任意衝擊讕罵致傷闔體　四醫報爲會友交通之論電公共之產業若會友學識優長者宜以著作俾得精湛家資富裕者宜助以財力俾可廓充交游宏廣者宜任以勸閱推廣

九　會友權利　一會友互相通問苦於不知住址者可由事務所代爲轉寄　二會疑問可爲登報徵醫林之偉論　三報中另闢會友心得錄專載會友之著作札案等若會外有來稿須儘會友先登　四會友須購東西醫器具及新出醫書等所可以代勞　五會友有刊印報書本館可以寄售　六會友有委託之件本館及

（禮拜二）　（中國醫學會廣告）

人力能爲之者皆可應命

十　章程　此章程係一人所擬必經全體會員公決方爲定章如有意見各異或有應增應刪各條均可隨時辨論更改以期盡善若不加辨論者卽爲允許須各遵守

會友題名錄　以入會先後爲序

名：周維翰　朱恩華　孫吉熊　魏壽彭　周服聖　曹昌　沈寶枬　褚召稄　袁章和　韓澄　錢祖緪　李惟藩　朱瀫廷　高汝賢　謝光昱　林大夔　蔣光煦　俞本立　馮銘

字：雪樵　雅南　夢蘭　天柱　伏生　錫疇　莘農　頤庵　堯官　靖盦　杏蓀　嘯雲　讓卿　德生　旦初　先耕　桂蓀　消生　箴若

籍：常州陽湖　寧國府旌德　紹興會稽　紹興山陰　廣州新安　鎮江溧陽　蘇州元和　揚州興化　杭州仁和　松江婁縣　湖州南潯　嘉興海鹽　紹興會稽　紹興蕭山　蘇州元和　嘉興石門　松江金山　常州江陰

職銜：廪貢生　廪生　監生　附生　雜職　附縣丞　附貢生　雲騎尉　附生　附生　佾生　附生　直州同　歲貢生訓導

通信處：山西太原府上馬街醫學館　揚州古旗亭東立達小學校　王衙弄口孫瑞生彩蛋坊　山陰斗門鎮寶積橋　安昌鎮葆豫堂藥店　香港登龍洲託上環濟生堂轉　湖州和平鎮客民　上海西門外馬家橋江蘇昌善　泰屬丁溪併場小海祥記鹽旗　杭州寶善橋青龍街　金山縣呂巷鎮　嘉興北門外塘灣吳源盛茶葉　心橋兜　東鄉樊川學堂　杭州忠清大街柏子巷口　吉由巷醫學公社　城內火弄口　干巷鎮　布政坊巷醫學研究會

沈乾照
黃歧
黃元吉
蔡承禧
薛福基
陳正祥
詹奎堂
[illegible]鴻恩
繆達理
[illegible]祖善
[illegible]巖
[illegible]鷟振
[illegible]開宗
[illegible]福鱗
[illegible]鷟
[illegible]生
[illegible]衛光
[illegible]榮華
[illegible]景和
[illegible]養韶
[illegible]賢
[illegible]永梧
[illegible]樹懷
[illegible]恒培
[illegible]景元
[illegible]鼎恒
[illegible]內[illegible]

韻濤
鎬京
文生
端如
第花
瑞雲
永璣
大來
洞天
厚傳
穉雲
彩軒
鑫耕
玉卿
振虞
根孚
詢芳
士翹
桐軒
惠卿
錦榮
櫝蓀
念萱
植卿
銘清
紫[illegible]

安徽泗洲
紹興蕭山
紹興蕭山
太倉崇明
湖州烏程
揚州泰州
紹興山陰
揚州東台
安慶懷寧
蘇州吳縣
湖州
徽州婺源
徽州婺源
徽州婺源
松江金山
松江華亭
常州江陰
蘇州新陽
揚州甘泉
台州太平
寧波慈北
廣州順德
蘇州洞庭
廣信玉山
嘉興秀水
嘉興秀水

縣丞
監生
附生
附貢生
監生
監生
監生
監生
附貢生
職員師範生
附生
訓導
附生
增生
監貢知縣
廩生
廩貢生

寶應小南門內
臨浦鎮
海門滿洋沙聚星鎮東南禮安堂
蘇州婁門內傳芳巷
北門外清化橋河西北首
上海大東門外元成藥材行
何槳場柿軒巷
平望九華寺
閭邱坊巷
所前街
崇明
松隱鎮
浦南亭林鎮
常熟南門外君子居弄典當隔壁
儀徵十二圩淮鹽總棧署西首
尚書坊
上海虹口吳淞路猛將堂弄
香港崇辦活人盧
上海英大馬路後致遠街
儀徵十二圩淮鹽總棧東首
新塍郎中埭
新[illegible]

兆藩	錫侯	廣州順德		省城西關洗基黎崇正草堂
筠	友梅	常州武進		鐵市巷圖書館
鍾駿	小香	太倉寶山	附貢生	世居江灣鎮分寓老閘橋南堍
楨	問樵	江寧上元	附生	上海英大馬路德仁里一弄
繩祖	伴漁	松江華亭	附生	上海四馬路直西觀盛里
惕予		新安	附生	上海坭城橋外自新醫院
福保	梅先	常州無錫	廩貢生	上海英大馬路貴州路二號
釗	菊泉	江寧上元	廩貢生	上海德仁里醫學報館
艮成	少蓀	浙江錢塘	道庫大使	上海新署後華興坊九弄
鼐	少航	山東諸城		縣東小門內環山堂
尊三		荊州江陵		沙市江瀆觀錢聚大雜貨號
懋吉	仲蓀	鎮江金壇	廩生	丹陽門外呂坵鎮
德勝	宗揚	太倉嘉定	候選州同	上海英租界中旺街錢江里
吉人		太倉嘉定	候選縣	上海新馬路醫園弄對面
九皋	澤之	常州武進	候選縣	上海二馬路安康里北弄
國興	起之	太倉寶山	附生	上海老閘橋北
秉義	逢伯	太倉寶山	候選知州	上海美租界海寧路
德馨	則學	州徽歙縣	候選縣	上海西門外湖山羊認捐局
逢春	雨塘	江靖		署前南街

敬啓者本會承海內諸名醫輸貲入會成立有年第今歲以來間有尚未蒙續交會費訂購醫報者其殆事冗未及置念耶倘荷始終贊成請迅將會費續繳并訂閱醫報以通聲氣而續前盟本會實所盼禱焉敬候

台命乞卽示覆爲感此請

鑒諸同社先生惠

本會事務所書紀員謹告

本報贊助諸員題名錄

姓名	籍貫	通信處
王問樵君	○上元	英大馬路西德仁里
許菊泉君	○江寧	同上醫學報館內
彭仲漁君	○松江	四馬路直西觀盛里
徐宗揚君	嘉定	英界中旺街錢江里
唐乃安君	○上海	棋盤街中英大藥房
汪惕予君	新安	英大馬路北貴州路
黃楚九君	寧波	三馬路中法大藥房
席裕麒君	○洞庭	英大馬路壽康里
呂靜齋君	江西	三馬路勒威大藥房
王子俊君	紹興	鐵大橋堍王泰生號
張彥邦君	常熟	新馬路德華里

姓名	籍貫	通信處
丁福保君	無錫	英大馬路北貴[illegible]
殷念萱君	洞庭	英大馬路後致[illegible]
胡夢橋君	○寶山	外虹口正豐街
馬逢伯君	○寶山	美界海寧路
徐起之君	寶山	老閘橋浜北
徐少圃君	○寶山	白大橋北朝東[illegible]
徐小圃君	○寶山	乍浦路三元宮前
姚艮成君	○泉唐	新衙門後華興坊
朱子琴君	上海	老北門內穿心街
陳竹村君	上海	新北門內舊敎塲

右錄以先後爲序不論醫界藥界凡願擔承義務及月助經費卅元者皆爲本報之助員除已排登姓氏外尚擬續將諸員之事蹟功名詳細編登本報以誌欽佩蒙繳費敬於尊名下加○爲誌

醫界一覽表

英界

		專科	醫例	寓所
王問樵○	江灣蔡小香傳 本報總理員	精理內科	門診四角出診一元	大馬路五雲日昇樓西首德仁里一弄州家
許菊泉○	金陵人壽田子 本報贊助員	內外科	門診五角出診二元 路遠照加拔早另議	同上卽醫學報館內
彭伴漁○	松江人 本報協理員	精理內科	門診五角出診一元	四馬路直西觀盛里
徐宗揚○	嘉定人 本報贊助員	外症傷科	門診一元接骨面議 出診四元路遠酌加	中旺街錢江里內
汪惕予○	自新醫院院長 本報贊助員	西醫	另有細章	大馬路北貴州路一
唐乃安○	上海人 本報贊助人	西醫	另有細章	棋盤街中英大藥房
殷念萱	洞庭人 本報贊助員	內科	門診不計出診一元	大馬路後致遠街
王子俊○	紹興山陰人 本報贊助員	內科	不計	鐵大橋王泰生藥酒
夏時南	甯波人	毒門外科	照例	英大馬路德仁里一
張靜蓮	青浦人	內幼科	門診五角出診二元	英大馬路虹廟對門
高長順	常州人	牙科	另有細章	大馬路西壽康里
毛炳煥○	甯波人	瘋痔內科	門診三角出診一元	大馬路北勞合路
傅春波	南京人	針科	門診一元一角貧病不計 出診四元四角遠者遞加	新閘大街仁濟里
任際運	無錫人	內外科	門診內科四角外科六角 出診內科一元外科二元	市浜橋同春染坊對
劉春蓀	浙江人	西法牙科	另有細章	盆湯弄愛華藥房
江蔭鄉○	蘇州人	內科	門診四角出診一元	盆湯弄北高陽里
陶佐卿	金陵人	內外科	門診內五角外一元出診 英界二元法界四元	大馬路五福弄平
壽鏡澄	寶山人	內外科	門診四角出診一元	北石路新昌里
陳星階	陽湖人	內幼科	門診四角出診一元	北石路新昌里
戴少甫	蘇州人杏堂孫	內外科	門診三角出診一元	大馬路香粉弄高

姓名	籍貫	科目	診金	住址
徐起之	江灣人　本報贊助員	幼科	門診四角出診一元	老閘橋浜北
馬逢伯	江陰人　本報贊助員	內外喉科	門診五角出診二元	海寗路新造洋房內
姚艮成	泉唐人　本報贊助員	內外喉科毒門	門診四角出診一元美英法各二元	新衙門華興坊後九弄
虞寶甫	蛟川人	內幼科	仍照舊例	文監師路德榮里三弄
張頌清	上海人	女科	門診四角出診一元	中虹橋東堍老三官堂
黃杏卿	江蘇人	內科	門診三角出診一元	中虹橋直東新三官堂
周漢三	上海人	內外科	門診三角出診六角	新三官堂成順里
王仲康	上海人	幼痘科	門診四角出診一元	裏虹口泰山堂藥號
金福山	上海人	外傷科	門診四角出診一元	虹口乍浦路三元宮前
倪銘三	無錫人	內幼科	門診四角出診一元	吳淞路長源里
徐沁閣	寗波人	內外毒門	門診內外兒科四八五角	穿虹浜同昌里西六弄
顧少山	川沙人	外科	門診不計出診一元	白大橋北仁智里二弄
朱堯臣	餘姚人	內外幼科	門診四角出診二元	天后宮後面成大弄內
陸挺芝	浦東人	外科喉症	照例	成大弄內悅來坊
楊季明	嘉定人	內外科	門診四角出診一元	天后宮北寶順里七弄
施頌芳	松江人	西法外科	另有細章	天后宮北育文書局後
張菊池	松江人	內科四時針灸 咽喉花柳毒門	醫金面議	天后宮育文書局隔壁
何蓉舫	餘姚人	內科	門診不計出診壹元	鐵馬路鴻興里內
徐芝山	寗波人	外科毒門	門診三角出診六角	盆湯弄泰安里九弄口
吳介臣	莫釐人	精理男女兒科 包醫喉眼毒門	門診內科三角西法外毒五角出診一元二角出種牛痘	楊家坟山對門泰安里十二弄口
黃杏林	蘇州人	內外科	不計	北福建路中市

姓名籍貫	醫科	醫例	寓所
孔吉甫⊙嘉定人	內外四時針灸	門診三角出診一元	老垃圾橋北愼餘南里
張芳坪⊙浦東人	內婦幼科 何醫花柳毒門	門診四角出診一元 法界二元拔早加倍	新衙門照牆前
余寶卿　南匯人	咽喉外科針灸	門診不計	愛而近路三百廿三號
鄒炳奎　江蘇人	戀痧瘋科針灸 包醫猪羊癲風	門診不計包醫面議	愛而近北高壽里二弄第六家
趙葆春　山東歷城人	內外喉科	門診三角出診一元	承業里三弄
胡煒臣　武進人	內外科	門診不計出診一元	虹口火車站南存厚里
吳金彪○海門人	幼針科	門診三角出診元二	吳淞路猛將弄長安里
楊松煥○廣東南海人	內外眼科	門診二角出診一元	虹口新興里大街南首
唐梅村⊙廣東三水人	內外眼科	門診不計出診一元	虹口多壽里第二家
盧竹脩⊙廣東人	外科毒門	不計	虹口武昌路東首
唐月昇⊙廣東香山縣那洲人	瘡爛頭癧內外痔瘡小腸疝氣	不計	武昌路挹秀里內
莫如龍⊙廣東番禺人	內外傷科	門診四角出診一元	頭壩路德意里內
李香生⊙廣東人	內科	不計	三元宮對面巷內
邱懋榮⊙廣東河源人	內外科	門診四角出診一元	青雲里大街
梁舟屏　廣東新會人	內科	門診四角出診壹元	青雲里
程雪門○廣東人	胎前產後癆症驚風咳嗽吐血癱瘓脚氣	門診四角出診一元	青雲里東弄
張方流⊙廣東人	內外科	門診四角出診一元	青雲里二弄十四號
崔礪山⊙廣東番禺人	內科痘疹	不計	青雲里 午後在元濟善堂施種牛痘
許鼎臣　廣東南海人	內外女眼科 脚症痘疹類	不計	四川路聚賢里
李聲南⊙廣東順德人	內外幼科	門診四角出診一元	北四川路仁智里十弄

華界

姓名籍貫	醫科	醫例	寓所
張子琴[illegible]上海人	[illegible]幼[illegible]科	門診三角出診一元	老北門內穿心街

十期醫學報醫界一

馬永年	鈞之子孟河人	內外科	門診三角出診一元	大馬路北香粉弄
劉松雲○	四川人	內科	不計	大馬路北恒豐里
錢榮桂○	越郡人	精理痧症	門診四角出診面議	中旺街廣濟藥局
陸慕君○	川沙莊貴嚴傳	幼科	門診四角出診一元	中旺街樂善里內
凌永言○	湖州人嘉六子江灣徐振山壻	兒女內科	門診五角病久遠來一元出診另有細章貧病送診	中旺街樂善里內
李幹卿	無錫人	內外喉科	門診四角出診一元	中旺街鳳鳴里口
胡絲香○	平湖人	外科毒門	門診四角包醫面議	二馬路西首誦清
許麗川	金陵人	內外毒門	門診三角出診六角	望平街南同慶公
吳秉璋	蘇州人	內外喉科	門診三角出診六角	三馬路鼎泰綢緞
宋鏡澄⊙	松江人紫槎長子	眼科	門診四角出診一元	三馬路何福祥綢
張芹孫	嘉善人	內外科	門診四角出診一元	三馬路曲江里內
周惟明○	寗波人一堂子	眼科	門診五角出診一元	三馬路鼎豐里大
華竹留	蘇州人	內女科	門診四角出診一元	三馬路富春里三
金子康	蘇州人	內外科	門診四角出診元二	三馬路寶和里四
張九皋○	青浦人	內外眼科	門診四角出診例照	四馬路小花園西
張濟清○	常州人	內科	門診四角出診一元	四馬路三山會館
殷秋江	上海人	內外喉科	門診四角出診一元	四馬路直西觀盛
張康民○	平江人	驚痧外科毒門	不計	六馬路東安里內
朱臣伯○	東山人	內外喉科毒門	門診三角出診五角	六馬路西吉慶坊
王貽孫○	湖州人	內科	門診不計出診一元	常寓六馬路仁壽里內分寓老北門內侯家浜
王雨香○	江蘇人	外科毒門	門診一元出診四元	六馬路南西懷德堂售毒門丸散
袁依琴	奉賢人	內外科	門診四角出診一元	馬立司馬德南里
沙靜淵	鎮海人	內科	門診五角出診二元	寗波路隆慶里內
蔡小香⊙	江灣人硯香子本報贊成員	女科	門診五六角出診兩二元	老閘萬福樓後奚安

覽表

姓名	籍貫	專科	醫例	寓所
郁[illegible]甫○	上海人	內科	門診四角出診一元	老閘橋南北京路[illegible]
休丹山	寧波人	內科	門診四角出診一元	偷鷄橋南德豐里
錢秀頌	太倉人	內科	門診四角出診一元	厦門路德豐北里

法界

姓名	籍貫	專科	醫例	寓所
巫錦山⊙	孟河人	內外科	門診四角出診一元	老北門外布莊街
舒春林⊙	寧波人鄭龍章甥	女科	門診四角出診二元	鄭家木橋南成天[illegible]
張美萱⊙	寧波人	咽喉男婦兒科	門診二角出診六角	鄭家木橋直街安[illegible]
汪竹晨⊙	紹興人	內外毒門	門診三角出診一元	鄭家木橋直街福[illegible]
張柳棠⊙	上海人	內外科	門診四角出診元二	菜市街寶裕里
周鳳儀	寧波人	眼科	另有細章	菜市街中市
李鴻炳	江蘇人	咽喉外科毒門	門診不計出診壹元	東新橋寶裕里
周仲蘇○	蘇州人	內科	門診四角出診一元	東新橋沿馬路
費谷慎	松陵人	女喉科	門診四角出診法界一元美界三元英界加內二元	西興橋鴻源里
張桐伯	江蘇人	內外科	不計	八仙橋西首樹德里

美界

姓名	籍貫	專科	醫例	寓所
胡夢橋○	大場人本報贊助員	內科	門診三角出診一元	虹口正豐街義興[illegible]
徐少圃○	江灣人杏圃長子本報贊助員	內外幼科	門診三角出診一元	老白大橋北朝東[illegible]
徐小圃○	江灣人杏圃次子本報贊助員	內外幼科	門診三角出診一元	虹口乍浦路三元[illegible]

本報贊助員

黄粹甫⊙上海人	內外科	門診內三角外四角	老北門內穿心街中 下午法界方板橋三新里
蔡道生⊙江蘇人	喉症外科	門診四角出診城內一元英界二元美界三元	新北門內七星井東首
鮑國香⊙上海人	外科毒門	門診五角出診一元	新北門內張新街
許春山 金陵人菊泉子	內外科	門診三角出診不計	新北門內老街
朱明德 南滙朱雲山傳	眼科	門診三角出診一元	新北門內廣福寺東首
莊香孫◯上海人	胎產全科	門診四角出診一元	淘沙塲高堀墩澄清里
沈友良 珠街閣	內外科	門診四角出参一元	邑廟西首王醫馬弄
沈心田⊙上海人	內外科	門診一角出診四角城外一元路遠酌加	邑廟西首 下午分寓六馬路仁壽里新
蔡鏡梅⊙上海人	內外科	門診輕二角重四角	邑屆西首陳家棋杆內
陳心田⊙紹興人	牙科	另有細章	邑廟文昌殿弄
王友蘭 鎮江人	內外科	門診二角出診半元	晝錦牌樓薛弄中
許靄春⊙上海人	內科	門診送診出診一元	花草浜有餘里
鄒桐封 江蘇人	內科	門診二角出診四角	小東門內梧桐弄
呂潤之⊙上海人	內科	門診三角出診五角	小東門內梧桐弄
楊味吟⊙上海人	內科	門診一角出診半元全租界一元	小東門內天官牌樓
王梓華⊙上海人	內科	門診三角出診一元	小東門內四牌樓中
薛寶奇⊙上海人	幼推拿科	門診三角計出六角	縣前塲水橋電燈東弄
陶寅康⊙璆城人	內外科	照常	大東門內火神廟東首
耿湘坡⊙上海人	幼科	門診三角出診一元	火神廟西首
項植孫⊙上海人	幼科	不計	大東門內中唐家弄
張慶平⊙上海人	內外科	門診三角出診一元	道前街水仙宮隔壁

金品三	⊙	秉之子松江人	精理內科	另有細章	城內彩衣街 下午分寓拋球塲掃葉山房
金三餘	⊙	上海人	精理眼科	不計	大東門內西姚家弄
江利生	⊙	湖州烏程人	推拿幼科	門診四角出診一元	大東門外電燈公司西
汪松蟾		南滙人	內科	不計	大東門外電燈公司後
徐楚材		蘇州曹滄洲傳	內喉科	診資不計出診免轎	大東門外吳家弄口
陳杏如		姑蘇張筱林傳	內外喉科	門診三角出診六角	大東門外廠棕公所
周湘淵	○	川沙人	內科	門診四角出診一元	大東門外如意街東首
陸衡心		浦東人	針科	不計	外鹹瓜街古雲臺內
倪武洲	⊙	通州人	傷科毒門	不計	十六舖內協興街九號
王國香		江蘇人	毒門	另有細章	十六舖內協興街街內
沈竹君		浦東顧蘭蓀傳	喉科	不計	新碼頭永安里
胡百證		上海人	外科	不計	生義弄內安順里
宋問夷		湖州人	內科	不計	商船公局
曹子友		上海人	婦幼喉科	門診三角出診一元	董家渡梅家弄
顧雨田	⊙	南滙人	幼科	門診三角出診一元	小南門外南倉街
劉道安		廬州合肥人	內科	門診二角出診不計	小南門外南倉街
鄭端甫	⊙	上海人	內科	門診四角出診一元	淨土菴浜濟生藥室
金竹香	○	上海人	痧痘內外喉科	不計	西門內大街翁家弄口
鍾叔和	⊙	川沙人	幼科	不計	西門大街石皮弄東口
[illegible]德馨	⊙	徽州人	內科	門診五角出診一元	西門外湖山羊認捐局
[illegible]復初	⊙	江西人	眼科	門診三角出診一元	門外泰亨里

右表以一年爲期每名每月計取刊費洋四角列雙行者加半刊費已繳者除給收條外又於尊名下加○爲誌以昭核實

甯垣考試醫生記

初三日考內科第一場題目

問有人平素無疾。每逢秋令。忽然身體强直。如角弓反張狀。口不能言。素不嗜痰。初則每年秋令發一次。久則冬令春令亦間發。此爲何証。病源在何處。應如何處治。拔去病根。

問有人十七日不更衣。眼紅面赤。舌黑唇焦。溺短如血。徧身壯熱。下體獨涼。連服諸承氣不效。按之脉實者。此屬何病。當用何方。

問陶尙文治傷寒四五日。吐血不止。因知其誤服犀角地黃湯而反劇。遂切其脉浮數而緊。用脉治之乃愈。如此脉象。當以何治之方爲合法。

問吳鞠通治溫病。辛溫剛燥之藥。懸爲厲禁。其治上焦。首主銀翹散。取其辛涼。乃後人於應用銀翹散方內。每加麻黃。功效倍捷。以麻黃治溫病。是以火濟火也。究竟何時可加用麻黃。見何証候。麻黃即不可用。試陳其說。

問三物香薷飲。本以治傷暑之嘔泄。後人加茯神以治瘧。其理何在。係何瘧爲相宜。

第二場題目

問嘔吐而利。名曰霍亂。霍亂之候。其來暴疾。腹中疼痛。擾亂不安。近俗痧証七十二種。發時與霍亂無異。究有分別否。應從何家之法爲治。

問水腫鼓脹。以何爲別。水腫亦有兼脹者。脹亦有兼水腫者。或有先喘後腫。先腫後喘。或但腫而不喘。應如何分別先後爲治。其中表裏陰陽。如何分辨。如何用方。

問春溫濕溫風溫証。與傷寒傳經証。如何分別。如何用方。

問黃連瀉心脾。西醫言補胃。其理何在。中醫亦言厚腸胃。其說相同否。

問熱入血室。何以用柴胡。

第三場題目

問金元以後。至於近代醫家著述。分門別戶。各擅所長。諸生誦習有年。試務去陳言。獨抒心得。畧陳大意。

成田

裕麒先生洞庭人也姓席氏爲東山望族累世簪纓　先生童年天資敏捷胸羅全史筆掃千軍而於仕途視若浮雲𩆜𩆜焉以濟世爲懷遂遊學日本畢業於醫校因念同胞罹此鴉片煙之害未嘗不三嘆而流涕也因立誓曰若不蕩盡煙魔終身不歸故土適得爾籐名醫爲之臂助搜羅奇書研究化理

聖藥

草可謂大從人願矣近來嗜煙同胞受益匪淺先生且以經理自飾不善謝名更足徵實心濟世僕之鄉人服此亞支奶脫離黑籍者日衆爰贈一額當不啻焚香膜拜爲國民也謹序

前都察院左都御史趙養廉題贈

問古有是病而今無之者。如外臺所載猫鬼野道之類是也。古無是病而今有之者。如兩粵之鼠疫。江南之瘡螺痧是也。近日患是病者。傷人最速。究竟是何厲氣。治之當用何法。

以上頭三場有二藝爲完卷三場以一藝爲完卷

初四日考內科兼有他科者第一場題目

問半身不遂。前人或主風。或主火。或主痰。立論各異。試推原病本並擬治方。

問脚膝痿弱。下尻臂皆冷。陰汗臊臭。精滑不固。脉沉數有力。應如何施治。

問婦人氣鬱血滯。經水或多或少。或先或後。且咽中有痰。咯之不出。嚥之不下。時有呑酸噯噫。此病在何經。應用何方。

問小兒病莫重於臍風。或三朝或七朝。俗名難治。試言預杜臍風之法。及臍風已發。如何施治。

問痘初熱嘔吐。得利口不渴。身手足俱冷。不食。脉沈細者。當用何法挽救。

第二場題目

問有人犯房勞傷寒。不服藥而身熱已退。十餘日外。忽然昏沈。身戰慄。手足如冰。當用何方施治。

問有少年濕溫証。服桂枝湯數帖。致舌黃焦。發狂。胃閉。肌熱。糞溏溺如血。昏迷不醒。服犀角羚羊生地元參芩連等。罔效。而唇舌牙齦反成板黑。人尚昏逆。當用何法施救。

問鴉片流毒。幾偏中國。現行烟禁。試籌培本斷癮之法。各擬戒烟方一通。

問眼有赤膜遮下。無黑而白。視物不見。暴然得之。並無痛楚。應用何藥。

問古人云陽滯於陰則生瘡。陰滯於陽則生疽。在內生於臟府。在外生於皮膚之表。其有感於風寒者。亦有出於熱毒者。當於何驗之。

第三場題目

問自古名醫。必兼通各科。近如葉天士之精於痘疹。徐洄溪之深曉外科。皆為世所推試言其畧。

問傷寒金匱爲方書鼻祖。千金外臺。搜羅宏富。沾丐無窮。諸生研究有年。試畧言其所得。

婦科　雜科第一塲題目

問婦人由飮食失節。脾胃虧損。邪心相搏。積於腹中。牢固不動。或氣道壅塞。得冷則病發。遂致不孕。或月水不通。此屬何病。用何治法。

問婦人產未滿月。因怒氣血流三日不止。隨又勞苦。四肢無力。睡則汗出。日晡潮熱。口乾。五心如焚。用柴胡薄荷等藥。熱愈熾。脉浮大無力。屬何症。宜何治法。

問孕有垢胎漏胎之殊。經有錯行逆行之別。試辨分之。

幼科　問手足抽掣。角弓反張。身熱。唇焦裂出血。不喜飮冷。嘔泄。鼻孔煽動。睡則露睛。是何証耶。並出方。

問急驚未愈得泄數日。驚尚如前。頭熱足冷。當何以治之。

問幼科開口即曰食、曰驚、曰風、曰疳。所用之藥。大抵以勾籐防風羌活全蠍等祛風。以硃砂牛黃胆星菖蒲等定驚。以山查神曲梹榔厚朴等消食。以史君子榧子五穀虫等治虫。其治法本於何人。用藥能否更易。試詳辨之。

痘疹　問痘毒伏不肯宣透。氣滯血凝。診視肉腫瘡枯。神躁不安。當用何藥。施治。

問痘釁痂甚薄。中凝血跡。兼之噦逆。常嘔食。入便有不化之形。此証當如何

問痲疹多有兼証。尚兼疫癘。有何法可治。

以上各科以二藝爲完卷

雜科第二場題目

婦科　問婦人患心痛有年。遇寒即發。嘔吐呃逆不止。服辛香之藥不愈。應從何法爲治。

問產後因驚敗血衝心昏悶發熱譫語如有鬼祟作何主治。

問懷孕數月頭痛大作服保赤無憂散遂見紅有法以挽否。

幼科

問急驚用凉泄慢驚用溫補此定法也急驚凉泄而不應變爲慢驚慢驚溫補而不愈變爲急驚宜何法治之。

問脾虛則泄胃虛則吐若小兒吐泄有濕有熱有寒有驚宜如何詳察分別施治。

問小兒角弓反張卽痙病也痙比痸何如是何病因並詳言其治法。

痘疹

問痘有三陰三陽之異宜如何辨之能分別言其治法否。

問小兒耳後筋紅中指節冷爲出痘占驗其故安在。

問痘疹發熱之初多似傷寒惟痲疹則咳嗽噴嚏鼻淸涕眼胞腫淚汪汪面浮腮赤或嘔或泄或手掐眉目鼻面其間或輕或重能各詳其治否。

以上某科以二藝爲完卷

第三場雜科同題

問諸雜証。皆不外診治。然除婦科必設問外。如幼科痘診科眼科喉科牙科及外科之瘡瘍跌打等。雖兼診治。皆重看証。諸生研究有年。試各將所習專門設問看証之要。畧陳大意。

問專門醫學古籍無多。善醫者往往得師傳秘本以謀食。故每不肯示人。諸生果有傳授。試各舉精粹語陳之。其或研究古籍有心得者。亦撮其要。

以上以二藝爲完卷

初五日考雜科第一場題目

眼科　問目病初起。視覺微昏。常見空中有黑花。神水淡綠色。久則視歧。覩一成二。久則無覩。神水淡白色。宜用何治法。

問目如蟹眼突出。紅筋纏繞。不痛羞明。無淚。飲食如常。試擬治法。

問黑睛或起紅翳。或起白翳。如何分別用方。

喉科

問喉証急病。其聲如鼾。有如痰在喉響者。危在頃刻。此爲何候。試言其治。

問有少壯人患喉証。有年。無甚痛楚。而漸次聲啞。服開肺藥不愈。滋胃藥亦不愈。應從何法爲治。

問白喉爲近日險証。主以養陰淸肺湯。有應有不應。試博言治法及方。

牙科

問病初起憎寒壯熱。頭痛身强。牙縫牙齦高腫。突出牙亦隨起。痛連腮頰。破則流血不止。試言治法用方。

問有人平日好食動風物。齒間生壅肉。漸大脹塞。口不能閉。試言其証之寒熱虛實。作何治療。

問牙痛有內因。有外因。有不內外因。試詳其目及治法。

外科

問毒病在外。實根於內。治標不治本。終難奏效。如唇疔背疽對口瘡三者。皆易於殞命。試闡發病源。分別治法。

問婦人日晡身癢。口乾。月餘成瘡。服祛風之劑。膿水淋漓。午前畏寒。午後發熱。此屬何証。當用何藥。

問癰疽之見於外者。辨別陰陽施治。當易。若在藏府。宜如何辨識。治用何法。

接骨　問西醫割証多用麻藥。古法接骨亦有用麻藥者。試舉其方。

問破傷風爲病甚烈。應如何分別表裏虛實爲治。

以上十五題報某科者即作某科題目能兼作別科者聽以一藝爲完卷全作者聽惟不得逾限

第二場雜科題目

眼科　問有人初因風目障。誤服補藥。以致目睛突出如卵。癢不可耐。自用刀割努肉。當用何法以救治之。

問頭眩耳鳴。目視昏黑。或黑星旋轉不已。不痛不癢。試擬方法。

問目睛痛連眉棱骨及頭半邊皆腫。遇夜則作。點黃連膏而大劇。應用何藥。

問有婦人體豐而多勞鬱。時覺喉癢。如虫行喉中。經五六載不愈。兩脉虛浮而沈濇。此爲何証。應用何藥。

問少陽司天。三氣炎暑。民病喉痺。或面赤班。太陰之勝。火氣所鬱。太陰在泉。溼淫所勝。均病喉痺。或面青黑。試詳其証。及施治之法。

問咽喉十八証。何証極爲凶險。如何分別用方。

牙科

問齒日長。漸至難食。服白朮愈。齒挺出長一二分者。宜服生地黃。兩病相似而藥不同。其別何在。

問牙縫出血不止。吐血痰至升斗者。此宜速治。遲則不起。試言治法治方。

問牙齒腫痛。應否分別左右上下施治。

外科

問瘡瘍有七惡候。虛而見惡候者難治。前人雖或各立一方。然簡而未悉。試詳言方法。爲補其缺。

問婦人腸痛。大便由小便出。脈細。是瘍証否。

問疔毒有幾種。最要害者。是何名目。

接骨　問古法接骨多用醋淬古錢爲末服之何以古錢乃能接骨試言其理

問跌撲瘀血作痛者當用何方

問竹木刺人肉何法何藥能拔之使出

以上十五題每科以兩藝爲完卷

陰陽五行新說（再續）

如炎上如漲力如暑熱如光耀均火性也如阻塞如渾雜如崇厚如粗脆均土性焉如鎮墜如重壓如堅勁如凝結均金性焉如就下如滑潤如輕冷如泛濫均水性焉如震擊如鋒鈒如流行如疎泄均木性焉備於萬物而萬物莫不具其性渾於一物而一物各形其性焉夫古人發其端後人莫能竟其緒古人擬其大後人未能議其精今新學之聲電聲爲空氣之震盪電自摩擦震擊而發震爲木氣爲水木水焉若光汽則光自火生水得火力震擊而生汽氣爲水震爲木水火木焉原質之八十有奇不外五類而巳中國沿習其用不深究其理而利用之致學術弇陋問塗西學爲

歐美所輕有以夫

按陰陽五行其切用人生者惟醫學而已今人多訾議爲不經之說僕研究醫學二十餘年矣考陰陽二字無非以簡字代繁衍之名辭五行者推地理人事之進化即物理自非偶合醫理亦物理之一端也愚謂醫理明雖棄其說可也不明醫理而鄙其說將何以問津若舍中而就西則西江之水何濟涸轍之魚且中西之疾天時地理有相類者求其學足以補吾之不及有不相類者以我國北地之傷寒較江南之濕溫閩廣之瘴癘勢如冰炭一國如是況異洲乎固有柄鑿而不入者矣質言之中醫之未能進步者古書既不講習臨症又失研究時行之方與古理相悖者往往有之西醫源自希臘十九世紀理化日精研究者不遺餘力宜其日新而月異也吾國如能闡明古義進求西術中醫其庶有豸可質之高明以爲然否（已完）

論痢疾（稙）

夫痢疾一證古無痢疾之名內經謂之腸澼又稱滯下既謂腸澼又稱滯下其爲濕熱蘊蓄可知後人謂白者屬寒紅者屬熱均是隔靴若是紅白相兼豈一腹而有寒熱之判令人更爲捧腹除冬令傷寒下痢屬寒外餘皆春溫夏熱秋濕諸毒釀結成膿如癰疽之將潰已潰故有膿血紅白之分白者膿已成毒本淺紅者膿未成毒較深紅白相兼則毒纔釀足乃有將潰未潰之象所以現出小腹疼痛裏急後重初起急宜攻下免致閉門納賊所謂痛則不通通則不痛是也若姑息容奸必致毒氣上攻胃腸延成噤口如溫補則更爛胃裂腸哀號而斃若初起身有寒熱則其邪尚留戀於表猶未盡入於裏務宜專顧其表免致內陷其顧表之劑莫若乾葛根最爲妥當如遇年老及久痢并孩兒亦須寒熱並用如潔古芍藥湯之類是也至休息痢一證則又當爲別論然非升提固澁不可總之痢疾初起宜以仲景黃芩湯或機要黃芩芍藥湯隨證加減以下其毒此千古不易之法也其大略如此餘可檢閱諸名家方論便知茲不多贅

素問氣運淺說

氣運之說久爲通儒所詬病然非素問之道也特後人不善讀素問耳此爲朱雅南先生所著自出手眼闢藍町畦成一家心性理之作雖泰西新學家當心折從前曾登之本報今另行排印（每部小洋一角）外埠寄費自[illegible]亦

北京醫學研究會續訂章程

本會於本年三月間在長椿寺開會數次未及研究以款絀中止今承學部每月撥銀一百兩作爲本會經費又借到梁家園惜字會館房屋由本會出資修理作爲會所自十一月十二日起實行研究因續訂章程如左

一從前會期在星期六日今改於星期日開會請會員贊成員務於午後二鐘到會以便襄辦研究

一每期擧題研究外於星期三星期六兩日按期開診以資實驗惟尋常輕病無關研究必經數醫未能治愈者方可來會就診

一病家有疑難要證不能親自到會者可將病情詳細開列來函質問

一每逢看病日期午後二鐘開診至五鐘停止是日必有會員兩人贊成員一人到會其值期之會員贊成員統於上月按期認定開單宣布如臨時實因有事不能到者可於同志中函商代理

一每期研究文字及診治方論各登一册以備將來辦報之資

一病家來診者可先就號房掛號本會祇取號金銅子十枚不取看資如有延請到家診治者以路之遠近酌收輿費

一本會俟經費擴充後擬設研究會學堂招生肄業並擬編輯初級中級高等各種醫學教科書

會員　朱福詵　吳以成　沈雲沛　徐定超　孫傳棨　劉富槐　惲毓鼎　陳兆麟　褚成博

贊成員　朱益藩　楊家驤　李士鉁　沈曾桐　錢駿祥　唐浩鎮　左孝同　吳士鑑　方積琳

同訂

醫學研究會同志約

一本會宗旨在探索古書義理而歸本於實驗凡我同志就原訂簡章第三條書理病機方藥二者範圍每値會期擊題研究以徵心得而每星期中定看病兩日俾理想實驗合而爲一

一欲廣學識在集衆思本會開辦之初同志本少迄今僅閱半載宦轍分馳益形寥落如此精深博大之業斷非少數人所能集事今請同志於知交中有留心醫學臨證有得者務當介紹來會同襄公益

一古今醫苑名著如林然除通行數十種外兵火銷沉存者蓋寡本會開辦伊始未能廣爲搜羅先就坊肆所有擇要購置以供參考如有家藏善本祕錄爲同志見聞所及者務當告知本會或購或抄期廣傳播而供衆覽又如家傳禁方屢試屢驗而或祕不告人者亦當設法探得以公諸世

一學期深造道貴有恒本會會員類皆存心公益有志研究叩慮課假豈非流俗所難然推極言之或他端並營精力以兼顧而紲或中道自畫志願以寡效而暌情隨事遷目的難達況徒任義務而無權利則始奮而終懈固其常乎凡我同志鑒於此失宜矢不渝之志每月分期診病一經認定當信如金石卽遇開會日非有事故亦須早到以符敬業樂羣之旨

一維持社會端賴公德然晚近之世缺乏恒多以尋常營業而言或同術而生忮害或旁觀而肆詆諆永譽甚難敗名良易況用藥得失崇朝卽判一或不慎謗議隨之亦有本無是事而鑿空以逞其誣附會以成其罪爲醫於今日固患道少亦病口多凡我同志定識毅力自不爲流言所動但堅貞以立心兢業以將事則本會榮譽將永永無極

第一板　　每張售大洋

光緒三十四年七月望日第九十一期

醫學報

每月兩期

上海平街中書代發

本館開設上海英大馬路西首德仁里一衖王問樵醫寓內

凡定八十五期至九十六期者連郵費在內列價於下

本埠	
一份以上	每份大洋二角四分
十份以上	每份大洋二角

凡蒙訂購本報例以半年起碼

如由本館封寄另加郵費六分

外埠	
一份	計售大洋三角六分
二份以上	每份大洋三角
十份以上	每份大洋二角六分

補報價目表

期	本埠	外埠
一至二十四	一元二	一元三
二十五至四十八	七角二	八角二
四十九至七十二	四角八	五角八
七十三至八十四	二角四	三

各埠代派處

漢口　華景街新慶里李夢芳先生　教練所馮蓀齋先生

湖北　荊州城內大街戴和之先生　沙洋天主堂彭玉田先生

南京　南門白酒坊濮鳳笙先生　城內二道高井南洋官報

蘇州　封門滄繡巷陳劍魂先生　滄浪亭高等學堂　吉由巷醫學公社　金獅巷東口朱讓卿先生　閶門外落地捐局鄒景叔先生

湖州　長興東魚巷口朱子愚先[生]　府前街鍾稼雲先生

醫學[illegible]湖西花園弄邵家大廳王蘊[illegible]、實珠橋同乘臣先生、[illegible]王阿弄口蔣瑞生茶蛋坊蔣夢蘭先生

二分外埠另定價目

寧波 湖西花園弄邵家大廳王蘊臣先生　浮橋兩等小學校

紹興 寶珠橋何廉臣先生　王衙弄口孫瑞生[illegible]孫夢蘭先生　城內各報代派處周德君先生　餘姚轉民坎墩鄭邕穀先生

杭州 忠清里柏子巷口謝旦初先生　仁和縣署官醫林劍治先生　車駕橋行義東翰林第陳通甫先生　湧金門直街紫城巷醫學校杜同甲先生　惠興女學校貴中權先生　湖墅寶泰米行魏子祥先生

揚州 古旗亭東首達小學校　東臺縣東門吉記

鎮江 廣安祥號內羅蓉卿先生　丹陽西門大街謝克臣先生

北京 梁家園醫學研究會　天津日日新聞報館

山東 泰安府城內韓氏小學校　諸城縣東小門內李少航先生南　門裡街後堂王級齋先生　兗州府嶧縣城牌坊街梁廉卿先生

陝西 商南縣署常克仁先生　省城保吉巷張鶴田先生

廣東 省城西關黎崇正堂　新寧縣浮石高等學堂

福建 福州南臺中州街中英藥房　海州板浦鎮尚志學堂

安慶 建德縣三里街天主堂　又仰家橋洪文驥先生

山西 太原府上馬街醫學館　周壽樵先生

江西 南昌醫學堂　吉安府　灘碼頭五洲大藥房

安徽 巢縣炯煬祖樹和醫室　徽州府歙縣勸學所

河南 開封府西街全省師範學堂　沙市江濱觀音聚大雜貨號

廣州 第七甫念七號寶芝園藥號　沙基橋中天大藥房

蕪湖 洋橋南晉康公司間壁　黃錫猷先生

常州 打索巷劉和錢莊　打鐵巷學生會　又鴻源信局　又恆仁裕衣莊　宜興泰和堂藥號　常熟南門外石遜步橋丁樸存先生

無錫 北門外吊橋下俞泰隆　東河頭許宅鄒沛如先生

太倉 城內寶秧橋繆衛甫先生　醫學會吳仲蘭先生

松江 呂巷錢杏蓀先生　西門外　興祿茶食號　張堰何廣大

嘉定 南門內沈家弄朱東傳先生　西門外太元藥號王紹生

上海醫會通訊員
兼辦醫學報事務

江灣女科
蔡小香授

王問樵分期廣告

鄙人寓滬北有年謬荷諸君許可診務日繁所惜南段病家就診不便屢有以分期者因思在鄙人僅費數刻工夫而病家可省許多週折舍已從人固無不可遂除常大馬路德仁里醫學報館外又間日分期三牌樓北口俾城內病家可以就近診治非方便計也惟鄙人南北兼營勢難久待枉顧務乞早臨庶免歧誤謹述其緣起如

逢雙日午前
城內三牌樓北
張同泰鞋店

中國醫學會通告

本會業由上海醫會蔡君籌集經費王彭二君擔認義務新智識故於六月望起敦請各會友公同投票選舉會長同社之人散處各埠一時無從咨訪可檢閱報中會友題投票展限至八月底截收得票之多寡俟選定再行報告

新定告白刊例

報近來愈推愈廣以一面印報一面印告白告白以關於醫藥及書籍爲限定價第一期每字五釐第二至第六每三釐第七期起每字二釐半長短均以一百字起碼多則以十字遞加不滿照算如登常年至念四期者每字統年元刊費均須先惠逾千者另議

介紹新醫書

本館副主筆丁君仲祜無錫人研究醫學十餘年成書二十餘種付印成書者有六種均由本館代售列名於下爲醫界同志之介紹云○藥物學綱要共十六章洋裝精本每部一元五角○內科全書共分七類洋裝精本每部兩元○學綱要共分三編每部一元二角○肺癆病預防法共二十一章洋裝精本每部五角○育兒談共八章每部四角○竹氏產婆學洋裝精本每部六角外埠寄費自理郵票不收此佈

本館代售醫書

體解剖生理圖洋二元四角○又新式解剖圖洋三元一角○又小號人體生理圖洋五角○又病源細菌圖譜洋元○人體解剖模型圖掛軸連附屬品說明書等洋五元○名醫萬方類編洋四元○中西醫學羣書洋一元五角徐靈胎十六種洋一元二角○全體闡微洋一元○太醫院程文洋七角○素問氣運淺說洋一角○舌鑑辨正洋角○肺病問答洋三角

代售各種靈藥

吳聖藥每罐小洋三角○蔡製女科戒烟丸每匣大洋七角○又婦女療虛藥汁每瓶價銀二元○又女科調經末每服小洋二角○三黃寶蠟丸大丸每粒三角小丸每粒一角○許製定痛靈丹每瓶小洋三角○又遺精必效丹瓶價銀一元○又加料五寶丹每匣價銀二元○黃製天然戒烟丸每瓶價銀一元每打十元○又艾羅補腦汁每價銀二元四角每打念四元○江陰醫會求本戒烟丸甲丸定價大洋五角其餘乙丙等丸皆定價大洋一元

續印全份醫學報招股簡章

此爲續印全份醫報之股非辦理醫學報之股也所有編輯校閱皆同人擔認義務除項開支外並無額外浮費以示撙節而昭大公◉一每股計墨銀十元共集一百股合資本洋一千元正除本館同人先認五十股外其餘另行招集◉一不論本埠外省皆入股該報全份告成併准將股單每股換取全份醫報四部如不願者聽◉一倘購預券滿五號者亦另贈全報一部以酬其勞◉一官利紅利兩項俟議決再行佈告

本館續印九十六期全份醫學報分裝四部共十六冊出售預約券約期取書祇收半價廣告

醫學報接

本報續印九十六期全份醫學報分裝四部共十六册出售預約券約期取書祇收半價廣告

本館疊接埠代派處來函皆以本報發行以來歡迎頗衆海內醫家因未窺全豹於心未慊爭欲
購全份醫報囑本館續印訂書定價出售以慰海內醫林之望云本報承諸君加嗜亟
遵辦特因言之匪艱行之維艱預算排印裝訂非千金不辦設不再版無以饜閱者之
如遽遵辦則力有不逮故由同人思得一兩全之法一面籌集資本將全份醫報用上
白光厚紙一律翻印分釘四大部一年一部每部分裝四册售銀一元五角全份四部
售八折一面出售預約券以百號爲率每號祇收半價扣實價銀三元號滿停售購者
速該報准九月底先出（一至四十八）兩部至年底續出（四十九至九十六）兩部凡
有預約券者概分兩期取書不再找價外埠僅加二次郵費洋六角無券者統照定價
售例不減讓以昭核實本館券印無多轉瞬售罄欲購全份者請速惠訂爲盼此佈

上海振弱齋三才戒煙丸

此藥戒烟最爲穩妥經驗多人口碑載道名天地人三才分三匣爲一套除癮一錢可服六個足月烟癮盡除毫無流弊每套售洋三元朔望九扣餘詳仿單王道戒烟以此爲最願有志者注意試之

發行所在上海四馬路直西觀盛里七十三號

祝蘭舫　崔吟梅謹白

門人夏應堂廣告

金陵許菊泉夫子因病停診倏經三載茲幸全愈現寓英大馬路五雲日昇樓西首德仁里一弄醫學報館內照常應診恐病家或未週知特此奉告

廣告

上海巡警總局官醫武進龔澤之男婦內外方脈

寓二馬路跑馬廳安康里北弄如有局中局外延診者請至該處可也午後三點鐘出診

號房具

報館同門另闢精舍購置中東新醫書及各種標本模型俾會友研究學術以增長醫科之
會長二人評議員十二人以分任會中諸務凡未入會者請速註冊入會其已入會者或因
所撰論稿醫案便能識其大略或以學術擅長或屬聲望素著皆可備充評議員之選外埠
會友一視同仁堅持勿懈則本會庶能爲社友盡義務焉嵩此佈聞伏希　公鑒

會友題名錄

會章詳見前報

名：周維翰　朱恩華　孫吉熊　魏壽彭　周服聖　沈寶枬　褚召稑　袁章和　韓　澄　錢祖繩　李惟藩　朱𣪠廷　高汝賢　謝光昱　林大夔　蔣光煦　俞本立　馮　銘　沈乾照　黃　歧　黃元吉　黃承禧　秦福基

字：雪樵　雅南　夢蘭　天柱　伏生　莘農　頤庵　堯臼　靖盦　杏蓀　嘯雲　讓卿　德生　日初　先耕　桂棻　道生　箴若　韻濤　鎬京　文生　端如　第花

籍：常州陽湖　甯國府旌德　紹興會稽　紹興山陰　鎮江溧陽　蘇州元和　揚州興化　杭州仁和　松江婁縣　湖州南潯　嘉興海鹽　紹興會稽　紹興蕭山　蘇州元和　嘉興石門　松江金山　常州江陰　安徽泗洲　紹興蕭山　紹興蕭山　太倉崇明　湖州烏程

職銜：廩貢生　調查員　廩生　監生　附生　雜職　附縣丞　附貢生　雲騎尉　附生　附生　佾生　附生　調查員　直州同　歲貢生訓導　縣丞　監生　附生　附貢生

通信處：山西太原府上馬街醫學館　揚州古旗亭東立達小學校　王衙弄口孫瑞生彩蛋坊　山陰斗門鎮寶積橋　安昌鎮葆豫堂藥店　湖州和平鎮客民　上海西門外馬家橋江蘇昌善　泰屬丁溪併場小海祥記鹽旗　杭州寶善橋靑龍街　金山縣呂巷鎮　嘉興北門外塘灣吳源盛茶葉　心橋呪　東鄉樊川學堂　杭州忠淸大街柏子巷口　吉由巷醫學公社　城內火弄口　干巷鎮　布政坊巷醫學研究會　寶應小南門內　臨浦鎮　海門滿洋沙聚星鎮東南禮安堂　蘇州婁門內傳芳巷

中國醫學會廣告（禮拜二）

薛正祥	瑞雲	揚州泰州	監生	北門外[illegible][illegible][illegible][illegible]西北首
陳奎堂	永璣	紹興山陰	監生	上海大東門外元成藥材行
詹鴻恩	大來	揚州東台	監生	何衆場柿軒巷
僧達理	洞天	安慶懷寧		平望九華寺
繆祖善	厚傳	蘇州吳縣		閶邱坊巷
傅巖	穉雲	湖州	調查員	所前街
余鷺振	彩軒	徽州婺源	監生	崇明
汪開宗	蠡耕	徽州婺源	附貢生	
江福緣	玉卿	徽州婺源	職員師範生	
陳鷺	振虞	松江金山	附生	松隱鎮
戚衛生	根學	松江華亭		浦南亭林鎮
錢榮光	詢芳	常州江陰	訓導	
王景華	士翹	蘇州新陽	附生	常熟南門外君子居弄典當隔
任養和	桐軒	揚州甘泉		儀徵十二圩淮鹽總棧署西首
金韜	惠卿	台州太平	增生	尚書坊
徐永賢	錦榮	寧波慈北		上海虹口吳淞路猛將堂弄
邱樹梧	檀蓀	廣州順德	監貢知縣	香港崇辦活人盧
殷恒懷	念萱	蘇州洞庭		上海英大馬路後致遠街
賴景培	植卿	廣信玉山		儀徵十二圩淮鹽總棧東首
陳鼎元	銘甫	嘉興秀水	廩生	新塍郞中埭
許丙垣	棻藩	嘉興秀水	廩貢生	新塍
黎兆藩	錫侯	廣州順德	調查員	省城西關洗基黎崇正草堂
屠鈞	友梅	常州武進		鐵市巷圖書館

杭孝策
胡洄溪
祖樹和
錢燮和
監厚德
將逢春
蔡鍾駿
王楨
彭緄祖
江惕予
[illegible]福保
[illegible]釗
[illegible]艮成
[illegible]鼒
[illegible]尊三
[illegible]懋吉
[illegible]德勝
[illegible]吉人
[illegible]九皋
[illegible]國興
[illegible]秉義
[illegible]德譽
[illegible]豫貞
[illegible]鳳笙
[illegible]繼高
[illegible]桐

劍治
溁卿
平軒
理卿
月恒
雨塘
小香
間樵
件漁
梅先
菊泉
少蓀
少航
仲蓀
宗揚
澤之
起之
逢伯
則學
幹卿
葆年
味蒓

福州侯官
安徽寧國
安徽巢縣
浙江海鹽
揚州江都
直隸順天
太倉寶山
江甯上元
松江華亭
新安
常州無錫
江寧上元
浙江錢塘
山東諸城
荊州江陵
鎮江金壇
太倉嘉定
太倉嘉定
常州武進
太倉寶山
太倉寶山
徽州歙縣
常州無錫
南京
江蘇崑山
江蘇元和

調查員
候選縣
調查員
附貢生
附生
附生
附生
廪貢生
廪貢生
道庫大使
調查員
廪生
候選州同
候選縣
候選縣
附生
候選知州
候選縣
附生
調查員
附生
監貢

杭州仁和縣署官醫
湖北荊門州屬之后港
烔煬
上海美界新署後北浙江路
靖江西門內大街鳳鳴橋東首
靖江署前南街
世居江灣鎮分寓老閘橋南堍
上海英大馬路德仁里一弄
上海四馬路直西觀盛里
上海坭城橋外自新醫院
上海英大馬路貴州路二號
上海德仁里醫學報館
上海新署後華興坊九弄
縣東小門內環山堂
沙市江瀆觀錢聚大雜貨號
丹陽門外呂坵鎮
上海英租界中旺街錢江里
上海新馬路醫園弄對面
上海二馬路安康里北弄
上海老閘橋北
上海美租界海寧路
上海西門外湖山羊認捐局
上海英界中旺街鳳鳴里口
南門白酒坊
新陽正義初等小學堂
皮市街

[illegible]元鑑 [illegible]嘉林 [illegible]沐蕙 [illegible]錫康 [illegible]銘 [illegible]毓棨 [illegible]富槐 [illegible]錫猷 [illegible]𦳝芳 [illegible]和之 [illegible]因聖 何廉臣 [illegible]克仁 王藎臣 張爾梅 羅蓉卿 朱東傳 謝克臣 俞鼎勳 丁樸存

慶伯 松[illegible] 小圃 夢橋 仲蘭 秀頌 伯銘 同鉞

太倉州 四川[illegible]陽 松江上海 太倉寶山 太倉州 太倉州 北京 燕湖 漢口 湖北 青州 紹興 陝西 寧波 南翔 鎮江 嘉定 丹陽 無錫 常熟

花翎同知 花翎[illegible]知 附生 附生 調查員 調查員 調查員 調查員 調查員 調查員 調查員 調查員 調查員 調查員 調查員 調查員 調查員

上海英大馬路香粉弄 [illegible]海英大馬路北[illegible]豐里 上海美界武昌路三元宮前 上海美界外虹口正豐街 醫學會 上海英界厦門路德豐北里 梁家園醫學研究會 洋橋南晉康公司間壁 華景街新慶里三十二號門牌 荊州城內大街 城內火巷街施醫院學堂 寶珠橋 商南縣署 湖西花園弄邵家大廳 東市石皮街 廣安祥號內 南門內沈家弄 西門大街 北門外弔橋下俞泰隆茶號 南門外石遜步橋

敬啓者本會承海內諸名醫輸貲入會成立有年第今歲以來間有尚未蒙續交會費訂購醫報者其殆事冗未及置念耶倘荷始終贊成請迅將會費續繳并訂閱醫報以通聲氣而續前盟本會實所盼禱焉敬候台命乞卽示覆爲感此請

諸同志先生惠鑒

中國醫學會事務所書紀員謹告

光緒三十四

本報贊助諸員題名錄

姓名	籍貫	通信處
王問樵君	○上元	英大馬路西德仁里
許菊泉君	○江甯	同上醫學報館內
彭伴漁君	○松江	四馬路直西觀盛里
徐宗揚君	嘉定	英界中旺街錢江里
唐乃安君	○上海	棋盤街中英大藥房
汪惕予君	新安	英大馬路北貴州路
黃楚九君	紹興	三馬路中法大藥房
席裕麒君	○洞庭	英大馬路壽康里
呂靜齋君	江西	三馬路勒威大藥房
王子俊君	紹興	鐵大橋境王泰生號
張彥邦君	常熟	新馬路德華里

姓名	籍貫	通信處
丁福保君	無錫	英大馬路北貴
殷念萱君	洞庭	英大馬路後致
胡夢橋君	○寶山	外虹口正豐街
馬逢伯君	○寶山	美界海甯路
徐起之君	寶山	老閘橋浜北
徐少圃君	○上海	白大橋北朝東
徐小圃君	○上海	武昌路三元宮
姚艮成君	○泉唐	新衙門後華興
朱子琴君	上海	老北門內穿心
陳竹村君	上海	新北門內舊教

右錄以先後爲序不論醫界藥界凡願擔承義務及月助經費兩元者皆爲本報之助員除已排登姓氏外尚擬續將諸員之事蹟功名詳細編登本報以誌欽佩蒙繳費敬於尊名下加○爲誌

醫界一覽表

英界

專科	醫例	寓所

年七月十五日 第九

王問樵◯江灣蔡小香傳 本報總理員 精理內科 門診四角出診一元 [illegible]馬路西首德仁里 逢雙日分寓城內三牌樓北

許菊泉◯金陵人壽田子 本報贊助員 內外科 門診五角出診二元 路遠照加拔早另議 同上即醫學報館內

彭伴漁◯松江人 本報協理員 精理內科 門診五角出診一元 四馬路直西觀盛里

徐宗揚◯嘉定人 本報贊助員 外症傷科 門診一元接骨面議 出診四元路遠酌加 中旺街錢江里內

汪惕予◯自新醫院院長 本報贊助員 西醫 另有細章 大馬路北貴州路一

唐乃安◯上海人 本報贊助人 西醫 另有細章 棋盤街中英大藥房

殷念萱 洞庭人 本報贊助員 內科 門診不計出診一元 大馬路後致遠街

王子俊◯紹興山陰人 本報贊助員 內科 不計 鐵大橋王泰生藥酒

夏時南 甯波人 毒門外科 照例 英大馬路德仁里二

張靜蓮 青浦人 內幼科 門診五角出診二元 英大馬路虹廟對門

高長順 常州人 牙科 另有細章 大馬路西壽康里

傅春波 南京人 針科 門診一元一角貧病不計 出診四元四角遠者遞加 新閘大街仁濟里

任際運 無錫人 內外科 門診內科四角外科六角 出診內科一元外科二元 市浜橋同春染坊對

劉春蓀 浙江人 西法牙科 另有細章 盆湯弄愛華藥房內

江蔭蘅◯蘇州人 內科 門診四角出診一元 盆湯弄北高陽里

陶佐卿 金陵人 內外科 門診內五角外一元出診 英界二元美法界四元 大馬路五福弄平

壽鏡澄 寶山人 內外科 門診四角出診二元 北石路新昌里

陳星階 陽湖人 內幼科 門診四角出診一元 北石路新昌里

戴少甫 蘇州人杏堂孫 內外科 門診三角出診一元 大馬路香粉弄高

顧渭川 孟河人 內科 門診五角出診二元 大馬路南香粉弄一

侯也春 南翔人 內女科 四診四角出診一元 南香粉弄寶德里

周申甫 紹興人 內外科 門診兩角出診一元 大馬路香粉弄德

[illegible]

姓名	籍貫	科目	診費	地址
徐起之◎	江灣人 本報贊助員	幼科	門診四角出診一元	老閘橋浜北
馬逢伯◎	江灣人 本報贊助員	內外喉科	門診五角出診二元	海寗路新造洋房內
姚艮成◎	泉唐人 本報贊助員	內外喉科毒門	門診四角出診一元美英法各二元	新衙門華興坊後九弄
虞寶甫◎	蛟川人	內幼科	仍照舊例	文監師路德榮里三弄
張頌清◎	上海人	女科	門診四角出診一元	中虹橋東堍老三官堂
黃杏卿◎	江蘇人	內科	門診三角出診一元	中虹橋直東新三官堂
周漢三◎	上海人	內外科	門診三角出診六角	新三官堂成順里
王仲康◎	上海人	幼痘科	門診四角出診一元	裏虹口泰山堂藥號
金福山◎	上海人	外傷科	門診四角出診一元	虹口乍浦路三元宮前
倪銘三◎	無錫人	內幼科	門診四角出診一元	吳淞路長源里
徐沁閣	寗波人	內外毒門	門診內外兒科四八五角	穿虹浜同昌里西六弄
顧少山◎	川沙人	外科	門診不計出診一元	白大橋北仁智里二弄
朱堯臣◎	餘姚人	內外幼科	門診四角出診二元	天后宮後面成大弄內
汪挺芝◎	浦東人	外科喉症	照例	成大弄內悅來坊
楊季明◎	嘉定人	內外科	門診四角出診一元	天后宮北寶順里七弄
頌芳◎	松江人	西法外科	另有細章	天后宮北育文書局後
菊池	松江人	內科四時針灸 咽喉花柳毒門	門診四角出診一元	天后宮後桃源坊一弄
蓉舫◎	餘姚人	內科	門診不計出診壹元	鐵馬路鴻興里內
芝山	寗波人	外科毒門	門診三角出診六角	盆湯弄泰安里九弄口
介臣◎	莫釐人	精理男女兒科 包醫喉眼毒門	門診內科三角西法外毒五角出診一元二角帶種牛痘	楊家坟山對門泰安里十一弄口
杏林◎	蘇州人	內外科	不計	北福建路中市
吉甫◎	嘉定人	內外四時針灸 包醫花柳毒門	門診三角出診一元法界二元拔早加倍	老垃圾橋北愼餘南里

芳坪⊙	浦東人	內婦幼科	門診四角出診一元	新衙門照牆前
寶卿	南匯人	咽喉外科針灸	門診不計	愛而近路三百廿三號
炳奎	江蘇人	鷲瘀瘋科針灸包醫豬羊癲風	門診不計包醫面議	愛而近北高壽里二弄第六家
葆春	山東歷城人	內外喉科	門診三角出診一元	承業里三弄
煒臣	武進人	內外科	門診不計出診一元	虹口火車站南存厚里
金彪〇	海門人	幼針科	門診三角出診元二	吳淞路猛將弄長安里
松煥〇	廣東南海人	內外眼科	門診二角出診一元	虹口新興里大街南首
梅村⊙	廣東三水人	內外眼科	門診不計出診一元	虹口多壽里第二家
竹脩⊙	廣東人	外科毒門	不計	虹口武昌路東首
月昇⊙	廣東香山縣那洲人	瘋爛頸癧內外痔瘡小腸疝氣	不計	武昌路挹秀里內
如龍⊙	廣東番禺人	內外傷科	門診四角出診一元	頭壩路德意里內
香生⊙	廣東人	內科	不計	三元宮對面巷內
懋榮⊙	廣東河源人	內外科	門診四角出診一元	青雲里大街
舟屏	廣東新會人	內科	門診四角出診壹元	青雲里
雪門⊙	廣東人	胎前產後痧痘驚風咳嗽吐血癱瘓腳氣	門診四角出診一元	青雲里東弄
張方流⊙	廣東人	內外科	門診四角出診一元	青雲里二弄十四號
崔礪山⊙	廣東番禺人	內科痘疹	不計	青雲里午後存元濟善堂施種牛痘
許鼎臣	廣東南海人	內外女眼科腳症痘疹類	不計	四川路聚賢里
李聲南⊙	廣東順德人	內外幼科	門診四角出診一元	北四川路仁智里十弄

華界

		專科	醫例	寓所
朱子琴	上海人 本報贊助員	幼科	門診三角出診一元	老北門內穿心街
[illegible]	[illegible]	[illegible]	[illegible]	[illegible]北門[illegible]五號

姓名	籍貫	科目	診金	寓址
劉松雲	四川人	內科	不計	大馬路北恒豐里
錢榮桂	越郡人	精理痧症	門診四角出診面議	中旺街廣濟藥局
陸慕君	川沙莊貴嚴傳	幼科	門診四角出診一元	中旺街樂善里內
凌永言	湖州人嘉六子江灣徐振山壻	兒女內科	門診五角病久遠來一元出診另有細章貧病送診	中旺街樂善里內
李幹卿	無錫人考取優等	內外科	診金另有細章	中旺街鳳鳴里口
胡紉香	平湖人	毒門外科	門診四角包醫面議	二馬路西首誦清
許麗川	金陵人	內外毒門	門診三角出診六角	望平街南同慶公
吳秉璋	蘇州人	內外喉科	門診三角出診六角	三馬路鼎泰綢緞
宋鏡澄	松江人紫槎長子	眼科	門診四角出診一元	三馬路何福祥綢
張芹孫	嘉善人	內外科	門診四角出診一元	三馬路曲江里內
周惟明	寧波人一堂子	眼科	門診五角出診一元	三馬路鼎豐里大
華竹留	蘇州人	內女科	門診四角出診一元	三馬路富春里三
金子康	蘇州人	內外科	門診四角出診元二	三馬路寶和里四
張九皋	青浦人	內外眼科	門診四角出診例照	四馬路小花園西
張濟清	常州人	內科	門診四角出診一元	四馬路三山會館
殷秋江	上海人	內外喉科	門診四角出診一元	四馬路直西觀盛
張康民	平江人	驚痧外科毒門	不計	六馬路東安里內
朱臣伯	東山人	內外喉科毒門	門診三角出診五角	六馬路西吉慶坊
王貽孫	湖州人	內科	門診不計出診一元	常寓六馬路仁壽里內分寓老北門內侯家浜
王雨香	江蘇人	外科毒門	門診一元出診四元	六馬路直西懷德堂售毒門丸散
袁依琴	奉賢人	內外科	門診四角出診一元	馬立司馬德南里
沙靜淵	鎮海人	內科	門診五角出診二元	寧波路隆慶里內
蔡小香	江灣人硯香子本報贊成員	女科	門診五六角出診二兩元	老閘萬福樓後奚
郁少甫	上海人	內科	門診四角出診一元	老閘橋南北京路
[illegible]	[illegible]	[illegible]科	門診[illegible]角出診[illegible]元	[illegible]

一覽表

姓名	籍貫	專科	醫例	寓所
[illegible]	[illegible]寧波人	[illegible]科	[illegible]	[illegible]
錢秀頌	太倉人	內科	門診四角出診一元	廈門路德豐北里
法界				
巫錦山⊙	孟河人	內外科	門診四角出診一元	老北門外布莊街[illegible]
舒春林⊙	寧波人鄭龍章甥	女科	門診四角出診二元	鄭家木橋南堍天[illegible]
張美堂⊙	寧波人	咽喉男婦兒科	門診二角出診六角	鄭家木橋直街安[illegible]
汪竹晨⊙	紹興人	內外毒門	門診三角出診一元	鄭家木橋直街福[illegible]
張柳康⊙	上海人	內外科	門診四角出診元二	棨市街寶裕里
周鳳儀	寧波人	眼科	另有細章	棨市街中市
李鴻炳	江蘇人	咽喉外科毒門	門診不計出診壹元	東新橋寶裕里
周仲蕚○	蘇州人	內科	門診四角出診一元	東新橋沿馬路
費畬慎	松陵人	女喉科	門診四角出診法界一元美界三元英界城內二元	西興橋鴻源里
張桐伯	江蘇人	內外科	不計	八仙橋西首樹德
美界				
胡夢橋○	大場人本報贊助員	內科	門診三角出診一元	虹口正豐街義興
徐少圃○	上海人杏圃長子本報贊助員	內外幼科	門診三角出診一元	老白大橋堍朝東
徐小圃○	上海人杏圃次子本報贊助員	內外幼科	門診三角出診一元	虹口武昌路三元

陳竹村	本報贊助員	內外科	另有細章	新北門舊教場
黃粹甫⊙	上海人	內外科	門診內三角外四角	老北門內穿心街中下午法界方板橋三新里
蔡道生⊙	江蘇人	喉症外科	門診四角出診城內一元英界二元美界三元	新北門內七星井東首
鮑國香⊙	上海人	外科毒門	門診五角出診一元	新北門內張新街
許春山	金陵人菊泉子	內外科	門診三角出診不計	新北門內老街
朱明德	南滙朱雲山傳	眼科	門診三角出診一元	新北門內廣福寺東首
莊香孫○	上海人	胎產全科	門診四角出診一元	淘沙塲高堀墩澄清里
沈友良	珠街閣	內外科	門診四角出診一元	邑廟西首王醫馬弄
沈心田⊙	上海人	內外科	門診二角出診四角城外一元路遠酌加	邑廟西首下午分寓六馬路仁壽里新
蔡鏡梅⊙	上海人	內外科	門診輕二角重四角	邑屆西首陳家棋杆內
陳心田⊙	紹興人	牙科	另有細章	邑廟文昌殿弄
王友蘭	鎮江人	內外科	門診二角出診半元	萬錦牌樓薛弄中
許靄春⊙	上海人	內科	門診送診出診一元	花草浜有餘里
鄒桐封	江蘇人	內科	門診二角出診四角	小東門內梧桐弄
呂潤之⊙	上海人	內科	門診三角出診五角	小東門內梧桐弄
楊味吟⊙	上海人	內科	門診二角出診半元至租界一元	小東門內天官牌樓
王梓華⊙	上海人	內科	門診三角出診一元	小東門內四牌樓中
薛寶琦⊙	上海人	幼推拿科	門診三角計出六角	縣前塲水橋電燈東弄
馮寅康⊙	璆城人	內外科	照常	大東門內火神廟東首
耿湘坡⊙	上海人	幼科	門診三角出診一元	火神廟西首
嚴梅孫⊙	上海人	幼科	不計	大東門內中唐家弄
張慶平⊙	上海人	內外科	門診三角出診一元	道前街水仙宮隔壁

[illegible]品三	⊙	秉之子松江人	精理內科	另有細章	城內彩衣街下午寓拋球場掃葉山房
[illegible]三餘	⊙	上海人	精理眼科	不計	大東門內西姚家弄
杜利生	⊙	湖州烏程人	推拿幼科	門診四角出診一元	大東門外電燈公司西
杜松蟾		南滙人	內科	不計	大東門外電燈公司後
陳楚材		蘇州曹滄洲傳	內喉科	診資不計出診免轎	南市竹行碼頭同益里
陳杏如		姑蘇張筱林傳	內外喉科	門診三角出診六角	大東門外廊棕公所
周湘淵	○	川沙人	內外科	門診四角出診一元	大東門外如意街東首
陸衡心		浦東人	針科毒科	不計	外鹹瓜街古雲臺內
倪武洲	⊙	通州人	傷外門	不計	十六鋪內協興街九號
沈竹君		浦東顧蘭蓀傳	喉科	不計	新碼頭永安里
胡百證		上海人	外科	不計	生義弄內安順里
宋問夷		湖州人	內科	不計	商船公局
曾子友		上海人	婦幼喉科	門診三角出診一元	董家渡梅家弄
顧雨田	⊙	南滙人	幼科	門診三角出診一元	小南門外南倉街
劉道安		盧州合肥人	內科	門診二角出診不計	小南門外南倉街
鄭端甫	⊙	上海人	內科	門診四角出診一元	淨土菴浜濟生藥室
金竹香	⊙	上海人	痧痘內外喉科	不計	西門內大街翁家弄口
王叔和	⊙	川沙人	幼科	不計	西門大街石皮弄東口
胡德馨	⊙	徽州人	內科	門診五角出診一元	西門外湖山羊認捐局
胡復初	⊙	江西人	眼科	門診三角出診一元	門外泰亨里

右表以一年爲期錄名每月計取刊費洋四角列雙行者加半刊費已繳者除給收條外又於尊名下加○爲誌以昭核實

中國醫學會報告

續繳會費者七人

朱雅南　錢杏蓀　繆厚傳　周雪樵　俞道生　祖平軒　蔣雨塘

新入會者四十人

蔡小香王問樵彭作漁汪湯予丁梅先許菊泉姚少蓀李少航周孰三王仲蓀徐宗揚廖吉人龔澤之徐起之馬逢伯胡德馨李幹卿濮鳳笙王葆年繆味蘇王賡伯劉松雲徐小圃胡夢橋吳仲蘭錢秀頌劉富槐黃錫猷李蘅芳戴和之俞因聖何廉臣常克仁王蓋臣張爾梅羅蓉卿朱東傅謝克臣俞伯銘丁樸存

特舉各埠調查員二十八人

北京劉富槐君　漢口李蘅芳君　湖北戴和之君　南京濮鳳笙君　蘇州林先耕君　湖州傅稺雲君
紹興何廉臣君　海鹽朱讓卿君　寧波王蓋臣君　杭州謝旦初君　鎮江羅蓉卿君　丹陽謝克臣君
揚州朱雅南君　常熟丁樸存君　無錫俞伯銘君　太倉吳仲蘭君　嘉定朱東傅君　南翔張爾梅君
陝西常克仁君　山東李少航君　青州俞因聖君　廣州黎錫侯君　石門蔣桂棻君　靖江藍月恒君
安徽祖樹和君　蕪湖黃錫猷君　江陰馮箴若君　松江錢杏蓀君

以上諸員因本會範圍甚大採訪難遍各舉充該埠調查之職分任會中諸務除函請詳報年歲職籍外更迅將該埠醫學會詳細情形暨會員之姓氏里居切實調查函告本會以便通訊一切或有被舉為正副會長及評議員者許以一身兼任俾免遺珠之憾

定期開會

醫學報

本會擇定九月十五日特開大會一次討論會中一切應辦事宜如外埠會友不克蒞會務請各陳意見俾可臨時提議擇善而行嗣後應開常會若干次或廣徵醫案或製題研究俟議決再行報告

介紹入會

本會會員不乏明通之士夫既擔本會義務曷勿於平昔相知中擇尤介紹敦勸其輸貲入會亦維持社會之公德也倘介紹至十人以上者本會稟舉爲特別贊成員以嘉其行嗣後該埠會友之臧否即歸糾察下屆投票即以該員之報告爲從違應地制宜責無旁貸願諸會友勉圖之

會友錢君祖繩之意見

讀八十九期報悉中國醫學會現由王彭二君另闢雅室籌費購置圖書模型俾會友研究並屬各會友投票公舉正副會長評議員以分任會中諸務誠盛舉也繩謹遵會章檢閱報中會友題名錄拜讀歷期報中所登之諸先生著作寫就舉票煩請典籤錄入繩僻處鄉隅素無學識會中諸事何能贊一辭然一分子之微忱有不能已於言者前周先生組織是會未曾立案旋即赴晉現諸君繼武日見發達亟宜稟請地方官轉詳各大憲立案蓋是會既名中國醫學會範圍甚大擔負又甚重必須合各行省統籌進步之方而會長之責任誠至大且重萬無不立案之理且嗣後入會者必須有介紹人不然則會章中所謂千里萬里者可入會平時既莫識其人之行爲萬一有非我族類者插入其中弊有不可勝言想高明諸君子熱心實力任事必不肯出此芻蕘之言聊備採擇倘希提議可也附上本年會費洋壹元即請檢入候賜回條爲盼專此祇請中國醫學會事務所諸先生均鑒

按稟請立案雖屬會中要圖惟際此人數無多章程未備斷難草率從事應俟各會友投票舉定副會長及評議員等妥訂會章決議辦法然後簽名起稿方昭鄭重故此事暫從緩議

成　日

裕麟先生洞庭人也姓席氏爲東山望族累世簪纓　先生童年天資敏捷胸羅全史筆掃千軍而於仕途視若浮雲慨然以濟世爲懷遂遊學日本畢業於醫校旬念同胞罹此鴉片煙之害未嘗不三嘆而流涕也因立誓曰若不蕩盡煙癮終身不歸故土適得爾籐名醫爲之贊助搜羅奇書研究化理

聖藥

反以煙利之立佑咸亦嘖嘖者先生之功遂於是乎成盡如得解脫之助始謂人從人願繼得天賜之草可謂大從人願矣近來嗜煙同胞受益匪淺先生且以經理白飾不善謝名更足徵實心濟世俾之鄉人服此亞支奶脫離黑籍者日衆爰贈一額當不啻焚香膜拜爲國民也謹序

前都察院左都御史趙養廉題贈

會友曹君錫疇之訃告

中國醫學會諸同志先生均鑒前承函探曹錫疇先生論說一節經照收到適先生患肺病居家不料於本月十三日申刻告終實深悼惜想　貴會諸君當表同情也先生於中西醫學研究有素名著香江所著曹氏論疫中西滙參滙輯二書實從半生閱歷暨商訂各中西醫士而成奈身後蕭條祗剩弱息孤兒無由付梓尚欲著瘍科兒科各書有志未逮恨也何如(中畧)僕從學於先生門下有年近因混跡商場未克專門學習不敢輕於問世亦愼重人命之微意也臨楮揮涕不知所云謹此訃告後學張漢槎頓首六月廿八日泐

並附錄哭曹錫疇先生七律詩一首以誌哀慕伏乞　賜教爲幸數言附耳記分明豈料斯談即尾聲婚嫁共關兒女計死生敢異友朋情靈蘭衣鉢心遙接宿草山邱淚獨傾著述未終身竟逝夜臺知是恨難平漢槎未定草

附選舉票式

會員　第一次願舉

先生爲正副會長

先生爲評議員

投票諸君請照右式以另紙繕寫限九月十五以前封寄本會俾於大會日開筒當衆宣佈逾限不收

附推薦書式

字　省　府　縣人年　歲　現住　願入

上海中國醫學會爲會員同社　查得　醫學兼優熱心公益特爲介紹乞

醫會定議允行爲幸此請

上海中國醫學會查照介紹會員　押

光緒　年　月　日

附信約式

具信約　字　省　府　縣人年　歲　現住　願入

上海中國醫學會爲會員茲將允認之約條列如下

甲願守會章

乙允從衆議

丙允認所舉者爲代陳意見人

丁願擔會務

此請

上海中國醫學會查照

光緒　年　月　日

按以上二式本會員所應遵行惟事屬草創不得不通融辦理期免窒礙故由本會公議凡未開會以前入會者願遵不願遵均聽其便如開會以後入會者均須遵用以上二式俾示限制而杜浮濫之弊正本清源諒亦全體所公認者也

論白喉症

白喉歷史

白喉之症。亦名爛喉痧。古今中外。大略相同。犯者往往難治。非治之無效。實症之過凶。或治之不得其法也。華人不知此理。謂本係中國北方之症。浸灌及於南方。誠一孔之見哉。據西書所載。一千八百二十六年。有法名醫貝肋多諾 Bretouneau 言人之爛喉痧。與亞癆喉風等症。是一症而非兩症。小兒尤易染之。西人公共之名曰假皮痧。因所生之皮。非眞皮也。一千八百八十三年。德國醫生名葛來白司 Kleds 驗得此症係微菌所致。遂名曰白喉痧微菌。一千八百八十四年。有醫生名欒弗勒 Löffler 考求此微菌。至一千八百八十九年。法京巴士端醫院醫生羅君 Roux 及葉爾生君。Yersin 發明喉症之理。議論所布。人皆信之。羅君嘗以白鴿兎子試之。與人之爛喉無異。然既知此症之由來。必有治之之法。出是冥心構想。得一良方。如種牛痘然。欲知白喉症之緣起。當知生理學中何謂液膜。次當知植物學中何謂原微菌。今述如下。

液膜

人身與外相通者。上部爲口鼻等處。其皮較平常之皮更爲精細。其色紅。其感靈。其含血多。此分證之小焉者也。論其大者。常有液質潤之。故名液膜。或名涎膜。液膜結構之法。分內外二層。外層硬而無血。亦不能覺。內層軟而有血。又能覺。此以見人之全身。爲外皮內膜所包裹。外皮則老韌。內膜則柔軟。

原微菌

原微菌者。西名巴克特利亞。Bacteria 向譯微生物。或微菌。其體甚微。非用最精顯微鏡不能見。種類形狀頗多。或爲顆粒狀。或爲線狀。或爲桿狀。或爲螺旋狀。論其動法。有自運動者。有不能自運動者。地水氣及人體生物體。皆生之。塵芥垢滓等之不潔物。生殖尤多。皆寄生於有機物而盛。其蕃殖食物飲料之腐爛。因此而起。其蕃殖法最簡。惟從本體分裂增生。故其初雖甚少。少頃即多。增生往往生胞子。散於體內。因之而營生殖。其胞子雖乾燥。不易死滅。常與塵芥共飛颺。或黏著於各處。一旦逢適當之地位。則直有發生增殖之機能。故水及食物等。當沸騰煮熟。密封之於清潔之器內。而貯蓄之。雖於夏日亦能防其臭腐。蓋由其中所存原微菌之細胞或其胞子。因煮熟而死。防新微生物之侵入。故密封也。

原微菌之寄生於人體而患病者不少。如痘瘡。白喉。癆瘵。霍亂。傷寒等病源。皆由原微菌寄生耳。

白喉傳染

爛喉痧最易沾染。犯者極爲凶危。一人有病。合家染之。漸及於鄰里親族。浸灌蔓延。全境受累。甚至醫生臨證。亦被其殃。凡患此者。其液膜多受毀敗。毀敗後生有假皮。微菌卽生其中。否則無從受病也。患此症者。幼孩爲多。老壯者少。因幼孩液膜多軟。軟則易於毀敗。傷風咳嗽。液膜受傷而微菌乘機竄伏矣。

咽喉氣管液膜與食管液膜。易生微菌。其他處雖亦能受病。然不如咽喉之多。故有白喉之目。微菌學家分此症爲三種。一種微菌但生一處。或氣管或食管一種微菌毒質布及全身。一種病來極速。難於防治。其症類皆危險。然有幼歲壯年精力强弱之別。幼歲精力不充。易於受病。壯老則稍可支持。若微菌但生一處。不在他處綿延則百人中生得其半。微菌之毒布及他處渾身病之。則百人中但死十人。若受病太速。卒然而來者。百人中死者九十人。人之一生。又能受病數次。防治宜勤焉。

假皮說

白喉微菌皆生假皮之下。假皮爲絲紋質。色灰白。薄甚。祇得密利邁當十分之六。水中亦不能化之。患症者必生假皮。而微菌聚居其內。他處倘無假皮。則微菌不生。故名假皮痧也。患此之後。不但喉痛。或竟渾身全痛。羅醫騐得渾身全痛。因微菌之毒生發極易。欲流及全身也。嘗以兎試之。兎之液膜未破。不生假皮。菌毒竟無可布及傷其膜。種菌其中。而痛作矣。

防病法

衛生學家防病之法。因其易於傳染。須將病人別置一院。與外人隔絕往來。凡病室之物。用消毒之法洗除。使微菌無從棲止。

治症法

考爛喉痧症中國治法頗多。當光緒二十六年。上海一隅。此症頗多傳染。犯之者往往朝發夕死。喉科醫士。奔走不遑。有貼蠍毒膏者。有吹白喉散者。雖間有成效。第不可憑。近來上海郵部實業學堂耐修氏新印喉症神效方一冊。歷言病之原由。並治症之方劑。列表如左。

審定藥將三表 係乙醫某君審正

三將之中。以正將為定法。而以猛將駁其重。次將駁其輕。四層之中。又以鎮潤為定法。而以消藥去其滯。導藥利其行。鎮潤之中。又以養陰清肺湯為定法。而以仙藥濟病之偏頗。輔方之不足。審定主賓。因症施治。若綱在綱。有條不紊。至於禁忌之藥。萬不可以一試。即偶雜一二於良藥之中。猶至全虁俱壞。況專恃之以爲定法乎。其不現種種敗象而逼悶以斃者鮮矣。法戒具備。行道者其詳而審之。

白喉正將　此係大中至正之藥極穩極效惟中下層藥非熱甚之症大便閉結者尚須愼用

上層鎭藥　大生地　元參　煆石膏　麥冬

次層潤藥　天冬　當歸　白芍　丹皮　貝母　薄荷　生甘草

中層消藥　大木通　神麯　焦查肉　陳皮　砂仁

下層導藥　郁李仁　知母　生土牛膝　兜鈴　澤瀉　清甯丸

養陰清肺湯　日服二劑重者日服三劑若病勢無增即自加甚仍照方服始終守定不可移易

大生地一兩　麥冬去心陸錢　白芍炒肆錢　薄荷貳錢伍分　元參捌錢　丹皮肆錢　貝母去心肆錢　生甘草貳錢

此方乃治白喉之聖藥。翼然八柱。顛撲不破。其中但有鎮潤。而無消導。蓋所謂鎮潤得宜。下元自能通暢。無所用其消導也。分兩悉照原方。不可輕重。小兒減半。守方服之。自然全愈。切勿中改。

如喉間腫甚者加煅石膏肆錢○大便燥結數日不通者加青甯丸貳錢元明粉貳錢○胸下脹悶者加神麯貳錢焦查二錢○小便短赤者加大木通一錢澤瀉貳錢知母貳錢○燥渴者加天冬叁錢馬兜鈴三錢○面赤身熱或舌苔黃色者加銀花肆錢連翹貳錢

白喉猛將　非極重之症以及誤服禁忌之藥漸見敗象者不可輕用揭而出之所以使人知慣也

上層鎮藥　龍膽草　生石膏　犀角

次層潤藥　瓜蔞　生梔仁　連翹　川黃柏　馬兜鈴　藍草根

中層消藥　中樸　枳實　萊菔子

下層導藥　生大黃　元明粉

神仙活命湯　重者日服三劑俟病稍減仍服養陰清肺湯

龍膽草貳錢　元參捌錢　馬兜鈴叁錢　板藍根叁錢

生石膏 伍錢　白芍 叄錢　川黃柏 壹錢五分　生甘草 壹錢

大生地 壹兩　瓜蔞 叄錢　生梔子 貳錢

凡白喉初起。卽極疼且閉。飲水卽嗆。眼紅。聲啞。白點立見。口出臭氣者。方可照此方煎服。或已延誤二三日。症已危急。或誤服表藥。現出敗象。非輕劑所能挽回者。均須此方以洩其毒。

如舌有芒刺譫語神昏者加犀角二錢○大便閉塞胸下滿悶者加中樸二錢枳實二錢便閉甚者再加萊菔子二錢生大黃二錢小便短赤者加知母三錢澤瀉二錢車前子三錢

白喉次將 此表爲白喉初起辨別未明及症之輕者與凡風邪之症皆以此等藥清解之切不可發表表則不可救

上層鎮藥　次生地　粉葛根

次層潤藥　金花　冬桑葉　藿梗　枇杷葉　紫菀　柿霜

中層消藥　小木通　枳殼　炒麥芽　竹葉

下層導藥　車前子　燈心　連子心

除瘟化毒湯（日服一二劑如症加重即服養陰清肺湯）

粉葛根（二錢）　金銀花（二錢）　枇杷葉（一錢伍分去毛蜜炙）　薄荷（伍分）

次生地（二錢）　冬桑葉（二錢）　小木通（捌分）　竹葉（壹錢）

貝母（二錢去心）　生甘草（捌分）

白喉初起症象輕而白未見。即服此方俟一見白象。（白起時甚微須詳細探看但有星星白點即是）即改服養陰清肺湯。勿遲誤。如不白即服此方。均勿發表。

（如大便閉者加瓜蔞二錢郁李仁二錢〇胸下脹悶者加炒枳殼錢五分炒麥芽二錢〇小便短赤者加車前子三錢燈心一錢）

以上三方加味各法。均須隨時斟酌。若見症不甚重者。或於所備二三味中。酌加一味。或以分兩減輕。庶無偏誤。

白喉一切禁忌之藥（白喉初起發熱居多往往服此等藥而熱退以爲見效而病已內陷矣可畏哉）

麻黃（誤用音啞不可用）　桑白皮（脾已虛不宜瀉）　紫荆皮（破血不可用）　杏仁（苦降不宜用）

牛蒡子（通十二經不可用）　山豆根（不可用）　射干（安用音啞）　天花粉（不宜用）

羌活（過表不可用）　荊芥（不可用）　防風（不可用）　黄芩（過涼不可用）

桔梗（肺虛不宜升）　柴胡（升散不可用）　前胡（發散不可用）　升麻（發散不可用）

殭蠶（涼散過甚不可用）　蟬退（升散不可用）　桂枝（辛散不可用）　細辛（辛散不可用）

蘇葉（不可用）　馬勃（不可用）

柴胡以下此次所增玉鑰論中有凡諸喉症字可見禁用此等藥不獨白喉也

白喉誤服禁忌諸藥所現各種敗象（白喉症論中但指爲無治之症而不知係誤服禁藥所致）

七日滿白不退　服藥大便不通　頷下發腫不消

服藥嘔吐不止　音啞鼻塞　鼻孔流血

喉乾無涎　白塊自落　天庭黑暗

兩目直視　面唇俱青　角弓反張

痰壅氣喘　汗出如漿　藥不能下

肢漲神倦（乙醫曰以上各象重者用猛方輕者用正方以期補救惟脾泄之症宜兼顧脾藥須另設）

未服藥大便泄（用生地五錢麥冬三錢丹皮錢半元參二錢半薄荷三分藿香錢半砂仁三粒研冲炒麥芽三錢）

舌鑑辨正

傷寒舌鑑一書久已膾炙人口此辨正書爲茂名梁特嚴先生作由陶制軍公子葆廉部郎筆錄於蘭州節署凡三閱月而竟與舌鑑原書迥然不同而可補正原書之紕繆爲醫家診治之秘笈憑此驗舌於表裡寒熱虛實各症可以到手而辨但版存蘭州節署南中向無傳本茲且攷以付之石印以廣流傳凡業醫者不可

素問氣運淺說

氣運之說久爲通儒所詬病然非素問之過也特後人不善讀素問耳此書爲朱雅南先生所著自出手眼闢盡町畦成一嫛心悵理之作雖泰西新學家亦當心折從前曾登之本報今另行排印（每部小洋一角）外埠寄費自給

服藥腹瀉不止　用酒炒生地二錢麥冬二錢川貝二錢白芍二錢半甘草三分藿香錢半砂仁二錢研冲炒麥芽二錢

增刊各方

吹喉冰硼散

冰片三分　硼砂一錢　膽礬五分　燈心灰一錢五分

共研細末每用少許吹入喉中即吐痰涎以出毒氣

吹喉鳳衣散

青果炭二錢　黃柏一錢　川貝母一錢去心　冰片五分

兒茶一錢　荷薄葉一錢　鳳凰衣五分即初生小雞蛋殼內衣

各研細末再入乳鉢內和勻加氷片研細爲白喉吹方聖藥

吹喉瓜霜散

西瓜霜二錢　上辰砂四分　上氷片二分　人中白二分　明雄黃四釐

各研細末再入乳鉢內和研至極細爲度頻吹神效

西國治症良法

欲治症須先知症。此症爲微菌在假皮所致。故治之者。當設法去其微菌。如微菌已生。可去其假皮。使難容微菌之毒。如治頭瘡之去其痂穢也。按除微菌假皮之法。不一。其方近來羅及貝佮醫生。得有新法。爲特別之方。其治之也。去其毒根。使不復作。此法共有二端。一用藥。二製藥。其用藥之法。乃以葯水針將藥扦灌下肋之旁。則可弭患。自行此法後。無論幼年壯夫。患此者百人中但死十人矣。

二製藥。製藥計有三法。第一養微菌使之繁盛。愈毒愈佳。然後取其菌毒。名白喉毒。第二取白喉毒種馬頸。馬即發毒日甚一日。第三取馬頸之血汁貯之。凡人患此症。即以馬頸血刺入肋中。　(已完)

按咽喉十八症。惟此最險。且治法亦未大備。投以養營清肺湯。有應有不應。可見尚非該症之主方。此篇因學貫中西。頗名可採。特全錄之。以供醫林研究焉。諸同道苟有心得。乞條辨而互證之。俾後學有所遵循也。則尤盼甚。　問樵附誌